Interdisziplinäre Schriften zur Rehabilitation

Band 11

Interdisziplinäre Schriften zur Rehabilitation

Band 1: Qualitätssicherung und Vernetzung in der Rehabilitation
(Arbeitstagung der DVfR, Ulm 1989)

Band 2: Die Aus-, Fort- und Weiterbildung für die Aufgaben der Rehabilitation
(30. Kongreß der DVfR, Baunatal 1991)

Band 3: Erfolgsbeurteilung in der Rehabilitation – Begründungen, Möglichkeiten, Erfahrungen
(Arbeitstagung der DVfR, Potsdam 1993)

Band 4: Zusammenwirken von Fachkräften, Behindertenverbänden und Selbsthilfegruppen in der Rehabilitation
(31. Kongreß der DVfR, Hamburg 1994)

Band 5: Aktuelle Entwicklungen in der Rehabilitation am Beispiel neurologischer Behinderungen
(Arbeitstagung der DVfR, Bad Boll 1995)

Band 6: Über die große Schwelle – Junge Menschen mit Behinderungen auf dem Weg von der Schule in Arbeit und Gesellschaft, 1997
(Hrsg.: Sieglind Ellger-Rüttgardt, Wolfgang Blumenthal)

Band 7: Ambulante wohnortnahe Rehabilitation – Konzepte für Gegenwart und Zukunft
(32. Kongreß der DVfR, Erkner 1997)

Band 8: Zukunft der beruflichen Rehabilitation und Integration in das Arbeitsleben
(Arbeitstagung der DVfR, Amberg 1998)

Band 9: Selbstbestimmung in der Rehabilitation – Chancen und Grenzen
(33. Kongreß der DVfR, Berlin 1999)

Band 10: Reha Aktivitäten Profil – RAP. Handbuch und Beschreibung, 2001

Band 11: Pflegebedürftigkeit – Herausforderung für die Rehabilitation
(Europäische Fachtagung der DVfR, Düsseldorf 2001)

Pflegebedürftigkeit – Herausforderung für die Rehabilitation

Europäische Fachtagung
Deutsche Vereinigung für die Rehabilitation Behinderter e. V. (DVfR)
3. bis 5. Oktober 2001 in Düsseldorf

**Herausgeber: Franz Josef Oldiges, Hans-Martin Schian,
Paul Walter Schönle**

Europäische Fachtagung der Deutschen Vereinigung für die Rehabilitation Behinderter e. V. (DVfR)

„Pflegebedürftigkeit – Herausforderung für die Rehabilitation"

vom 3. bis 5. Oktober 2001 in Düsseldorf

Tagungspräsident: Dr. Franz Josef Oldiges, Bonn
Tagungsvizepräsident: Dr. Hans-Martin Schian, Köln

Die Deutsche Bibliothek – CIP-Einheitsaufnahme

Pflegebedürftigkeit – Herausforderung für die Rehabilitation : europäische Fachtagung, 3. bis 5. Oktober 2001 in Düsseldorf / [Deutsche Vereinigung für die Rehabilitation Behinderter e. V. (DVfR)]. – Ulm : Univ.-Verl. Ulm, 2002
(Interdisziplinäre Schriften zur Rehabilitation ; Bd. 11)
ISBN 3-89559-127-0

ISBN: 3-89559-127-0
ISSN: 1617-8521/-8556

© Universitätsverlag Ulm GmbH, 2002, Bahnhofstraße 20, 89073 Ulm
Alle Rechte beim Herausgeber (DVfR, Friedrich-Ebert-Anlage 9, 69117 Heidelberg,
Tel. 0 62 21 / 2 54 85, Fax 16 60 09)
Nachdruck, auch auszugsweise, nur mit Genehmigung des Herausgebers gestattet.
Gesamtherstellung: Memminger MedienCentrum Druckerei und Verlags-AG, Fraunhoferstraße 19, 87685 Memmingen
Einbandgestaltung: SZ-Grafikabteilung, 88299 Leutkirch/Allgäu

Printed in Germany

Inhalt

Vorwort   1
Paul W. Schönle

1. PLENARSITZUNG

Eröffnungsplenum

Begrüßung und Eröffnung   5
Friedrich-Wilhelm Pape

Grußwort des Schirmherrn
Walter Riester, Bundesminister für Arbeit und Sozialordnung   9
Hartmut Haines

Grußwort von RI-Europe – Bilateral Cooperation   11
Heidi Lindberg,

Hauptvorträge

Pflegebedürftigkeit – Herausforderung für die Rehabilitation
– Kernfragen der Europäischen Fachtagung   13
Franz Josef Oldiges,

Zur Situation und Versorgung Pflegebedürftiger   19
Ute Pilzecker

Grundrechte, Sozialrechte und Behandlungsanspruch
pflegebedürftiger Menschen: Gesetzeslage und Wirklichkeit   22
Felix Welti

Erfahrungen aus eigener Pflege- und Rehabilitationsbedürftigkeit   32
Erich Rieger

Rehabilitation als wesentlicher Inhalt der Pflegeausbildung   38
Wiltrud Grosse

Bridging the Gap Between Rehabilitation and Long Term Care   41
Luc P. de Witte

ARBEITSGRUPPENSITZUNGEN

AG 1: Rehabilitation vor Pflege – strukturelle und ordnungspolitische Rahmenbedingungen

Vorgehen der deutschen Sozialleistungsträger bei drohender
Pflegebedürftigkeit – Eine Kritik der Verfahrensweise 49
Kristian Hahn

Weiterentwicklung der Pflegeversicherung – Ein ordnungs- und struktur-
politischer Ansatz zur Lösung des Problems „Rehabilitation vor Pflege" 53
Harry Fuchs

Die Rolle der niedergelassenen Ärzte auf dem Gebiet „Reha vor Pflege":
Ist und Soll aus Sicht der Vertragsärzte 66
Burkhard John

Rehabilitation vor Pflege? Pflege als Rehabilitation!
– Eine kritische Anmerkung aus der Sicht der ICF und des SGB IX 69
Anhang: Hallesches Memorandum zur weitgehend ausgabenneutralen
Reform der Pflegeversicherung von 2002
Johann Behrens

Reha- und Pflegebedarfsbestimmung: das Reha-Aktivitäten-Profil (RAP)
als ein Steuerungsinstrument auf der Basis der ICIDH 84
Michael Schulz

Kooperation statt Abgrenzung – Beziehungsgeflecht zwischen Pflege,
Rehabilitation und Eingliederungshilfe bei Pflegebedürftigen mit
Behinderungen 89
Ernst Rabenstein

Zusammenarbeit von Rehabilitation und Pflege in Deutschland 93
Ingo Füsgen

Qualität der Versorgung im Anbieterwettbewerb an der Schnittstelle
Reha/Pflege: aus Sicht der Pflege 95
Claudia Kröl

Das neue SGB IX: Ansatzpunkte für verbesserte Umsetzung des
Grundsatzes „Rehabilitation vor Pflege" 98
Hartmut Haines

Ergebnisbericht Arbeitsgruppe 1 113
Harry Fuchs

AG 2: Patientenrechte und Rehabilitationsbedürfnisse bei (drohender) Pflegebedürftigkeit

Reha-Bedürfnisse pflegebedürftiger Menschen – Anspruch und Wirklichkeit 119
Matthias Jelitte

Ansprüche der Patienten in der Pflege: Anmerkung zum „papierenen" Recht und zur Lebenswirklichkeit 124
Matthias Küffner

Wer bezahlt ambulante und stationäre Therapieleistungen für Pflegebedürftige mit besonderem Bedarf – Beispiel Logopädie 126
Luise Lutz

Aufgabe und Realität des Rechtsinstruments „Betreuung" für Pflegebedürftige 128
Rainer Vor

Pflegende Angehörige; Rehabilitation und Gesundheitsförderung – Eine notwendige Ergänzung der Patientenrechte Pflegebedürftiger 134
Friedrich und Hannelore Volkenborn

Ergebnisbericht Arbeitsgruppe 2 137
Andreas Zieger

AG 3: Sicherstellung der erforderlichen Struktur- und Prozessqualität in Rehabilitation und Pflege

Qualitätsanforderungen an stationäre und häusliche Pflege: Standards, Reha-Elemente, Einsatz von Hilfskräften, Kosten 143
Rudolf Konrad

Zusammenwirken von kommunaler und medizinisch-fachlicher Heimaufsicht bei Überwachung der Pflegequalität – Kooperationsmodell der intensivierten Heimaufsicht in Duisburg 151
Hans Müller, Ute Martin, Ina Lapschies

Prozessqualität als zentraler Faktor: Manual zur Qualitätsentwicklung – Beispiel aus der Sozialarbeit im Krankenhaus 154
Heike Ulrich

Differenzierende Fort- und Weiterbildung der Pflegekräfte in Kliniken und Sozialstationen mit zwei Zielen: „Reha vor Pflege" und „Qualitätsmanagement Rehabilitationspflege" 158
Ute Herbst

Assessment des Reha-Potenzials als Mittel der Qualitätssicherung 162
Barbara Elkeles

Der Rehabilitationsprozess und seine Prozessfaktoren
– Qualitätssicherung für schwer behinderte Menschen in Schweden 169
Werner Jäger

Erwartungen an das neue Gesetz zur Sicherung der Qualität in der Pflege 173
Uwe Brucker

Ergebnisbericht Arbeitsgruppe 3 178
Eckart Schnabel

AG 4: Case-Management im Spannungsfeld zwischen Rehabilitation und Pflegebedürftigkeit?

- Einführungsimpuls

Case Management und seine Bedeutung an der Schnittstelle
Rehabilitation/Pflege 183
Wolf Rainer Wendt

- Konzepte der Fallsteuerung bei den Kostenträgern

Konzepte der Fallsteuerung bei den Kostenträgern unter besonderer Berücksichtigung pflegebedürftiger Menschen: aus Sicht der Krankenkassen 191
Christian Schmitz

- Konzepte des Case-Managements in Rehabilitation und Pflege in der Praxis

Anfangssteuerung – der Schlüssel zum Erfolg der Rehabilitation
von Menschen an der Schwelle zur Pflegebedürftigkeit 193
Hans Nau

Mediziner als Case-Manager in der ambulanten Geriatrie 196
Jens Kroner

Vorstellung des Verzahnungsmodells: Pflege-Überleitung „Die Brücke"
nach Hause" – Modell einer erfolgreichen Vernetzung: „Die Brücke"
am Gemeinschaftskrankenhaus Herdecke 198
Marly Joosten

Das schwierige Verhältnis von Pflege und Rehabilitation
– aus gutachterlicher Sicht 206
Lothar Lürken

Mobile Dienste als Partner des Case-Managements in der ambulanten
Rehabilitation 207
Anne Troester

- Praxisprojekte des Case-Managements in Rehabilitation und Pflege

Berliner „Netzwerk im Alter" zur Optimierung der Versorgung und
Rehabilitation älterer Bürgerinnen und Bürger 210
Gisela Grunwald

Case-Management im Netzwerk der integrierten Versorgung
– Möglichkeiten der interdisziplinären Zusammenarbeit 214
Hildegard Hegeler

- Case-Management im Spannungsfeld zwischen Rehabilitation und
  Pflegebedürftigkeit – Analyse, Diskussion, Perspektiven, Forderungen
  Plenumsgespräch: Moderation *Ilse Weis*

Disability Organizations Demand for Case Management for People
with Disabilities 218
Stefan Trömel

Ergebnisbericht Arbeitsgruppe 4 220
Lothar Lürken

AG 5: Rehabilitation und Pflege bei schwer chronisch kranken und behinderten Kindern, Jugendlichen und Erwachsenen

Rehabilitation bei Kindern und Jugendlichen – Möglichkeiten,
Pflegebedürftigkeit auf Dauer zu reduzieren 225
Matthias Schmidt-Ohlemann

Sozialpädiatrische Zentren – Möglichkeiten der Habilitation und
Rehabilitation von entwicklungsgestörten, behinderten und chronisch
kranken Kindern und Jugendlichen 229
Helmut Hollmann

Rehabilitations- und Pflegeleistungen der Sozialhilfeträger für
junge Menschen – Bestand und Perspektiven 233
Gerhard Haas

Public Support for Children Born With Disabilities 237
Frode Svendsen

The Danish Policy on Support for Families with Children and Young
People with Seriously Reduced Physical and Psychic Functioning 242
Jette Pio Trampe

Stationäre und ambulante Versorgung in der Rehabilitation pflegebedürftiger junger Menschen aus Sicht einer betroffenen Mutter 246
Gudrun Streit

„Reha vor Pflege" aus Sicht der Behindertenpädagogik 249
Dagmar Kuhle

Integrierte Pflegehilfen im Berufsbildungs- und Rehabilitationskonzept
eines Berufsbildungswerkes (BBW) 253
Ines Nitzschke

Assistenz für behinderte Menschen – Chancen zur Selbstbestimmung 258
Elke Bartz

Ergebnisbericht Arbeitsgruppe 5 260
Christian G. Lipinski

AG 6: Rehabilitation und Pflege bei älteren Menschen

Geriatrisches Gesundheitsmanagement als Investition in die Selbständigkeit älterer Menschen in einem vernetzten Versorgungssystem 265
Rainer Neubart

Ergotherapie in der geriatrischen Rehabilitation – Weiterführende
Rehabilitation oder Pflege? Aufgaben der Ergotherapie im Vorfeld
dieser Entscheidung 277
Connie Koesling

Krankheitsspektren in Praxis und Klinik im raschen Wandel
– Neue Anforderungsprofile für Ärzte 280
Thomas Stamm und Gernot Heusinger von Waldegg

Modellprogramm der Bundesregierung zur Verbesserung der
Situation Pflegebedürftiger in Deutschland; Schlaglichter auf
wichtige Zwischenergebnisse 283
Klaus Feckler

Zur Vereinbarung des geriatrischen Assessments mit den Spitzenverbänden der GKV – Piloterfolg oder Alibiersatz? 286
Kurt-Alphons Jochheim

Selbstbestimmung und Lebensqualität – ambulante Altenhilfestrukturen
in Berlin 288
Holger Gerecke

Das „Netzwerk im Alter" – Verbindlichkeit und Steuerung eines
Altenhilfenetzwerkes in Berlin-Pankow   290
Gabriela Seibt und Juliane Pfeffer

Wie stellen sich die gesetzlichen Krankenkassen auf den
demografischen Wandel ein?   294
Thomas Bublitz

Ergebnisbericht Arbeitsgruppe 6   297
Klaus Leistner

**AG 7:   Rehabilitation und Pflege bei Menschen mit
          geistigen und mehrfachen Behinderungen**

Chancen und Risiken des SGB IX für stationär versorgte mehrfach
behinderte Menschen mit Eingliederungshilfeanspruch   301
Michael Seidel

UK Disability Services:
Supported Self-Dependence for Multiply Disabled Adults in the UK   305
John Winkler

Was uns wichtig ist... Ermöglichung von Identitätsbildung und Selbstbestimmung bei Kindern mit einer geistigen und mehrfachen Behinderung
– Der Versuch einer Annäherung an die Persönlichkeit eines Kindes im
professionellen Kontext   309
Heiner Bartelt

Lebensräume für ältere Menschen mit Behinderung – Ein Projekt
der Hessischen Landesregierung   315
Bettina Winter

Das Modell Schollene: Neue Eingliederungschancen für mehrfach
behinderte Erwachsene und Ältere   321
Helmut Siebert

Selbständig Wohnen und beruflich tätig sein bei Pflegebedürftigkeit
und Mehrfachbehinderung – Utopisch oder realisierbar?   325
Klaus Dickneite

Chancen und Risiken des SGB IX für stationär versorgte mehrfach
behinderte Menschen mit Eingliederungshilfeanspruch: Was wird sich
ändern – aus Sicht eines überörtlichen Trägers der Sozialhilfe   329
Thomas Profazi

Personenbezogene Unterstützung und Lebensqualität
– Ein ressourcenorientierter Ansatz 333
Elisabeth Wacker

Teilhabe am Leben in der Gesellschaft für Menschen mit schweren
geistigen und mehrfachen Behinderungen – Ein Praxisbericht aus der
Tagesförderstätte der Lebenshilfe Kreisvereinigung Gießen 342
Reinhard Müller

Menschen mit geistigen und mehrfachen Behinderungen zwischen
Heimversorgung und familiennahem Leben: Übergänge und Durch-
lässigkeit im Lebenslauf 346
Thomas Rose

Ergebnisbericht Arbeitsgruppe 7 350
Michael Seidel

AG 8: Rehabilitation und Pflege bei Menschen mit erworbenen Schädigungen des zentralen Nervensystems

Möglichkeiten und Probleme stationärer Rehabilitations-Langzeitpflege
der neurologischen Phase F 355
Ralf Schmutz-Macholz

Qualitätssicherung in der Ergotherapie bei erworbenen Schädigungen
des zentralen Nervensystems 360
Carola Habermann

Ist das berufsgenossenschaftliche Heilverfahren für rehabilitationsbedürftige Unfallopfer durch die Anwendung eines Fallpauschalensystems
gefährdet? 365
Gerhard Exner

Das „Kötztinger Modell" – Maßnahmen zur Optimierung
des Rehabilitationsprozesses nach Schädelhirntrauma 369
Armin Dunkel

Unterstützte Kommunikation und technische Hilfen: Beitrag zur
Minderung und Bewältigung von Pflegeabhängigkeit 371
Pit Staiger-Sälzer

Die Rolle des Sports für die Selbständigkeit von Menschen mit Tetraplegie
– Vergleich zwischen Rollstuhlsportlern und betroffenen Nichtsportlern ... 373
Klaus Schüle, Horst Strohkendl und Katja Doemen

Rehabilitation und Pflege bei ZNS-Geschädigten in Russland
– Individuell gestaltetes Rehabilitationsprogramm für Patienten
mit eingeschränkten Bewegungsmöglichkeiten 377
Lioudmila Karassaeva

Zur Langzeitrehabilitation schwer hirnverletzter Menschen
in Recht und Praxis in der Schweiz 379
Erwin W. Schmitt

Hirnschädigung – und dann? Die Rückkehr in Gesellschaft und Beruf 384
Gert Huffmann

Ergebnisbericht Arbeitsgruppe 8 387
Martin Willkomm

AG 9: Rehabilitation und Pflege bei Demenzkranken

Empfehlungen für Leistungsstandards in der gerontopsychiatrischen
Pflege – Eine Option für die Qualitätssicherung in der Rehabilitation
Demenzkranker? 391
Barbara Höft und Hermann J. Paulus

PRO DEM – ein neues Angebot in der Versorgungslandschaft für
Patienten mit Demenz und ihre Angehörigen 395
Josefa Bolley

Die Rolle der Ergotherapie in der Rehabilitation demenzkranker Menschen 397
Caren Wittmershaus

Erweiterte Reha-Indikationen erfordern diagnostische Vorleistungen
und politischen Willen
Ziel: Lebensqualität auch des zufriedenen Rentners und „Pflegefalls" 400
Hans Joachim Bochnik

Erkenntnisse und Missverständnisse bei der Wahrnehmung der
Alzheimer Krankheit durch Medizin, Pflege, Medien und Politik 407
Horst Laade

Möglichkeiten eines Versorgungskrankenhauses zur Hilfe für Betroffene
und ihre Angehörigen in einem Bezirk 410
Hans Gutzmann

Kasuistische Eindrücke aus der Arbeit des sozialpsychiatrischen
Dienstes zum Thema „Rehabilitation von Demenzkranken" 416
Wolfgang Bolm

Ergebnisbericht Arbeitsgruppe 9 419
Barbara Höft und Hermann J. Paulus

2. PLENARSITZUNG

Abschlussplenum

Perspektiven für Rehabilitation und Pflege durch kommunikations-
und hilfsmitteltechnische Neuerungen 425
Christian Bühler

How European Policies Take Account of EU Citizens in Need of
Rehabilitation and Care 428
Anna Diamantopoulo,

Rehabilitationssteuerung auf Assessmentbasis – eine Antwort auf DRGs
im Akutkrankenhaus zur Vermeidung von Nachteilen Betroffener 431
Hans-Martin Schian (Tagungsvizepräsident)

Welchen Stellenwert haben Behinderungen, chronische Erkrankungen
und Pflegebedürftigkeit in den Reformzielen der Bundesregierung? 439
Edwin Smigielski

Ausblick auf den Fortgang des DVfR-Projektes „Rehabilitation
vor Pflege" und Schlusswort zur Europäischen Fachtagung 444
Paul W. Schönle

Abkürzungen 449

Namensregister 451

Vorwort

Paul W. Schönle

„Rehabilitation vor Pflege" lautet ein in Deutschland seit langem propagiertes Vorrangprinzip. Die Deutsche Vereinigung für die Rehabilitation Behinderter e. V. – DVfR – veranstaltete zu diesem Thema die Europäische Fachtagung „Pflegebedürftigkeit – Herausforderung für die Rehabilitation", bei der Fachleute von Leistungsträgern, Leistungserbringern, Berufs- oder Fachverbänden sowie Vertreter von Angehörigen- und Behindertenorganisationen zusammenfanden.

Eingebunden war die Tagung in die Messe REHACare International 2001, Düsseldorf, die weltweit die bedeutendste Fachmesse für Menschen mit Behinderung und Pflegebedarf ist. Sie war zudem Bestandteil eines zweijährigen, vom Bundesministerium für Arbeit und Sozialordnung geförderten DVfR-Fachprojektes „Rehabilitation vor Pflege – Lösungshilfen für ein Strukturproblem in Deutschland".

Während der Europäischen Fachtagung wurde an Rahmenbedingungen für die Bewältigung der im Schnittstellenbereich Akutversorgung, Rehabilitation und Pflege anstehenden Herausforderung gearbeitet. Erfahrungsberichte und gute Beispiele aus der europaweiten Praxis wurden präsentiert und gemeinsam ausgewertet. Darüber hinaus ist es gelungen, mit Beteiligten dieses Verantwortungsbereiches aus zahlreichen Perspektiven offen über Zuständigkeiten, Anreizsysteme und zielführend aufgebaute Kompetenzen zu sprechen und Visionen für zukünftige Gestaltungen zu entwickeln.

Pflegeabhängige oder von Pflegeabhängigkeit bedrohte Menschen können durch rehabilitative Versorgung in ihren Fähigkeiten erheblich gefördert werden, so dass sie längerfristig mit weniger oder gar ohne Unterstützung ihren Alltag bewältigen können. Dies ist sowohl für die betroffenen Menschen, ihr Umfeld, als auch für die soziale Gemeinschaft von Vorteil. Dies macht Mut, Konzepte zur „Abwendung von vermeidbarer Pflegebedürftigkeit" zu entwickeln und in weit größerem Umfang als bisher in die Praxis umzusetzen.

Durch die verstärkte Auseinandersetzung mit den Herausforderungen mit der erwarteten demografische Entwicklung und eine dynamische Entwicklung der zugrundeliegenden gesetzlichen Bestimmungen im Zusammenhang mit der Einführung und Implementierung des SGB IX hat die Thematik der Pflegeprävention durch Rehabilitation zusätzlich an Aktualität gewonnen.

Die Tagung hat einer Vielzahl von Interessierten und Beteiligten Einblicke in typische Problemlagen aus dem Schnittstellenbereich Rehabilitation und Pflege gegeben und war darauf gerichtet, alle diejenigen anzuregen und zu aktivieren, die dazu beitragen können, unser Gesundheits- und Sozialwesen an dieser wichtigen Stelle voranzubringen.

Dieser Tagungsbericht fordert zum Handeln auf und wendet sich dabei in gleicher Weise an Ärzte, Pflegekräfte, Vertreter der sozialen Leistungsträger und die Verantwortlichen der Gesundheits- und Sozialpolitik. Auch den betroffenen Menschen und ihren Angehörigen möchte er Mut machen, bei drohender oder eingetretener Pflegebedürftigkeit nicht aufzugeben, sondern auf dem manchmal langen, aber stets lohnenden Weg heraus aus vermeidbaren Selbständigkeitsverlusten und Versorgungsabhängigkeiten rehabilitative und aktivierende Hilfen wahrzunehmen und nötigenfalls einzufordern.

Ich danke den Leitern und Berichterstattern der Arbeitsgruppen und den Referenten für ihre Mitarbeit, Herrn Dr. Franz Josef Oldiges und Herrn Dr. Hans-Martin Schian für ihre engagierte Leitung der Tagung sowie den Mitarbeitern der Geschäftsstelle für die gute Vor- und Nachbereitung dieser Veranstaltung.

Heidelberg, im September 2002

Prof. Dr. Dr. med. Paul W. Schönle

Vorsitzender der Deutschen Vereinigung für die Rehabilitation Behinderter e. V. – DVfR

Ärztlicher Direktor, Chefarzt NRZ Magdeburg, c/o Neurologisches Rehabilitationszentrum Magdeburg, Gustav-Ricker-Straße 4, 39120 Magdeburg
Universität Konstanz, 78457 Konstanz

1. Plenarsitzung

Mittwoch, 3. Oktober 2001/Donnerstag, 4. Oktober 2001

Begrüßung und Eröffnung

Pastor Friedrich-Wilhelm Pape

Sehr geehrte Damen und Herren,

ich heiße Sie alle im Namen der Deutschen Vereinigung für die Rehabilitation Behinderter sehr herzlich willkommen zur Europäischen Fachtagung „Pflegebedürftigkeit – Herausforderung für die Rehabilitation." Ich begrüße Sie auch im Namen von Prof. Dr. *Schönle*, der als Vorsitzender unseres Verbandes heute leider verhindert ist, weil er noch eine Verpflichtung aus dem Vorjahr hat.

Als erstes möchte ich Ihnen danken, dass Sie an diesem staatlichen Feiertag sich auf den Weg hierher gemacht haben. Das ist ein Zeichen, dass es eben nicht nur eine Spaß- und Feiergesellschaft ist in Deutschland, sondern dass es durchaus viele Menschen gibt, die sich den Herausforderungen einer sozialen Situation und auch der Sozialkultur in einem Land stellen und dieses Thema einer persönlichen Feier oder der persönlichen Entspannung vorziehen.

Also meinen herzlichen Glückwunsch: Sie gehören zum harten Kern in Rehabilitation und Pflege und ich hoffe, dass Ihnen diese Tagung auch Ermutigung und Anregung bringt.

Mit großer Freude begrüße ich heute Frau *Heidi Lindberg*. Sie ist die Europa-Vizepräsidentin von Rehabilitation International (RI), unserem Weltfachverband. Wir sind ja diesem Weltfachverband schon lange verbunden; Sie wissen, unsere Vereinigung ist 92 Jahre alt und damit auch eine der ältesten Vereinigungen innerhalb des Weltverbandes, ja sogar älter als der Weltverband selbst. Frau *Lindberg* wird noch in einem Grußwort zu uns sprechen.

Die Deutsche Vereinigung für die Rehabilitation Behinderter befasst sich schon seit vielen Jahren mit dem Problemfeld „Rehabilitation vor und in der Pflege". Wenn man genau zurückblickt, ist die Rehabilitation aus der Pflege hervorgegangen, denn schwerstbehinderte Menschen, die als Behinderte in den Einrichtungen auftauchten, wurden von Pflegekräften oft als „entwicklungsfähig" eingestuft. Und gerade *Konrad Biesalski*, der Gründer der DVfR, hat eben aus diesen Erfahrungen heraus diesen Verband mitbegründet und ihn gemeinsam mit anderen Organisationen dazu gebracht, dass die Orthopädie in der Rehabilitation so stark wurde, dass wir jetzt ein ganz ausgeprägtes System der Rehabilitation haben.

Wenn wir uns nun mit der Herausforderung einer Verhütung oder Abmilderung von Pflegeabhängigkeit beschäftigen, dann geschieht das mit dem Ziel, dass wir uns als „Professionals", als engagierte Verantwortliche aus dem Bereich

- der gesetzlichen Leistungsträger,
- der in den Verwaltungen Verantwortlichen,
- als Mitarbeiter aus den Bereichen der Leistungserbringer, Gesundheits- und Versorgungsdienste

heraus mit diesen neuen Herausforderungen beschäftigen. Es geschieht letzten Endes mit der Zielstellung, den einzelnen Menschen dazu zu bringen, selbst aktiv diesen Prozess der Rehabilitation mit zu gestalten. Zielrichtung ist es nicht nur, die Rahmenbedingungen und die Kostenfragen zu regeln, sondern dass Impulse von all den an diesem Prozess

Beteiligten überspringen auf den Einzelnen, der von Pflegebedürftigkeit bedroht ist, der selber seine Lebensqualität durch ein möglichst selbstbestimmtes und sozial integriertes Leben entwickeln möchte. Darum geht es uns und deshalb streitet die DVfR dafür, dass die erst vor Kurzem neu veränderten Rahmenbedingungen dafür genutzt werden. Es muss sich manches ändern, damit eben nicht der einzelne Mensch in der Kette der Ereignisse am Ende nur noch in einer erhaltenden Pflege sich selbst oder anderen überlassen wird, sondern dass er selber aktiv am Prozess seiner Versorgung beteiligt und in die Lage versetzt wird, selbstbestimmt mit allen erforderlichen Teilhabe- und Teilnahmemöglichkeiten zu leben.

Die Wahl des Tagungsortes hier in Düsseldorf hat sich ergeben mit dem neu entwickelten Messekonzept von REHACare. Wir haben natürlich die Hoffnung, dass von hier Querverbindungen ausgehen; Sie merken das ja, wenn Sie durch dieses Messezentrum gehen, dass verschiedenste Arbeitsgruppen tagen, dass Ausstellungen zu sehen sind etc. und wir hoffen, dass dies alles sich gegenseitig anregt und zusätzlich zu den angemeldeten Teilnehmern durchaus auch spontan einige Gäste der Messe mit in diese Tagung hineinschauen. Deshalb sind wir dem REHA-Care-Präsidenten *Friedel Rinn* sehr dankbar, dass wir so gut kooperieren konnten und begrüßen ihn herzlich unter den hier Anwesenden, auch in seiner Funktion als Vorsitzender der Bundesarbeitsgemeinschaft „Hilfe für Behinderte". Herr Dr. *Haines* hat sich für heute als Vertreter des Schirmherrn Walter Riester, Bundesminister für Arbeit und Sozialordnung, zu Wort gemeldet. Er gehört mit zu denen, die Rehabilitation über Jahre hindurch definiert und mitgestaltet haben, wobei immer wieder neue Aspekte und weitere Handlungsbedarfe im Mittelpunkt standen. Er wird die zentrale Arbeitsgruppe 1 dieser Tagung leiten. Herr Dr. *Edwin Smigielski* aus dem Bundesgesundheitsministerium hält dann übermorgen den Vortrag seiner Ministerin, *Ulla Schmidt*.

Viele weitere in dem Thema bewanderte Fachleute haben bei der Planung der Tagung mitgewirkt, so dass wir an dieser Stelle ein breites Spektrum – wie aus dem Programm, Seite 3, zu ersehen ist – anbieten können. An erster Stelle danken wir den beiden wissenschaftlichen Leitern, Herrn Dr. *Oldiges* und Herrn Dr. *Schian*. Herr Dr. *Oldiges* wird die Struktur der Tagung erläutern.

Frau *Ute Pilzecker,* die aus der langjährigen Praxis der Pflege kommt, wird beschreiben, wie wichtig die Rolle der Qualitätssicherung in der Pflege gerade bei der Entwicklung der Schnittstelle von Pflege und Rehabilitation ist. Vielen Dank, dass Sie sich gerade mit dieser Spezialerfahrung einbringen. Wir sind sehr gespannt auf diesen Beitrag.

Wir danken auch Herrn Dr. *Welti*. Sie sind leitender wissenschaftlicher Mitarbeiter von Herrn Prof. Dr. *Igl* und werden an seiner Stelle die Fragen erläutern, die sozialrechtlich zu bedenken sind. Herzlich willkommen!

Nach der Kaffeepause werden wir einen Erfahrungsbericht von Herrn Dr. *Rieger* erwarten. Dazu brauche ich nicht viele Worte zu machen. Er ist einer derjenigen, die als betroffene Personen den Weg der Rehabilitation selbst beschritten haben. Selber aktiv und passiv Teilnehmer in der Rehabilitation zu sein, sich dann aber auch aus diesen Erfahrungen heraus mit geschärftem Problembewusstsein in die Gestaltung der Selbsthilfe und des Rehabilitationsprozesses als Verantwortlicher mit einzubringen, ist von unschätzbarem Wert. Wer also Rehabilitation erlebt, erfolgreich durchlaufen und nun auch für sich und für andere Betroffene mitgestaltet hat, der kann uns wirklich dazu anleiten, klientenzentriert zu denken! Insofern ist das ein wichtiger Beitrag auch für uns heute.

Frau *Wiltrud Grosse* begrüße ich ebenso herzlich. Sie kennt das Leben einer Pflegekraft sowohl aus eigener Erfahrung wie aber auch als Verantwortliche für die Pflegeausbildung im Raum Heidelberg. Sie hat den Schwerpunkt Rehabilitation behinderter und chronisch kranker Menschen immer wieder hineingetragen in die Schulung von Schwestern und Pflegern. Sie hat also genau das, was auch Frau *Pilzecker* hat, nämlich die Erfahrung, um zu vermitteln: wie können nicht nur in der praktischen Arbeit der Pflege, sondern auch schon in der Ausbildung der pflegenden Fachkräfte Rehabilitation und Pflege produktiv aufeinander bezogen werden?

Es sind noch viele kompetente und fachlich engagierte Mitstreiter unter uns. Sie finden diese in dem Programmheft, so dass ich sie nicht alle einzeln aufzuzählen brauche. Aber ich möchte Sie alle sehr herzlich willkommen heißen!

Die Deutsche Vereinigung für die Rehabilitation Behinderter ist immer so etwas wie ein runder Tisch der Rehabilitation gewesen. Heute, am Tag der Deutschen Einheit, als Potsdamer in Düsseldorf eine Fachtagung zu eröffnen, ist ein Zeichen dafür, dass sich neue Wege öffnen, dass Chancen wahrgenommen werden, dass da auch Begeisterung dabei ist – ein Paradigma, das ich mir auch für diese Tage wünsche. Die Chancen, die in der Zusammenführung dieser beiden für so viele Menschen wichtigen Bereiche Pflege und Rehabilitation liegen, sollen dazu beitragen, dass das Ganze ja nicht nur darauf ausgerichtet ist, Kosten oder andere Ressourcen hin und her zu schieben, sondern Lebensqualität für einzelne Betroffene konkret zu verbessern.

Dies ist eine europäische Fachtagung und ich begrüße natürlich ganz besonders auch die Teilnehmer aus den europäischen Ländern. Zu ihnen wird auch Frau *Anna Diamantopoulou* gehören. Sie ist Kommissarin für Beschäftigung und Soziales der Europäischen Union und kommt übermorgen zu uns. Frau *Heidi Lindberg* habe ich schon begrüßt. Herr *Stefan Trömel* kommt als Direktor des Europäischen Behindertenforums ebenfalls aus Brüssel, Herr *Frode Svendsen* ist als Referent des dänischen Sozialministeriums aktiv, Herr *John Winkler* kommt als Regionaldirektor der Leonard Cheshire Foundation aus Worrington in England, Herr *Marcel Post* als leitender Mitarbeiter im Rehazentrum Hoensbroek/Niederlande, Herr Dr. *Thomas Rose* aus Luxemburg, Leiter des Psychologischen Dienstes im Rehazentrum für Geistig Behinderte Capellen/Luxemburg, Herr Dr. *Miklos Marosi*, Oberarzt der Neurologischen Abteilung im Klinikum Hochzirl in Österreich, Frau Dr. *Lioudmila Karassaeva*, Abteilungsleiterin im Prothetischen Forschungsinstitut St. Petersburg in Russland, Herr *Erwin Schmitt*, Behindertenverband Neurologischer Unfallopfer „Fragile", Zürich in der Schweiz, Herr *Werner Jäger* aus dem Universitätsinstitut für Forschungs- und Entwicklungstransfer REARB, aus Boden in Schweden, und schließlich Herr Dr. *Angelo Bianchetti*, Oberarzt der Psycho-Geriatrischen Abteilung im Caritas Klinikum Cremona in Italien, von dem wir noch nicht wissen, wann er genau hier eintrifft, sowie Herr Dr. *Luc Paul de Witte*, Rehabilitationsforscher der Universität Maastricht, Niederlande, und der Vizepräsident des Paraplegiker-Verbandes aus Griechenland, Herr *Viglas Athanasios*.

Ihnen allen ein herzliches Willkommen und vielen Dank, dass Sie sich auf den weiten Weg hierher gemacht haben!

Noch ein paar kurze Worte, bevor wir in die Thematik einsteigen: Warum beschäftigt sich die DVfR mit der Pflege? Diese ist ja, denke ich, mehr ein Gebiet, das auf den Geltungsbereich des SGB V oder SGB XI orientiert ist. Ich habe aber zu Beginn schon gesagt: Weil ich denke, dass aus der Pflege heraus die Rehabilitationsgedanken gewachsen sind, denke ich auch, dass Pflege kein additiver und kein alternativer Bestandteil der Rehabilitation, sondern ein integraler Bestandteil der Rehabilitation ist. Möglichkeiten der Integration von Pflege und Rehabilitation zu entdecken, dazu sind wir also aufgerufen. Wir stehen gegenwärtig vor der Aufgabe, diese integralen Elemente des Zusammenwirkens wieder neu zu aktivieren und gerade darauf zu achten, dass sowohl der niedergelassene Arzt als auch der Facharzt, der Arzt im Krankenhaus wie auch der Arzt in der Rehaklinik oder auch die Pflegefachkraft in den verschiedenen Bereichen der Versorgungskette diese verbindenden Elemente in die Alltagspraxis mit übernehmen.

Prof. *Heipertz* hat 1979 auf einer Fachtagung der Deutschen Vereinigung für die Rehabilitation Behinderter gesagt: „Niemals darf die Abhängigkeit von Pflegeleistung das Recht eines Menschen abschneiden, Zugang zu der Rehabilitationsbehandlung zu bekommen, die er zur Sicherung seiner Lebensqualität braucht. Das Gegenteil ist der Fall. Die Reduktion menschlicher Abhängigkeit von fremder Alltagsversorgung wird eine der großen Herausforderungen der Zukunft werden."

Das ist vor 22 Jahren erkennbar gewesen! Ich denke, wir stehen heute davor, diese Herausforderung noch einmal neu aufzugreifen. Dabei steht das Stichwort „Lebensqualität" im Zentrum. Und wenn man der demographischen Perspektive, die für unser Land ja längst aufgeschlossen worden ist, folgt, dann wird es dabei auch darum gehen, wie meine und Ihre Lebensqualität im Jahr 2020 oder 2040 konkret aussehen wird! Da, denke ich, werden wir alle die Früchte ernten, für die wir heute die Bäume pflanzen oder den Boden bereiten.

Und darum geht es. Es ist also durchaus auch ein Eigeninteresse vorhanden, die Welt so zu gestalten, dass Pflegebedürftige oder auch von Pflegebedürftigkeit bedrohte Menschen in Zukunft ein Leben in Menschenwürde mit hohem Grad an Selbstbestimmung, aber auch sozialer Akzeptanz, erfahren. Dieser Herausforderung wollen wir uns stellen. Dass auch Sie dazu bereit sind, dafür bin ich Ihnen allen dankbar.

Die Fachtagung ist hiermit eröffnet!

Pastor Friedrich-Wilhelm Pape

stv. Vorsitzender der Deutschen Vereinigung für die Rehabilitation Behinderter e. V.

Leiter des Rehabilitationszentrums Oberlinhaus, Rudolf-Breitscheid-Straße 24, 14482 Potsdam

Grußwort des Schirmherrn
Walter Riester, Bundesminister für Arbeit und Sozialordnung

Hartmut Haines

Sehr geehrter Herr Pastor Pape,
sehr geehrter Herr Oldiges,
meine sehr geehrten Damen und Herren,

ich überbringe Ihnen die herzlichen Grüße des Bundesministers für Arbeit und Sozialordnung, Herrn *Walter Riester*. Er hat sehr gern die Schirmherrschaft über diese Tagung übernommen und bedauert es nun umso mehr, dass er selber nicht hierher kommen kann, weil er sich auf einer dienstlichen Auslandsreise befindet. In seinem Namen darf ich Ihnen die besten Wünsche der Bundesregierung für einen erfolgreichen Verlauf der Tagung überbringen.

Das Thema Ihrer Tagung „Pflegebedürftigkeit – Herausforderung für die Rehabilitation" ist in eine Landschaft eingebettet, in der zahlreiche rechtliche Änderungen stattfinden und eine rege Gesetzgebungstätigkeit stattgefunden hat und noch stattfindet, sowohl für den Bereich der Pflege als auch für den der Rehabilitation und des Behindertenrechts. Im Bereich der Behindertenpolitik werden wir bis zum Ende dieser Legislaturperiode so viele Fortschritte vorweisen können wie seit langem nicht. Einen vergleichbaren Entwicklungssprung in der Gesetzgebung hat es vielleicht zuletzt in den 70er Jahren im Rahmen des damaligen Aktionsprogramms Rehabilitation gegeben.

Die Bundesregierung ist auf dem besten Wege, ihre Aufträge aus der Koalitionsvereinbarung zu erfüllen. Sie kennen die Schritte, die getan wurden, um Selbstbestimmung und gleichberechtigte Teilhabe von Menschen mit Behinderung zu fördern und dem im Grundgesetz verankerten Benachteiligungsverbot Geltung zu verschaffen.

Ein Schwerpunkt war und ist dabei die Zusammenfassung und Weiterentwicklung des Rechts der Rehabilitation und Teilhabe behinderter Menschen in einem Neunten Buch des Sozialgesetzbuchs, das am 1. Juli 2001 in Kraft getreten ist. Mit diesem Gesetz wurden einige der Mängel des Rehabilitationsangleichungsgesetzes behoben. Auf der Grundlage eines gemeinsamen für alle Rehabilitationsträger geltenden Rechts soll Bürgernähe und Effizienz von Sozialleistungen in einer Weise erreicht werden, wie es dies bisher nicht gegeben hat.

Das Schwerbehindertenrecht, das bereits im Oktober 2000 mit dem Ziel der Bekämpfung der Arbeitslosigkeit schwerbehinderter Menschen geändert wurde, wurde in das Sozialgesetzbuch IX einbezogen. All diese Vorhaben wurden entsprechend dem Politikverständnis dieser Bundesregierung nicht nur für Behinderte und von Behinderung bedrohte Menschen gestaltet, sondern vor allem auch gemeinsam mit ihnen, d. h. mit den Organisationen behinderter Menschen, weil die Bundesregierung der festen Überzeugung ist, dass behinderte Menschen als Experten in eigener Sache selbst am Besten wissen, was für sie richtig und wichtig ist. Natürlich wurde auch mit allen anderen Beteiligten gesprochen, insbesondere den Trägern von Rehabilitationsleistungen und den Ländern. Die Ergebnisse dieses vielseitigen Dialogs finden Sie in den Einzelregelungen des SGB IX, auf die ich an dieser Stelle im Einzelnen nicht eingehen möchte.

Das dargestellte Verständnis von Politik setzt sich auch bei dem derzeit jüngsten Vorhaben fort, nämlich behinderten Menschen durch ein Gleichstellungsgesetz über ihre alltäglichen Barrieren zu helfen. Ein Referentenentwurf hierzu wurde Ende August 2001 vorgelegt, wird mit Verbänden und Ländern besprochen und soll dann sehr rasch den Weg in das formelle Gesetzgebungsverfahren finden. Mit dem Gleichstellungsgesetz soll über den Sozialbereich hinaus dem im Grundgesetz verankerten Benachteiligungsverbot eine starke praktische Wirksamkeit verschafft werden. Sämtliche Lebensbereiche sollen – so ist die Vorstellung und die Idee – so gestaltet werden, dass behinderte Menschen ohne besondere Erschwernisse gleiche Chancen im Alltag erhalten.

Es liegt nun an den Leistungsträgern, aber auch an allen anderen Beteiligten, die neuen Möglichkeiten so zu nutzen, dass die gesteckten Ziele und Erwartungen erfüllt werden. In diesem Zusammenhang bildet diese Fachtagung eine wichtige Zwischenbilanz im Rahmen eines ganz besonders wichtigen Themas. Ich will die einleitenden Ausführungen von Herrn *Pape*, der die Grundprobleme sehr schön dargestellt hat, jetzt nicht noch einmal aufgreifen; ich beziehe mich auf seine Ausführungen.

Wir sollten mit den neuen gesetzlichen Grundlagen in der Fachtagung jetzt eine Zwischenbilanz halten: Wie weit sind wir gekommen? Bilden die derzeitigen Grundlagen ein hinreichendes Fundament, um alles in die Wirklichkeit umzusetzen, was im Bereich Rehabilitation zur Vermeidung von Pflegebedürftigkeit und zum Abbau von Pflegebedürftigkeit gemacht werden muss? Oder bleiben Fragen übrig, die in der nächsten Legislaturperiode rechtlich oder politisch neu auf den Weg zu bringen sind? Das sind interessante Fragen, die nicht nur für die hier Beteiligten, sondern auch für die Bundesregierung von großem Interesse sind. Deswegen sehe nicht nur ich persönlich, sondern sehen auch Andere den Ergebnissen dieser Fachtagung mit großem Interesse entgegen.

Ich wünsche Ihnen gute Diskussionen und gute Ergebnisse dieser Tagung.

MinR Dr. Hartmut Haines, Referat V a 1, Bundesministerium für Arbeit und Sozialordnung, Wilhelmstraße 49, 10117 Berlin

Grußwort von RI-Europe Bilateral Cooperation

Heidi Lindberg

Sehr geehrte Damen und Herren, Ladies and Gentlemen, Honoured Guests,

I have the pleasure to greet this Europäische Fachtagung on behalf of Rehabilitation International, a worldwide organization established in 1922, almost 80 years ago.

RI has member organizations in more than 90 countries representing disabled people, rehabilitation service providers and voluntary workers worldwide. One of its active and successful members here in Europe is the organizer of this conference, Deutsche Vereinigung für die Rehabilitation Behinderter. I myself have had the pleasure to work together with this Vereinigung for years because the Finnish member organization of RI, RIFI, and DVfR have agreed on bilateral cooperation, we have had expert exchanges, seminars, and so on, and will be continuing this work.

Rehabilitation International has consultative status with the United Nations. It is and has been working on policies promoting the rights of citizens with disabilities to full access to society. This also includes rehabilitation, where disabled people themselves should have a central role. In Rehabilitation International's newest policy paper, the Charter for the Third Millennium, it is stated that disabled people's organizations should be empowered with the necessary resources to share responsibility in national planning for rehabilitation and independent living.

Promoting peace in the world is also policy-making for RI. Yearly, thousands and thousands of innocent people including children become disabled in conflicts around the world. RI works strongly for peace, for instance by having joined with many other voluntary organizations working against landmines.

In its consultative role with the United Nations, RI has been a member on the panel of experts monitoring the implementation of the UN Standard Rules for Equalization of Opportunities of Persons with Disabilities. Many UN Commissions – like the Human Rights Commission – have been supporting this work. However, time has shown that a more powerful tool is needed to support full inclusion in and access to all aspects of society for disabled people.

Thus, in the Rehabilitation International Charter for the Third Millennium, RI calls on UN member states to support the promulgation of a United Nation's Convention on the Rights of People with Disabilities. As a key strategy, this would support their full empowerment and inclusion in all aspects of life.

Ladies and Gentlemen, as Rehabilitation International states in its Charter for the Third Millennium, the 20th century has demonstrated that with invention and ingenuity it is possible to extent access to every resource of the community, to the physical, social and cultural environments, transportation, information, technology, mass media, education, justice, public service, employment, sport and recreation, voting and worship. In the 21st century we must extend this access from the few to the many!

With these words I want to wish all success to this very important conference. I know that the topic of rehabilitation and care is something that is coming up all over Europe, and I'm sure that using rehabilitation in care is the best way to keep people healthy and living independently as long as possible.

Thank you, and good luck!

Heidi Lindberg, RI Vice President for Europe, Rehabilitation International Finnish Committee – RIFI
c/o National Association of the Disabled, Kumpulantie 1 A, SF-00520 Helsinki, Finland, E-Mail: heidi.lindberg@invalidiliitto.fi

Pflegedürftigkeit – Herausforderung für die Rehabilitation – Kernfragen der Europäischen Fachtagung

Franz Josef Oldiges

I

Der Zusammenhang zwischen Pflegedürftigkeit und der Chance, diese durch Rehabilitation zu vermeiden, ist als gesetzlich vorgegebene Zielsetzung „Rehabilitation vor und bei Pflege" nicht neu. Die Politik hat diesen Grundsatz bereits im Reha-Angleichungsgesetz 1974 verankert und in den speziellen Gesetzen für die Sozialleistungsträger festgeschrieben, so z. B. für die medizinische Rehabilitation im § 11 SGB V für die gesetzliche Krankenversicherung und im Pflegeversicherungsgesetz 1995 sowie im Bundessozialhilfegesetz.

Aber dieser Grundsatz ist bisher in unserem nach Risiken gegliederten System der sozialen Sicherheit aus mancherlei Gründen – die allgemein bekannt sind und die ich hier nicht erneut aufzählen will – nicht mit der Wirksamkeit zum Tragen gekommen wie die Zielsetzung „Rehabilitation vor Rente". Mit dem soeben vom Deutschen Bundestag verabschiedeten „SGB IX – Rehabilitation und Teilhabe behinderter Menschen" wird dieser Grundsatz erneut bekräftigt.

II

Auf dieser Tagung soll die Frage beantworten werden, welche neuen Impulse der Grundsatz „Reha vor und bei Pflege" durch das SGB IX bekommen hat, und zwar sowohl fachlich wie auch organisatorisch. Die Messlatte ist hoch, soll doch das Ergebnis zugleich für ein Forschungsvorhaben nutzbar gemacht werden, in dem sowohl konkretisierende Strategien wie auch noch bestehende Schwachstellen aufgezeigt werden sollen. Die Politik könnte weiterhin gefordert sein. Nähere Einzelheiten zum Forschungsvorhaben werden am letzten Tag dieser Fachtagung dargelegt.

Wie hoch die Messlatte ist, das hat für die medizinische Rehabilitation der Sachverständigenrat für die Konzertierte Aktion im Gesundheitswesen in Kenntnis des SGB IX in seinem jüngsten Gutachten „Bedarfsgerechtigkeit und Wirtschaftlichkeit" nicht zuletzt auf der Grundlage internationaler Studien nur zu deutlich gemacht. Er stellt darin u. a. die chronische Erkrankung mit und ohne Ausprägung als bereits eingetretene Fähigkeitsbeeinträchtigung bis hin zur Pflegebedürftigkeit in den Mittelpunkt seiner Betrachtungen und seiner Verbesserungsvorschläge. Diese Zielgruppe wird auch im SGB IX angesprochen. Ebenso wie die Prävention gehört bei chronisch Kranken die Rehabilitation – so der Sachverständigenrat – zu den großen Unterversorgungsbereichen. Die chronisch Kranken sind – so wörtlich – „als Zielgruppe in den Sozialgesetzbüchern V und IX unzureichend erfasst. Dabei eröffnet – so heißt es – gerade die moderne Rehabilitation wie kaum ein anderer Behandlungsansatz die Chance auf eine umfassende und multidimensionale Behandlung chronisch Kranker ..."

Um keinen Zweifel aufkommen zu lassen, die Verabschiedung des SGB IX ist für die Verbesserung der Leistungen der Rehabilitation allgemein und auch für die Umsetzung des Leitwertes „Rehabilitation vor und bei Pflege" ein Meilenstein. Aber – wie ich meine – nur ein Meilenstein in einem Entwicklungsprozess. Dafür sind die Möglichkeiten der Rehabilitation einerseits und die Risiken für das Entstehen von Behinderungen und Pflegebedarf bzw. deren Verschlimmerung andererseits viel zu sehr im Fluss.

Hier einige Kernfragen!

III

Die effektive Umsetzung des Leitwertes „Rehabilitation vor und bei Pflege" ist vor allem angesichts der zunehmenden Alterung unserer Bevölkerung und der damit verbundenen Zunahme an Pflegebedarf eine der großen Herausforderungen für unsere Gesellschaft, insbesondere jedoch für die Gestaltungskraft der Politik und der Sozialleistungsträger. Die Anzahl der Pflegebedürftigen soll nach Vorausberechnungen von heute etwa 1,8 Mio. auf 3,09 Mio. im Jahre 2020 und auf 5,38 Mio. im Jahr 2040 steigen.

Aber auch unabhängig von der demographischen Entwicklung und der damit verbundenen Zunahme an Pflegebedarf ist deren Vermeidung in jedem Alter und in jeder Lebenslage ein hohes gesellschaftliches und humanitäres Anliegen. Pflegebedürftigkeit kann für die Menschen von der Wiege bis zur Bahre eintreten, sei es als angeborenes Schicksal, sei es in jeder Altersstufe im Verlauf des Lebens bereits in der Kindheit oder in der Schulzeit, in der Berufsausbildung oder während des Erwerbslebens sowie im Alter, sei es infolge eines Unfalls, einer vitalen Gesundheitsstörung, wie z. B. Schlaganfall oder Herzinfarkt, oder sei es auch als degenerativer Prozess, vor allem aber als Folge chronischer Erkrankungen, die heute weitgehend das Krankheitsgeschehen bestimmen.

Eine Möglichkeit der Vermeidung oder der Vermeidung von Verschlimmerung ist die Rehabilitation, sei es als Leistung der medizinischen Rehabilitation, sei es zur Teilhabe am Arbeitsleben, sei es zur Teilhabe am Leben in der Gemeinschaft, sei es einzeln oder in Kombination. Die Rehabilitation hat in den letzten Jahrzehnten beachtliche Erfolge erzielt. Mehr denn je ist bei Bedarf „Rehabilitation vor und bei Pflege" in jedem Alter und in jeder Lebenslage notwendig.

Die Methoden wurden in den letzten Jahren laufend verbessert, die Einstiegs- und Leistungskriterien wurden auf der Grundlage internationaler Standards und Klassifikationen präzisiert und die Ergebnisorientierung immer mehr in den Vordergrund gerückt. Das ganzheitliche Rehabilitationsverständnis beinhaltet heute neben therapeutischen und sozialökonomischen vor allem humanitäre und sozialintegrative Ziele. Im Vordergrund stehen die Erhaltung und Wiederherstellung von Selbständigkeit, Selbstversorgung und Selbstbestimmung als wesentliche Voraussetzungen für die Teilhabe am Leben in der Gesellschaft. Die insoweit relevanten Methoden müssen effektiv und effizient, vor allem wirtschaftlich ausgestaltet und qualitätsgesichert sein. Genau darum geht es auch bei der Vermeidung von Pflegebedürftigkeit bzw. der Vermeidung von Verschlimmerung.

Nun helfen die schönsten Grundsätze, Konzeptionen und Methoden nicht, wenn sie nicht auch allen Betroffenen zugute kommen. Wir befassen uns mit diesem Themenkomplex in 5 Arbeitsgruppen: Rehabilitation und Pflege bei (1) chronisch Kranken und behinderten Kindern, Jugendlichen und Erwachsenen, (2) bei älteren Menschen, (3) bei Menschen mit geistigen und mehrfachen Behinderungen, (4) bei Menschen mit erworbenen Schädigungen des zentralen Nervensystems, (5) bei Demenzkranken.

Vor allem interessiert, welchen Zusatznutzen der Grundsatz „Rehabilitation vor und bei Pflege" dadurch erfahren kann, dass nunmehr die Sozialhilfe mit ihrer Leistung Integrationshilfe zu den Rehaträgern zählt. Eine wichtige Voraussetzung dürfte sein, dass ergänzend zu Krankheitsdiagnosen fähigkeitsbasierte Funktionsdiagnosen gestellt werden. Das internationale Klassifikationssystem ICF, früher ICDH, bietet dazu eine gute Voraussetzung.

IV

In Wissenschaft, Politik und in den Selbstverwaltungen von Kosten- und Leistungsträgern besteht Einigkeit darüber, dass die auf

Grund der zunehmenden Alterung der Bevölkerung voraussehbare enorme zusätzliche menschliche und finanzielle Belastung an Pflegeleistungen nur dadurch in Grenzen gehalten werden kann, wenn u. a. alle der Pflegebedürftigkeit vorgelagerten Möglichkeiten zur Vermeidung von Pflege und Vermeidung von Verschlimmerung ausgeschöpft werden, also auch die Möglichkeiten der Rehabilitation

In diesem Zusammenhang sollte nunmehr überlegt werden, die geriatrische Rehabilitation – überhaupt die geriatrische Betreuung älterer Menschen – endlich zu einem Versorgungsschwerpunkt zu machen. Es bestehen insoweit beachtliche bislang nicht ausgeschöpfte Potenziale. Ihre Nutzung würde dazu beitragen, den demographisch bedingten Zusatzbedarf an Pflegeleistungen zu minimieren.

Alte Menschen mit Behinderung und Pflegebedürftigkeit sind heute nur selten Zielgruppe von Prävention und Rehabilitation. „Gesund Altern" war als ein zukunftsträchtiges Programm gedacht, hatte aber breitenwirksam nicht die erwartete Wirkung. Die Spitzenverbände der Krankenkassen haben für die geriatrische Versorgung 1999 eine Empfehlung AGAST verabschiedet, die zwar sehr fortschrittlich, aber leider bisher auch nicht oder allenfalls nur vereinzelt umgesetzt worden ist. Die Empfehlung AGAST bedarf im Lichte der inzwischen eingetretenen gesetzlichen Änderungen der Überarbeitung.

Um eine möglichst frühzeitige effektive geriatrische Versorgung einleiten zu können, ist in erster Linie das rechtzeitige Erkennen und Feststellen der insoweit relevanten Symptome und Befunde notwendig. Es wäre zu überlegen, ob und wie ein darauf ausgerichtetes strukturiertes Screening in den ärztlichen Praxen, den Krankenhäusern, aber auch in den Pflegeeinrichtungen hilfreich sein könnte, gefolgt von der Abklärung auffälliger Screeningergebnisse, ggf. Festlegung des ganzheitlichen multidisziplinären geriatrischen Betreuungsbedarfs, soweit erforderlich, in einem multidisziplinären Assessment.

Wichtige Voraussetzung für die Umsetzung scheint weiter zu sein, dass nicht nur Screening und Assessment, sondern vor allem auch die verantwortliche geriatrische Betreuung „aus einer Hand" angemessen als Komplex vergütet werden. Die insoweit wichtigsten Fallgruppen und deren Vergütung sollten hierfür regelhaft festliegen. Das Assessment sollte nicht, wie heute üblich, die zu koordinierenden Leistungen festlegen und die Vergütung der Leistungserbringung der Dienstleister folgen lassen. Es sollte der Einordnung der Betroffenen in Fallgruppen dienen, deren Vergütung als Komplex grundsätzlich festliegt, so ähnlich wie wir es aus der Pflegeversicherung mit der Einordnung der Pflegebedürftigen in Fallgruppen durch den Medizinischen Dienst der Krankenkassen kennen.

In diesem Zusammenhang ist zu überlegen, ob in den Fällen einer notwendigen Rehabilitation bei Pflege, den Pflegekräften über die aktivierende Pflege hinaus auch rehabilitative Aufgaben übertragen werden sollten.

V

Wir alle wissen, dass der methodische Fortschritt die eine Seite der Medaille ist, die andere Seite ist die Organisation der Leistungserbringung, die ebenso wie die Methoden der Rehabilitation effektiv und effizient sein muss. Dieses ist ein zweiter Schwerpunkt der Tagung, wenn nicht sogar im Lichte des SGB IX und angesichts der Verteilung der Zuständigkeiten für Rehabilitationsleistungen der gewichtigere Teil.

Was das Hilfenangebot der Gesellschaft bei Pflegebedürftigkeit anbelangt, so erhält der Pflegebedürftige für die Bewältigung alltäglich notwendiger Verrichtungen in jedem Alter und in jeder Lebenslage die im Pflegeversicherungsgesetz vorgesehenen Leistungen, es sei denn der Pflegebedarf ist aus besonderen Gründen spezialgesetzlich abgesichert. Der Pflegebedürftige oder der von Pflege Bedrohte sieht sich jedoch bei der für ihn gleichermaßen wichtigen, wenn nicht wichtigeren Frage, der nach wissenschaftlichen Erkenntnissen möglichen Vermeidung oder Verminderung von Pflegebedürftigkeit bzw. der Aufrechterhaltung der sozialen Integration je nach Alter, Lebenslage und sozialversicherungsrechtlichem Status, unterschiedlichen Sozialleistungsträgern als Rehaträger mit ganz unterschiedlichen Leistungsspektren gegenüber.

Mit dem SGB IX und den Artikelgesetzen werden die bisher in den Sozialleistungsgesetzen für Krankenversicherung, Unfallversicherung, Rentenversicherung, Arbeitslosenversicherung, Kriegsopferversorgung, Jugendhilfe und Sozialhilfe enthaltenen unterschiedlichen Leistungen zur Rehabilitation behindertengerechter und einheitlicher – jedoch nicht einheitlich – ausgerichtet und nach Leistungsgruppen übersichtlicher geordnet. Allerdings ist das nach Grundrisiken gegliederte Sozialleistungssystem mit den darauf ausgerichteten Leistungsarten einschließlich der jeweiligen Leistungen der Rehabilitation bestehen geblieben.

Die Pflegeversicherung, der eine wirksame Reha vor und bei Pflege zugute kommt, ist selbst kein Rehaträger. Es wurden lediglich deren Vorleistungsmöglichkeiten für die medizinische Rehabilitation für den Fall verbessert, dass eine sofortige Leistungserbringung erforderlich ist, um eine unmittelbar drohende Pflegedürftigkeit zu überwinden, zu mindern oder eine Verschlimmerung der Pflegebedürftigkeit zu verhüten, da sonst die sofortige Einleitung der Leistungen gefährdet wäre. Die Pflegebedürftigen der Pflegeversicherung oder die von Pflege bedrohten Versicherten bleiben also im Prinzip darauf angewiesen, dass die sieben selbständigen Rehaträger in den Grundsatz „Reha vor und bei Pflege" investieren, wenn sie selbst als Institution auch keinen Nutzen davon haben.

Damit hat der Gesetzgeber im SGB IX ein Grundproblem, das bisher der vollen Wirksamkeit des Grundsatzes „Reha vor und bei Pflege" entgegenstand, nicht behoben. Die jetzt nach dem SGB IX sieben Rehaträger sind bei Investitionen in den Grundsatz „Reha vor und bei Pflege" allenfalls begrenzt institutioneller Nutznießer ihrer Aufwendungen. Wesentlicher institutioneller, vor allem finanzieller Nutznießer ist ein von ihnen unabhängiger Sozialleistungsträger – die Pflegeversicherung –, die selbst nicht Rehaträger ist.

Pflegebedürftigkeit oder drohender Pflegebedarf der Versicherten der Rehaträger sind – so manche Hinweise – nicht unbedingt ein hinreichender Anreiz, für diesen Personenkreis Leistungen der Rehabilitation zu bewilligen. Bei knappen Mitteln – und das gilt für alle Rehaträger – darf es nicht überraschen, wenn diese vorrangig den Rehabedarf entsprechend ihres primären gesetzlichen Auftrages decken.

Das SGB IX bietet eine Reihe Instrumente zur Überwindung dieses Konfliktes an, ja verpflichtet die Rehaträger, diese auch anzuwenden. Das Gesetz schafft mit den Servicestellen eine trägerübergreifende Beratungsstelle bis hin zur Vorbereitung der Leistungsentscheidung. Unabhängig davon sind die Rehaträger bei drohender oder eingetretener Behinderung bzw. Pflegebedürftigkeit gemeinsam oder auch jeder für sich verpflichtet, die Erhaltung von Selbstbestimmung und gleichberechtigte Teilhabe am Leben in der Gesellschaft durch notwendige Leistungen aus den Leistungsgruppen medizinische Rehabilitation, Teilhabe am Arbeitsleben, unterhaltssichernde und andere ergänzende Leistungen sowie Leistungen zur Teilnahme am Leben in der Gemeinschaft auf der Grundlage eines trägerübergreifenden Leistungs- und Koordinierungsangebots individuell bedarfsgerecht – ggf. gestuft und phasenhaft – verantwortlich gemanagt zu fördern, um Benachteiligungen zu vermeiden und ihnen entgegenzuwirken, soweit dieses Erfolg verspricht.

Nicht alle Rehaträger bieten jedoch alle Leistungsgruppen der Rehabilitation lebenslang und unabhängig von der Lebenslage an. Einige knüpfen an der Lebenslage an, verbinden damit die Zugehörigkeit zu bestimmten Versicherungsträgern und bieten teils alle, teils nur einige Leistungsgruppen an. Andere Sozialleistungsträger sind unabhängig vom Alter und der Lebenslage zuständig, bieten aber nicht alle Leistungsgruppen an. Nach der Zielvorstellung des SGB IX stehen jedem Behinderten oder Pflegebedürftigen unabhängig von seinem Alter, seiner Lebenslage und seines sozialversicherungsrechtlichen Status bei entsprechender Kombination alle Leistungsgruppen zur Verfügung. Das sollen die Rehaträger managen.

Frage ist, ob das Instrumentarium lückenlos, hinreichend effektiv und qualitätsgesichert ist. Dieses wird auf dieser Tagung modellhaft aufzuzeigen sein. Vor allem interessiert auch in diesem Zusammenhang, welchen Zusatznutzen der Grundsatz „Rehabilitation vor und bei Pflege" dadurch erfahren kann, dass die Sozialhilfe mit ihrer Leistung Integrationshilfe nunmehr zu den Rehaträgern zählt. Der Rolle der Sozialhilfe als Träger der Integrationshilfe könnte eine besondere Bedeutung zukommen.

Bei allen im SGB IX festgelegten Rehaträgern sind die Leistungen zur Rehabilitation nur eine Teilleistung, eine Leistungsart im Rahmen der originären Aufgabenstellung des Sozialleistungsträgers. Sie sind damit zweifach eingebunden, einerseits in den Gesamtleistung- und Koordinierungsrahmen nach dem SGB IX und anderseits in den Gesamtleistungs- und Koordinierungsrahmen des Sozialleistungsträgers einschließlich seines generellen Ordnungssystems und seiner finanziellen Ressourcen, die bekanntlich bei allen Leistungsträgern knapp sind und Prioritätensetzung verlangen. Das darf unter dem Regime des Sozialleistungsträgervorbehalts in § 7 SGB IX für Leistungen und deren Voraussetzungen nicht zu einem Gegensatz führen. Die Vorbehaltsregelung sollte von den Reha-/Sozialleistungsträgern extensiv im Geiste des SGB IX zielorientiert und kooperativ ausgelegt und angewandt werden.

Ich schätze, hier könnte unter Umständen die Moderation des Ministeriums hilfreich wirken. Die Rundschreiben der Spitzenverbände wesentlicher Reha-/Sozialleistungsträger lassen nach meinem Eindruck allgemein eher eine restriktive Einbindung in das Regelwerk des SGB IX und beim Grundsatz „Reha vor und bei Pflege" eher eine spärliche Unterstützung erkennen. Ich würde mich freuen, wenn die Tagung ergeben würde, dass mein Eindruck falsch ist.

Auf dieser Fachtagung sollte im Lichte des SGB IX eine zusammengefasste Aufbereitung der versorgungsstrukturellen Gegebenheiten und der rehabilitativen Möglichkeiten erfolgen und daraus Impulse für die Rehaträger und die Leistungserbringer – vor allem aber für die Koordinatoren – abgeleitet werden, um dem Zusammenhang Reha vor und bei Pflege einen gleichen Stellen- und Erfolgswert wie dem Grundsatz „Rehabilitation vor Rente" zu geben

VI

Morbiditätsbasierte oder diagnosebasierte Vergütungssysteme bieten eine günstige Voraussetzung, den Grundsatz Rehabilitation vor und bei Pflege zu unterstützen. Einige Träger verfahren bereits danach. Die Krankenversicherung ist als medizinischer Rehaträger mit der Umstellung auf diagnosebezogene Pauschalvergütungen in der Krankenhausversorgung und im Rahmen der Reform des Bewertungsmaßstabes für die ambulante Versorgung einschließlich der Umstrukturierung des Risikostrukturausgleichs auf morbiditätsbasierte Kriterien prinzipiell – und insbesondere auch für eine wohnortnahe ambulante rehabilitative Versorgung – auf dem Weg dorthin. Aus der prinzipiellen Morbiditätsbasierung der Regelungssysteme ergeben sich aber versorgungsstrukturelle Veränderungen. Das darf nicht zu einer Beeinträchtigung des Grundsatzes „Reha vor und bei Pflege" führen. Die geriatrische Versorgung soll dabei, wie zu hören ist, nur unzulänglich Berücksichtigung finden.

Günstige Voraussetzung bietet in der Krankenversicherung die vorgesehene vorgezogene Einbindung von Disease-Management-Projekten in den Risikostrukturausgleich. Bis zu sieben Krankheitsarten werden hierfür vom Sachverständigenrat vorgeschlagen, von denen zumindest einige bis hin zur Verwirklichung des Grundsatzes Rehabilitation vor und bei Pflege ausgestaltbar sind und sein sollten. Allerdings sollte das nicht dazu führen, nur deswegen ein im Kern akutmedizinisches Disease-Management mit rehabilitativen Elementen mit Ausgleich innerhalb des Risikostrukturausgleichs und völlig getrennt davon ein weiteres im Kern rehabilitatives Disability-Management mit akutmedizinischen Elementen außerhalb des Risikostrukturausgleichs festzulegen, weil Leistungen in ambulanten oder stationären Rehabilitationseinrichtungen nur eine Kann-Leistung sind (Ausnahme Anschlussheilbehandlung) und auch Leistungen anderer Rehaträger eingebunden sind. In der Krankenversicherung sollten alle Leistungen der Rehabilitation generell Regelleistung sein.

VII

Der Mensch mit seinem Rehabilitations- und Pflegebedarf steht im Mittelpunkt. Dieses darf nicht länger nur Schlagwort sein. Die Patienten/Rehapatienten werden heute im individuellen Betreuungsprozess anders als noch vor einigen Jahren in einer aktiv mitwirkenden Rolle gesehen. Im Behandlungs-/Betreuungsprozess haben sie die Rolle des Koproduzenten oder Kotherapeuten, wo immer dieses medizinisch und sozial möglich und zumutbar ist. Die Rehabilitation hat diesen Ansatz schon immer. Es gilt, ihn allgemein und speziell für die geriatrische Betreuung weiter zu verfeinern und auszubauen. Die Mitwirkung der Patienten/Rehabilitanden darf sich nicht auf die Behandlung/Betreuung beschränken. Ihre Vertreter müssen auch bei der Konkretisierung der Leistungsvorgaben durch allgemeinregelnde Maßnahmen auf der verbandlichen Ebene mitwirken können. Das SGB IX enthält hierfür im § 13 gute erste Ansätze. Diese gilt es weiterzuentwickeln.

Wesentlich zur Sicherung der Teilhabe am Leben in der Gemeinschaft ist für die Behinderten und von Behinderung bedrohten Menschen die vorgesehene umfassende trägerübergreifende Beratung und Auskunft sowie die Koordinierung der Leistungen durch gemeinsame ortsnahe Servicestellen. Trägeregoismus darf dieses nicht behindern. Die Selbstverwaltung sollte von sich aus beweisen, dass sie auf Moderation seitens des Ministeriums nicht angewiesen ist.

VIII

Die zunehmende teilweise weltweite, jedenfalls aber europaweite Globalisierung stellt heute vielfach nationale Wertungen und Bewertungen, Kosten-/Nutzen- oder Kosten-/Wirksamkeits- oder Kosten/Wirtschaftlichkeitsanalysen sowie Innovationsfähigkeiten zugleich in den Rahmen internationaler Zusammenhänge, im Zuge der europäischen Integration zumindest in den Rahmen europäischer Konvergenzbestrebungen bis hin zur europaweiten Arbeitsteilung in bestimmten Sektoren der Leistungserbringung. Im Gesundheitswesen ist insoweit die Rehabilitation ein gewisser Vorreiter.

Europaweites bzw. industrieländerweites Vergleichen und Lernen ist eine der vielen neuen Erkenntnisquellen für notwendige Anpassungen. Diese Erkenntnisquelle gilt es ohne Vorbehalte zu nutzen. Wie sehr Internationalität inzwischen Realität ist, das dokumentieren die Urteile des EuGH nur zu deutlich. Für das System der Krankenversicherung belehrt uns der EuGH in seinen Urteilen zunehmend, dass für die Leistungserbringung die vier europaweiten Grundfreiheiten im grenzüberschreitenden Waren-, Dienstleistungs-, Kapital- und Personenverkehr und die damit verbundenen Wettbewerbsprinzipien der europäischen Verträge gelten, zunächst durch Urteile für die Leistungserbringung nach dem Kostenerstattungsprinzip, jüngst auch für Krankenhausleistungen als Sachleistung.

Das für solidarisch finanzierte Leistungen mit Pflichtmitgliedschaft früher geltende Territorialprinzip ist danach in die vier EU-weiten Grundfreiheiten integriert. Erhalten geblieben ist nur noch der Genehmigungsvorbehalt für EU-weite Leistungserbringung, wenn er zur Sicherung der Funktionsfähigkeit der Gemeinwohlaufgaben notwendig ist. Die Genehmigung darf nicht versagt werden, wenn eine Leistungserbringung mit anerkannten Behandlungsmethoden national nicht möglich, EU-weit aber möglich ist. Kann davon auch die Umsetzung des Grundsatzes „Rehabilitation vor und bei Pflege" profitieren? Das ist hier die Frage.

IX

Diese Europäische Fachtagung widmet sich den versorgungsstrukturellen Fragen in vier Arbeitsgruppen mit den Schwerpunkten (1) strukturelle und ordnungspolitische Rahmenbedingungen, (2) Patientenrechte und Rehabilitationsbedürfnisse, (3) Sicherstellung der erforderlichen Struktur- und Prozessqualität sowie (4) Case-Management. Die Ergebnisse aus den insgesamt neun Arbeitsgruppen werden am Schluss der Tagung zusammengefasst. Ich hoffe auf gute Beratungsergebnisse in den Arbeitsgruppen und auf fortschrittsfreudige Vorschläge.

Dr. Franz Josef Oldiges, Küppersgarten 6, 53229 Bonn

Zur Situation und Versorgung Pflegebedürftiger

Ute Pilzecker

Ich möchte Ihnen kurz den Inhalt der vertraglichen Regelwerke der Versorgung in Einrichtungen mit einem SGB-XI-Versorgungsvertrag (also vollstationäre, ambulante Kurzzeit- und Tagespflegeeinrichtungen) und den Handlungsspielraum, den eine Pflegefachkraft durch eine angemessene Pflegeausbildung hat, erläutern. Anschließend gehe ich auf das Projekt „Kurzprüfungen aller vollstationären Einrichtungen in Schleswig-Holstein" ein, in dessen Rahmen eine Ist-Stand-Analyse zur Situation und Versorgung von Pflegebedürftigen in allen schleswig-holsteinischen vollstationären Pflegeeinrichtungen durchgeführt wurde.

Im SGB XI, den Qualitätsrichtlinien und den Rahmenverträgen ist festgelegt, dass die Pflege aktivierend, geplant und dokumentiert nach dem allgemeinen Stand des Wissens zu erbringen ist. Diese gesetzlich definierten Eckpfeiler für die Erbringung von Pflege sind deckungsgleich mit den Inhalten der Krankenpflegeausbildung und dem Krankenpflegeausbildungsgesetz von 1985. Egal, ob wir die Pflegemodelle von beispielsweise Nancy Roper, Liliane Juchli oder Monika Krohwinkel betrachten, beinhalten alle den Ansatz, das Selbstpflegepotential des Pflegebedürftigen oder Behinderten zu stärken, ausgehend von den noch vorhandenen Fähigkeiten bzw. Ressourcen. Die ausgebildeten Krankenschwestern und Altenpflegerinnen sind die einzige Berufsgruppe im Gesundheitssystem, die Rund-um-die-Uhr die angemessene Versorgung bzw. Pflege am Bewohner, Patienten oder Pflegekunden zu leisten und sicherzustellen haben. Die Sicherstellung der Pflege und die Versorgung bedeuten nicht nur die Zusammenarbeit mit Ärzten und therapeutischen Berufsgruppen, sondern auch mit den Angehörigen und dem Pflegebedürftigen selbst. Ohne die aktive Mitarbeit des Pflegebedürftigen und seine Akzeptanz, auch von unter Umständen unangenehmen Pflegetätigkeiten, kann sich die Wirkung von angemessener Pflege nicht entfalten.

Als ein Beispiel ist hier die Versorgung eines Pflegebedürftigen mit Diabetes mellitus zu nennen. Neben der Einhaltung der Diät, der regelmäßigen Messung von Blutzucker und der Insulingaben ist eine sorgfältige tägliche Pflege, z. B. der Füße, zu gewährleisten. Nimmt der Pflegebedürftige zusätzlich zur Diät „heimlich" noch Schokolade und Kuchen zu sich, die in seinem Nachtschrank versteckt sind, gibt es ein Problem.

Steht Selbstbestimmung und Selbstverantwortung im Mittelpunkt des Umganges mit dem Pflegebedürftigen, wird es unter Umständen schwierig, die Regulierung des Blutzuckers und die sich aus starken Blutzuckerschwankungen ergebenden Nebenwirkungen pflegefachlich und ärztlich angemessen zu versorgen. Pflege bedeutet also auch, die Verbindung zwischen dem Pflegebedürftigen, seinen Angehörigen und allen an der Versorgung Beteiligten zu gewährleisten. Diese Wirkung von Pflege kann sich aber nur entfalten, wenn neben einer angemessenen und fundierten Ausbildung die erforderliche räumliche, sachliche, personelle und fachliche Ausstattung in der Einrichtung vorhanden ist.

Ich komme nun zum zweiten Punkt, dem Projekt „Kurzprüfungen aller vollstationären Einrichtungen in Schleswig-Holstein". Dieses Projekt ist zumindest in der norddeutschen Presse nach Vorlage des Auswertungsberichtes umfangreich diskutiert worden und erweckte den Anschein, dass die Pflege und Versorgung im vollstationären Bereich im nördlichsten Bundesland besonders schlecht sei. Dieser Wertung möchte ich ein deutliches *nein* entgegenhalten.

In Schleswig-Holstein haben wir ab 1998 mit allen Mitgliedern des Landespflegeausschusses dieses Projekt vorbereitet. Daraus ist ein Aktionsprogramm zur Sicherstellung und Weiterentwicklung der Qualität der Pflegeeinrichtungen am 6.4.2001 beschlossen worden. In diesem Aktionsprogramm sind umfangreiche Maßnahmen der Prüfung, Beratung und Schulung von Einrichtungen und deren MitarbeiterInnen beschlossen worden.

Zusätzlich zum Aktionsprogramm hat das Sozialministerium eine Pflegeoffensive gestartet, durch die Einrichtungen mit einem Finanzvolumen von 20 Mio. DM bis 2004 gefördert und unterstützt worden sind bzw. werden sollen. Im Rahmen des Aktionsprogramms hatte der Medizinische Dienst der Krankenversicherung Schleswig-Holstein die Aufgabe, alle vollstationären Einrichtungen im Rahmen einer eintägigen Prüfung nach einem gemeinsam erarbeiteten Fragebogen zu prüfen. Für den Fragebogen war ein EDV-Programm erstellt worden, das ermöglichte, die Einzelergebnisse und das Gesamtergebnis auszuwerten.

Die Laufzeit des Projektes dauerte vom 1.5.1999 bis 15.6.2001. Um mit nur 6 GutachterInnen 570 Einrichtungen zu prüfen und die Zusammenarbeit mit der Heimaufsicht zu koordinieren, wurde eine umfassende Planung und Koordination von der Projektleitung vorgenommen. Die Heimaufsichten wurden vier Wochen vor Monatsbeginn von den geplanten Prüfungen schriftlich informiert, die Einrichtungen zwei Wochen vor Prüfbeginn. Die Landesverbände der Pflegekassen erhielten den Erhebungsbericht umgehend nach Fertigstellung durch die GutachterInnen. Wenn die schriftliche Zustimmung der Einrichtung vorlag, versandten die Pflegekassen den Erhebungsbericht nicht nur an die geprüften Einrichtungen, sondern auch an die Heimaufsicht. Sie ersehen an dieser Koordinierung, dass Inhalte des am 1.1.2002 in Kraft tretenden neuen Heimgesetzes und des Pflege-Qualitätssicherungsgesetzes in Schleswig-Holstein schon seit längerem praktiziert werden.

Der MDK prüfte einzelne Strukturelemente. Zentrales Prüfthema war aber, ob die BewohnerInnen entsprechend ihren Fähigkeiten, Bedürfnissen, Wünschen und Problemen angemessen versorgt sind. Um diese Fragestellung beantworten zu können, haben wir 1040 BewohnerInnen und 5343 Pflegedokumentationen untersucht.

Der Auswertungsbericht ist dem Landespflegeausschuss am 30.8.2001 vorgelegt worden. Mit allen Mitgliedern des Landespflegeausschusses ist vereinbart worden, die Bemühungen um die Sicherstellung der Pflege zu verstärken. Weitere Maßnahmen sind auf den Weg gebracht. Der MDK Schleswig-Holstein setzt seine für diese Aufgabe bereitgestellten Gutachterkapazitäten weiterhin für die Prüfung der Pflegequalität ein.

Die Ergebnisse zeigen deutlich auf, dass wir bei der vollstationären Versorgung von pflegebedürftigen Menschen ein massives Problem haben. Neben strukturellen Defiziten wurde festgestellt, dass die angemessene Führung und Auswertung der Pflegedokumentation kein selbstverständliches Steuerungsinstrument in der Pflege darstellt. Dieses Problem wird am Beispiel der Dekubitusgefährdung erläutert.

Aus 83 % aller untersuchten Pflegedokumentationen wurde die individuelle Dekubitusgefährdung ersichtlich. In der Regel musste festgestellt werden, dass sich in den Dokumentationen der lapidare Satz fand: „BewohnerIn ist dekubitusgefährdet". Das „Warum" der Gefährdung und die Planung von Maßnahmen, die das Dekubitusrisiko vermindern könnten, konnten die Einrichtungen nur in 54 % der Fälle nachweisen. Dass geplante Maßnahmen nachweislich durchgeführt wurden, konnte nur noch in 16 % der Fälle festgestellt werden. Es zeigte sich auch, dass auf Grund der lückenhaften Dokumentation die

Einrichtungen nicht nachweisen konnten, wann, wo und mit welchem Verlauf der Dekubitus entstanden ist und sich weiterentwickelt hat.

Aus dieser ungeklärten Lage wird vielleicht verständlich, warum bei 30 % aller untersuchten Versicherten ein Pflegeschaden festgestellt worden ist, der der Einrichtung angelastet werden musste. Allerdings handelt es sich bei den festgestellten Pflegeschäden nicht nur um Dekubitalulzerationen. Für die GutachterInnen war zum Zeitpunkt der Prüfung in vielen Fällen nicht mehr nachvollziehbar, ist der/die BewohnerIn mit dem Pflegeschaden aufgenommen worden, ist die Gefährdung oder die Entstehung nicht wahrgenommen worden, sind erforderliche Maßnahmen geplant worden, sind diese Maßnahmen durchgeführt worden und wenn nicht, warum sind sie nicht durchgeführt worden. Ein Großteil der BewohnerInnen konnten nicht mehr befragt werden, da aufgrund fortschreitender Erkrankungen oder aufgrund von erheblichen Körpergewichtsverlusten und/oder massivem Flüssigkeitsmangel die Kommunikationsfähigkeiten z. T. erheblich eingeschränkt waren. Eine Befragung der Bezugspflegefachkräfte erwies sich durch die hohe Fluktuation in dieser Berufsgruppe zum Teil als wenig hilfreich, weil der gesamte Pflegeverlauf nicht immer bekannt war und durch die lückenhafte Dokumentation auch neuen MitarbeiterInnen nicht immer nachvollziehbar war.

An dieser Stelle weise ich aber nochmals deutlich darauf hin, dass alle Beteiligten in Schleswig-Holstein nicht nur gemeinsam das Ergebnis über den Stand der Dinge in Pflegeeinrichtungen tragen, sondern dass eine Vielzahl von Maßnahmen durchgeführt werden, um die Pflege sicherzustellen. Dazu benötigen alle Beteiligten Zeit und Kraft. Dem Medizinischen Dienst in Schleswig-Holstein fällt im Moment die ausgesprochen schwierige Rolle zu, im Rahmen von umfassenden Prüfungen der Pflegequalität festzustellen, ob in den Einrichtungen die Kräfte gebündelt werden, um die Qualitätsentwicklung für die Bewohner und MitarbeiterInnen voranzutreiben oder ob es sich um sog. schwarze Schafe handelt. Als für die Prüfungen der Pflegequalität in Schleswig-Holstein Verantwortliche kann ich sagen, wir werden dieser Aufgabe weiterhin in dem Bemühen nachkommen, sowohl für die Bewohner ihr oft letztes „zu Hause" als auch für die MitarbeiterInnen die Arbeitsplätze zu erhalten. Wir unterstützen ausdrücklich die landesweite Pflegeoffensive und beteiligen uns, soweit es personell möglich ist, in unterschiedlicher Form an Maßnahmen.

Ute Pilzecker, Dipl. soz. phil., Medizinischer Dienst der Krankenversicherung Schleswig-Holstein, Referat Pflegeversicherung, Katharinenstraße 11 a, 23554 Lübeck

Grundrechte, Sozialrechte und Behandlungsanspruch pflegebedürftiger Menschen: Gesetzeslage und Wirklichkeit

Felix Welti

Die Veranstalter dieser Tagung haben einen juristischen Beitrag nach die Lagebeschreibung aus pflegerisch-medizinischer Sicht gesetzt. Dass sie an dieser Stelle keine politische, sondern eine rechtliche Stellungnahme erbeten haben, zeigt die Hoffnung auf die verändernde Kraft des Rechts. Ich werde darstellen, wie die Grundrechte in einem sozialstaatlichen Verständnis und das Benachteiligungsverbot wegen einer Behinderung zur Problemlösung beitragen könnten.

Der Fragestellung der Tagung entsprechend, sind dazu im Speziellen das SGB V, IX und XI über Krankenversicherung, Rehabilitation und Pflege sowie das BSHG zu betrachten. Mit dem SGB IX[1] ist in diesem Jahr nicht nur ein neuer rechtlicher Rahmen für die Rehabilitation geschaffen worden, sondern es sind auch SGB V[2], SGB XI[3] und BSHG[4] geändert worden. Weitere Änderungen des SGB XI durch das Pflege-Qualitätssicherungsgesetz[5] werden zum 1. Januar 2002 in Kraft treten. Zu untersuchen ist, ob diese Reformen sozialer Rechte das Verhältnis von Pflege, Behandlung und Rehabilitation verändern können und ob sich aus ihnen weiterer Handlungsbedarf erkennen lässt.

Es erscheint nicht zu hoch gegriffen, zunächst den Kern der Grundrechte anzusprechen: die nach Art. 1 Grundgesetz durch den Staat zu schützende und zu achtende Menschenwürde[6]. Für die Bestimmung dieses Begriffs greifen wir auf Immanuel Kant zurück: „Der Mensch darf dem anderen und dem Gesetz niemals nur Mittel, sondern muss immer Zweck sein"[7]. Die Allgemeine Erklärung der Menschenrechte von 1948[8] formuliert „Die Menschen werden frei und gleich an Würde und Rechten geboren und bleiben es". Damit wird im Grund der Rechtsordnung das Problem der Gleichheit aufgeworfen.

Wenn auch behinderte und pflegebedürftige Menschen für das Recht Selbstzweck sein müssen, so verbietet es sich, ihre ökonomische Nützlichkeit für andere zum bestimmenden Zweck ihrer sozialen Rechte zu machen. Würde und Leben des Menschen als Selbstzweck können nicht mit Nützlichkeit

---

[1] Neuntes Buch Sozialgesetzbuch (SGB IX) – Rehabilitation und Teilhabe behinderter Menschen – vom 19. Juni 2001 (BGBl. I S. 1045).
[2] Art. 5 SGB IX: u. a. Neufassung von § 11 Abs. 2 SGB V.
[3] Art. 10 SGB IX: u. a. Neufassung der §§ 31, 32 SGB XI.
[4] Art. 15 SGB IX: u. a. Neufassung der §§ 39–43 BSHG.
[5] Gesetz zur Qualitätssicherung und zur Stärkung des Verbraucherschutzes in der Pflege (Pflege-Qualitätssicherungsgesetz – PQsG) vom 9. September 2001 (BGBl. I S. 2320), Änderung u. a. der §§ 18, 75, 80 SGB XI, Einfügung von § 80a SGB XI.

[6] Vgl. Hans Stadler, Menschenwürde und Behinderung, in: Eduard Zwierlein (Hrsg.), Handbuch Integration und Ausgrenzung, Neuwied 1996, S. 165 ff.
[7] Immanuel Kant, Grundlegung zur Metaphysik der Sitten (1785/86), in: ders., Kritik der praktischen Vernunft, Frankfurt am Main 1980, 5. A., S. 61; zur verfassungsrechtlichen Relevanz vgl. BVerfGE 50, 166, 175; 87, 209, 228; zur Aktualität vgl. Kathrin Braun, Menschenwürde und Biomedizin, Frankfurt am Main 2000, S. 70 ff.
[8] Art. 1 Allgemeine Erklärung der Menschenrechte der Generalversammlung der Vereinten Nationen vom 10. Dezember 1948.

für andere abgewogen werden. Das gilt auch, wenn etwa Eingriffe an behinderten Menschen ohne deren Einwilligung zum Zweck der Forschung legitimiert werden sollen[9] oder wenn eine euphemistisch Sterbehilfe genannte Tötung einwilligungsunfähiger Menschen als scheinbarer Ausweg aus der von Angehörigen und Pflegenden als aussichtslos und belastend empfundenen Situation Pflegebedürftiger propagiert wird[10].

Die Grundrechte wie das Recht auf Leben und Gesundheit[11], Glaubens- und Gewissensfreiheit[12] sowie Meinungsfreiheit[13], Ehe und Familie[14], freie Berufswahl und -ausübung[15] und Unverletzlichkeit der Wohnung[16] sind im klassischen Verständnis Abwehrrechte gegen den Staat. Sie schützen diejenigen gegen ungerechtfertigte Eingriffe der staatlichen Gewalt, die selbst gesund sind, ihre Religion praktizieren können, ihre Meinung artikulieren können, mit ihrer Familie und dem selbstgewählten Partner leben können, einen Beruf und eine Wohnung haben. Für Menschen mit Behinderung und Pflegebedarf liegt das Problem aber nicht primär in der Abwehr belastender Eingriffe, sondern in der gesellschaftlich vermittelten Einschränkung ihrer Möglichkeiten, von den Grundrechten Gebrauch zu machen: „Freiheitsrechte sind gleichsam ein Verfassungsprogramm, um darüber nachzudenken, worin die Sorge für ein gleichwertiges Leben behinderter Menschen sich manifestieren sollte," formuliert es der Verfassungs- und Sozialrechtswissenschaftler Hans F. Zacher[17].

Schon seit längerem wird diskutiert, ob Freiheitsrechte im sozialen Rechtsstaat zugleich als Teilhaberechte zu verstehen sind[18]. Der Staat, der die Lebenswirklichkeit strukturiert und reguliert, hat danach in seinen Institutionen und Regelungen darauf zu achten, dass die Grundrechte auch tatsächlich gebraucht werden können – und zwar möglichst von allen, nach dem Prinzip der gleichen Teilhabe. Beispiele sind die öffentlich-rechtliche Rundfunkordnung zur Verwirklichung der Meinungsfreiheit oder die Universitäten zur Verwirklichung der Wissenschaftsfreiheit. Die Befreiung von Rundfunkgebühren oder der formalisiert freie Zugang zu den Universitäten[19] sind dann Ausdruck einer sozialen Teilhabeordnung.

Allerdings wird zur Definition von Sozialstaatlichkeit durchaus nicht immer auf die Effektivität der Grundrechte zurückgegriffen. In einer anderen rechtlichen und politischen Entwicklungslinie wird Sozialstaatlichkeit als staatliche Fürsorge für die von Behinderung und Pflegebedürftigkeit betroffenen Menschen verstanden. Einrichtungen und Leistungen werden dabei auch ordnungspolitisch begründet. Die Entlastung der Familien und Gemeinden durch die Bildung von Anstalten für behinderte und pflegebedürftige Menschen, die Entlastung der Rentenkassen durch Rehabilitation zur Erhaltung der Erwerbsfähigkeit, die Nächstenliebe und Professionalität der Helfenden und Pflegenden sind legitime Zwecke der Sozialgesetzgebung. Aber es darf nicht vergessen werden, dass es Zwecke sind, die außerhalb der behinderten Menschen stehen.

Die Schaffung des Bundessozialhilfegesetzes und des Sozialgesetzbuches markieren bereits eine Entwicklung des sozialen Rechtsstaates von der Fürsorge hin zu individuellen Rechtsansprüchen, deren Bedingungen und Ausgestaltung sich daran messen lassen müssen, ob sie Menschenwürde und Grundrech-

---

[9] Vgl. Art. 3 Abs. 2 der Charta der Grundrechte der Europäischen Union; Eduard Picker, Menschenrettung durch Menschennutzung?, JZ 2000, S. 693 ff.
[10] Thomas Klie, Die holländische Euthanasie-Gesetzgebung – eine Herausforderung für die Altenpflege, TuP 2001, S. 282.
[11] Art. 2 Abs. 2 Satz 1 GG.
[12] Art. 4 Abs. 1 GG.
[13] Art. 5 Abs. 1 GG.
[14] Art. 6 Abs. 1 GG.
[15] Art. 12 Abs. 1 GG.
[16] Art. 13 Abs. 1 GG.
[17] Hans F. Zacher, Der soziale Rechtsstaat in der Verantwortung für Menschen mit Behinderungen, in: Gerhard Igl/Felix Welti (Hrsg.), Die Verantwortung des sozialen Rechtsstaates für Personen mit Behinderung und für die Rehabilitation, Wiesbaden 2001.

[18] Vgl. Zacher (Fn 17); Jeannine Lehnert, Die Anwendung des Benachteiligungsverbots auf das Schulrecht der Länder unter besonderer Berücksichtigung eines Anspruchs Behinderter auf Regelbeschulung, Frankfurt am Main 2000, S. 24 ff.
[19] BVerfGE 33, 303, 331 ff.

ten zur Verwirklichung helfen[20]. Diese Entwicklung fand dort früher und stärker statt, wo das Beitrags- und Selbstverwaltungsprinzip der Sozialversicherung und die politische und rechtliche Artikulationsfähigkeit der Betroffenen ausgeprägter waren, also nicht dort, wo es um Pflege und Rehabilitation behinderter Menschen geht.

Ein anderer Entwicklungsstrang des Verfassungsrechts ist der Schutz bestimmter Menschengruppen vor Diskriminierung durch besondere Gleichheitssätze. Erst in den letzten Jahrzehnten wird die unbedingte Gleichbehandlung nicht nur von und für religiös und ethnisch definierte Gruppen[21] gefordert, sondern von und für Menschen mit Behinderungen. 1994 wurde der Satz „Niemand darf wegen seiner Behinderung benachteiligt werden," ins Grundgesetz aufgenommen[22]. Ebenfalls dem Nichtdiskriminierungsgedanken folgen die neuere Handlungsermächtigung des Art. 13 EG-Vertrag[23] und Art. 21 der Europäischen Grundrechtscharta[24]. Diese enthält in Art. 34 und 35 zugleich das Recht auf Schutz bei Pflegebedürftigkeit und auf Zugang zu Gesundheitsleistungen. Dies belegt, dass sowohl die Nichtdiskriminierung wie auch der sozialstaatliche Ansatz Teil des gesamteuropäischen Verfassungsbestandes[25] geworden sind[26]. Für das Verhältnis von Rehabilitation und Pflege sind aber von der europäischen Ebene in näherer Zukunft zwar Impulse möglich geworden[27], aber nicht zu erwarten, da sich die Kommission und der Rat in nächster Zeit auf das Feld der Integration behinderter Menschen ins Erwerbsleben konzentrieren werden[28].

Das Benachteiligungsverbot des Grundgesetzes steht erst am Anfang seiner möglichen Wirkkraft. Gerichte[29], Wissenschaft[30] und Gesetzgeber sind noch dabei, sich an den neuen Verfassungssatz zu gewöhnen. In der laufenden Wahlperiode hat der Bundestag zwei Gesetzesvorhaben mit dem Anspruch begonnen, das Benachteiligungsverbot umzusetzen. Es handelt sich um das SGB IX[31], das zum 1. Juli 2001 in Kraft getreten ist und das Gleichstellungsgesetz für Menschen mit Behinderungen, zu dem jetzt ein Referentenentwurf vorliegt[32].

Stärker als der sozialstaatliche Ansatz weist der Grundsatz der Nichtdiskriminierung auf individuelle Rechte. Eine Prüfung von Regelungen auch der Rehabilitation und Pflege auf ihre Vereinbarkeit mit dem Grundsatz der Nichtdiskriminierung folgt anderen Prämis-

---

[20] Volker Neumann, Existenzminimum und Menschenwürde, NVwZ 1995, S. 426 ff.
[21] Vgl. Art. 3 Abs. 3 Satz 1 GG; Art. 14 EMRK.
[22] Gesetz zur Änderung des Grundgesetzes vom 27. Oktober 1994 (BGBl. I, S. 3146); Näheres zur Entstehung vgl. Gunther Jürgens, Die verfassungsrechtliche Stellung Behinderter nach Änderung des Grundgesetzes, ZfSH/SGB 1995, S. 353 ff.
[23] Vertrag zur Gründung der Europäischen Gemeinschaft – Konsolidierte Fassung mit den Änderungen durch den Vertrag von Amsterdam vom 2. Oktober 1997 (BGBl. 1998 II, S. 465).
[24] Charta der Grundrechte der Europäischen Union, vom Europäischen Rat am 7. Dezember 2000 in Nizza proklamiert (Abl. Nr. C 364/1).
[25] Vgl. als Nichtdiskriminierungsnormen: § 6 Satz 2 Finnische Verfassung, Art. 7 Abs. 1 Satz 3 Österreichische Verfassung, Art. 14 Spanische Verfassung; als Sozialstaatsrechte: § 19 Finnische Verfassung, § 21 Abs. 3 Griechische Verfassung, Art. 32 Italienische Verfassung, Art. 22 Abs. 1 Niederländische Verfassung, Art. 64 Abs. 2 Portugiesische Verfassung, Art. 43 Abs. 2 und 49 Spanische Verfassung.
[26] Vgl. grundlegend Ulrike Davy, Das Verbot der Diskriminierung wegen einer Behinderung im deutschen Verfassungsrecht und im Gemeinschaftsrecht, Vortrag zur Jahrestagung des Deutschen Sozialrechtsverbandes am 27. September 2001 in Schwerin, erscheint in SDSRV.
[27] Für ein weites Verständnis der Kompetenz nach Art. 13 EGV vgl. Davy (Fn 26); bezweifelt noch bei Johannes Caspar, Das Diskriminierungsverbot behinderter Menschen nach Art. 3 Abs. 3 Satz 2 GG und seine Bedeutung in der aktuellen Rechtsprechung, EuGRZ 2000, S. 135, 136.
[28] Vgl. den Vorschlag der Kommission für einen Beschluss des Rates über das Europäische Jahr der Menschen mit Behinderungen 2003, KOM (2001), 271, ZfSH/SGB 2001, S. 500 ff.; Richtlinie 2000/78/EG des Rates vom 27. November 2000 zur Festlegung eines allgemeinen Rahmens für die Verwirklichung der Gleichbehandlung in Beschäftigung und Beruf, NJW 2001, Beilage zu Heft 37, S. 8 ff.; AblEG Nr. C 177 vom 27. Juni 2000, S. 42 ff.
[29] BVerfGE 96, 288; 99, 341; BVerfG NJW 2000, 2658.
[30] Kritisch insgesamt Theresia Degener, Verfassungsrechtliche Probleme mit der Behindertendiskriminierung in Deutschland, KJ 2000, 425 ff.
[31] Vgl. BT-Drucks. 14/5074, S. 92.
[32] Referentenentwurf des Bundesministeriums für Arbeit und Sozialordnung, vgl. RdL 2001, S. 100 f., und Bettina Theben, Die Diskussion um ein Gleichstellungsgesetz – Zur Interdependenz von Rechtsetzung und Rechtswirklichkeit, in: Igl/Welti (Fn 17).

sen als eine Prüfung auf Vereinbarkeit mit dem Sozialstaatsgrundsatz. Während die Frage, ob der Staat sich der Rehabilitation und Pflege annehmen muss, stärker durch den Sozialstaatsgrundsatz bestimmt wird, wirkt das Prinzip der Nichtdiskriminierung in das „wie" sozialstaatlicher Intervention. Jede Ungleichbehandlung behinderter Personen steht auf dem Prüfstand. Der Verfassungssatz verbietet zwar nur Benachteiligungen, nicht jedoch Bevorzugungen behinderter Menschen. Jede Ungleichbehandlung muss sich aber darauf untersuchen lassen, ob sie denn nun das eine oder das andere ist. Regelungen, die von pflegebedürftigen Behinderten etwa als Einschränkung ihres Freiheits- und Gestaltungsraums empfunden werden, können nicht allein mit guter sozialer Absicht begründet werden[33]. Forderungen nach mehr Selbstbestimmung[34] bei der Auswahl von Leistungen, vielleicht auch als Markt verstanden, wirken als Antithese zu durchregulierter Betreuung und Fürsorge[35]. Keineswegs aber müssen beide Prinzipien nun als Gegensätze wirken und damit die notwendig unvollkommene und unausgewogene Marktsteuerung als Alternative zur behördlichen Zuweisung von Hilfe erscheinen lassen. Die Synthese gewachsener Sozialstaatlichkeit mit individueller Nichtdiskriminierung kann vielmehr zu einer wichtigen Leitlinie des erneuerten sozialen Rechtsstaats werden[36].

Die Verfassung definiert nicht, was eine Behinderung ist[37]. Mit dem SGB IX hat der Gesetzgeber im Sozialrecht die Begriffe Behinderung und Rehabilitation neu definiert. Dabei orientiert er sich explizit[38] am bio-psycho-sozialen Modell, das die Weltgesundheitsorganisation im Rahmen der Überarbeitung der International Classification of Disabilities, Impairments and Handicaps (ICIDH) entwickelt hat[39]. Dieser Prozess ist mit der lange Zeit als ICIDH-2 vorbereiteten International Classification of Functioning, Disability and Health (ICF) in diesem Jahr zu einem vorläufigen Abschluss gekommen. Behinderung liegt danach vor, wenn eine gesundheitlich bedingte Funktionsstörung zusammen mit persönlichen und gesellschaftlichen Kontextfaktoren die Teilhabe an der Gesellschaft beeinträchtigt. Damit ist klargestellt, dass es sich bei Behinderung nicht um einen rein medizinischen Begriff handelt. Zugleich wird deutlich, dass Behinderung keine persönliche Eigenschaft, sondern ein soziales Phänomen ist[40]. Es wird also nicht mehr nur über „die Behinderten", sondern stärker über die Behinderungen als soziale Situationen zu sprechen sein.

Rehabilitation wird im SGB IX nun unter den neuen Oberbegriff der Leistungen zur Teilhabe gefasst[41]. Rehabilitation ist der Weg, Teilhabe das Ziel. Diese Begriffe ersetzen auch in der Grundsatznorm § 10 SGB I[42] denjenigen der Eingliederung. Als Zweck der Leistungen wird definiert, für die behinderten oder von Behinderung bedrohten Menschen die Selbstbestimmung und gleichberechtigte Teilhabe am Leben in der Gesellschaft zu

---

[33] Dies betrifft auch die Frage, ob die Pflicht zum Besuch einer Sonderschule als Benachteiligung einzuordnen ist, vgl. BVerfGE 96, 288, 305; dazu etwa Caspar (Fn 27), S. 138; Davy (Fn 26) nimmt eine Benachteiligung in diesem Fall an; ebenso Jochen Abr. Frowein, Die Überwindung von Diskriminierung als Staatsauftrag in Art. 3 Abs. 3 GG, in: Festschrift für Hans F. Zacher (1998), S. 157, 165; Lehnert (Fn 17), S. 41 f.
[34] Zum engen Zusammenhang von Selbstbestimmung und Nicht-Benachteiligung vgl. Peter Reichenbach, Art. 3 III 2 GG als Recht auf selbstbestimmte Lebensführung, SGb 2000, S. 660 ff.; vgl. die Beiträge von Sigrid Arnade, Klaus-Dieter Thomann, Herbert Rische und Bastiaan Treffers in: Herbert Rische/ Wolfgang Blumenthal (Hrsg.), Selbstbestimmung in der Rehabilitation – Chancen und Grenzen, Tagungsbericht 33. Kongress der DVfR vom 13.–15.10.1999 in Berlin, Ulm 2000.
[35] Helen Barnes, Working for a living? Employment, benefits and the living standards of disabled people, Bristol 2000, S. 4 ff.
[36] Vgl. Uwe Berlit, Rechtspolitik zur Gleichstellung behinderter Menschen, RdJB 1996, S. 145, 147; Theben (Fn 32); Felix Welti, Chance und Verpflichtung, SozSich (2001), S. 146 ff.
[37] Vgl. Tade Matthias Spranger, Wen schützt Art. 3 III 2 GG?, DVBl. 1998, S. 1058 ff., der sich zu Recht gegen eine Verengung des Behinderungsbegriffs auf den Schwerbehindertenbegriff wendet; ebenso Caspar (Fn 27), S. 136 f.
[38] BT-Drucks. 14/5074, S. 94, 98.
[39] Michael F. Schuntermann, Behinderung und Rehabilitation: Die Konzepte der WHO und des deutschen Sozialrechts, Die neue Sonderschule 44, 1999, S. 342 ff.
[40] Vgl. Felix Welti, Das neue SGB IX – Recht der Rehabilitation und Teilhabe behinderter Menschen, NJW 2001, S. 2210, 2211.
[41] § 4 SGB IX
[42] Neugefasst durch Art. 2 SGB IX.

fördern, Benachteiligungen zu vermeiden oder ihnen entgegenzuwirken[43]. Der aus der Grundrechtsdogmatik bekannte Begriff der Teilhabe als Ziel sozialer Leistungen steht für einen Wechsel im Leitbild: Die Forderung nach Eingliederung Behinderter in die Gesellschaft beinhaltete deren Orientierung an der Norm der Gesellschaft[44]. Das Leitbild der Teilhabe bedeutet, behinderten Menschen ihren Anteil an den Möglichkeiten der Gesellschaft zu geben, ohne eine Angleichung vorzugeben: „Es ist normal, verschieden zu sein." Eingliederung ist von der Mehrheitsgesellschaft her gedacht, Teilhabe vom Individuum als Selbstzweck, ohne dessen soziale Gebundenheit zu negieren.

Mit dem SGB IX hat der Gesetzgeber das Recht der Rehabilitation und Teilhabeleistungen neu geordnet. Dabei wird versucht, Mängel zu beheben, die sich aus dem gegliederten System der sozialen Sicherheit ergeben. Neu sind dabei insbesondere die gemeinsamen Servicestellen der Leistungsträger mit einem umfassenden Beratungsanspruch[45], ein Verfahren rascher Zuständigkeitsklärung[46], ein einheitlicher Leistungsrahmen[47] und gemeinsame Qualitätssicherung durch alle Träger[48] sowie mehr individuelle und kollektive Gestaltungs- und Rechtsschutzmöglichkeiten der behinderten Menschen[49].

In das SGB IX sind die Rehabilitationsleistungen der Sozialversicherungsträger, die Eingliederungshilfe der Sozialhilfe und der Kinder- und Jugendhilfe[50] und die Integrationsämter[51] – die früheren Hauptfürsorgestellen – einbezogen. Weiterhin ist im SGB IX ausdrücklich geregelt, dass alle Leistungen der akuten Krankenbehandlung auch den Zielen der Rehabilitation dienen[52].

Dagegen sind die Leistungen der Pflegeversicherung und der Hilfe zur Pflege der Sozialhilfe[53] nicht in das SGB IX einbezogen worden. Das SGB IX lässt die Pflege außen vor, obwohl deren Leistungen und Institutionen in vielfältiger Weise in Verbindung mit den Zielen des SGB IX stehen. Somit sind zum Beispiel die Krankenhausbehandlung wie die Anschlussbehandlung eines Schlaganfallpatienten den Zielen und Instituten des SGB IX unterstellt, nicht jedoch eine anschließende ambulante oder stationäre Pflege. Ist diese Grenzziehung sinnvoll zu begründen?

Nach dem Pflegeversicherungsrecht sind Behinderungen Ursache von Pflegebedürftigkeit[54]. Es folgt noch dem alten Paradigma der Behinderung als individuell-medizinischem Phänomen. Behinderungen werden dort mit Funktions- statt mit Teilhabestörungen gleichgesetzt[55]. Pflegebedürftigkeit ist nach dem SGB XI Hilfebedarf bei Verrichtungen des täglichen Lebens[56]. Es fällt aber nicht schwer, den Hilfebedarf bei Körperpflege, Ernährung, Mobilität und hauswirtschaftlicher Versorgung als Teilhabestörung und damit als Behinderung im Sinne des SGB IX anzusehen. Allerdings abstrahiert das System der Beurteilung von Pflegebedarf nach dem SGB XI von individuellen Kontextfaktoren[57], obwohl diese mitentscheidend dafür sind, ob und in welchem Ausmaß realiter Pflegebedürftigkeit vorliegt. Dies ändert im Ergebnis nichts daran, dass die Pflege eine Leistung bei Behinderung ist, deren Ziel – auch ausweislich des SGB XI – Selbstbestimmung[58] und Teilhabe ist.

In den Begriffen ist also ein Mangel an Abstimmung zwischen dem Elften und dem Neunten Buch des SGB festzustellen. Ein einleuchtender Grund, Pflege aus dem Recht

---

[43] § 1 SGB IX.
[44] Vgl. Anne Humphreys/Kurt Müller, Norm und Normabweichung, in: Eduard Zwierlein (Hrsg.), Handbuch Integration und Ausgrenzung, Neuwied 1996, S. 56 ff.
[45] §§ 22–25 SGB IX.
[46] § 14 SGB IX.
[47] § 7 SGB IX.
[48] § 20 SGB IX.
[49] §§ 13 Abs. 6, 20 Abs. 3, 63 SGB IX
[50] § 6 Abs. 1 SGB IX.
[51] §§ 68 ff. SGB IX.
[52] § 27 SGB IX.

[53] §§ 68 ff. BSHG.
[54] § 14 Abs. 1 SGB XI; vgl. aber z. B. Korbinian Höfler in: Kasseler Kommentar, EL. 31 (August 2000), RN 9e zu § 11 SGB V, der Pflegebedürftigkeit als qualifizierte Form von Behinderung bezeichnet.
[55] § 14 Abs. 2 SGB XI.
[56] §§ 14 Abs. 1, 3, 4 SGB XI.
[57] „Maßgebend ist der objektive Hilfebedarf unter Beachtung individueller Lebensgewohnheiten des Pflegebedürftigen", Thomas Klie in: LPK-SGB-XI RN 2 zu § 15; Peter Udsching, SGB XI, RN 4 zu § 15.
[58] § 2 Abs. 1 SGB XI.

der Rehabilitation und Teilhabe herauszulassen, ist indes nicht zu finden. In der Rechtsprechung zur Renten- und Krankenversicherung und zur Abgrenzung zwischen Eingliederungshilfe und Pflege[59] wird bisher zur Unterscheidung von Rehabilitation und Pflege auf die Rehabilitationsfähigkeit abgestellt. Darunter wird die Fähigkeit zur Erreichung eines spezifischen Rehabilitationsziels verstanden, also der Erwerbsfähigkeit in der Rentenversicherung[60], der gesundheitlichen Besserung in der Krankenversicherung oder der Eingliederung im Sozialhilferecht.

In der Abgrenzung zwischen Pflegeversicherung und Hilfe zur Pflege einerseits und Eingliederungshilfe oder Behandlungspflege anderseits wird dabei davon ausgegangen, dass bei einer Person zur gleichen Zeit ein Teil der Hilfen der Pflege, ein anderer der Rehabilitation bzw. Krankenbehandlung zuzurechnen sein kann[61]. So hat das Bundessozialgericht in den letzten Jahren entschieden, dass die Hilfe zum Aufsuchen eines Kindergartens[62], der Schule[63] oder der Behindertenwerkstatt[64] sowie die Hilfe beim sonntäglichen Kirchgang für einen älteren Mann nicht der Pflege zuzuordnen sind, so dass diese Hilfen nur unter dem Gesichtspunkt der Eingliederung geleistet werden könnten. Blutzuckertests, Urinkontrollen oder Medikamentengaben wiederum gehören nicht zur Pflege, sondern zur Krankenbehandlung[65]. Diese Differenzierungen zerteilen zusammengehörende Hilfekonzepte und erschweren damit eine effektive und selbstbestimmte Hilfe[66]. Im Falle des Kirchgangs hat das Bundessozialgericht entschieden[67], dass die Begleitung zur Kirche nicht zum Pflegebedarf zähle. Es hat den Kirchgang nicht der Hilfe bei der Verrichtung „Gehen" zugeordnet, weil der Betroffene statt einer Stunde im Freien auch eine Stunde in der Wohnung umhergehen könne.

Wo schwere Pflegebedürftigkeit vorliegt, wird innerhalb der Sozialhilfe und zwischen Eingliederungshilfe und Pflegeversicherung zwischen Personen abgegrenzt, die eingliederungsfähig sind und solchen, die das nicht sind[68]: Der Pflegefall wird als nicht mehr besserungsfähiger Fall definiert[69]. Pflege ist nach diesem Verständnis diejenige Hilfe, die Personen erhalten, bei denen kein Rehabilitationsziel erreichbar ist. Diese Differenzierung ist nicht nur begrifflicher Art. Sie führt zum Ausschluss eines Personenkreises aus den Einrichtungen der Behindertenhilfe mit spezifischen Hilfsangeboten und zu weiteren Restriktionen im Leistungsrecht. Einrichtungen, in denen die berufliche, soziale Eingliederung, Ausbildung oder Erziehung im Vordergrund steht, können keine Pflegeeinrichtungen im Sinne des SGB XI sein[70]. Daraus folgen wiederum verminderte Leistungen der Pflegeversicherung für ihre Versicherten in diesen Einrichtungen[71]. In einem Urteil vom April diesen Jahres hat das BSG diese Differenzierung für verfassungsgemäß gehalten[72]. Die Klägerin wollte in einer Einrichtung der Behindertenhilfe leben, wurde aber behördlich und gerichtlich für nicht eingliederungsfähig gehalten. Ob die Unterscheidung zwischen eingliederungsfähigen und nur pflegefähigen Behinderten und ihre weitreichenden Folgen gegen das Benachteiligungsverbot des Grundgesetzes verstoßen, wollte das Bundessozialgericht nicht prüfen. Das BSG führt dabei aus, die unterschiedliche Behandlung der Behinderten untereinander – je nachdem, wo sie untergebracht sind – sei durch sachliche Gründe gerechtfertigt, nämlich dem unterschiedlichen Aufwand für Eingliede-

---

[59] BSG vom 26. April 2001, B 3 P 11/00 R.
[60] Vgl. BSGE 85, 298.
[61] BVerwG vom 27. Oktober 1977, BVerwGE 55, S. 31 ff.
[62] BSG vom 29. April 1999, RdL 1999, S. 163 f.
[63] BSG vom 5. August 1999, RdL 2000, 25.
[64] BSG vom 24. Juni 1998, Soz-R 3-3300 § 14 Nr. 5, RdL 1998, S. 174 f.
[65] BSG vom 16. Dezember 1999, SGb 2000, S. 121.
[66] Gerhard Igl, Rechtswissenschaften, in: Birgit Jansen/Fred Karl/Hartmut Radebold/Reinhard Schmitz-Scherzer (Hrsg.), Soziale Gerontologie, Weinheim 1999, S. 211, 224; Ernst von Kardorff, Rehabilitation im Alter, ebd., S. 579, 583
[67] BSG vom 10. Oktober 2000, SozR 3-3300 § 14 Nr. 16.
[68] BVerwG vom 18. Februar 1994, RdL 3/1994, S. 27.
[69] Kritisch Andreas Kruse, Rehabilitation in der Gerontologie – theoretische Grundlagen und empirische Forschungsergebnisse, in: Albert Mühlum/Hubert Oppl (Hrsg.), Handbuch der Rehabilitation, Neuwied 1992, S. 333, 343; aus rechtlicher Sicht Thomas Klie in LPK-SGB-XI, § 5 RN 2, § 31 RN 6.
[70] § 71 Abs. 4 SGB XI.
[71] § 43a SGB XI; kritisch zur Verfassungsmäßigkeit einer Sonderregelung Berlit (Fn 36), S. 149.
[72] BSG vom 26. April 2001, RdL 2001, S. 118 f.

rungsmaßnahmen in den Einrichtungen. Dieser Umstand sei nicht am Benachteiligungsverbot zu messen, weil eine unterschiedliche Behandlung verschiedener Gruppen behinderter Menschen gar nicht unter das Benachteiligungsverbot falle. Wohl aus der gleichen Überlegung heraus hat es das BSG in anderen Verfahren abgelehnt, am Benachteiligungsverbot zu überprüfen, ob die Bedarfslage geistig behinderter und demenzkranker Menschen im Vergleich zu körperlich gebrechlichen Personen im leistungsbestimmenden Katalog der Hilfebedarfe im SGB XI ausreichend berücksichtigt ist[73]. Das BSG verkennt dabei den Charakter des Benachteiligungsverbots als Individualrecht. Wenn es heißt: „Niemand darf wegen seiner Behinderung benachteiligt werden," kann der Gesetzgeber nicht mit dem Argument entlastet werden, er habe doch etwas für „die Behinderten" getan. Auch der knappe Finanzrahmen[74] mag zwar bei dieser Gelegenheit offenkundig werden, ist jedoch keine Begründung für eine Benachteiligung bestimmter Behinderungsbilder. Im Gegenteil: Gleichheit und Nichtdiskriminierung müssen sich am stärksten bei der Verteilung knapper Ressourcen bewähren.

In der Pflegeversicherung ist es schwerbehinderten Menschen explizit verwehrt, ihre Pflege selbstbestimmt als Arbeitgeber von Assistenten zu organisieren[75]. Wird die Pflege auch schwerstbehinderter Menschen zuhause über Familienangehörige oder Freunde sicher-gestellt, stellt die Pflegeversicherung geringere Mittel zur Verfügung als bei einer professionellen Pflege im Heim[76]. Ein querschnittgelähmter Mann, dessen Pflege rund um die Uhr von seiner Ehefrau – einer ausgebildeten Pflegefachkraft – sichergestellt wurde, wurde von der Pflegekasse mit Billigung des BSG darauf verwiesen, entweder einen deutlich niedrigeren Leistungsumfang in Kauf zu nehmen oder die Pflege professionell verrichten zu lassen[77] – notfalls im Heim[78].

Versicherte der gesetzlichen Krankenversicherung verlieren mit dem Wechsel in ein Pflegeheim ihren Anspruch auf individuelle Hilfsmittel zum Ausgleich einer Behinderung. Diese Praxis der Krankenkassen hat das BSG mit dem Argument gebilligt, Pflegeheime seien zum Vorhalten einer ausreichenden Anzahl von Standard-Hilfsmitteln verpflichtet[79]. Der Verlust an Individualität und Selbstbestimmung durch die Angewiesenheit auf Hilfsmittel des Heimes wurde bei der Frage nach der Rechtfertigung dieser Benachteiligung nicht einbezogen. Gesetzlich festgeschrieben ist der Ausschluss von Leistungen der häuslichen Krankenpflege im Pflegeheim[80]. Auch er wird als verfassungsrechtlich fragwürdig kritisiert[81]. Dazu kommt, dass auch die Abgrenzung zwischen Grundpflege und Behandlungspflege begrifflich und fachlich bedenklich ist[82].

Die genannten Beispiele belegen, dass eine Einbeziehung der Pflege in das SGB IX einen Umbau der Pflegeversicherung bedingen würde. Das SGB IX sieht etwa die Möglichkeit eines persönlichen Budgets vor[83], mit

---

[73] BSG vom 19. Februar 1998, SGb 1999, S. 303 ff., mit kritischer Anmerkung von Klaus Lachwitz, S. 306 ff.; BSG vom 26. November 1998, NZS 1999, S 453 ff.; BSG vom 10. Februar 2000, SGb 2001, S. 32 ff. mit kritischer Anmerkung von Felix Welti, S. 36 ff.; kritisch dazu auch Thomas Pfitzner, Analogieverbot im Sozialleistungsrecht?, NZS 1999, S. 222 f.
[74] Festgeschriebener Beitrag: § 55 Abs. 1 SGB XI.
[75] § 77 Abs. 1 Satz 3 und 4 SGB XI.
[76] Bei Pflegestufe III: häusliches Pflegegeld 1300 DM (§ 37 Abs. 1 Satz 3 SGB XI); häusliche oder stationäre Pflegesachleistung 2800 DM (§§ 36 Abs. 3 Nr. 3 SGB XI, 43 Abs. 2 SGB XI).
[77] BSG vom 18. März 1999, PKR 2000, S. 48 ff.; dazu Felix Welti, Das Verbot des Versorgungsvertrags mit Angehörigen in § 77 SGB XI – eine verfassungskonforme Schranke der Selbstbestimmung von Pflegebedürftigen und ihren Familien?, PKR 2000, S. 39 ff.
[78] Vgl. § 3a BSHG.
[79] BSG vom 10. Februar 2000, SGb 2001, S. 185 ff., mit Anm. Fahlbusch; dazu Felix Welti, Hilfsmittelversorgung im Pflegeheim, PKR 2001, S. 47 ff.
[80] § 43 Abs. 2 Satz 1 SGB XI.
[81] Vgl. Erklärung des Deutschen Vereins zur Finanzierung behandlungspflegerischer Leistungen nach § 37 SGB V für Menschen mit Behinderungen in stationären Einrichtungen der Behindertenhilfe, NDV 2001, S. 233 f; RdL 2001, S. 105 f.
[82] Vgl. Gerhard Igl/Felix Welti, Die Leistungsinhalte der häuslichen Krankenpflege und ihre Abgrenzung von den Leistungen bei Pflegebedürftigkeit, VSSR 1995, S. 117 ff.; Gerhard Igl, Die unbehelfliche Abgrenzung der Leistungen häuslicher Krankenpflege nach dem SGB V und häuslicher Pflege nach dem SGB XI, SGb 1999, S. 111 ff.
[83] § 17 Abs. 1 Nr. 4 SGB IX; vgl. die Beiträge von Elisabeth Wacker, Klaus Peter Stenzig, Martin Eckert, Deborah Korporaal, Ulrike Stutzmüller, Ulrich Bauder, Otto Ernst Krasney, Walter Schellhorn und Felix Welti in: Bundesvereinigung Lebenshilfe u. a. (Hrsg.),

dem behinderte Menschen über die Form der von ihnen benötigten Assistenz[84] freier entscheiden können als dies zur Zeit in der Pflegeversicherung möglich ist. Zudem enthält das SGB IX an keiner Stelle eine Aussage, welche die Unterscheidung behinderter Menschen in rehabilitationsfähig und nicht rehabilitationsfähig stützt. Das gesetzliche Ziel „die persönliche Entwicklung ganzheitlich zu fördern und die Teilhabe am Leben in der Gesellschaft sowie eine möglichst selbständige und selbstbestimmte Lebensführung zu ermöglichen oder zu erleichtern"[85] kann auch bei schwerst pflegebedürftigen Personen erreicht werden. Für schwerstmehrfachbehinderte Kinder ist sogar explizit festgeschrieben, dass heilpädagogische Leistungen immer erbracht werden[86], so dass zumindest kein Kind mehr von vornherein den Stempel „nicht eingliederungsfähig" bekommen darf.

Auch für die individuelle und kollektive Mitwirkung der Betroffenen enthält das SGB IX Regelungen, die im Pflegebereich fehlen. Ein Wunsch- und Wahlrecht über die Hilfeform[87] besteht nicht bei der Entscheidung, ob eine Rehabilitations- oder Pflegeeinrichtung in Anspruch genommen werden kann[88]. Ein Beteiligungsrecht ist mit dem SGB IX nun immerhin bei Veränderung der schon bestehenden Hilfeform festgeschrieben worden[89]. Die Rechtsdurchsetzung erleichtern soll das Klagerecht der Verbände nach dem SGB IX[90]. Für den Pflegebereich fehlt es. Schließlich sollen die Verbände behinderter Menschen nach dem SGB IX die Empfehlungen etwa zur Koordinierung zwischen den Trägern[91] und zur Qualitätssicherung[92] miterarbeiten und in den Servicestellen beraten können[93]. Zwar sind Verbände behinderter und pflegebedürftiger Menschen auch im Pflege-Qualitätssicherungsgesetz erstmals erwähnt[94]. Sie sind dabei jedoch den anderen Akteuren nicht gleichgestellt. Die Unterscheidung zwischen Rehabilitation und Pflege ist also heute auch an einem geringeren Ausmaß individueller und kollektiver Mitwirkungs- und Durchsetzungsrechte der Betroffenen festzumachen. Ob dies dem Grundsatz der Nicht-Diskriminierung entspricht, ist bislang noch nicht zur Prüfung gestellt worden.

Eine zweite Stufe der Reform des Rehabilitationsrechts könnte die Pflege einbeziehen. Dies würde aber umfangreiche Vorarbeiten und Klärungen in BSHG, SGB XI und SGB IX erfordern. Im Behinderungsbegriff des SGB IX ist trotz seiner Orientierung an der Weltgesundheitsorganisation als Relikt aus dem Schwerbehindertenrecht[95] die Formulierung verblieben, die Funktions- oder Gesundheitsabweichung, welche zu einer Behinderung führt, müsse am für das Lebensalter typischen Zustand gemessen werden[96]. Damit ist insbesondere für die Hochbetagten die Frage nach dem typischen Gesundheitszustand aufgeworfen. Wenn Gebrechlichkeit oder Demenz für hohes Alter typisch wären, könnte gesagt werden, es läge keine Behinderung und somit auch kein Anspruch auf Teilhabeleistungen vor. Hier muss diskutiert werden, ob die Geriatrie und Gerontologie ein normatives Leitbild eines typischerweise besserungsfähigen Zustands zur Verfügung stellen können[97] oder ob das Gesetz geändert werden sollte[98].

Paradigmenwechsel in der Behindertenhilfe, Freiburg 2001; Leonhard Hajen, Persönliche Budgets in der Behindertenpolitik, NDV 2001, S. 66 ff.; 113 ff.; Fritz Baur, Personenbezogenes Budget – das niederländische Modell eines „Eingliederungsgeldes für Behinderte", ZfS 1999, S. 321 ff.
[84] Vgl. Horst Frehe, Das Modell selbstbestimmter Assistenz für Menschen mit Behinderungen, in: Igl/Welti (Fn 17).
[85] § 4 Abs. 1 Nr. 4 SGB IX.
[86] § 56 SGB IX.
[87] § 33 Satz 2 SGB I, § 9 SGB IX, § 2 Abs. 2 SGB XI, vgl. Felix Welti/Constanze Sulek, Die individuelle Konkretisierung des sozialrechtlichen Anspruchs auf Rehabilitation, VSSR 2000, S. 453 ff.; Volker Neumann, Das Wunsch- und Wahlrecht des Sozialhilfeberechtigten auf Hilfe in einer Anstalt, einem Heim oder einer gleichartigen Einrichtung, RsDE 1, S. 1 ff.; Otto Ernst Krasney, Zur Mitwirkung des Betroffenen bei der Rehabilitation, DOK 1982, S. 705 f.
[88] OVG Schleswig-Holstein vom 4. August 1997, FEVS 48, S. 315 ff.; Welti/Sulek (Fn 87).
[89] § 40a Satz 2 2, Hs BSHG.
[90] § 63 SGB IX.
[91] § 13 Abs. 1, Abs. 6 SGB IX.
[92] § 20 Abs. 1, Abs. 3 SGB IX.
[93] § 22 Abs. 1 Satz 5 SGB IX.
[94] §§ 75 Abs. 6 Satz 2, 80 Abs. 1 Satz 2 SGB XI.
[95] Bisher § 3 Abs. 1 SchwbG.
[96] § 2 Abs. 1 Satz 1 SGB IX.
[97] Ulla Walter, Präventionspotenziale für ein gesundes Altern, GGW 2001, S. 21 ff.; Kruse (Fn 69), S. 333 ff.; Gunther Haag/Ute J. Bayen, Erkrankungen im Alter, in: Franz Petermann (Hrsg.), Rehabilitation, 2 A, Göttingen 1997, S. 421, 423; von Kardorff

Sowohl das SGB IX als auch das SGB XI proklamieren den Vorrang der Rehabilitation vor Pflege[99]. Wenn sich die Erkenntnis durchsetzt, dass jede Pflege auch Rehabilitation und Teilhabeleistung ist und sein muss, stellt sich die Frage nach dem Sinn dieser Formel. Rehabilitation vor Pflege wäre dann zu verstehen als Vorrang der jeweils die Teilhabe und Selbständigkeit am meisten fördernden Hilfe innerhalb der individuell möglichen Formen[100]. Daneben steht wie bisher die Frage: Wer sollte zuständig sein, damit dieser Grundsatz verwirklicht wird?. Das verwandte Prinzip „Rehabilitation vor Rente"[101] wirkt, weil die Rehabilitationsträger auch diejenigen sind, welche die zu vermeidenden Rentenleistungen zahlen müssten. Die institutionelle Trennung von Rehabilitation und Pflege im bisherigen System führt hingegen dazu, dass die Ersparnis beim Rehabilitationsträger immer dann einsetzt, wenn die Rehabilitation scheitert und ein anderer Träger – oder im Fall der Sozialhilfe eine biligere Einrichtung[102] – zuständig wird. Der Rehabilitationsträger trägt also bei der Pflegevermeidung finanziell nicht selten das Risiko des Gelingens statt des Risikos des Scheiterns[103]. Die Feststellung von Rehabilitationsbedarf und -anspruch durch den MDK bei der Pflegebegutachtung nach dem PQsG[104] könnte ein Schritt in die richtige Richtung sein.

Der Vorrang der selbstbestimmteren Hilfeform findet sich im SGB IX auch als Grundsatz „ambulant, betrieblich und teilstationär vor stationär"[105]. Für selbstbestimmte Teilhabe und Grundrechtsausübung ist eine dauerhaft stationäre Hilfe stets problematisch. In einem danach und nach dem Grundsatz der Nichtdiskriminierung gestalteten Hilfesystem müssten möglichst selten stationäre Leistungen gegen den Willen der Betroffenen durchgesetzt werden oder angesichts der angebotenen Hilfen alternativlos erscheinen. Auch hier sind die Strukturen zu überprüfen. Wenn für die Kosten eines Heims der überörtliche Träger, für die Kosten einer ambulanten Wohngruppe der örtliche Träger der Sozialhilfe zuständig ist, hat letzterer Mehrkosten zu befürchten, wenn die Verselbständigung gelingt[106]. Für die stationären Einrichtungen fehlt es an erkennbaren Anreizen, sich im Einzelfall überflüssig zu machen und die Rückkehr in ein häusliches Umfeld zu ermöglichen. Ziel müsste es sein, ambulante und stationäre Hilfen in der Zukunft nicht mehr als unterschiedliche Versorgungsbereiche in getrennter Einrichtungs- und Leistungsträgerschaft zu führen, sondern in einem integrierten, Zwischenstufen zulassenden Kontinuum. Bemühungen um Qualitätssicherung und -entwicklung erfassen nur einen Teil des Problems, wenn sie Einrichtungen der Pflege oder Rehabilitation isoliert betrachten[107] und nicht die Gesamtheit des Angebots daran messen, was heute bedarfsgerecht und möglich wäre[108].

(Fn 66), S. 579 ff.; vgl. aus der Rechtsprechung: VG Meiningen, RdL 1999, S. 63 f.
[98] Vgl. die kritischen Stellungnahmen im Gesetzgebungsverfahren vor dem Ausschuss für Arbeit und Sozialordnung des Deutschen Bundestages des Verbands Deutscher Rentenversicherungsträger (VDR), Ausschuss-Drucks. 14/1299, S. 40, des Bundesverbands Deutscher Privatkrankenanstalten, S. 96, der Interessenvertretung Selbstbestimmt Leben (ISL), Ausschuss-Drucks. 14/1305, S. 2.
[99] §§ 8 Abs. 3 SGB IX, 5 Abs. 1, 31 SGB XI; zu praktischen Defiziten Rainer Fuhrmann, Rehabilitation vor Pflege, in: Mühlum/Oppl (Fn 69), S. 307 ff.
[100] Aus pflegewissenschaftlicher Sicht dazu Elke Hotze, Pflege in der medizinischen Rehabilitation, Frankfurt am Main 1997, S. 98, 101.
[101] § 8 Abs. 2 SGB IX.
[102] Vgl. OVG Lüneburg vom 12. April 2000, RdL 2000, S. 119 f.; FEVS 52, S. 87 ff.; OVG Lüneburg vom 30. Januar 2001, RdL 2001, S. 23; FEVS 52, S. 361 ff.
[103] Vgl. Jürgen Wasem, Sozialpolitische Grundlagen der sozialen Pflegeversicherung, in: Bertram Schulin (Hrsg.), Handbuch des Sozialversicherungsrechts, Bd. 4 Pflegeversicherungsrecht, München 1997, § 2, RN 105; Eckhard Bloch, Organisationsrecht, ebd., § 24, RNn 44, 45.
[104] § 18 Abs. 1 Satz 4 SGB XI.
[105] § 19 Abs. 2 SGB IX.
[106] Dieser Effekt ist nur in den Stadtstaaten und in Schleswig-Holstein nicht vorhanden, dort durch das quotale System der Sozialhilfefinanzierung, § 6a AG-BSHG SH.
[107] Vgl. aber §§ 80, 80a SGB XI, 20 SGB IX; zu weitergehenden Möglichkeiten Thomas Klie, Rechtliche Aspekte der kooperativen Qualitätssicherung, in: ders. (Hrsg.), Kooperative Qualitätssicherung in der geriatrischen Rehabilitation, Freiburg 1998.
[108] Vgl. Wolfgang Jantzen, Deinstitutionalisierung als Kern von Qualitätssicherung, in: ders./Willehad Lanwer-Koppelin/Kristina Schulz (Hrsg.), Qualitätssicherung und Deinstitutionalisierung, Berlin 1999, S. 191 ff.

In einem Memorandum vom Juni diesen Jahres haben 20 Wissenschaftlerinnen und Wissenschaftler aus der Gesundheitswissenschaft, Pflegewissenschaft, Behindertenpädagogik, Psychiatrie, Geriatrie und Rechtswissenschaft den Deutschen Bundestag aufgefordert, in seiner nächsten Wahlperiode eine Enquête-Kommission zur Zukunft der Heime einzusetzen[109]. Zugespitzt heißt es dort: „Trotz formal-rechtlicher Freiwilligkeit leben die meisten Heimbewohner aufgrund fehlender Alternativen oder aufgrund fehlender Kenntnis schon vorhandener Alternativen faktisch unfreiwillig im Heim. Wären sie vollständig und wirksam aufgeklärt, würde kaum jemand von ihnen freiwillig das Heim wählen. (...) Wenn es um die Existenz der Einrichtung geht, ist es unvermeidlich, dass die Institutionszentrierung Vorrang vor der Personenzentrierung hat. (...) Auch durch die Überforderung in Folge des Personalschlüssels sind Heime nach wie vor Orte, an denen die Grundrechte von Menschen (Bewohnern, aber auch Angehörigen und Mitarbeitern) potentiell bedroht sind. (...) Der gesetzlich verankerte Vorrang der Rehabilitation mit dem Ziel, die Selbständigkeit der Bewohner so weit wie möglich wieder herzustellen, wird kaum beachtet, obwohl 80 % der rehabilitationsfähigen Bewohner in Alteneinrichtungen wieder in einer häuslichen Umgebung leben könnten."

Aus rechtlicher Sicht bleibt festzuhalten, dass das Verhältnis von Rehabilitation und Pflege unbefriedigend geregelt ist. Es ist fragwürdig, ob der gegenwärtige Zustand mit grundrechtlicher Teilhabe und Nicht-Diskriminierung vereinbar ist. Wenn dann noch die Durchsetzung des geltenden Rechts so prekär ist – oder auch nur halb so schwierig – , wie es in dem Beitrag von Ute Pilzecker dargestellt ist und wie es die zitierte Expertengruppe feststellt, so besteht Handlungsbedarf. Rechtsanwendung, Rechtsprechung und Gesetzgebung sind aufgefordert, Recht und Wirklichkeit zu betrachten und daraus Konsequenzen zu ziehen.

Dr. Felix Welti, Institut für Sozialrecht und Sozialpolitik in Europa, Christian-Albrechts-Universität zu Kiel, Olshausenstraße 40, 24098 Kiel

---

[109] Aufforderung an die Fraktionen des Deutschen Bundestages, eine Kommission zur Enquête der Heime einzusetzen, Juni 2001, initiiert von Prof. Dr. Dr. Klaus Dörner, Dr. Elisabeth Hopfmüller und Beate Röttger-Liepmann für die Forschungsarbeitsgemeinschaft „Menschen in Heimen" an der Fakultät für Gesundheitswissenschaften der Universität Bielefeld; vgl. auch Marianne Heinemann-Knoch/Christine Schönberger, Pflege in Einrichtungen, in: Jansen/Karl/Radebold/Schmitz-Scherzer (Fn 66), S. 629 ff., und Elisabeth Wacker/Rainer Wetzler/Heidrun Metzler/Claudia Hornung, Leben im Heim, Baden-Baden 1998, insbesondere S. 298 ff.

Erfahrungen aus eigener Pflege- und Rehabilitationsbedürftigkeit

Erich Rieger

Ich bin froh und dankbar, als Betroffener, als behinderter Mensch hier vor Ihnen stehen und Ihnen einen kleinen Einblick in die Erfahrungen geben zu können, die ich selbst mit dem Thema Pflege und Rehabilitation machen musste. Ich freue mich umso mehr darüber, dass mir dies möglich ist, weil der Rehabilitationsprozess für einen sprachbehinderten Menschen ein ganz besonders langer und steiniger Weg ist. Allein die Tatsache, dass ich, der ich im Alter von 37 Jahren durch einen Reitunfall ein schweres Schädelhirntrauma erlitten und meine Sprachfähigkeit völlig verloren hatte, heute vor einem so großen Publikum referieren kann und von den Zuhörern verstanden werde, spricht Bände in Bezug auf meine Rehabilitation.

Ich hatte meinen Unfall überlebt. Dadurch, dass jedoch weite Teile meines Sprachzentrums operativ entfernt werden mussten, war eine zunächst globale Aphasie zurückgeblieben. Das bedeutet, dass sowohl Sprachproduktion als auch Sprachverständnis, aber auch Lese- und Schreibfähigkeit schwer beeinträchtigt waren. Stellen Sie sich vor, in unserer Informationsgesellschaft leben zu müssen, völlig klar denken zu können, aber jegliche verbale Kommunikationsfähigkeit verloren zu haben!

Die Erfahrungen, die ich als schwerst Pflegebedürftiger im Akutkrankenhaus machen musste, waren zum Teil niederschmetternd. Im Bett fixiert und nicht in der Lage zu einer sprachlichen Äußerung hatte ich keinerlei Möglichkeit, jemanden darauf aufmerksam zu machen, dass der Katheder falsch gelegt war und ich wahre Höllenqualen litt. Und wie bitter war es, als der Neurochirurg mir seinen Schlüsselbund vor die Nase hielt und mich aufforderte, diesen Gegenstand zu benennen. Nie werde ich das schreckliche Gefühl der Ohnmacht vergessen, das mich überfiel, als ich hören musste, wie er zu seinen umstehenden Kollegen sagte: „Sehen Sie, nicht einmal das kann er!"

Damals war die Aphasiologie noch viel mehr terra incognita als heute, und daher wurden sprachlose Menschen selbst von Fachleuten oft behandelt, als litten sie unter intellektuellen Einschränkungen. Auch die sich später in der Reha anschließende Sprachtherapie war eine schlimme Erfahrung: wieder und wieder wurden mir die gleichen Bilder, zu denen ich absolut keinen Bezug hatte, vorgelegt, und ich konnte sie nicht benennen. Meine Familie und mein gesamtes soziales Umfeld setzten alles daran, mir in der schwierigen Zeit beizustehen, und dennoch trafen sie aus ihrer Sicht völlig verständliche, für mich jedoch niederschmetternde Entscheidungen. Es klingt wie eine banale Kleinigkeit, war für mich aber eine äußerst schmerzhafte Erfahrung: kurz vor dem Unfall hatte ich mir neue Skier gekauft, die meine Familie dann postwendend in den Laden zurückbrachte, weil man davon ausgehen musste, dass ich nie wieder auf Skiern würde stehen können. Dieses Bewusstsein, dass nie mehr alles so werden würde wie früher, dass ich nie wieder meinen Hobbys würde nachgehen können, hat mich in rasende Wut versetzt. Wen wundert es, dass ich mir, als ich gerade die ersten Gehversuche machen konnte, als Allererstes wieder Skier besorgt habe!

Doch selbst drei Jahre nach dem Unfall waren die Prognosen der Mediziner bezüglich meiner Rehabilitation noch vernichtend. In einem damals erstellten Gutachten heißt es: „Eine Herausgabe des Gutachtens an den Versicherten ist durchaus möglich, es müsste aber dabei unbedingt berücksichtigt werden, dass Herr R. dadurch über die absolute infauste Prognose seiner Cerebralstörung informiert würde, was aus ärztlichen Gründen so lange wie möglich vermieden werden sollte."

Verbittert kämpfte ich gegen eine Berentung an, doch ein neuropsychologisches Gutachten attestierte mir absolute Erwerbsunfähigkeit, so dass ich zwanzig Jahre lang eine Rente bezog. Doch ich konnte und wollte mich mit der Aussicht, meine Sprachfähigkeit nicht zurückgewinnen zu können und ein Rentnerdasein führen zu müssen, nicht abfinden. So wagte ich erste Schritte heraus aus der sozialen Isolation hinein in die Selbsthilfebewegung. Ganz bescheiden mit der Gründung einer Selbsthilfegruppe im eigenen Wohnzimmer fing die Arbeit an, die ich dann Schritt für Schritt ausbauen konnte. Diese Tätigkeit im Rahmen der Selbsthilfe gab mir das Gefühl, wieder etwas darzustellen, wieder jemand zu sein bzw. eine Aufgabe zu haben und gebraucht zu werden. Der Gedanke, aus meinem Leid und meiner eigenen schmerzlichen Erfahrung heraus anderen etwas geben und sie bereichern zu können, hat mir Mut, Kraft und neues Selbstvertrauen gegeben. Ich habe versucht, mich selbst immer zu fordern und mit dem Erreichten nie zufrieden zu sein. Entstanden ist dadurch im Lauf der Jahrzehnte ein bundesweit flächendeckendes Netz an Aphasikerzentren und Landesverbänden für die Rehabilitation der Aphasiker.

Parallel zum sukzessiven Ausbau meiner Aktivitäten verlief meine sprachliche Rehabilitation: mit jeder Herausforderung, der ich mich stellte, verbesserten sich auch meine sprachlichen Leistungen sowie auch die Fähigkeit, mich trotz meiner Behinderung in der Gesellschaft durchzusetzen. Das neue Gefühl, nicht mehr nur rehabilitiert zu werden, sondern sich selbst zu rehabilitieren, aktiv die Grenzen der eigenen Leistungsfähigkeit immer ein bisschen weiter zu stecken, schafft Zugang zu verschütteten Ressourcen und weckt schlummernde Potentiale. Diese wiedergewonnenen oder auch neu erlernten Fähigkeiten führten letztlich dazu, dass ich nach zwei Jahrzehnten meine Rente zurückgeben und als erster Geschäftsführer des Bundesverbandes für die Rehabilitation der Aphasiker bis zum Einsetzen der Altersrente wieder voll berufstätig sein konnte. So zog sich ein roter Faden durch all diese Jahre hindurch, der letztlich zu meiner beruflichen Wiedereingliederung an einem Nischenarbeitsplatz führte. Dies hat sich durch meine eigenen Aktivitäten schrittweise so entwickelt, so dass mir meine gelungene berufliche Rehabilitation selbst erst im Lauf der Zeit bewusst wurde. Selbstverständlich sind alle medizinischen und therapeutischen Rehabilitationsmaßnahmen ungeheuer wichtig und notwendig, doch ich bin der Meinung, allein durch die Inanspruchnahme von Therapien ist eine dauerhafte soziale und berufliche Wiedereingliederung nicht möglich. Wir Betroffenen müssen vielmehr beseelt sein von dem Wunsch, das Unerreichbare zu erreichen und uns nicht nur behandeln zu lassen, sondern selbst zu Handelnden zu werden.

Abgesehen von dem starken Willen und der Portion Hartnäckigkeit, die es dazu braucht, möchte ich Ihr Augenmerk auf zwei Faktoren richten, die bei der Rehabilitation gehirngeschädigter Menschen eine wesentliche Rolle spielen. Dies ist zum einen der unverhältnismäßig hohe Zeitaufwand, den man als behinderter Mensch benötigt, um den Anforderungen – sei es den an sich selbst gestellten oder den von außen diktierten – gerecht zu werden. Bei voller Berufstätigkeit bleibt einem nichts anderes übrig, als sich permanent mit der Arbeit zu beschäftigen, weil andernfalls die Zeit für die Erledigung des Arbeitspensums nicht ausreichen würde.

Meist geht mit der Aphasie ein Gedächtnisproblem einher. Da man sich dieses Problems schmerzlich bewusst ist, muss man es durch teilweise ineffizientes Arbeiten umgehen. Lassen Sie mich dies an einem simplen Beispiel verdeutlichen: Wenn ich weiß, dass ich einen wichtigen Brief unbedingt noch heute in den Briefkasten einwerfen muss, ist es sicherer, dies sofort zu erledigen, auch wenn vermutlich noch weitere Post hinzukommt. Zu groß ist sonst die Gefahr, dass der Brief bis zum nächsten Tag auf dem Schreibtisch liegen bleibt. Auch wenn mir eine zündende Idee kommt, wie ich ein bestimmtes Problem anpacken könnte, muss ich dies, damit mir der Lösungsansatz nicht wieder verloren geht, sofort angehen und in die Tat umsetzen.

Für das soziale Umfeld stellt dieser eigenwillige Arbeitsstil oft eine harte Geduldsprobe dar und verlangt enorm viel Einfühlungsvermögen. In der Zusammenarbeit mit einem aphasischen Menschen ist es schlicht aussichtslos, sich morgens einen Zeitplan für den Tag zu machen und diesen systematisch abzuarbeiten; notwendig ist vielmehr ein hohes Maß an Flexibilität, um das für einen gesunden Menschen oft schwer verständliche sprunghafte Handeln mit- bzw. nachvollziehen zu können. Auch müssen wir nach einem anderen zeitlichen Rhythmus arbeiten als voll leistungsfähige nichtbehinderte Mitmenschen. Die Einräumung flexibler Pausenzeiten ist dementsprechend eine zwingende Forderung an Arbeitgeber, die einem gehirngeschädigten Menschen die Chance zum Wiedereinstieg in das Berufsleben geben möchten.

Die besonderen Anforderungen an das berufliche Miteinander zwischen gesundem und behindertem Menschen führen mich zu der zweiten Einschränkung, der wir uns gegenüber sehen: wenn man als aphasischer Mensch etwas bewegen will, benötigt man stets Unterstützung von Gesunden bzw. von Profis. Die Aufbauarbeit der vergangenen fünfundzwanzig Jahre hätte ich ohne professionelle Hilfe nicht leisten können. Zu sehr ist unsere moderne Welt auf perfekt ausgearbeitete Schriftstücke und geschliffene Formulierungen fixiert; nicht eine müde Mark kann man an öffentlichen Fördergeldern loseisen, wenn man nicht in der Lage ist, sich sprachlich bzw. schriftsprachlich auszudrücken.

Zunächst beschritt ich diesbezüglich in meiner Not recht eigenwillige Wege; so bat ich beispielsweise regelmäßig das Schreibbüro der Stadt Würzburg darum, mir meine Förderanträge zu schreiben, was man dort mit großer Hilfsbereitschaft tat. Als ich mich jedoch vor nunmehr zwölf Jahren an den Aufbau des ersten Aphasiker-Zentrums in Unterfranken wagte, wusste ich, dass ich dies ohne konstante Unterstützung nicht würde schaffen können und schuf daher die Voraussetzungen, um einen Psychologen einstellen zu können, der das Zentrum mit mir zusammen aufbaute. Bei einem Rollstuhlfahrer oder gar bei einem bettlägerigen Menschen ist es offensichtlich, dass er bei manchen Tätigkeiten Hilfe bzw. eine Assistenz benötigt. Genauso brauchen auch wir Menschen mit zerebralen Einschränkungen eine Art Arbeitsassistenz, wie sie heute ja gesetzlich verankert ist. Wir benötigen jemanden an unserer Seite, der unsere Ideen in der Form aufbereitet, wie sie unsere Kommunikations- und Informationsgesellschaft erwartet. Für diese Arbeitsassistenz muss mindestens genauso viel Geld zur Verfügung gestellt werden wie für medizinische und therapeutische Maßnahmen!

Eine Gefahr besteht natürlich im Miteinander von therapeutischen Fachkräften und behinderten Menschen: So manchem Therapeuten geht es nicht darum, den Betroffenen zu unterstützen, sondern er benutzt ihn gleichsam als Forschungsobjekt, um sich selbst zu profilieren und durch die Erkenntnisse, die er in der Kooperation mit dem behinderten Menschen gewinnt, auf der Karriereleiter ein Treppchen höher zu klettern. Dieses durchaus menschliche und dennoch für den Betroffenen schmerzhafte Eigeninteresse wächst bedauerlicherweise umso mehr, je mehr finanzielle Mittel für unsere Arbeit zur Verfügung stehen. Vor zwanzig Jahren, als wir in der Selbsthilfebewegung noch um jede Briefmarke betteln mussten, war es äußerst schwierig, Fachkräfte zur Mitarbeit in unseren Gremien zu gewinnen. Heute hingegen müssen wir Betroffene oft darum kämpfen, überhaupt noch mitarbeiten zu dürfen und nicht von Profis, die meinen zu wissen, wie Selbsthilfearbeit perfekt organisiert sein muss, zur Passivität verurteilt zu werden.

Eine Professionalisierung der Selbsthilfe wird heute oft gefordert, und ich teile die Auffassung, dass vor allem bei wachsendem Budget eine vernünftige Organisationsstruktur gewährleistet sein muss. Wir dürfen dabei aber nicht den Charakter und die eigentliche Zielsetzung von Selbsthilfe ad absurdum führen, indem wir das Ruder an therapeutische oder administrative Fachkräfte abgeben. Auch wir Behinderte können noch etwas leisten, wenn wir unsere Erfolge auch nicht an den Leistungen der nichtbehinderten Kollegen messen dürfen. Und doch erfüllt es mich mit Stolz, wenn ich auf die Vielzahl der Arbeitsplätze blicke, die ich im Lauf der zwei Jahrzehnte geschaffen habe. So sind auf meine Initiative hin bundesweit in allen Aphasiker-Zentren und Aphasie-Stützpunkten mehr als sechzig Arbeitsplätze entstanden. In einer sinnvollen Kooperation mit Nichtbehinderten kann der gehandicapte Mensch demnach einiges auf die Beine stellen!

In meinem jüngsten und wohl größten Projekt wird genau dieses ausgewogene Miteinander zwischen Betroffenem und seinem Assistenten fokussiert. Es handelt sich dabei um den bundesweiten Aufbau der bereits oben erwähnten Aphasie-Stützpunkte, die sich dadurch auszeichnen, dass sie direkt in neurologischen Rehakliniken angesiedelt sind.

Im Aphasie-Stützpunkt wird bereits während der Rehabilitationsmaßnahme ein persönlicher Kontakt zwischen den Betroffenen und ihren Angehörigen und dem Mitarbeiter des Stützpunktes hergestellt, der auch über den Aufenthalt in der Rehaklinik hinaus aufrechterhalten und weiter vertieft wird. Auf diese Weise finden Betroffene und Angehörige in dem Stützpunkt-Mitarbeiter eine Person ihres Vertrauens, die sich nach der Entlassung aus der Rehaeinrichtung um deren Fragen und Probleme kümmert. Dieser Umstand ist deshalb so wichtig, weil in den meisten Fällen Probleme erst zu einem späteren Zeitpunkt auftreten. Erfahrungsgemäß entwickeln Patienten in ihrer häuslichen Umgebung kaum Eigeninitiative, um die in der Rehaklinik aufgebauten Fähigkeiten auch im Alltag weiter zu trainieren und dadurch zu stabilisieren – davon abgesehen, fehlen ihnen dazu auch die Möglichkeiten. Jedoch aufgrund der Gewissheit, dass jederzeit der durch den Rehaaufenthalt bereits bekannte Assistent mit Rat und Unterstützung zur Verfügung steht, wird der Übergang in den Alltag und die Fortführung rehabilitativer Maßnahmen für den Betroffenen wesentlich erleichtert.

So gesehen ist ein Aphasie-Stützpunkt vergleichbar einer Brücke, mit der eine Verbindung zwischen dem Netzwerk rehabilitativer Einrichtungen und dem sozialen Netz der Betroffenen hergestellt wird. Dadurch wird das sog. „postrehabilitative Loch" vermieden, das die Betroffenen normalerweise nach der Entlassung aus der Rehabilitationsklinik erwartet. Wie viel hätte ich selbst darum gegeben, wenn mir in der ersten Zeit nach meinem Unfall ein solcher Aphasie-Stützpunkt helfend zur Seite gestanden hätte. In dem Mangel, den ich erlebt habe, liegt die Idee der Aphasie-Stützpunkte begründet. Wenn ich auch selbst heute nicht mehr in dem Maß wie in der Akutphase auf Unterstützung angewiesen bin, so liegt doch mein ganzes Streben darin, denjenigen, die heute von einer Aphasie betroffen werden, die Rückkehr in den Alltag zu erleichtern.

Dieses Konzept findet bei allen Rehaträgern, bei Sozialministerien und auch beim Bundesgesundheitsministerium größte Zustimmung und wird aufmerksam verfolgt. Ernüchternd ist allerdings die Tatsache, dass das Distributionssystem öffentlicher Fördermittel häufig so starr ist, dass ein durchaus förderungswürdiges Projekt, das jedoch nicht exakt in die vorgesehenen Schemata passt, finanziell kaum unterstützt werden kann. So zum Beispiel können die gesetzlichen Krankenversicherungen im Rahmen des § 20 Abs. 4 SGB V ausschließlich Bundes- und Landesorganisationen und ihre regionalen Selbsthilfegruppen fördern. Da sich unsere Aphasie-Stützpunkte nicht eindeutig einer dieser drei Kategorien zuordnen lassen, erhalten sie bislang kaum finanzielle Unterstützung durch die Krankenkassen; hier wäre ein wenig mehr Flexibilität äußerst wünschenswert.

Lassen Sie mich nun aus der Sicht eines Betroffenen noch ein paar Wünsche in Bezug auf die Umsetzung des neuen Sozialgesetzbuchs IX formulieren. Verwirklicht werden soll ein ganzheitlicher Rehabilitationsansatz, wie wir ihn in der Selbsthilfebewegung schon lange gefordert haben. Diese Ganzheitlichkeit kann sich jedoch nicht nur darin erschöpfen, dass die Rehaträger gemeinsame Service-Stellen für die Rehabilitanden einrichten. Ganzheitliche Rehabilitation aus der Sicht eines hirngeschädigten Menschen, der mit einer äußerst facettenreichen Problematik konfrontiert ist, umfasst bei weitem mehr.

Ganzheitlichkeit setzt hier zunächst voraus, dass der aphasische Mensch selbst als Akteur in seine Rehabilitation einbezogen wird. Er muss die Chance haben, zum Koproduzenten seiner Rehabilitation zu werden, und sie, soweit möglich, aktiv mitzugestalten. Der Verlauf von Aphasien ist ein höchst individueller Prozess, und nur der Betroffene selbst ist der Experte für seine spezifischen Bedürfnisse und für sein zum jeweiligen Zeitpunkt vorhandenes Potential. Der Patient wird dadurch von vornherein nicht in die Rolle des passiven Behandlungsobjekts gedrängt, sondern kann bereits von Anfang an Handelnder sein. Die Aussicht darauf, dass die Einzelmaßnahmen zum gewünschten Erfolg führen, wird durch eine Beteiligung des Rehabilitanden entschieden größer, da durch sein Mitentscheiden seine Motivation erheblich steigt. Etwas, wofür man sich selbst entschieden hat, wird man immer mit anderer Energie und viel mehr Engagement verfolgen als etwas, das mir übergestülpt und zu dem ich verdonnert wurde.

Zum anderen umfasst Ganzheitlichkeit die Einbeziehung von Familie und Freunden in die Rehabilitation des Betroffenen. Alle Rehamaßnahmen müssen im Kontext der Familie des Aphasikers gesehen werden, auf deren Unterstützung und Ermutigung er angewiesen ist. Das soziale Umfeld bildet den fruchtbaren Humus, in dem alle therapeutischen Bemühungen wachsen und gedeihen können. Nur in einem verständnisvollen sozialen Netz werden sich die zarten Pflänzchen erster Erfolge, die in Logopädie, Ergotherapie oder Krankengymnastik gezogen werden, zu kräftigen, langlebigen Pflanzen entwickeln. Dieses Verständnis und den Sinn stiftenden Umgang mit dem Aphasiker können nur Angehörige entwickeln, die über die Behinderung vollständig aufgeklärt und informiert sind. Deshalb setzte ich auch innerhalb meiner Arbeit einen der Schwerpunkte auf die Schulung und Beratung der Angehörigen; auch hier sind die Rehaträger gefordert, wenn es darum geht, ein Budget für diese notwendige Aufklärung der Familien von hirngeschädigten Patienten zur Verfügung zu stellen.

Ganzheitliche Rehabilitation setzt auch voraus, dass therapeutische Einzelmaßnahmen in einen größeren Kontext eingebettet sind. Lassen Sie mich Ihnen dies nochmals am Beispiel der Sprachtherapie verdeutlichen: Sie können sich nicht vorstellen, wie unbefriedigend und frustrierend es für einen vernunftbegabten Menschen ist, wenn er Bildchen vorgelegt bekommt und wieder und wieder ergänzen muss: Dies ist ein „Haus". Dies ist ein „Ball". Bei dieser Art von Aufgabenstellung wären vermutlich auch Sie sprachlos! Meine Sprache kann ich nur dann wieder finden, wenn es mir ein Anliegen ist, einen Zusammenhang darzustellen, einen Inhalt verständlich zu machen. Ich erlebte z. B. einmal einen Betroffenen, der völlig desinteressiert in den verschiedensten ihm vorgelegten sprachtherapeutischen Übungsheftchen blätterte. Seine Familie war der Verzweiflung nahe, weil er nicht in der Lage zu einer sprachlichen Äußerung war, und bat mich um Hilfe. Als ich erfuhr, dass der Patient gelernter Landmaschinenmechaniker war, forderte ich die Familie auf, ihm Kataloge landwirtschaftlicher Maschinen mitzubringen. Und siehe da: die Augen des Betroffenen strahlten, während er sich in diese Prospekte vertiefte, und nach und nach begann er, die Geräte zu benennen und schließlich auch ihre Funktionsweise zu erklären.

Glücklicherweise wird heute zum Teil auch in der Sprachtherapie versucht, auf den individuellen Hintergrund des Patienten einzugehen und vor allem auch konkrete Situationen, wie sie den Betroffenen im Alltag erwarten, einzuüben. Doch das geschieht im Schonraum der logopädischen Praxis und der Aphasiker weiß sich einem verständnisvollen, geduldigen Therapeuten gegenüber; es ist eine Art Spiel, und beiden Seiten ist klar, dass es nicht darauf ankommt, ob der Patient nun zügig die richtigen Wörter findet oder lange darum ringen muss. Um wie viel anders sieht der Alltag aus: wenn ich lange an einem ersten Satz basteln muss, reicht die Geduld meines Gesprächspartners vielleicht noch aus; bei einem zweiten Satz sehe ich bereits die wachsende Ungeduld und das Bedürfnis, ihn für mich zu beenden, in seinen Augen.

Deshalb kann sich eine ganzheitliche Rehabilitation nicht in therapeutischen Einzelmaßnahmen erschöpfen, sondern die Betroffenen müssen die Gelegenheit bekommen, z. B. im Rahmen einer Selbsthilfegruppe, das in der Therapie Erlernte anzuwenden und einzuüben. Dies kann und darf nicht daran scheitern, dass nichtmobile Betroffene, die in ländlichen Regionen leben, keine Möglichkeit haben, an einer Selbsthilfegruppe teilzunehmen. Wenn uns die soziale Rehabilitation ein Anliegen ist, dann muss die Kostenübernahme von Fahrten zu einer Selbsthilfegruppe durch die Rehaträger ebenso gesichert sein wie die Übernahme der Kosten von Fahrten zum Arzt oder Therapeuten. Neue Konzepte wie z. B. Teletherapie für sprachbehinderte Menschen, die in ländlichen Gebieten leben und deren logopädische Versorgung daher nicht ausreichend gesichert ist, sind begrüßenswert und notwendig. Ich halte sie jedoch nur dann für sinnvoll, wenn der aphasische Mensch die Möglichkeit zum Austausch in einer Selbsthilfegruppe hat, wo er soziale Kontakte pflegen und das Gelernte anwenden kann. Andernfalls ist es, als würden wir eine Fremdsprache erlernen und nie das Land bereisen, in dem diese Sprache gesprochen wird.

Eine besondere Problemgruppe wird meines Erachtens im SGB IX nicht ausreichend berücksichtigt: dies ist der alte behinderte Mensch. Ich bin überzeugt, dass der ältere Mensch umso später pflegebedürftig wird, je länger er eine Aufgabe hat und ihm das Gefühl vermittelt wird, gebraucht zu werden. Durch mein vor kurzem erfolgtes Ausscheiden aus der Erwerbstätigkeit habe ich am eigenen Leib erfahren, was es heißt, nicht mehr aktiv am Arbeitsleben teilhaben zu können. Mit diesem Problem wird natürlich auch jeder gesunde Mensch, der in den Ruhestand eintritt, konfrontiert, jedoch verbleiben diesem häufig noch viel mehr Möglichkeiten, anderen Beschäftigungen oder Hobbys nachzugehen als dem behinderten Menschen. Fehlende Akzeptanz in der Gesellschaft, mangelnde Mobilität sowie häufig bescheidene finanzielle Mittel aufgrund geringer Altersrenten sind die Probleme, denen der behinderte alte Mensch gegenübersteht, der daher auf besondere Integrationshilfen angewiesen ist. Wir benötigen Unterstützung dabei, gerade im Alter neue Nischen zu finden, in denen wir das Bedürfnis, das auch jeder nichtbehinderte Mensch hat, stillen können: noch etwas bewegen zu können, noch von Nutzen zu sein, letztlich ganz schlicht „gebraucht zu werden".

Dr. Erich Rieger, ehem. Geschäftsführer des Bundesverbandes für die Rehabilitation der Aphasiker, Aphasiker Zentren Nordbayern e. V., Robert-Koch-Straße 36, 97080 Würzburg

Rehabilitation als wesentlicher Inhalt der Pflegeausbildung

Wiltrud Grosse

Das Pflegen mit rehabilitativen Zielsetzungen bietet eine hervorragende Chance, ein weites Pflegeverständnis zu erfahren und zu realisieren. Es lassen sich aktuelle pflegerische Erfordernisse und Langzeitaspekte verknüpfen: Die Pflege ist üblicherweise interdisziplinär verankert, dadurch schärft sich das Verständnis für den eigenen und die anderen Berufe. Die Zusammenarbeit mit dem anderen Menschen (Patient/Klient/Rehabilitand) schließt das Wahrnehmen und Beachten seines Bezugrahmens zukunftsorientiert ein; das ist leider noch nicht in allen Pflegesituationen selbstverständlich. Die Pflegebeziehung erfordert eine Balance zwischen Fördern und Fordern, zwischen einem professionellen Pflegeangebot und Selbstbestimmtheit. Auch die Balance zwischen den Zielsetzungen und Ansprüchen aller Beteiligten und den Realisierungsmöglichkeiten muss in einem fairen Entscheidungsprozess gefunden werden.

In diesem ganzheitlichen Konzept erfährt die Leistung des Einzelnen durch die gemeinschaftliche Leistung eine besondere Stärkung, so dass auch schwierige oder belastende Situationen und Rückschläge überwunden werden können. Das individuelle Pflegeverständnis wird durch das zukunftsorientierte Denken und Handeln besonders geprägt. Es ist ein weiteres Merkmal rehabilitativer Arbeit, gemeinsame Zielsetzungen zu definieren und zu vereinbaren. Der Weg zu diesen Zielen wird arbeitsteilig begangen, mit unterschiedlich langen, auch unterschiedlich diffizilen Abschnitten. Es wird in dieser Zusammenarbeit viel gelernt über die anderen Berufe; es wird gelernt, Gemeinsames und Unterscheidendes zu erkennen und gelten zu lassen. Jede beteiligte Person ist wichtig, jede Person hat Verantwortung für das eigene Tun – wie auch für das Unterlassen. Es wird deutlich: ganz wichtige Anteile der Pflege können hier gelernt werden. Eine sehr oft genannte Begründung für die Wahl eines Pflegeberufes ist der Wunsch, anderen Menschen helfen zu wollen, weil dies Freude mache und Zufriedenheit bringe.

In der Rehabilitationsarbeit wird eine weitere Dimension des Helfens erfahrbar: Das Pflegen wird „Hilfe zur Selbsthilfe". Bewusst arbeiten wir daran, die Pflegeabhängigkeit zu reduzieren, aber die Gleichberechtigung und Autonomie des anderen zu stärken.

Dieser Lernprozess auf dem Weg zur eigenen Professionalisierung ist ungeheuer wichtig und wird durch die Rehabilitationsarbeit besonders gefördert. Das so erweiterte Pflege- und Rollenverständnis kommt aber allen anderen Pflegebereichen zugute. Es wird auch benötigt (und vielerorts zu sehr vermisst)! Der Merksatz „Reha vor Pflege" betont den Gedankengang, den wir überwinden wollen: nämlich Rehabilitation sei etwas nach der Akutpflege und vor der Langzeitpflege.

Wo finden sich diese Rehabilitationskonzepte, das rehabilitative Denken, Vernetzen und Handeln in den Pflegeausbildungen?

Auszug aus der Ausbildungs- und Prüfungsverordnung zum Krankenpflege-Gesetz von 1985 (Verteilung der Stunden in der theoretischen Ausbildung):

„8. Krankenpflege/Kinderkrankenpflege – 480 Std. verteilt auf 58 verschiedene Themen, u. a. ...pflege in Rehabilitationseinrichtungen.
9. Grundlagen der Rehabilitation – 20 Std. Rehabilitation in der Krankenpflege bzw. Kinderkrankenpflege. Begriff und Arten der Behinderung. Medizinische, berufliche und soziale Rehabilitation. Gesetzliche Grundlagen der Rehabilitation. Stellung der Behinderten in der Gesellschaft. Träger und Einrichtungen der Rehabilitation" (Kurtenbach et al. 1998, S. 37 ff.).

Die Kranken- und Kinderkrankenpflegeschulen sind üblicherweise in der Trägerschaft von Krankenhäusern vorgesehen. Das ist in diesen verbindlichen Vorschriften auch ablesbar. Dadurch liegt es nahe, möglichst viele Teile der praktischen Ausbildung in klinischen Abteilungen des Trägers anzusiedeln, der die Ausbildungsvergütung zahlt. Der Schwerpunkt Rehabilitation muss nicht nachgewiesen werden. Zukunftsorientiert geht dieses an den Pflegeaufgaben vorbei.

Allerdings verhindern die Vorgaben nicht, Rehabilitation in der theoretischen und praktischen Ausbildung so zu verankern, dass die o. g. Schwerpunkte zum Tragen kommen, erfahrbar werden. Oft bleibt aber der Besuch in einer Rehabilitationsklinik (Klinik!) ein Highlight, bei dem die SchülerInnen bewundernd staunen und anfangen zu ahnen, dass Pflege eine andere Dimension – als bisher gedacht – haben kann. Sehr viele SchülerInnen, die ein mehrwöchiges Praktikum im Rehabereich absolvieren können, also eigene Erfahrungen machen können, wünschen nach der Ausbildung dort ihren Arbeitsplatz.

Etwas günstiger sieht es in der Altenpflege aus. Der Gesetzesentwurf der Bundesregierung aus dem Jahr 2001 zeigt einen anderen Ansatz. Zwei der zehn Ausbildungsziele heißen: „Die Ausbildung soll Kenntnisse, Fähigkeiten und Fertigkeiten vermitteln: Die Erhaltung und Wiederherstellung individueller Fähigkeiten im Rahmen geriatrischer und gerontopsychiatrischer Rehabilitationskonzepte; die Hilfe zur Erhaltung und Aktivierung der eigenständigen Lebensführung einschließlich der Förderung sozialer Kontakte" (Klie 2001 a, S. 164 ff.).

Und der Gesetzentwurf zeigt recht konkret, dass auch in der theoretischen Ausbildung der Altenpflege Rehabilitation ein wesentlicher Bestandteil sein soll: „Theoretischer Unterricht in der Altenpflege, z. B. Alter, Gesundheit, Krankheit, Behinderung und Pflegebedürftigkeit; Rehabilitation; Biographiearbeit; Umsetzung von Forschungsergebnissen; Unterstützung alter Menschen bei der Selbstpflege; Unterstützung alter Menschen bei präventiven und rehabilitativen Maßnahmen; Familienbeziehungen und soziale Netzwerke".

Es ist nicht verwunderlich, dass im Laufe der Zeit neben den anderen (Op, IPS ...) auch eine Fachweiterbildung in Rehabilitationspflege gefordert und etabliert wurde. Die Absicht, dadurch Personal zu gewinnen, war hierbei oft gleichrangig mit der Motivation, etwas für die Verbesserung der Pflegequalität zu tun. Diese Weiterbildung wird als arbeitsfeldbezogene Weiterbildung angesehen (Deutscher Bildungsrat für Pflegeberufe 1999). Diese Zuordnung zeigt, dass die fehlenden Rehabilitationsgrundlagen in den Ausbildungen mit einer speziellen Fachweiterbildung kompensiert werden müssen. Dieser Nachholbedarf sollte möglichst bald hinfällig werden durch die Etablierung der Rehabilitationspflege in den Grundausbildungen.

Im Zuge der Neuordnung der Pflegeberufe halte ich es für notwendig, gerechtfertigt und unverzichtbar, den rehabilitativen Aspekt der Pflege verbindlich und solide innerhalb der (generalistischen, integrierten oder ...) zukünftigen Ausbildungen zu verankern, nicht wegen der immer kürzer werdenden stationären Behandlungsdauer, sondern wegen des beschriebenen Pflegeauftrages, wegen der Chance, Wesentliches für die Zusammenarbeit zwischen Pflegepersonen und Patienten/Rehabilitanden in der beruflichen Grundausbildung zu lernen und zu erfahren.

Im Jahr 2000 wurde im Auftrag des Sozialministeriums Baden-Württemberg der „Entwurf einer Qualifikationsbeurteilung für Alten- und Krankenpflegekräfte" für die „pflegerischen Aufgaben in der Rehabilitation" (Sozialministerium Baden-Württemberg 2000). Zutreffend könnte man auch sagen „für die rehabilitativen Aufgaben in der Pflege". Dieser Entwurf könnte beispielhaft in zukünftige Ausbildungskonzepte eingearbeitet werden.

Dieser Kongress sollte sich kräftig einmischen in die Diskussion um die Reform der Pflegeausbildungen. Rehabilitation ist ein gesellschaftlicher Auftrag. Die Pflege erfüllt einen Teil davon. Rehabilitation als wesentlicher Inhalt der Pflegeausbildung? Bisher ist ein großes Fragezeichen angebracht. Heute ist dieser Satz als Forderung mit einem Ausrufezeichen zu bekräftigen! Ich hoffe mit Ihnen, dass in naher Zukunft Rehabilitation als wesentlicher Inhalt der Pflegeausbildung selbstverständlich sein wird.

Literatur

Bundesarbeitsgemeinschaft für Rehabilitation: BAR-Positionspapier zur Weiterentwicklung der medizinischen, beruflichen und sozialen Rehabilitation in der 14. Legislaturperiode. Die Rehabilitation 38 (1999) 38–43

Bundesministerium für Familie, Senioren, Frauen und Jugend (Hrsg.): Ausbildungs- und Prüfungsverordnung für den Beruf der Altenpflegerin und des Altenpflegers des Bundesministeriums für Familie, Senioren, Frauen und Jugend. Berlin, 9. April 2001

Canakakis, J.: Pflege braucht Schutz. Pflegen ambulant 12:3 (2001) 26–28

Deutscher Berufsverband für Krankenpflegeberufe (DBfK) et al. (Hrsg.): Pflegerischer Fortschritt und Wandel. Basispapier zum Beitrag „Wachstum und Fortschritt in der Pflege" im Sondergutachten 1997 des Sachverständigenrates für die Konzertierte Aktion im Gesundheitswesen. Bd. II: Fortschritt und Wachstumsmärkte, Finanzierung und Vergütung. Eschborn 1998

Deutscher Bildungsrat für Pflegeberufe (Hrsg.): Konzeption arbeitsfeld-, pflege- und funktionsbezogene Weiterbildung und Rahmenordnung zu arbeitsfeld-, pflege- und funktionsbezogenen Weiterbildungen in den Pflegeberufen. Göttingen 1999

Deutsche Krankenhausgesellschaft (DKG): Muster für eine landesrechtliche Ordnung der Weiterbildung und Prüfung zu Krankenschwestern, Krankenpflegern, Kinderkrankenschwestern und Kinderkrankenpflegern sowie Altenpflegerinnen und Altenpflegern für Rehabilitation. In: Kurtenbach, H., G. Golombek, H. Siebers: Krankenpflegegesetz mit Ausbildungs- und Prüfungsverordnung für die Berufe in der Krankenpflege. Kohlhammer, Stuttgart 1998, 409–413

Grauhan, A.: Aus-, Weiter- und Fortbildung des Pflegedienstes und der therapeutischen Dienste in der Rehabilitation. Referat zum Seminar für Angehörige der pflegerischen und therapeutischen Dienste in der Orthopädie. Neckargemünd, 10. Oktober 1981

Klie, Th.: Altenpflegegesetz. Vincentz, Hannover 2001 a

Kurtenbach, H., G. Golombek, H. Siebers: Krankenpflegegesetz mit Ausbildungs- und Prüfungsverordnung für die Berufe in der Krankenpflege. Kohlhammer, Stuttgart 1998

Linder, S., et al.: Zwischen Macht und Ohnmacht: Psychische Belastung des Pflegepersonals und Strategien für die Bewältigung. In: Allgemeine Unfallversicherungsanstalt (AUVA) (Hrsg.): Ganzheitliche Pflege – die Chance für erfolgreiche Rehabilitation. Wien 1994, 24–31

Robert Bosch Stiftung (Hrsg.): Pflege neu denken. Zur Zukunft der Pflegeausbildung. Schattauer, Stuttgart 2000

Sozialministerium Baden-Württemberg (Hrsg.): Pflegerische Aufgaben in der Rehabilitation. Entwurf eines Qualifikationsbausteins für Alten- und Krankenpflegekräfte. Stuttgart 2000

Wiltrud Grosse, Schulleiterin, Schwesternschule der Universität Heidelberg, Im Neuenheimer Feld 320, 69120 Heidelberg

Bridging the Gap Between Rehabilitation and Long Term Care

Luc P. de Witte

Introduction

I'm going to talk to you about some of the problems in the Dutch rehabilitation system. The topic I was asked to discuss is the relationship between rehabilitation on the one hand and long term care on the other. This is a topic that has kept me busy for at least ten years. About ten years ago I published my PhD thesis which had the title „After the Rehabilitation Centre". I had done a study that demonstrated that people once back home after clinical rehabilitation entered into a large set of problems, problems for which the system does not really have an answer. I think this problem is still present today; we have not really solved it. From the documents about this conference I got the impression that similar problems exist in Germany as well, and maybe this is also a problem in international comparison.

First, I shall describe the problem I'm trying to discuss. Then I shall explain in short how rehabilitation is organized in the Netherlands and you will see that that is something different from here. I shall outline how long term care is organized in the Netherlands and then go into the gap between these two areas. Finally, I shall present some examples of how we try to solve this problem and to bridge this gap, and conclude with some remarks about the future.

Well, what is the problem? In the Netherlands, and this is exactly the same here in Germany, we have very well developed specialised centres for rehabilitation. We also do rehabilitation in general hospitals, but the real core of rehabilitation takes place in specialised centres, mostly far away from the patient's home. People turn in to stay quite some time, depending on their diagnosis it may by a few months up to nine months even, and after this clinical rehabilitation period people in general have very high levels of functioning, they have really learned a lot and are able to function on a much higher level than when they started.

But they also experience complex care needs. Their physical rehabilitation has completed, but now they have to work again, they need assistive technology, they will probably need some home care, maybe home adaptations, and they have to prevent complications, maintain their health. And that is quite a difficult task. Many people experience that they did not really learn how to do this and there is a completely new array of problems they are faced with.

From a care perspective, coordination of care and managing this complex care is quite problematic. It is not easy to continue the care that has been given in the centre in the situation back home. And if this is not done effectively it will give rise to extra care demands and will increase the demand for health care. One of the problems is that we simply don't have enough means to provide all this care. So it's very important to be as effective and efficient as possible. This now is the general topic I shall discuss.

Two Examples

Let me demonstrate the problem with the example of two diagnostic categories. One example is spinal cord injury, a highly specialised rehabilitation challenge. In the Netherlands we have some 10,000 people with spinal cord injuries. After the acute phase they are all admitted to one of the eight specialised centres for spinal cord injury rehabilitation. The patients stay for some five to nine months, and after discharge they have to find their way in the primary health care system.

We did a survey a few months ago among a thousand of these people, and among other things, we asked for complaints, medical problems they experience and for complications. Here are some figures which in my opinion are quite high: 61 % of these patients experience serious pain for which they say there is no real answer, 70 % have problems with spasms and/or with contractures, 43 % has oedema, 14 % of the people surveyed have active pressure ulcers. Other problems mentioned are increasing weight, difficulty with coping, and a whole lot of other problems. Most of these patients say that there is no real solution for their problems because they have already left the rehabilitation centre for so long, sometimes ten years ago. They don't know the way back and there is no official structure, no financial basis to get advise. And the primary health care system doesn't know anything about these problems. It is the same in home care organisations but also the general practitioners do not have sufficient expertise to guide in these specific problems. We see that transfer of the specialised care to generalistic care is difficult. Even when you try if you are in a rehabilitation centre and want to transfer this care and to discuss it with people in the primary health care system, it is not so obvious who you should talk to. Sometimes in one patient there may be twelve or thirteen community nurses involved. So who is the one you should discuss these things with? Who is responsible for what? That's not so clear.

In another study we looked at the figures for readmission of patients with spinal cord injury into the rehabilitation centre, and we saw that about 30 % of readmissions are directly caused by nursing problems that existed in the home situation.

The second example is stroke. This is one of the largest groups in rehabilitation practice. In the Netherlands we have about 26,000 new stroke patients each year, and it is without doubt the largest category in specialised rehabilitation centres. With respect to stroke a very difficult problem comes up. These people are all admitted to hospital in the acute phase, and than there is a kind constipation in the system because of a lack of after care. There is not enough capacity for care after the acute hospital, and you see people staying in hospital for three, four or five weeks, which is absolutely not the right place from a rehabilitation perspective; after five days you know what has happened and should be rehabilitating. But simply because of capacity problems and unclear procedures, these people are kept in the wrong bed. It is extremely important for that problem to find effective and efficient ways of using the resources. That requires a proactive approach.

When you look further at these stroke patients, in the late phase after they went home, they experience new problems that have not been actively seen in the acute phase. They experience cognitive impairments, problems in all kinds of daily activities and social contacts become problematic, not to forget the high burdens on informal caregivers. In one study we found that after five years 20 % of informal caregivers are in some way treated by the mental health care system, having serious problems as a result of giving care. So in the long term, you see serious problems arise, and again there are no real answers. In this area as well, I think we need innovative new approaches to solve these kinds of problems.

Rehabilitation in the Netherlands

One of the things that have interested me for a long time is that "rehabilitation" has different meanings in different countries. When I entered this field I didn't realise that, I thought everyone knows what rehabilitation is. But if you talk about specific categories and you look at the United Kingdom or our country or here in Germany, we see quite different definitions and approaches. Generally speaking, there seem to be two possible ways of looking at rehabilitation. One is that you look at rehabilitation as an approach, as a function in the health care system. Then you can say, a nurse or a neurologist or a geriatrician in a nursing home, they are doing rehabilitation as well. That's how I prefer to look at it: rehabilitation is a way of looking, a way of treating problems of patients.

In the Netherlands we have a strong tendency to define rehabilitation more professionally, more institutionally. There we have people who say: rehabilitation is what the rehabilitation specialist, the doctor does. That's quite a different approach. Quite a few of them tend to say that what a nursing home specialist, a medical doctor in a nursing home does is no rehabilitation. That approach is conflicting with the conceptual approach. You can find this tension between the two approaches in several countries. Here in Germany the definition seems to me much wider than it is in the Netherlands and also in the United Kingdom. I had a very interesting discussion recently with professor Wade from Oxford, a rehabilitation specialist, about a project we are planning together. This project is about preventive home visits in elderly people with high risk of falling and mobility problems. For him and his group it was evident that this falls within the scope of rehabilitation. When I discussed this in my country with specialists around me they said „Oh no, this is nothing for us". I don't know how you would answer but this example makes clear that it is not self evident what rehabilitation is. For this presentation I chose to focus on rehabilitation as a medical specialty as performed in a rehabilitation centre. It's multidisciplinary but my focus is on what is happening in rehabilitation centres.

If you look at rehabilitation in this way there are about 250 rehabilitation specialist doctors in our country, maybe a few more, the number is increasing somewhat. And there are about 30 specialist rehabilitation centres where they do clinical and outpatient treatment, day care treatment. Apart from these rehabilitation centres we have rehabilitation departments in almost all general hospitals, but there they only give outpatient treatment, not one hospital I know has real rehabilitation beds. This is a clear distinction: clinical rehabilitation which is done in centres, and outpatient rehabilitation which is also done in hospitals. There is a strong tendency towards specialisation. These centres are getting smaller, and they are decreasing the number of clinical beds which has a very logical effect, namely increasing complexity of the patients who are treated there. Only the more complicated cases are treated in these centres where you have multidisciplinary teams and a clinical approach is necessary. The number of outpatient treatments is growing. As I already said there also are rehabilitation wards in many nursing homes, and in some of these places the rehabilitation specialist works as a consultant, in others no rehabilitation doctor is available, depending on how these people look at the conception of rehabilitation. An increasing number of nursing homes have rehabilitation wards with the involvement of a rehabilitation specialist as a consultant.

In general in our health care system, also in general practice, attention for rehabilitation is increasing, which is a logical consequence of the growing number of chronic diseases and disabilities.

Long Term Care in the Netherlands

How is long term care organised? In principle quite simple, in practice more complicated, but let's keep it simple. Most of the long term care is provided by home care organisations, which may be private or public organisations. They deliver nursing care and home help. In some places these activities are combined, i. e. one organisation is providing both, in others this is strictly divided, which causes all kinds of problems. And then we have the public-private difficulty. On paper it is quite clear how it's organised, but for a patient it is not at all clear. Apart from the home care organisations, the primary health care providers are playing an important role, the general practitioners, the physiotherapists, etc. Along with that we have some specialised housing arrangements where groups of disabled people live together, with care arrangements around that. And of course we also have the nursing homes especially for elderly patients.

The Gap Between Rehabilitation and Long Term Care

One of the problems behind the problem I'm discussing is that long term care and rehabilitation care are completely separated. There is no link between them. Also, the financial basis is different, they are financed on the basis of different laws and regulations. This doesn't really help with respect to the gap I'm talking about.

It is clear from the examples and from the description of how the system works that there is a gap between rehabilitation and long term care. And it is quite difficult to transfer care from this highly specialised rehabilitation centre to the generalistic and dispersed home care environment. That is difficult in itself. But there are also professional barriers, cultural barriers, geographic and financial barriers. For example, the rehabilitation specialist and the nursing home specialist – if they disagree about their domains and who is responsible for what, and maybe who earns from this patient, collaboration is complicated. There are also geographical barriers: when you have your rehabilitation period in a centre in Hoensbroek and have to go to Tilburg a hundred kilometres north, that also is not easy. I already mentioned the financial barriers: different funding systems.

We know that if we do not bridge this gap, this lack of care, it will have negative consequences for both the patients and the caregivers. I want to present two examples of projects we have been doing and are still doing, intended to bridge this gap, to solve this problem, one in respect of stroke, the other in respect of spinal cord injury.

Bridging the Gap: Two Examples

The first example is about stroke. What we did a few years ago was centred around the University Hospital in Maastricht, where we sat together with some of the people involved in the care for stroke patients. We tried to develop a comprehensive regional care model, in which several acute hospitals, nursing homes, the general practitioners, home care organisations and a rehabilitation centre cooperated, and agreed upon how patients should be treated and be guided through the system. That was quite difficult. It took us at least two years to get everyone together on this effort to reach multidisciplinary consensus about good stroke care. That was, we thought, the starting point: we have to agree with all these people on a common goal, to reach consensus on how good stroke care looks. That process took us two years. After these two years we were able to build a care model, and I will explain more about that. We did that on an experimental basis in Maastricht, now it being implemented almost nationwide and the Dutch Heart Association has adopted the model as well. They have published professional and management guidelines, handouts on how to do such a process in other hospitals and as far as I know about 65 hospitals have such a model in a more or less adopted way now. And more are developing.

What are these agreed principles of good stroke care? It necessarily is very briefly summarized, but first of all we agreed that adequate and fast diagnosis and nursing care are very important, that a stroke unit in the acute care hospital is essential, and that all patients should be admitted to that stroke unit as soon as possible. That was a long discussion because in general practice it is often thought that it is better to keep them home because nothing really happens in hospital and nothing can be done. In the beginning, about one quarter of the patients was not admitted to any hospital at all – definitely something we wanted to change. Then, we said, early and active rehabilitation is important. Rehabilitation should start on the second day after a patient is in hospital, not after three or four weeks. We said that it is good to try to bring people back home as soon as possible. And to stimulate them to stay active from the beginning, to talk about activity from the beginning. We also said informal caregivers need support and guidance and we should look at long term consequences, not only focus on the acute phase but also think about later.

On the basis of this consensus we began to develop elements of a care model. Some elements of this model are:

- First is "transmural" stroke service around one large hospital. We said, well, you have to organize it on a regional basis, take one hospital and the surrounding care providers.
- We developed home care protocols, so that people in home care, nurses, general practitioners, physiotherapists know what to do, have guidelines for the common elements of the treatment, that the way people are treated at home is the same as in the hospital. So there is continuity in that respect.
- We developed support programmes for informal caregivers and several information brochures for patients and caregivers.
- We supported patient organisations. They organise exercise groups every two weeks, their members come together and have some exercises and also social activities.
- We developed training courses for physiotherapists, general practitioners, speech therapists.
- We are developing a screening instrument for cognitive impairments in primary health care. How can you as a general practitioner detect these problems and decide whether they are serious enough to do something or just to leave it as it is.
- We made a booklet about useful assistive technology.
- We organized at least eight conferences and seminars in the region for health care professionals.

All these elements demand to reach consensus and a common approach in treating the stroke patient. There is a care protocol now for the whole process from the acute phase until six months later, known to everyone in the region. All care providers are involved, it is based on early admission, multidisciplinary assessment in a very early phase, early discharge. There are agreements and contracts between the hospital, post-hospital services, nursing homes and rehabilitation centres about waiting times and guaranteed admission. When the stroke patient is about to be discharged, the nursing home assures that they have a bed within one week. We have appointed transfer nurses in the hospital and care coordinators in home care organisations in order to facilitate this process, so that things are really clear: who is the one you have to talk to and to arrange things with.

I already mentioned that the home care protocol contains a follow-along care file of the individual patient, so the patient has his information going with him. In a separate project we experiment with developing an electronic patient file to be used by all care providers involved.

This is, very generally speaking, what we have tried to develop for stroke patients. There will be a PhD thesis within a few months about the effects of this model, and I can tell you that these are quite impressive: now more than 90 % of all patients having a stroke are admitted to hospital, the time they stay in hospital has decreased from an average 25 days to 12 days, and twice the number of people are now really going back home after their initial stay in hospital.

This is an example of the way we try to deal with the gap between rehabilitation and long term care, but it has been and still is extremely difficult and time consuming, sometimes even frustrating. It has been an enormous project over the last four to six years from the beginning to now, and if you loosen your attention it will go down again. We have to keep the idea alive every day over and over again.

My second example is about spinal cord injury, a different problem demanding even more specialised treatment and care. Here we also tried to develop what we call a "transmural" model for care after rehabilitation. We appointed a specialised nurse in the rehabilitation centre whose primary task it is to arrange contacts with professionals outside and who can bring home visits to patients after they have been discharged. So this is one person whom the patient really knows – and knows that he can call her and she will come and look at serious problems, give advise and information also for other health care professionals. In this way one clear contact person is available. Not only to be contact person but also to find the signs and problems in the home situation and translate them back to improvements in the rehabilitation centre. How can we better prepare patients for this situation? So it is two-sided: one is co-ordinating care and trying to facilitate the transfer but also giving a quality impulse to the rehabilitation team. We are now running an experiment in two centres where such a nurse has been appointed. We have developed the care protocol with the other health care providers and there are six centres serving as a control group. We are now doing a kind of trial and look at the effects of this approach.

These are my examples of dealing with the gap between rehabilitation and long term care. In the beginning the chairman said that Germany may be a little bit behind in this respect, but I am not so sure about that. I demonstrated clearly that we have a whole lot of problems in the Netherlands too, and they are quite difficult to solve.

Future Challenges

I think that this gap between rehabilitation and home care will not disappear, maybe it will even become bigger because the level of specialisation, the complexity in rehabilitation centres will increase while in home care the attention will have to be spread between many other groups and the care burden for home care organisations is increasing. So this problem will not disappear automatically. There are increasing needs and capacity problems, problems which will only become bigger.

The development of transmural models similar to those I presented might be a solution, a rather intensive solution but in both cases it has worked. It takes a lot of energy but it works. This is, however a little bit the old fashioned way of doing things, and I think there are great opportunities for information and communication technology to be used as an instrument in these processes. When you think about this dossier used by all care providers involved, that might help a little. You can use information and communication technologies for information transfer, for health education of the patients, and so on. This is something we have not really been looking at yet, which might offer quite some opportunities for the future.

Dr. Luc P. de Witte, iRv – Institute for Rehabilitation Research, P. O. Box 192, 6430 AD Hoensbroek, Niederlande

Arbeitsgruppe 1:

Rehabilitation vor Pflege – strukturelle und ordnungspolitische Rahmenbedingungen

Leitung: MinR Dr. Hartmut Haines, Berlin
Berichterstattung: Harry Fuchs, Düsseldorf

Donnerstag, 4. Oktober 2001

Vorgehen der deutschen Sozialleistungsträger bei drohender Pflegebedürftigkeit – Eine Kritik der Verfahrensweise

Kristian Hahn

Viel wird über den Mangel bei der Durchführung von Pflege diskutiert und berichtet. Wie Pflegeabhängigkeit möglichst verhindert wird, scheint wenige zu interessieren. Zu diesem Thema habe ich im Internet außer einigen allgemeinen Redebeiträgen und Konzepten geriatrischer Kliniken keine Literaturstellen finden können. Dennoch glaube ich nicht, dass das Vorgehen der deutschen Sozialleistungsträger gegenüber Menschen mit drohender Pflegebedürftigkeit den Erwartungen entspricht. Für meine Ausführungen muss ich somit auf meine eigenen Erfahrungen zurückgreifen. Als Leiter einer geriatrischen Klinik ist mein Einblick jedoch nur auf die Situation der Altersbevölkerung begrenzt, das Schicksal anderer Altersgruppen wäre gesondert zu betrachten.

Pflege ist zu einer besonderen gesellschaftlichen Aufgabe geworden, seit sich familiäre Strukturen auflösten und der Anteil der hochaltrigen Bevölkerung erheblich zunahm. Mit dem Begriff Pflegebedürftigkeit lassen sich der Zustand und der Aufgabenumfang für die Betroffenen nicht genügend beschreiben. Es ist nur eine Ausschnittsbeurteilung der Lebensumstände, in denen sich Menschen befinden, die von Pflege abhängig sind.

Ursache von Pflegeabhängigkeit

Ursache von Pflegeabhängigkeit sind zumeist physische oder psychische Erkrankungen, weniger die Folge eines nur durch Alterung einsetzenden Prozesses. So findet sich Pflegebedürftigkeit häufig als Folge allmählich fortschreitender chronischer Krankheiten, wie z. B. bei Herzerkrankungen oder bei degenerativen Skeletterkrankungen (Statistik Hufeland-Haus), oder nach akuten Krankheiten aus relativem Wohlbefinden heraus, wie etwa bei zerebralen Insulten. Mit dem Begriff Pflegebedürftigkeit ist fast immer eine kausale Diagnose verbunden, daneben bestehen häufig andere Erkrankungen, die zu dem Begriff „Multimorbidität" führen. So weisen Patienten in meiner geriatrischen Klinik im Mittel 4,3 behandlungsbedürftige Diagnosen auf. Bei den Bewohnern des Altenpflegeheims sind es 4,2 Diagnosen. Ähnliche Werte gelten auch für die ambulanten Alterspatienten.

Wenn Multimorbidität und Krankheitsfolge die Ursache von Pflegeabhängigkeit in der Altersbevölkerung sind, stellt sich die Frage, wie unsere Sozialleistungsträger damit umgehen, drohende Pflegeabhängigkeit vermeiden zu helfen.

Welche Sozialleistungsträger sind betroffen?

In erster Linie sind das die Krankenkassen, die niedergelassene Ärzteschaft durch ihre kassenärztlichen Vereinigungen und die Krankenhausträger. Andere wie Rentenversicherungsträger, Unfallversicherungen, Berufsgenossenschaften oder Sozialhilfe spielen m. E. auf das Einwirken bei drohender Pflegebedürftigkeit eher eine untergeordnete Rolle. Pflegeversicherung ist gemäß § 11 (2) SGB V nachgeordnet.

Rahmenbedingungen

Als Rahmenbedingungen zur Verhinderung oder zur Behandlung von Pflegeabhängigkeit produzierenden Krankheiten gelten die im SGB V aufgeführten Leistungen des dritten Kapitels „Leistungen der Krankenversicherung":

SGB V
Erster Abschnitt – Übersicht über die Leistungen

§ 11 Leistungsarten

(1) Versicherte haben nach den folgenden Vorschriften Anspruch auf Leistungen
1. (weggefallen)
2. zur Verhütung von Krankheiten und von deren Verschlimmerung sowie zur Empfängnisverhütung, bei Sterilisation und bei Schwangerschaftsabbruch (§§ 20 bis 24b),
3. zur Früherkennung von Krankheiten (§§ 25 und 26),
4. zur Behandlung einer Krankheit (§§ 27 bis 52).

(2) Versicherte haben auch Anspruch auf medizinische und ergänzende Leistungen zur Rehabilitation, die notwendig sind, um einer drohenden Behinderung oder Pflegebedürftigkeit vorzubeugen, sie nach Eintritt zu beseitigen, zu bessern oder eine Verschlimmerung zu verhüten. Leistungen der aktivierenden Pflege nach Eintritt von Pflegebedürftigkeit werden von den Pflegekassen erbracht.

§ 12 Wirtschaftlichkeitsgebot

(1) Die Leistungen müssen ausreichend, zweckmäßig und wirtschaftlich sein; sie dürfen das Maß des Notwendigen nicht überschreiten. Leistungen, die nicht notwendig oder unwirtschaftlich sind, können Versicherte nicht beanspruchen, dürfen die Leistungserbringer nicht bewirken und die Krankenkassen nicht bewilligen.

Mit diesen Passagen und den nachfolgenden Ausführungen in den §§ 20, 23, 27, 39 und 40 ist eigentlich der Auftrag für die Sozialleistungsträger klar und umfassend formuliert, so dass weder das Sozialgesetzbuch über das fünfte Buch hinaus erweitert werden müsste noch bestände demnach die Notwendigkeit, Probleme der drohenden Pflegeabhängigkeit zu erörtern.

Wie sieht die Wirklichkeit aus?

Während in dem Sozialgesetzbuch die Bezeichnungen „Schwangerschaft", „Jugend" und „Arbeit" bis hin zum „Sterbegeld" häufiger erwähnt werden, fehlen Begriffe wie „Altersbevölkerung" und „Multimorbidität" gänzlich. Ähnlich verhält es sich bei den Krankenkassen, bei der Beschreibung ärztlicher Leistungen durch den EBM (Einheitlicher Bewertungsmaßstab für ärztliche Leistungen), die alle für die Umsetzung des Gesetzes Verantwortung tragen. Während in politischen Stellungnahmen die Pflegeproblematik und der Appell, sich der Herausforderung zu stellen, einen hohen deklamatorischen Wert eingenommen hat, ist in den Ausführungen derer, die dazu den Auftrag haben und über die finanziellen Ressourcen entscheiden, kaum eine Umsetzung zu bemerken.

Rehabilitation vor Pflege

Das Prinzip „Rehabilitation vor Pflege" ist wohl von allen Seiten als sinnvoll anerkannt und sollte Leitgedanke bei der Erfüllung des Auftrages für die Sicherstellung der Gesundheit unserer Altersbevölkerung sein. Statt dessen stehen bei Krankenkassen und niedergelassenen Ärzten, bedrängt durch die Budgetierung und die stark steigenden Kosten, die gegenseitige Kostenzuschiebung und die Ignorierung von Leistungsansprüchen der Versicherten im Vordergrund.

Institutionen, in denen „Reha vor Pflege" eine Aufgabe gefunden hat, sind Kliniken für Geriatrie mit stationären und teilstationären Einrichtungen, zu deren Leistungsspektrum die geriatrische Rehabilitation gehört. Auch leisten die niedergelassenen Ärzte einen hohen Beitrag, ohne dass sie ausreichend qualifiziert sind oder über die Struktur ambulanter geriatrischer Rehabilitationseinrichtungen verfügen.

Beispiele für das Vorgehen der deutschen Sozialleistungsträger

An einigen Beispielen möchte ich das Vorgehen der deutschen Sozialleistungsträger deutlich werden lassen.

1. Geriatrie sei für die Krankenkassen zu teuer. In hessischen Krankenhäusern sollen für geriatrische Kliniken die Tagessätze 400 DM nicht überschreiten. Dies wird bei Pflegesatzverhandlungen und in informellen Gesprächen durch die Kostenträgerseite übermittelt. Ist die geriatrische Abteilung aber Teil der Inneren Medizin kommt es problemlos zu Pflegesät-

zen über 500 DM. Im Gegensatz zu den etablierten Fächern soll Geriatrie eine Billigmedizin sein und zurückgedrängt werden. Grund hierfür kann sein, dass Geriatrie fallabschließend und mit rehabilitativen Mitteln arbeitet, verbunden mit einer relativ hohen Verweildauer und mit steigender Nachfrage. Dagegen lässt sich Akutbehandlung in der Inneren Medizin mit dem Argument „Fehlbelegung" auf immer kürzere Verweildauern senken, indem Alterspatienten in andere Vergütungssysteme verschoben werden.

2. Patienten werden ortsfern in preisgünstige Rehabilitationskliniken verlegt, deren Struktur und fachliche Kompetenz durch den Fachausschuss Geriatrie in Hessen nicht überprüfbar ist.

3. Erfolge der Rehabilitation von Alterspatienten sind in einer bundesweiten Studie (GEMIDAS) nachgewiesen. Einspareffekte hieraus kommen nicht den Kostenträgern der geriatrischen Rehabilitation, sondern den Pflegekassen zugute. Ausgaben für Rehabilitation bleiben beim Risikostrukturausgleich der Krankenkassen unberücksichtigt. Wirtschaftliches Denken im Wettbewerb der Krankenkassen zwingt dazu, Rehabilitationsausgaben gering zu halten.

4. Krankenkassen wollen in Hessen die Möglichkeit des Hausarztes einschränken, Alterspatienten direkt in geriatrische Fachabteilungen einzuweisen. Der Zugang für Alterspatienten zu fachgeriatrischer stationärer Behandlung wäre dann kaum mehr realisierbar oder wäre nur noch über den Umweg der Verlegung aus einer anderen Akutkrankenhausabteilung möglich.

5. Rehabilitationskliniken nach § 111 SGB V erhalten keine Möglichkeit der sofortigen direkten Aufnahme durch den Hausarzt. Auch für Tageskliniken ist ein Antragsverfahren auf Rehabilitation einzuleiten, über das die Krankenkassen entscheiden. Die Bearbeitung erstreckt sich z. T. über mehrere Wochen. Häufig hat sich dann der Zustand des Patienten verschlechtert, so dass die Notwendigkeit einer tagesklinischen Behandlung entfiel und er in ein Akutkrankenhaus eingeliefert werden musste. Hausärzte scheuen daher das zeitaufwendige Antragsverfahren und bevorzugen, entgegen ihrer Überzeugung, die akutstationäre Einweisung. Die Klinik für Geriatrie im Hufeland-Haus Frankfurt hat deshalb die Tagesklinikplätze von 20 auf 6 umwidmen müssen und damit ein von den Hausärzten und Patienten gewünschtes wohnortnahes teilstationäres Angebot stark reduziert.

6. Vor Verlegung eines Patienten aus dem Akutkrankenhaus in eine geriatrische Rehabilitationsklinik nach § 111 SGB V muss der Medizinische Dienst der Krankenkassen (MDK) den Antrag beurteilen. Über die Entscheidungskriterien, welcher Patient in ein Pflegeheim und welcher in eine geriatrische Rehabilitationsklinik gelangt, gibt es keine Kenntnisse. Oft wird der Antrag zur Aufnahme in eine geriatrische Rehabilitationsklinik abgelehnt mit der Begründung, „intensive Pflegebedürftigkeit, kein Rehaziel erkennbar". „Minderung der Pflegebedürftigkeit" scheint kein von den Kostenträgern akzeptierter Behandlungsauftrag in der Krankenversorgung zu sein.

7. Bei Begutachtung der Pflegebedürftigkeit durch den MDK ist ausdrücklich vorgeschrieben, das Rehapotenzial zu prüfen und ggf. Empfehlungen zu Rehamaßnahmen an die Pflegekassen weiter zu geben. Es gibt keine Kenntnisse darüber, wie oft MDK-Gutachter rehabilitative Maßnahmen empfehlen und wie oft die Krankenkassen diese tatsächlich genehmigen. Ich habe von jährlich ca. 600 Patienten nur einen auf Empfehlung einer Pflegebegutachtung aufgenommen.

8. Krankheit im Alter bei Multimorbidität und gleichzeitig akutmedizinischer wie rehabilitativer Therapienotwendigkeit lässt sich ebenso wenig wie das Fachgebiet Geriatrie oder wie die Abgrenzung Krankheit/Pflegebedürftigkeit in einem getrennten Finanzierungs- und Leistungssystem sicherstellen. Diese künstliche Trennung führt in der Realität oft zu einem Gegeneinander statt zu einem Miteinander der Vertreter dieser Versorgungssysteme. Krankheiten sind nicht nur zu diagnostizieren, sondern in ihrer Komplexität von primärer Erkrankung und ihren direkten Folgen zu behandeln. Dies wird im Alter mit zunehmender Gefahr für Pflegebedürftigkeit immer bedeuten-

der, da sich Probleme von Organerkrankungen mit Einschränkung der Mobilität und Minderung kognitiver Leistungen vermischen. Das heutige Finanzierungs- und Leistungssystem orientiert sich aber immer noch an der Vergangenheit, als die Wiederherstellung von Arbeitskraft bei jüngeren Menschen im Vordergrund stand und eine Trennung der Systeme ihre Berechtigung hatte.
9. Die Ausbildung der Ärzte im Medizinstudium enthält keine Lehrinhalte über die Besonderheit der medizinischen Bedürfnisse einer Altersbevölkerung. Alle Bemühungen, an den Universitäten feste Lehrangebote der Altersmedizin (Geriatrie) zu etablieren, bleiben erfolglos. Das ist ein Hohn angesichts der Realität in Praxen und Krankenhäusern.
10. Das australische DRG-System zur Vergütung stationärer Krankenhausbehandlung wurde in Deutschland aus Zeitmangel unangepasst übernommen. Alle Vorschläge zur Anpassung an das deutsche Gesundheitswesen wurden von politischer Seite zurückgestellt. Damit wurde auch die Möglichkeit entzogen, eine früh und konsequent einsetzende fallabschließende rehabilitative Behandlung für Alterspatienten zu vergüten. Das seit etwa 20 Jahren in vielen Bundesländern aufgebaute System stationärer geriatrischer Versorgung ist in Gefahr. Das DRG-System vergütet technische Untersuchungen sehr hoch, während rehabilitative Maßnahmen nur einen geringen finanziellen Stellenwert haben. Folge wird sein, dass Alterspatienten mit drohender oder akuter, aber vermeidbarer Pflegebedürftigkeit schnell aus Akutkrankenhäusern entlassen werden, ohne dass ein qualitatives Behandlungsziel angestrebt wird.

Thesen der Kritik

1. Krankenkassen haben keinen wirtschaftlichen Anreiz, Alterspatienten „effektiv" mit dem Ziel behandeln zu lassen, Pflegebedürftigkeit zu verhindern. Kosten für Pflege werden von einem anderen Kostenträger getragen.
2. Ambulante Strukturen zur Rehabilitation im Alter und zur Prävention einer drohenden Pflegeabhängigkeit fehlen.
3. Die Zweiteilung der Kassenleistungen in akute Behandlung und Rehabilitation hat zum Nachteil der mit Pflege bedrohten Altersbevölkerung eine kontraproduktive Zweiteilung der medizinischen Versorgung hervorgebracht.
4. Universitäre ärztliche Ausbildung in Deutschland ignoriert die Altersmedizin (Geriatrie) und lebt an der Realität vorbei. Typische Erkrankungen im Alter und Rehabilitation sind keine Ausbildungsinhalte.
5. Berufspolitisch wird seit 15 Jahren die Etablierung einer Fachweiterbildung mit führungsberechtigter Bezeichnung und damit eine international vergleichbare Qualifizierung verhindert. Es gibt lediglich die fakultative Weiterbildung „Klinische Geriatrie".
6. Forschung und Lehre befassen sich nicht mit den gesundheitlichen Problemen des Alters. Es gibt seit Jahren nur vier Lehrstühle für Geriatrie, eine Erweiterung scheint nicht geplant zu sein. Die pharmazeutische Forschung entwickelt Präparate, die nur für junge Menschen erprobt sind. Alterspatienten, die Gruppe der meisten Konsumenten, bleibt unberücksichtigt.
7. Dauerpflege sollte grundsätzlich erst dann verordnet werden können, wenn eine qualifizierte Beurteilung über die unabwendbare Pflegebedürftigkeit vorliegt. Geriater sind als Gutachter besonders geeignet.
8. Das neue, auf Diagnosen gestützte Vergütungssystem für Krankenhausbehandlung (das australische DRG-System) ist nicht auf die Bedürfnisse der deutschen Altersbevölkerung ausgerichtet. Dringend erforderliche Behandlungen mit rehabilitativen Anteilen, die einer drohenden Behinderung oder Pflegebedürftigkeit vorbeugen, sie nach Eintritt beseitigen, bessern oder deren Verschlimmerung verhüten, finden sich in dem System nicht wieder. Ein erhöhtes Pflegerisiko ist zu erwarten.

Dr. med. Kristian Hahn, Leitender Arzt,
Klinik für Geriatrie im Hufeland-Haus,
Wilhelmshöher Straße 34, 60389 Frankfurt

Weiterentwicklung der Pflegeversicherung – Ein ordnungs- und strukturpolitischer Ansatz zur Lösung des Problems „Rehabilitation vor Pflege"

Harry Fuchs

1 Einleitung

Während die Politik in der öffentlichen Diskussion die Wirkungen des Pflegeversicherungsgesetzes durchweg positiv beurteilt, beklagen die Pflegebedürftigen und ihre Angehörigen sowie die Träger der Pflegeeinrichtungen und die Vertreter der Beschäftigten erhebliche Defizite bei der Versorgung Pflegebedürftiger.

Die positive Bewertung der Politik gründet fast ausschließlich darauf, dass der Anteil der Bezieher von Pflegeleistungen größer und damit die quantitative Versorgung Pflegebedürftiger besser sei als vor Inkrafttreten der Pflegeversicherung.

Demgegenüber beklagen die Kritiker erhebliche qualitative Defizite der Versorgung, nämlich

- die Träger der Pflegeeinrichtungen, dass
  - das Gesetz die besonderen Hilfebedarfe Demenzkranker und psychisch Kranker nicht berücksichtige,
  - sowohl die Einstufungspraxis wie auch die Ergebnisse der Vergütungsverhandlungen die Leistungen der Pflegeeinrichtungen nur unzureichend finanzieren und in der Folge
  - die Qualität der Pflege zwangsläufig ein anderes, d. h. niedrigeres Niveau erfahre,
  - der Grundsatz Rehabilitation vor Pflege nicht einmal in Ansätzen umgesetzt wird,
  - geeignete Rehabilitationseinrichtungen zur Vermeidung oder Minderung von Pflegebedürftigkeit kaum zur Verfügung stehen,
- die Pflegebedürftigen und ihre Angehörigen sowie die Vertreter der Beschäftigten, dass
  - die Pflege qualitativ auf Grundversorgung und Verwahrung ausgerichtet sei,
  - inhumane Zeitvorgaben für die Hilfeleistungen bestünden, die dem Pflegebedürftigen nicht gerecht werden und seine Grundrechte (z. B. Selbstbestimmungsrecht) einschränken,
  - für Zuwendung und ein Eingehen auf die Bedürfnisse und Wünsche keine Zeit sei,
  - nicht genügend qualifiziertes Personal vorhanden sei und
  - das vorhandene Personal keine Zeit habe, überfordert sei und ständig wechsele oder gar den Beruf aufgebe.

Zur Lösung der Probleme fordern alle Kritiker eine Weiterentwicklung des Pflegeversicherungsgesetzes, die

- die bisher nicht durch das Gesetz erfassten Pflegebedürftigen einbezieht, insbesondere die Demenzkranken und psychisch Kranken,
- eine bessere Finanzierung und damit eine bessere personelle Ausstattung der Pflegeeinrichtungen bewirkt,
- die Qualität der pflegerischen Versorgung gewährleistet.

Als Ursache der beklagten Defizite werden immer wieder ordnungs- und strukturpolitische Gründe angeführt. Dieser Beitrag setzt sich mit diesen Argumenten auseinander und versucht, alternative Ansätze zur Verbesserung der Versorgungsstrukturen aufzuzeigen.

2 Strukturelle Probleme

Die Tatsache, dass die Krankenversicherung die notwendige Rehabilitation Pflegebedürftiger zu finanzieren hat, der wirtschaftliche Erfolg sich jedoch in der Bilanz der Pflegeversicherung niederschlägt – d. h. der fehlende finanzielle Anreiz, das Auseinanderfallen von Investition und wirtschaftlichem Erfolg –, wird immer wieder als eine der Ursachen für die nachgewiesene rehabilitative Unterversorgung Pflegebedürftiger vorgetragen.

Abgesehen davon, dass diese These bis heute nicht erwiesen ist, spricht die Tatsache, dass auch für andere Zielgruppen der Rehabilitation Unter- oder Mangelversorgung festzustellen ist, weniger für strukturelle Probleme eines gegliederten Systems als vielmehr für ordnungs-politische Ursachen oder auch einfach Kompetenz- oder Interpretationsprobleme bei der Durchführung der struktur- und ordnungspolitischen Rahmenbedingungen.

Dies gilt in ähnlicher Weise für die – insbesondere an den Schnittstellen – immer wieder beklagten Auswirkungen des „gegliederten Systems". Nicht die Tatsache, dass bis zu sieben Rehabilitationsträger – ganz oder teilweise – Leistungsträger der Rehabilitation sein können (im ungünstigsten Falle sind im Einzelfall nach geltendem Recht maximal vier Beteiligte denkbar) oder gravierende Mängel bzw. Lücken in den ordnungspolitischen Vorgaben verursachen die zu Recht beklagten Versorgungsdefizite. Ursächlich sind vielmehr die unter-schiedliche Interpretation und Durchführung geltenden Rechts durch die Rehabilitationsträger und Pflegekassen, so dass es grundsätzlich weniger ein strukturpolitisches, sondern überwiegend ein Anwendungsproblem zu lösen gilt.

2.1 Was ist Rehabilitation vor Pflege?

Ein prägnantes Beispiel für die unterschiedliche Interpretation ist bereits die grundsätzliche Definition der Rehabilitation vor Pflege. Aus der Sicht der geriatrischen Medizin ist diese in der Regel gekennzeichnet durch die Faktoren Alter und Multimorbidität.

Der Gesetzgeber hat jedoch mit dem Neunten Buch Sozialgesetzbuch gerade erneut klargestellt, dass medizinische Rehabilitation wegen einer Behinderung oder chronischen Erkrankung (§§ 2, 3, 26 SGB IX) die in § 4 Abs. 1 SGB IX genannten Ziele (u. a. Behinderung abwenden usw., Pflegebedürftigkeit vermeiden usw., Teilhabe am Leben in der Gesellschaft sowie eine möglichst selbständige Lebensführung) verfolgen muss. Das heißt, dass medizinische Rehabilitation aus einem bestimmten Anlass (z. B. akutes Ereignis wie Schlaganfall oder Herzinfarkt oder dem erreichten Status einer chronischen Erkrankung) auf diese Ursachen und deren Wirkung eingehen (d. h. anlass- bzw. indikationsspezifisch) und zielgerichtet im Sinne der Wiederherstellung oder wesentlichen Besserung der Funktionsfähigkeit insbesondere auf den Ebenen der Aktivitäten (Leistungsfähigkeit) und der Partizipation (Teilhabe an Lebensbereichen) wirken muss. Medizinische Rehabilitation geht danach auch bei lebensälteren Menschen erheblich über die bisher im Vordergrund der geriatrischen Definition stehenden Beeinträchtigungen der Funktionen und Strukturen des menschlichen Organismus hinaus.

Es dürfte z. B. einer seit über 40 Jahren an Morbus Bechterew erkrankten Frau kaum zu vermitteln sein, warum sie ihre wirksame indikationsspezifische rheumatologische Rehabilitationsmaßnahme nicht mehr erhalten kann, nur weil sie eine bestimmte Altersgrenze überschritten hat und weitere Erkrankungen hinzugetreten sind. Danach ist auch in hohem Alter weiterhin eine indikationsspezifische Rehabilitation angezeigt, wenn eine bestimmte Indikation den Rehabilitationsbedarf überwiegend begründet.

Unter geriatrischer Rehabilitation ist danach nicht jede Form der medizinischen Rehabilitation im Alter zu verstehen, sondern ausschließlich die, deren Indikation in der Vermeidung einer drohenden Pflegebedürftigkeit oder Minderung bzw. Beseitigung einer bereits eingetretenen Pflegebedürftigkeit besteht.

Durch die mit dem SGB IX vollzogene Ausrichtung der medizinischen Rehabilitation auf die Internationale Klassifikation der Funktionsfähigkeit, Behinderung und Gesundheit (ICF) der Weltgesundheitsorganisation (WHO) haben die Träger der medizinischen Rehabilitation künftig grundsätzlich zu klären und festzulegen, inwieweit die in der medizinischen Rehabilitation eingesetzten Verfahren und Methoden geeignet sind, die im SGB IX vorgegebenen Ziele zu erreichen oder zu fördern bzw. im Einzelfall zu prüfen, welche Leistungen für den Rehabilitanden mit Blick auf den Grad seiner Aktivitäten- bzw. Partizipationseinschränkung erfolgversprechend sind. In diesem Zusammenhang ist auf die Klarstellung in § 26 Abs. 3 SGB IX aufmerksam zu machen, dass neben medizinischen insbesondere psychologische und pädagogische Hilfen zu dem in der medizinischen Rehabilitation eingesetzten Methodenspektrum zählen, weil sie in besonderem Maße zur Aufarbeitung von Aktivitäts- und Partizipationsstörungen geeignet sind.

2.2 Feststellung des Rehabilitationsbedarfs

Ein strukturpolitisches Problem, das allein der Gesetzgeber lösen kann, besteht allerdings bei der Verantwortung für die Erhebung und Feststellung des Pflege- und Rehabilitationsbedarfs.

Der Medizinische Dienst der Krankenversicherung (MDK) hat im Rahmen der Prüfung, ob die Voraussetzungen der Pflegebedürftigkeit erfüllt sind, gemäß § 18 Abs. 1 Satz 2 SGB XI Feststellungen darüber zu treffen, ob ein Rehabilitationsbedarf besteht. Die Prüfung der Voraussetzungen der Pflegebedürftigkeit beschränkt sich nach § 18 Abs. 1 Satz 1 SGB XI allerdings auf den Pflegebedarf, der sich aus der Anwendung des Pflegeversicherungsgesetzes selbst ergibt. Der pflegerische Bedarf, der nicht durch das Pflegeversicherungsgesetz, wohl aber durch andere Rechtsgrundlagen (z. B. SGB VIII, BSHG) definiert ist, wird derzeit z. T. weder vollständig erfasst, noch für die Leistungserbringung gewürdigt. Ein großer Teil der von Pflegebedürftigen, ihren Angehörigen, aber auch von den Leistungserbringern beklagten pflegerischen Unterversorgung oder Unterfinanzierung der Pflege beruht darauf, dass nicht ein pflegerisch Sachverständiger den gesamten Pflegebedarf sowie den damit zusammenhängenden Rehabilitationsbedarf vollständig und umfassend unabhängig davon erhebt, welche Bedarfsanteile letztlich Leistungen auf welcher Rechtsgrundlage auslösen. Auf diesem Hintergrund ist es übrigens auch rechtlich nicht vertretbar, dass z. B. Sozialhilfeträger ohne weitere ergänzende Feststellungen durch eigene ärztliche Dienste ihre Leistungsentscheidungen auf die Begutachtung des MDK stützen, obwohl ihnen bekannt ist, dass dieser bestimmte Pflegebedarfe – weil eng am Wortlaut des SGB XI orientiert – gar nicht erfasst – z. B. Bedarf als Folge kognitiver Störungen –, weil nicht im Zusammenhang mit den ATL (gewöhnliche und wiederkehrende Verrichtungen im Ablauf des täglichen Lebens) im Sinne des § 14 Abs. 4 SGB IX stehend.

Ähnliches gilt übrigens auch für den Bereich der Rehabilitation, bei dem der MDK bisher jedenfalls sehr stark auf die Rechtsauslegung und -anwendung der Krankenversicherung fokussiert war, die vor Inkrafttreten des SGB IX ein auf die Krankenbehandlung und weniger auf die Krankheitsfolgenbewältigung orientiertes Rehaverständnis praktiziert hat. Obwohl die Begutachtungs-Richtlinien Vorsorge und Rehabilitation des Medizinischen Dienstes der Spitzenverbände der Krankenversicherung vom 12.3.2001 dem SGB IX und der ICF weitgehend gerecht werden, lassen erste Hinweise zur Umsetzung des SGB IX durch die Krankenversicherung befürchten, dass die Krankenversicherung – trotz eindeutig geänderter Rechtsgrundlagen – eher an ihrer nicht mit der Internationalen Klassifikation der WHO übereinstimmenden Philosophie festhalten will. Ob und inwieweit die Begutachtungs-Richtlinien Vorsorge und Rehabilitation überhaupt im Rahmen der Feststellungen nach § 18 SGB XI herangezogen werden, ist nicht zu übersehen.

Das Problem, dass der Pflege- und Rehabilitationsbedarf vom MDK nicht umfassend festgestellt wird, kann nur der Gesetzgeber durch eine umfassende Zusammenfassung der Verantwortung für die Erhebung des Pflege- und Rehabedarfs z. B. in einem gemeinsamen Sozialmedizinischen Dienst lösen.

3. Ordnungspolitische Probleme

Die Sozialgesetzgebung gibt mit den verschiedenen Teilen des Sozialgesetzbuches, insbesondere mit dem Pflegeversicherungsgesetz (SGB XI) und dem am 1.7.01 in Kraft getretenen Neunten Buch (SGB IX) sowie dem Bundessozialhilfegesetz (BSHG), einen umfassenden ordnungspolitischen Rahmen für die Pflege und die Rehabilitation.

3.1 Das SGB XI erfasst nur einen Teil des Pflegebedarfs

Die in den §§ 14 und 15 SGB XI definierten Voraussetzungen für den Zugang zu den Leistungen des Pflegeversicherungsgesetzes nehmen bestimmte Personenkreise

– *völlig* von der Pflegeversicherung aus (z. B. solche, bei denen die Pflegebedürftigkeit auf anderen als den in § 14 Abs. 1 SGB XI genannten Gründen beruht; solche, die wegen einer Pflegebedürftigkeit voraussichtlich einer Hilfe für weniger als sechs Monate bedürfen; solche, die nicht in einem erheblichen oder höheren Maß der Hilfe bedürfen – z. B. weniger als mindestens 90 Minuten wöchentlich im Tagesdurchschnitt oder zwar die 90 Minuten, 3 Stunden usw. des § 15 Abs. 3 überschreiten, nicht jedoch den dort vorgeschriebenen grundpflegerischen Bedarf von 45 Minuten, 2 Stunden usw.). Der durch die Pflegeversicherung nicht erfasste Personenkreis ist der Zahl nach nicht klein. Allein durch die noch während des Gesetzgebungsverfahrens zum SGB XI vorgenommene Verschärfung der Voraussetzungen für die Pflegestufe 1 sind nach damaliger Schätzung der A-Länder 465.000 Pflegebedürftige aus der Pflegeversicherung ausgegrenzt worden.

Die erst durch das Gesetz vom 14.6.1996 in § 15 Abs. 3 SGB XI vorgenommene Konkretisierung, dass bei einem Hilfebedarf in der Pflegestufe I von 90 Minuten mindestens die Hälfte, oder in der Pflegestufe II von 3 Stunden mindestens zwei Drittel auf grundpflegerische Leistungen entfallen müssen, grenzt darüber hinaus in einem nicht unerheblichen Umfang zusätzlich psychisch Kranke und Demenzkranke aus, die zwar den in den einzelnen Pflegestufen geforderten Hilfebedarf von $1^{1}/_{2}$, 3 oder 5 Stunden z. T. erheblich überschreiten, deren Hilfebedarf innerhalb dieser Zeiten jedoch nicht zur Hälfte, zu zwei Dritteln oder gar zu vier Fünfteln auf grundpflegerische, sondern auf solche pflegerische Hilfen entfällt, die ihren überwiegend kognitiven Störungen gerecht werden.

– *teilweise* von der Pflegeversicherung aus, soweit sie zwar die Voraussetzungen der §§ 14,15 SGB XI für den Zugang zu den Leistungen des SGB XI erfüllen können, jedoch einen Bedarf für andere als die in § 14 Abs. 4 SGB XI genannten Verrichtungen aufweisen.

3.2 Bei der Durchführung des SGB IX werden weitere Hilfebedarfe ausgegrenzt

Die Höhe der für die Finanzierung einer Pflegeeinrichtung und damit auch für die Personalausstattung verfügbaren Mittel wird wesentlich durch die Einstufung des Pflegebedürftigen in eine Pflegestufe nach § 15 SGB XI beeinflusst, weil diese Einstufung unmittelbar die Höhe des Zuschusses der Pflegekasse zu der Pflegevergütung begründet, die die Einrichtung erhält.

Die Einstufung basiert auf einer Schätzung des Hilfebedarfs im Sinne des § 14 SGB XI – gemeint ist der Leistungsbedarf auf der Basis des verengten Pflegebegriffs der Pflegeversicherung, nicht der tatsächlich und insgesamt erforderlichen Pflegebedarf – durch einen Mitarbeiter des MDK, in der Regel einen Arzt. Maßgabe für diese Schätzung ist die zur Durchführung des Pflegeversicherungsgesetzes nach § 17 SGB XI von den Spitzenverbänden der Pflegekassen mit Zustimmung des Bundesministeriums für Gesundheit (BMG) beschlossene Begutachtungs-Richtlinie, die in Ziffer 6 Abs. 4 den zu schätzenden Hilfebedarf auf solche Hilfebedarfe beschränkt, die „im unmittelbaren Zusammenhang mit den regelmäßig wiederkehrenden Verrichtungen im Ablauf des täglichen Lebens nach § 14 Abs. 4 SGB XI" stehen. Danach werden bei der Einstufung nur solche Hilfe-/Leistungsbedarfe berücksichtigt, die im Zusammenhang mit der Einschränkung von Körperfunktionen bzw. der Einschränkung der hauswirtschaftlichen Versorgung stehen, während alle Pflegebedarfe, die sich darüber hinaus als Folge z. B. kognitiver Störungen bei Demenzkranken und psychisch Kranken ergeben, ausgegrenzt sind.

§ 14 Abs. 3 SGB XI konkretisiert den Hilfebedarf, der Pflegebedürftigkeit im Sinne des Abs. 1 auslöst. Der Gesetzgeber hat dabei von Anfang an unterschieden zwischen der

- „Unterstützung, der teilweisen oder vollständigen Übernahme" der in Abs. 4 genannten Verrichtungen, d. h. der Hilfe aus Anlass einer bestimmten pflegerischen Methode, und
- „Beaufsichtigung oder Anleitung mit dem Ziel der eigenständigen Übernahme" der Verrichtungen.

Während der erstgenannte Hilfebedarf wegen des Verweises auf § 14 Abs. 4 nur im Zusammenhang mit den dort genannten ATL gewertet werden darf, besteht diese Beschränkung für den zweitgenannten Hilfebedarf im Gesetz ausdrücklich nicht.

Der zweite Tatbestand setzt nämlich den Grundsatz des § 2 SGB XI in konkretes Handeln um, wonach die Hilfen darauf auszurichten sind, die körperlichen, geistigen und seelischen Kräfte der Pflegebedürftigen wiederzugewinnen oder zu erhalten. Schon der Wortlaut „mit dem Ziel der eigenständigen Übernahme" verdeutlicht, dass es sich nicht um ein einmaliges Beaufsichtigen oder Anleiten handelt, sondern um einen Prozess, der erst endet, wenn das Ziel – nämlich die eigenständige Übernahme – erreicht ist oder feststeht, dass dieses Ziel nicht mehr erreichbar ist. Die mit „Beaufsichtigung oder Anleitung mit dem Ziel der eigenständigen Übernahme" umschriebenen Hilfen umfassen methodisch alle pflegerischen Methoden und Hilfen, die mit „aktivierender Pflege" umschrieben werden, das heißt u. a. Mobilisierung/Aktivierung/Strukturierung. Das Wollen des Gesetzgebers wäre mit der Formulierung „Beaufsichtigung oder Anleitung *bei der Durchführung von Maßnahmen* mit dem Ziel der eigenständigen Übernahme" verständlicher geworden.

Bei der Durchführung des Gesetzes durch Pflegekassen und Medizinische Dienste ist aus der zielorientierten Beaufsichtigung und Anleitung des § 14 Abs. 3 SGB XI eine „allgemeine Beaufsichtigung" bestenfalls im Sinne der ATL „Sicherheit herstellen", in der Regel sogar nur im Sinne allgemeiner Aufsichtspflichten im Sinne des BGB geworden, die weder bei der Ermittlung des Hilfebedarfs nach §§ 14, 15 SGB XI noch bei der Definition der zuschussfähigen Leistungen und der damit verbundenen Kosten hinreichend berücksichtigt werden. Es kann nur als nachträgliche Rechtfertigung und Legitimation verstanden werden, wenn das BMG diese im Wortlaut des SGB XI selbst nicht enthaltene, sondern im Rahmen seiner Durchführung mit Blick auf die angestrebte Beitragssatzstabilität vorgenommene Leistungsverkürzung durch Interpretation nunmehr in der Begründung zum PflEG als vom Gesetzgeber von Anfang an gewollte Beschränkung darstellt (Zitat: „Die Berücksichtigung von Tätigkeiten und Hilfeleistungen, die nicht diesen Hilfeleistungen [§ 14 Abs. 4 SGB XI] zuzurechnen sind, ... lässt das Gesetz nicht zu").

Bei den Sozialhilfe beziehenden Pflegebedürftigen in der Pflegestufe 0 handelt es sich vorwiegend um psychisch Kranke und Demenzkranke, die wegen dieser Einstufungspraxis keine höhere Pflegestufe erreichen können. Der Anteil Pflegebedürftiger, die aus anderen Gründen ohne Einstufung „heimunterbringungsbedürftig" sind, ist signifikant niedrig.

Da der Anteil der psychosomatisch und psychisch Kranken in der Gesamtbevölkerung ständig zunimmt und darüber hinaus im Alter die Zahl der dementiell Erkrankten ebenfalls, wird die Zahl der Sozialhilfe beziehenden Pflegebedürftigen in Zukunft zwangsläufig weiter zunehmen.

Bleibt es bei der derzeitigen Rechtslage und Rechtsanwendung, wird dieser Bereich – wie bisher – auf der Grundlage des § 68 Abs. 1 Satz 2 BSHG von den Sozialhilfeträgern zu finanzieren sein. Dass diese in der Praxis mit Blick auf die Entwicklung kommunaler Haushalte geltendes Recht ebenfalls restriktiv anwenden, führt auf Dauer zwangsläufig zur flächendeckenden Unterversorgung sozial schwächer gestellter Pflegebedürftiger.

Zwischen dem tatsächlichen pflegerischen Bedarf und dem geschätzten, auf das vorwiegend körperliche Leistungsvermögen im Bereich der ATL abstellenden Leistungsbedarf besteht ein eklatanter Unterschied, der sich den Angehörigen als Mangelversorgung darstellt und dessen Finanzierung u. a. die Klage der Leistungserbringer über Unterfinanzierung ihrer Einrichtungen begründet. Diese Differenz besteht nicht nur im Bereich des Zugangs zu den Leistungen und der Einstufung in die Pflegestufen. Sie setzt sich später bei der Frage der leistungsgerechten Vergütung fort, weil die Kostenverhandlungen nur den auf der Basis des nach § 14 Abs. 4 SGB XI geschätzten Leistungsaufwand einer Einrichtung erfassen, nicht jedoch den Aufwand zur Deckung des tatsächlichen Pflegebedarfs.

Der ordnungspolitische Rahmen sollte deshalb so verändert werden, dass künftig der tatsächlich in der Person eines Pflegebedürftigen vorhandene Pflegebedarf zur Grundlage sowohl der Durchführung des Pflegeversicherungsgesetzes, wie auch der Gestaltung der Pflegekonzepte und der pflegerischen Versorgungsstrukturentwicklung, aber auch des Rehabilitationsbedarfs, der Rehabilitationskonzepte und der rehabilitativen Versorgungsstrukturentwicklung gemacht wird.

3.3 Tagespflege – rehabilitative Einrichtung zur Vermeidung von Pflege

Da die Entwicklung der Pflegebedürftigkeit und des Hilfebedarfs gerade bei psychisch Kranken und Demenzkranken durch den zielgerichteten Einsatz rehabilitativer Maßnahmen und von Tagespflege wirksam beeinflusst werden kann, besteht ein Ansatz zur Kostenbegrenzung und zur Kostenvermeidung darin, diese Instrumente versorgungsstrukturell zielgerichtet und wirksam auszubauen, vor allen Dingen jedoch darin, die Personen, die einen entsprechenden Bedarf aufweisen, konsequent zu erfassen und diesen Angeboten zuzuführen.

Die derzeitige Praxis der Medizinischen Dienste ist diesbezüglich völlig unzureichend. Der Entwurf des PflEG sieht zwar die Förderung von sich erst mittel- bis langfristig durchsetzenden neuen Versorgungskonzepten und -strukturen vor, greift jedoch die sofort flächendeckend mögliche Weiterentwicklung der Tagespflegeeinrichtungen zu wirksamen Instrumenten der Pflegevermeidung und der Rehabilitation nicht auf, was mit Blick auf die Ziele des am 1.7.2001 in Kraft getretenen Neunten Buch Sozialgesetzbuch nicht nachvollziehbar ist.

Im Zuge der Systematisierung des SGB IX ist der Unterschied zwischen *Tagesklinik, Tagespflege* und *ambulanter Rehabilitation* geklärt. Bisher werden diese Begriffe selten richtig verstanden und eingesetzt. Obwohl völlig zweifelsfrei ist, dass eine Tagesklinik eine Form der klinischen Akutversorgung und die Tagespflege eine Einrichtung der Altenpflege ohne nächtliche Unterkunft ist, werden die Begriffe immer wieder vermischt. Natürlich kann eine Tagesklinik oder eine Tagespflege Methoden und Verfahren einsetzen, die rehabilitative Ziele verfolgen, ohne dass sie deshalb den Charakter einer Rehabilitationseinrichtung erhalten und aus entsprechenden Töpfen finanziert werden könnten. Eine ambulante Rehabilitationseinrichtung ist nämlich erst dann gegeben, wenn ihre Struktur- und Prozessqualität überwiegend darauf ausgerichtet ist, die Folgen von Krankheiten zu bewältigen und die Betroffenen mit ihren Leistungen in Familie, Gesellschaft und/oder Beruf zu integrieren.

Die Einrichtungen der Tagespflege arbeiten aber bisher bereits vorwiegend auf der Grundlage von Konzepten, die eine Ausrichtung im Sinne der Rehabilitationsziele der ICF, d. h. der Beseitigung oder Minderung von Aktivitäts- bzw. Partizipationsstörungen, beinhalten. Sie können deshalb kurzfristig und ohne besondere Investitionen allein durch eine entsprechende konzeptionelle Ausrichtung zu wirksamen Einrichtungen der geriatrischen Rehabilitation weiter entwickelt werden.

4 Notwendigkeit eines Klassifizierungssystems für die Pflege und die Rehabilitation

Zusammenfassend kann nicht bestritten werden, dass der tatsächliche individuelle Pflegebedarf sowohl qualitativ wie quantitativ über die Pflegebedarfe hinausgeht, die das Pflegeversicherungsgesetz mit Zuschüssen erfasst, bzw. – treffender formuliert – die nach der Interpretation des Gesetzes durch die Pflegekassen im Rahmen der Durchführung noch erfasst werden.

Ein weiteres erhebliches Problem besteht im Zusammenhang mit der Wahrnehmung der der gemeinsamen Selbstverwaltung der Leistungserbringer und der Kostenträger übertragenen Verantwortung für die Ausgestaltung der Leistungsinhalte. Das Pflegeversicherungsgesetz verpflichtet zwar in § 80 SGB XI dazu, Maßstäbe für die Qualität und die Qualitätssicherung zu vereinbaren. Tatsächlich enthalten die Gemeinsamen Grundsätze und Maßstäbe zur Qualitätssicherung einschließlich des Verfahrens zur Durchführung von Qualitätsprüfungen nach § 80 SGB XI insbesondere im Abschnitt „Prozessqualität", in dem mit Konkretisierungen zu Art, Umfang und Intensität der regelhaft durchzuführenden pflegerischen Verfahren und Prozesse die Maßstäbe für die Qualitätssicherungsverfahren und die -sicherung gesetzt werden müssten, gerade diese Inhalte nicht. Da darüber hinaus auch in den Versorgungsverträgen nach § 72 SGB XI die Gegenstände und Inhalte des der jeweiligen Einrichtung zugeordneten Versorgungsauftrages ebenso wenig konkretisiert sind, wie die Leistungsinhalte in Verträgen nach § 75 Abs. 2 Nr. 1 und 3 SGB XI, mangelt es bis heute – trotz der von Anfang an vorhandenen gesetzlichen Verpflichtung zur Schaffung dieser Grundlagen – an allen erforderlichen Maßstäben und Grundlagen für eine wirksame Qualitätssicherung.

Nach § 112 Abs. 1 SGB XI sind die Pflegeeinrichtungen nach Inkrafttreten des Pflege-Qualitätssicherungsgesetzes (PQsG) zwar für die Qualität der Leistungen ihrer Einrichtung einschließlich der Sicherung der Weiterentwicklung der Pflegequalität verantwortlich. Maßstab für die Beurteilung der Leistungsfähigkeit und der Qualität sollen jedoch die Anforderungen der Qualitätssicherungsgrundsätze nach § 80 SGB XI und der Leistungs- und Qualitätsvereinbarungen nach § 80 a SGB XI sein, die – wie ausgeführt – entweder keine Maßstäbe für die pflegerische Prozessqualität setzen (Grundsätze nach § 80 SGB XI) oder keine Maßstäbe für Art, Umfang, Inhalt und Intensität der eingesetzten pflegerischen Methoden (Vereinbarungen nach § 80 a SGB XI), sondern Leistungsinhalte und allenfalls Teile der Strukturqualität (personelle und sachliche Ausstattung) enthalten dürfen.

Mangels gesetzlicher Verpflichtung, nunmehr endlich bedarfsbezogen Art, Umfang, Inhalt und Intensität der eingesetzten pflegerischen Verfahren und Methoden regelhaft zu beschreiben und in diesem Zusammenhang auch die Maßstäbe insbesondere für die Prozessqualität zu vereinbaren, ändert das PQsG an den Ursachen für die immer wieder nachgewiesenen Qualitätsdefizite der Pflege nichts. Zur Frage des Setzens von Qualitätsmaßstäben wiederholt § 80 Abs. 1 Nr. 1 SGB XI lediglich die bisher schon vorhandene, von den Beteiligten aber nicht erfüllte Verpflichtung, solche Maßstäbe zu vereinbaren. Auch die in § 80 Abs. 3 SGB XI angekündigte Ersatzvornahme durch eine Rechtsverordnung, wenn es innerhalb von zwölf Monaten zwischen den Beteiligten nicht zu einer Regelung kommt, wird die offensichtlich bei den Beteiligten bestehenden Definitions- und Kompetenzdefizite nicht beseitigen. Ein Vertreter der AOK Westfalen-Lippe hat diese in einer Anhörung des Landtages von Nordrhein-Westfalen als die eigentliche Ursache für die unzureichende Umsetzung des SGB XI in den Bereichen der §§ 72, 75 und 80 zutreffend angegeben.

Ohne hinreichend konkretisierende Umsetzung der §§ 72, 75 und 80 SGB XI sind jedoch weder der einzelne Leistungserbringer noch die örtlichen Vertreter der Pflegekassen in der Lage, diese Probleme in der für die einzelnen Einrichtungen nach § 80 a PQsG zu vereinbarenden Leistungs- und Qualitätsvereinbarung sachgerecht und tragfähig zu lösen.

Die beklagten Defizite der Pflegeversicherung, aber auch die an der Schnittstelle zur Rehabilitation sind weniger verursacht durch ordnungs- und strukturpolitische Versäumnisse als vielmehr das Ergebnis mangelnder Transparenz bzw. gemeinsamer Definitionen und Interpretationen der vorhandenen ordnungspolitischen und strukturellen Rahmenbedingungen.

Auf dem Hintergrund dieser Entwicklung würde ein Klassifikationssystem im Bereich der Pflegeversicherung wichtige Grundlagen für die Erhebung und Feststellung des Pflegebedarfs im Einzelfall, wie auch zur Steuerung der gebotenen Leistungen (Rehabilitation, Tagespflege), aber auch zur Entwicklung und Vorhaltung der erforderlichen Versorgungsstrukturen liefern.

Erst wenn der gesamte Pflegebedarf grundsätzlich identifiziert und klassifiziert ist und im Einzelfall auf dieser Grundlage – über die heute durch das SGB XI definierten Parameter hinaus – auch vollständig erhoben wird, besteht eine Basis sowohl für die Entwicklung bedarfsgerechter Versorgungsstrukturen, -inhalte und Vergütungen, wie auch die aufgabenteilige Finanzierung im Einzelfall durch die Zuschüsse nach dem SGB XI und die Hilfen nach dem BSHG.

Für den Bereich der Rehabilitation wird die Frage, welche Leistungen insbesondere die medizinische Rehabilitation beinhaltet, für alle Rehabilitationsträger einheitlich und abschließend durch das SGB IX geregelt. Die sich jetzt bereits wieder abzeichnenden Versuche, in dem Bereich des einen oder anderen Rehaträgers durch Interpretation des Gesetzes Unterschiede zu formulieren und/oder aufrecht zu erhalten, sind rechtlich nicht tragfähig. Zudem sind sie im Sinne der vom Gesetzgeber gewollten Koordination, Kooperation und Konvergenz mit der gesetzlichen Verpflichtung zur Vereinbarung gemeinsamer Empfehlungen der Rehabilitationsträger (§ 13 SGB IX) auszuräumen. Die Verpflichtung zu gemeinsamen Empfehlungen der Rehabilitationsträger unter Beteiligung u. a. der Spitzenorganisationen der Leistungserbringer erstreckt sich insbesondere auch auf die Zielgerichtetheit und Wirksamkeit der Leistungsinhalte. Mit Blick auf das bisher noch weit auseinanderliegende Verständnis von Rehabilitation und die unterschiedlichen Interpretationen und Definitionen der Rehabilitationsträger kann ein Klassifikationssystem für die Rehabilitation das Instrument sein, über dessen Entwicklung und Gestaltung die erforderliche Konvergenz hergestellt wird.

Patientenklassifikationssysteme, die in der Lage sind, den individuellen Pflegebedarf wie auch – auf übergeordneter Ebene – den gemeinsamen Pflegebedarf der Bewohner einer Einrichtung oder eines Versorgungsgebietes zu erfassen und dazu den jeweils tatsächlich erforderlichen Pflegeaufwand zu definieren, sind ein geeignetes Steuerungsinstrument sowohl für die Leistungsbemessung im Einzelfall wie auch für die Arbeitsablauforganisation in einer Pflegeeinrichtung, die Versorgungsstrukturentwicklung einer Region oder auch die Vereinbarung von Vergütungen.

Ergänzend zur Patientenklassifikation sind Pflegeleitlinien oder Pflegerichtlinien notwendig, die beschreiben, welche pflegerischen Methoden nach Art, Umfang und Intensität für eine bestimmte Gruppe von Pflegebedürftigen mit einem vergleichbaren Pflegebedarf auf der Basis wissenschaftlicher Erkenntnisse nach Auffassung aller Beteiligten in der Regel die wirksame und wirtschaftliche Versorgung darstellen. Damit würde die bisherige Diskussion über die Gestaltung von Pflegestandards abgelöst.

5 Entwicklung eines deutschen Klassifikationssystems für Rehabilitation und Pflege

Die Leistungserbringung in der Rehabilitation und der Pflege wird immer wieder als zu wenig bedarfsgerecht kritisiert, man spricht von Fehlallokation der Ressourcen und bemängelt Koordination und Kooperation an den Schnittstellen des vielfach unübersichtlichen Systems. Vergleichbare Probleme bestehen auch in anderen Sektoren, etwa in der stationären Akutversorgung im Krankenhaus. Dort hat der Gesetzgeber mit dem Fallpauschalengesetz eine fallpauschalierte Vergütung ab dem Jahr 2003/2004 vorgeschrieben. Die Fallpauschalen bauen auf einer australischen Version der DRG (Diagnosis-Related-Groups) auf. DRG ermöglichen, die Kontrolle der Effizienz der Leistungserbringung unmittelbar ins Krankenhaus zu verlegen. Auch für Rehabilitation und Pflege wird die Bedeutung eines vergleichbaren Systems zunehmend häufiger erwogen. Freilich kann das in der Akutversorgung verwandte DRG-System nicht problemlos auf die Rehabilitation und die Pflege übertragen werden; u. a. weichen in der Rehabilitation und der Pflege die Ziele der Versorgung und daher auch die Möglichkeit der Klassifizierung anhand der Morbidität von der akutstationären Versorgung ab.

Die Einführung der DRG im Akutbereich erhöht den Handlungsbedarf für die Bereiche Rehabilitation und Pflege. Durch eine – nach Einführung der DRG noch zunehmende – oft zu frühzeitige Entlassung von Patienten in die Reha- und Pflegeeinrichtungen besteht die Gefahr einer Veränderung ihrer Aufgabenstellung zu quasi akutmedizinischen Einrichtungen. Die spezifischen Reha- und Pflegeaufgaben gehen verloren. Hier müssen reha- und pflegespezifische Patientenklassifikationssysteme eine Korrekturfunktion erfüllen und zu einer klaren Abgrenzung von akutmedizinischen DRG-Leistungen beitragen.

In der Akutversorgung wurden medizinische Diagnosen und Prozeduren (Eingriffe) als brauchbar für die Bildung von kostenhomogenen Patientengruppen identifiziert. Daraus entstanden die Diagnosis-Related-Groups (DRG). Für den Bereich der Rehabilitation existieren international ebenfalls Systeme. In Deutschland existieren für die Rehabilitation, Psychiatrie und Pflege keine geeigneten Ansätze. Vorhandene Versuche sind eher ausnahmsweise im Einsatz und finden bei Mitarbeitern, Management und Kostenträgern sowie dem Gesetzgeber nur geringe Resonanz. Ein Beispiel ist das KTL-System der Rentenversicherung, das auf der Basis der Empfehlungen der Reha-Kommission des VDR als „Klassifikation therapeutischer Leistungen" entwickelt wurde. Dieses System ist indikationsorientiert und geht von der Zuordnung von Rehaleistungen in Rehakliniken zu Fachkräften aus. Den jeweiligen Berufsgruppen werden empirisch ermittelte Durchschnittsbehandlungszeitwerte zugeordnet, die dann in Kosten umgerechnet werden (vgl. auch Müller-Fahrnow 1999). Dieses grobmaschige Verfahren schreibt den Status quo der gängigen Praxis in den Rehakliniken fest. Die Rehabilitation wird nicht auf den individuellen Rehabedarf hin spezifiziert. Dieses System scheint nicht komplex genug; es ist institutionszentriert, medizinlastig und nicht anschlussfähig an weiterführende Maßnahmen.

Danach ist es notwendig, für die Bereiche Pflege und Rehabilitation in Ergänzung zu den akutstationären DRG ein weiteres System aufzubauen. Solche Systeme existieren insbesondere für Randbereiche wie Geriatrie und Psychiatrie (siehe beispielsweise die australischen Ansätze bei Lee et al. 1998, die Ansätze für die psychiatrische Rehabilitation bei Kauder u. a. 1999 und Gromann 2001 sowie die Auflistung bei Lüngen u. Lauterbach 2000).

Auf eine breite Basis können vor allem zwei Systeme aufbauen:

- ***FRG (Function Related Groups)***

    Sie basieren als Messinstrument auf FIM (Functional Independence Measure) mit 18 Subskalen. Gemessen wird die funktionale Beeinträchtigung und das Unabhängigkeitsniveau. Sie sind besonders geeignet für stationäre Rehabilitation, Langzeitpflege im ambulanten und stationären Bereich sowie auch für Qualitätsmanagement. Sie werden seit acht Jahren erprobt, u. a. von der amerikanischen HCFA (Health Care Financing Administration) im Bereich der Versicherung für Rentner. Das FIM kann in Praxis eines niedergelassenen Mediziners, aber auch in der ambulanten Rehabilitation und pflegerischen Versorgung (Erfahrungen in Deutschland), eingesetzt werden. Aufgrund individueller Daten wird ein Ist-Zustand und das individuelle Leistungsprofil des Klienten erhoben, ferner auch die Kompensationsmuster und Integrationspotentiale aufgezeigt, die für die Bestimmung der Rehabilitationsstrategie relevant sind. Daten dieses Assessments werden heute für die Case-Mix-Abbildung und für die Klassifikation der Rehabilitationsklient/innen zum Zwecke von RPPs (Rehabilitation Prospective Payment) verwendet. Darüber hinaus eignet sich das Instrument für die Messung der Rehabilitationsoutcomes, dieses sowohl auf der Ebene des Individuums als auch der Einrichtungen oder Leistungserbringer. Das FRG-System hat den Vorteil, dass es auch ganz besonderen Klientengruppen Rechnung trägt, etwa denen mit sehr hohem und jenen mit geringem Verbrauch (outlier), oder den Personen mit ungewöhnlichen Krankheitsbildern und den Klienten, die mehrere Leistungserbringer nacheinander in Anspruch nehmen (Stinemann et al. 1994 a, b, Hamilton/Granger et al. 1997, Carter 1994, Kahn et al. 1990, Fiedler u. Granger 1997).

- *RUG-III-System (Resource Utilization Groups)*

Sie setzen den MDS RAI 2.0 (Minimum Data Set des Resident Assessment Instruments) ein, der auf rund 300 Items basiert. Der Schwerpunkt liegt auf der Funktionsfähigkeit und dem Klientenzustand. Das RUG-III-System kann (mit Ergänzungen) die Langzeitpflege und Geriatrie sowie die häusliche pflegerische Versorgung und das Qualitätsmanagement abdecken. Entwickelt wurden sie ebenfalls auf Initiative der HCFA und seit 1992 in den stationären Einrichtungen in zahlreichen Ländern eingesetzt (neben USA z. B. Spanien, kanadische Provinzen, einige Schweizer Kantone, Teile von England, Israel, Korea).

Dieses in einer internationalen Kooperation entwickelte und in einer Reihe von Ländern mit gänzlich unterschiedlichen Versorgungssystemen (UK, USA, Kanada, Schweiz, Spanien, Tschechien usw. – vgl. Carpenter et al. 1995, Fries et al. 1994 etc.) erprobte System gehört zu der RAI-Instrumentenfamilie, die der integrierten Versorgung auch eine integrierte Information anbietet (Hirdes 1997, www.hcfa.gov). Die Besonderheit besteht darin, dass für die Klassifikation und Berechnung der „Ressourcenverbrauchsgruppen" Daten verwendet werden, die auch sonst bei der Therapieplanung, beim Case-Management und bei der Pflegeplanung, bei der Prozessevaluation und Messung der Outcomequalität genutzt werden können, wodurch sich der bürokratische Aufwand reduziert. Es kann unterstrichen werden, dass die Daten (etwa 300 Punkte des MDS RAI 2.0 – vgl. Morris et al. 1990 und Garms-Homolová u. Gilgen 2000) problemlos von den Mitarbeiter/innen in einem normalen, alltäglichen Arbeitsprozess erhoben werden können bzw. auch müssen. Ein dritter Vorteil besteht darin, dass die RUGs nicht nur für die stationäre, sondern auch für die ambulante Langzeitversorgung und für die Rehabilitation zur Verfügung stehen. Auf der Grundlage eines MDS (Minimum Data Set) wird festgestellt, wie sich das jeweilige Patientenkollektiv zusammensetzt (Case-Mix) und welche Charakteristika es aufweist. Mit Hilfe der Kombination von Patientencharakteristika werden homogene Gruppen identifiziert, die im Hinblick auf den Ressourcenverbrauch (speziell den Zeit- und Qualifikationsaufwand) differieren. Erst dann kommen Kosten ins Spiel, und zwar sowohl die für die Kostendeckung zur Verfügung stehenden Sätze als auch der tatsächliche Kostenaufwand.

Eine positive Eigenart dieses Systems ist seine Unabhängigkeit: Der relative Ressourcenverbrauch der verschiedenen Gruppen bleibt ungeachtet der kulturellen Unterschiede und der unterschiedlichen Versorgungssysteme konsistent und stabil. Der Entwicklung der RUG III liegt die Arbeit von mehr als sieben Jahren zugrunde. Der Algorithmus basiert auf umfassenden Zeitstudien, in denen die patientenspezifische Zeit direkt und indirekt erhoben wurde. Ebenso wurde die Zahl der Therapeuten, Ärzte, Transporthelfer und anderer Mitarbeiter gemessen und bei der Konstruktion der Algorithmen berücksichtigt. Die RUG-III-Algorithmen erklären etwa 55 % der Varianz des Zeitaufwands, und es soll noch einmal unterstrichen werden, dass sie sich in verschiedenen Ländern sehr gut bewährt haben. Parallel zu dem RUG III wurden Qualitätsindikatoren entwickelt, die eine interne Qualitätskontrolle, jedoch auch ein Benchmarking und externe Qualitätskontrollen möglich machen. Zudem eignet sich das RUG-III-System für die Personen, die Hilfe zur Pflege benötigen, und für die Gruppen von Klienten hervorragend, bei denen eine periodische Überprüfung (kurz-, mittel- und langfristig) angezeigt ist.

Andere Systeme scheinen weniger ausgereift und können zum jetzigen Zeitpunkt kaum empfohlen werden. Beide Basisinstrumente dieser Systeme existieren in deutscher Sprache. Sie sind imstande, einen sehr hohen Prozentsatz der zu versorgenden Population abzudecken, also auch einen großen Teil der Fälle mit speziellen Bedarfen. Sie lassen sich

– je nach Auswahl zusätzlicher Kontextvariablen – an regionale Besonderheiten (Stadt/Land, Gehälter der Leistungserbringer, Art des Versorgungssettings) ohne große Probleme anpassen (FIM) bzw. bleiben trotz Differenzen unabhängig (RUG III). Nicht zu vergessen sind die parallel vorhandenen Qualitätsindikatoren, die speziell für das RAI/RUG, partiell auch für das FIM/FRG zur Verfügung stehen. Die Systeme sind DRG-kompatibel (Lauterbach et al. 2000). Dadurch ist es möglich, die in der Praxis zu beobachtende Tendenz zu Komplettangeboten, d. h. der Erbringung von rehabilitativen und akutstationären Leistungen durch einen Träger, zu steuern. Der Verzahnung der Sektoren wird damit ein entscheidendes Instrument bereit gestellt.

Die Einführung derartiger Systeme in Deutschland ist nicht trivial. Mehrere methodische Schritte müssen erfolgreich abgearbeitet werden:

1. Anpassung und Prüfung der Schlüsselsysteme (WHO-ICF) auf deutsche Verhältnisse
2. Vorbereitung und Durchführung eines Feldversuchs mit FRG und RUG III, in der stationären, halbstationären und ambulanten medizinischen Rehabilitation. Wenn diese Aufgabe innerhalb eines Zeitraums von drei Jahren erfolgreich erfüllt werden sollte, müssten die Bedingungen unverzüglich geschaffen und mit der Planung begonnen werden
3. Abschätzung der Auswirkungen auf die Einrichtungen der Rehabilitation in qualitativer und quantitativer Hinsicht
4. Darstellung der Erfahrungen im Ausland mit pauschalierenden Vergütungen in der Rehabilitation

Die Notwendigkeit eines Klassifikationssystems in den Bereichen Pflege und Rehabilitation ergibt sich nicht zwangsläufig aus den in diesen Bereichen zu erwartenden weiteren Kostensteigerungen. Eine auf dieser Basis mögliche pauschalierende Vergütung bedeutet nicht zwangsläufig eine Kosteneinsparung. Zunächst wird nur eine leistungsgerechtere Verteilung der bestehenden Ressourcen ermöglicht. Daraus ergeben sich jedoch Anreize, die der einzelnen Rehabilitations- oder Pflegeeinrichtung und schließlich dem gesamten Sektor eine kosteneffiziente Bereitstellung der Leistungen erlaubt. Auf der Grundlage eines solchen Systems hätte die Einführung einer pauschalierenden Vergütung auch im Rehabilitations- und Pflegebereich den Vorteil, dass auch dort Effizienzanreize gesetzt würden. Kostengünstige Anbieter würden belohnt. Zudem ist absehbar, dass integrierte Versorgungsangebote, welche sowohl Krankenhaus-, Pflege- als auch Rehaleistungen umfassen, den Kostenträgern in naher Zukunft verstärkt angeboten werden. Die Einrichtung von Pauschalen im Bereich der Rehabilitation und Pflege würde diese auch aus Patientensicht vorteilhafte Integration wesentlich erleichtern.

6 Zum Reformbedarf der Pflegeversicherung

Das Pflegeversicherungsgesetz gewährt Zuschüsse zu Pflegeleistungen, die im Gesetz nur abstrakt als Dienst-, Sach- und Geldleistungen für den Bedarf an Grundpflege und hauswirtschaftlicher Versorgung umschrieben sind. Art und Umfang der Leistungen soll sich u. a. nach der Schwere der Pflegebedürftigkeit richten (§ 7 SGB XI). Die Schwere der Pflegebedürftigkeit wird jedoch nicht nach dem tatsächlichen Pflegebedarf, sondern letztlich durch den – geschätzten und damit fiktiven – Zeitaufwand für die Leistungserbringung definiert (§ 15 SGB XI).

Die Leistungsinhalte (insbesondere §§ 36, 41 und 43 SGB XI) und deren Qualitäten (§ 80 SGB XI) werden nicht einmal in Ansätzen im Gesetz selbst bestimmt. Sie sollen in Verträgen auf Landesebene (§ 75 SGB XI) bzw. hinsichtlich des Versorgungsauftrages einer Einrichtung im Versorgungsvertrag (§ 72 SGB XI) definiert werden, was bisher entweder gar nicht oder nur unzureichend geschehen ist. Da durch das PQsG die Ursachen für diese Defizite nicht beseitigt werden, ist zu erwarten, dass das neue Instrument der Leistungs- und Qualitätsvereinbarung (LQV) ebenso unkonkret bleiben wird. Die in der Erstfassung des SGB XI in § 43 Abs. 2 SGB XI für die Pflege in stationären Einrichtungen enthaltene gewesene Leistungskonkretisierung auf alle für die Versorgung des Pflegebedürftigen nach Art und Schwere seiner

Pflegebedürftigkeit erforderlichen Pflegeleistung der Pflegeeinrichtung, die zumindest im Leistungsrecht einen Zusammenhang zwischen dem individuellen Pflegebedarf, der Leistung der Einrichtung und dem Zuschuss der Pflegekasse herstellte, ist durch das Gesetz vom 14.6.1996 entfallen.

Im Ergebnis besteht die Ursache für die vielfältige Kritik am Pflegeversicherungsgesetz darin, dass es nicht auf den Pflegebedarf abstellt, dazu adäquate Leistungen und Leistungsanforderungen definiert, für die letztlich ein leistungsgerechtes Preisgefüge vereinbart wird, sondern – losgelöst vom Pflegebedarf – auf der Basis abstrakter Leistungsschätzungen ein nicht bedarfsdeckendes Teilleistungsgeschehen zum Leistungsinhalt definiert, für den dann Zuschüsse und in der Regel auch pauschale Kostengerüste vereinbart werden.

Nach Auffassung des Verfassers bedarf es einer grundlegenden Weiterentwicklung des Pflegeversicherungsgesetzes, die er aus Anlass des von der Bundesgesundheitsministerin zur Diskussion gestellten Pflege-Qualitätssicherungsgesetzes in einem alternativen Gesetzesvorschlag zusammengefasst und zur öffentlichen Anhörung der Enquete Kommission Demographischer Wandel zum Thema Reformbedarf der Pflegeversicherung als Positionspapier vorgelegt hat (vgl. Anlagen zur Niederschrift über die Anhörung der Kommission am 25.9.2000 vom November 2000 – Enquete-Kommission Mat. Nr. 14/55). Dieser Alternativvorschlag

– orientiert die Leistungen der Pflegeversicherung am Pflegebedarf an Stelle der bisherigen Orientierung an der Schätzung der Hilfen,
– schafft die Rahmenbedingungen für die Erhebung des Pflegebedarfs, die Beschreibung der dafür in der Regel erforderlichen Leistungen in Pflegeleitlinien unter Nutzung bereits international eingesetzter Erhebungsmethoden,
– legt damit die Grundlagen für die Bemessung der Zuschüsse der Pflegeversicherung am Pflegebedarf sowie die Bemessung der Pflegesätze, der Qualitätssicherung sowie der Wirtschaftlichkeitsüberprüfungen nach den von den Pflegeleitlinien gesetzten Maßstäben,
– verbessert die Versorgung Pflegebedürftiger, insbesondere psychisch Kranker und Dementer durch Klarstellung des Leistungsinhaltes sowie durch Beseitigung von Defiziten im Durchführungsverfahren (Zuordnung zu Pflegebedarfsgruppen statt individueller Zumessung einer Pflegestufe, damit verbunden Vereinfachung des Begutachtungsverfahrens, Überleitung aus der stationären Akutversorgung usw.),
– vermeidet Überregulierungen und weiteren Verwaltungsaufwand,
– setzt auf die Eigenverantwortung der Selbstverwaltung der Leistungserbringer und der Leistungsträger und stärkt diese,
– beschränkt sich auf die notwendigen gesetzlichen Regelungen durch Schaffung der für die Ausübung dieser Eigenverantwortung erforderlichen Rahmenregelungen.

Der Vorschlag knüpft an die in der Akutversorgung mit der Einführung der DRG vorgezeichnete Entwicklung an und basiert u. a. darauf, das international im Zusammenhang mit den DRG für die Abbildung pflegerischer und rehabilitativer Versorgungsbedarfe entwickelte Verfahren und Instrumentarium zur Ermittlung des Pflegebedarfs wie z. B. Resident Assessment Instrument – RAI – zur Bestimmung des pflegerischen Versorgungsbedarfs zu nutzen und auf dieser Grundlage Pflegebedarfsgruppen zu bilden (Resource Utilization Groups – RUGs), für die dann sowohl die Leistungsinhalte und -qualitäten in Pflegeleitlinien beschrieben und im Kostenbereich Pflegeklassen mit leistungsgerechten Vergütungen gebildet werden können. Damit würden endlich auch die immer schon in § 84 Abs. 2 SGB XI enthaltenen Pflegeklassen eine Wirkung entfalten können.

Literatur

Carpenter, G. I., A. Main, G. F. Turner: Case-Mix for the Elderly In-patient. Resource Utilisation Groups (RUGs) Validation Project. Age and Ageing 24 (1995) 5–13

Carter, G. M., et al.: Use of DRGs by NON-Medicare Payers. Health Care Financing Review 16:2 (1994) 127-158

Fiedler, R. C., C. V. Granger: The Uniform Data System for Medical Rehabilitation: Report of First Admissions for 1995. Am J of PM & r 76 (1997) 76–81

Fries, B. E., et al.: Refining a Case-mix Measure for Nursing Homes: Resource Utilisation Groups (RUG III). Medical Care 32 (1994) 668–685

Fuchs, H.: Personalbemessung in der Altenpflege – Allheilmittel oder notwendiges Hilfsmittel. Erschienen in der Dokumentation der Fachtagung „Personalbemessung in der Altenhilfe" am 19.6.2000 des Instituts für Rehabilitationswissenschaften der Humboldt-Universität zu Berlin, 2000

Fuchs, H.: Stellungnahme zum Reformbedarf der Pflegeversicherung. Broschüre der Enquête-Kommission „Demographischer Wandel" des Deutschen Bundestages über die Anhörung zum „Reformbedarf der Pflegeversicherung" am 25.9.2000 (Material-Nr. 14/55)

Garms-Homolová, V., R. Gilgen: RAI 2.0 – Resident Assessment Instrument – Beurteilung, Dokumentation und Pflegeplanung in der Langzeitpflege und geriatrischen Rehabilitation. (2. Aufl.) Hans Huber, Bern u. a. 2000

Garms-Homolová, V., E. von Kardorff, H. Fuchs, M. Lüngen und K. Lauterbach: Positionspapier zur Entwicklung von Patientenklassifikationssystemen für die medizinische Rehabilitation. Langfassung: Schriftenreihe des Bundesverbandes Deutscher Privat-Krankenanstalten, Bonn 2001. Kurzfassung: Arbeit und Sozialpolitik Heft 3/4 (2000)

Gromann, P.: Integrierte Behandlungs- und Reha-Planung (IBRP). Sozialpsychiatrische Arbeitshilfen Band 17. Psychiatrie Verlag, Bonn 2001

Hamilton, B. B., C. V. Granger: Disability Outcomes Following Inpatient Rehabilitation for Stroke. Physical Therapy 74:5 (1994) 494–503

Hamilton, B. B., C. V. Granger, F. S. Sherwin, M. Zielezny, J. S. Tashman: A Uniform Data System for Medical Rehabilitation, Chapter 10. In: Fuhrer M. J. (ed.): Rehabilitation Outcome: Analysis and Measurement. Paul H. Brookes Publishing Co., Baltimore, MD 1997

Hirdes, J.: Development of a Crosswalk from the Minimum Data Set 2.0 to the Alberta Resident Classification System. Healthcare Management Forum 10:1 (1997)

Kahn et al.: The Effects of DRG-Based PPS on Quality of Care for Hospitalized Medicare Patients: An Introduction to the Series. JAMA 264:15 (1990) 1953–1955

Kauder, V. (Hrsg.): Personenzentrierte Hilfen in der Psychiatrie (IBRP). Psychiatrie-Verlag, Bonn 1999

Lauterbach, K., M. Lüngen: DRG-Fallpauschalen: eine Einführung. Anforderungen an die Adaptation von Diagnose-Related Groups in Deutschland. Gutachten im Auftrag des AOK-Bundesverbandes. Schattauer, Stuttgart/New York 2000

Lüngen M., K. W. Lauterbach: Upcoding – eine Gefahr für den Einsatz von Diagnosis-Related-Groups (DRG). Deutsche Med Wochenschrift 125:28-29 (2000) 852–856

Lee, L. A., et al.: Subacute and Non-acute Casemix in Australia. Med J Aust 169 Suppl. 22–25 (1998)

Morris, I. N., et al.: Designing the National Resident Assessment Instrument for Nursing Facilities. Gerontologist 30:3 (1990) 293–307

Schuntermann, M. F.: Die revidierte Fassung der Internationalen Klassifikation der Impairments, Disabilities und Handicaps (ICIDH-2). Was ist neu? Deutsche Rentenversicherung 9/19 (1997) 529–542

Stinemann, M. G., et al.: A Case-Mix Classification System for Medical Rehabilitation. Medical Care 32:4 (1994 a) 366–379

Stinemann, M. G., et al.: Four Methods of Characterizing Disability in the Formation of Function Related Groups. Chrichives of Physical Medicine 75 (1994 b) 1277–1283

WHO: ICIDH – International Classification of Impairments, Disabilities, and Handicaps; Teil 1: Die ICIDH – Bedeutung und Perspektiven; Teil 2: Internationale Klassifikation der Schädigungen, Fähigkeitsstörungen und Beeinträchtigungen, übersetzt von R.-G. Matthesius. Ullstein Mosby, Berlin, Wiesbaden 1995; ICF (ICIDH-2) – International Classification of Functioning, Disability and Health. WHO, Genf, Mai 1991

Harry Fuchs, Dipl. Verwaltungswirt,
Quadenhofstraße 44, 40625 Düsseldorf

Die Rolle der niedergelassenen Ärzte auf dem Gebiet „Reha vor Pflege": Ist und Soll aus Sicht der Vertragsärzte

Burkhard John

Die Anzahl der hochbetagten Menschen wird in der Bundesrepublik Deutschland in den nächsten Jahren erheblich steigen. Die demografische Aussage der 9. Koordinierten Bevölkerungsvorausberechnung geht davon aus, dass die Zahl der über 60-Jährigen von derzeit ca. 20 % auf 40 % im Jahre 2050 ansteigen wird. Es ist damit zu rechnen, dass auch die Anzahl geriatrischer Erkrankungen, die mit einer deutlichen Abnahme der Alltagskompetenz und zunehmender Hilfebedürftigkeit verbunden sind, deutlich zunehmen wird. Zur Vermeidung häufiger Krankenhauseinweisungen, häufiger Wiedereinweisungen (Drehtüreffekt) und stationärer Pflegebedürftigkeit wird es notwendig sein, zunehmend die Möglichkeiten der komplexen geriatrischen Rehabilitation zu nutzen. Zur Durchführung solcher Maßnahmen sind verschiedene Wege möglich:

– stationär
– teilstationär
– mobile ambulante Teams aus der Klinik heraus
– ambulant zentralisiert
– ambulant mobil

Hierbei ist das Verhalten älterer Menschen zu berücksichtigen, die ihr gewohntes Umfeld nur ungern verlassen und den Kontakt zu ihren Angehörigen nicht missen möchten. Unabhängig von der Form der Rehabilitation sollte das Ziel die Verhinderung oder zumindest Verminderung von Pflegebedürftigkeit und Wiederherstellung einer möglichst optimalen Alltagskompetenz sein.

Um in Zukunft eine flächendeckende, wohnortnahe geriatrische Rehabilitation zu ermöglichen, bedarf es der Anstrengung in allen Versorgungsbereichen. Sowohl klinische als auch tagesklinische und auch komplexe ambulante Angebote werden notwendig sein, um den steigenden Bedarf zu decken.

Um herauszufinden, wie solche Angebote im ambulanten Bereich realisiert werden können, führt die Kassenärztliche Vereinigung Sachsen-Anhalt (KVSA) seit 1999 hierzu einen Modellversuch durch. Dieser wird im Rahmen einer Fehlbetragsfinanzierung vom Bundesgesundheitsministerium gefördert. Grundlage ist ein Vertrag nach §§ 63 ff. SGB V zwischen der AOK Sachsen-Anhalt und der KV Sachsen-Anhalt.

In Schönebeck, einer Kreisstadt in der Nähe von Magdeburg, wurde der „Ambulante Geriatrische Rehakomplex" (AGR) aufgebaut. Hierbei handelt es sich um die organisatorische Vernetzung verschiedener, bereits vorhandener ambulant tätiger Leistungserbringer (Abb. 1). Dazu gehören Krankengymnasten/Physiotherapeuten, Ergotherapeuten, Logopäden, ein Pflegedienst und vier geriatrisch fortgebildete Hausärzte. Die Rehabilitation findet in extra zu diesem Zweck angemieteten Räumlichkeiten statt. Therapeuten und Ärzte sind neben ihrer normalen Praxis im Zentrum tätig. Die Patienten werden von einem qualifizierten Pflegedienst zum und vom Zentrum in ihr häusliches Umfeld transportiert. Hier verbringen sie in der Regel den Tag von 8–14 Uhr. Sie erhalten 2–3 Therapieeinheiten, die sich nach der Art der Schädigung und der Belastbarkeit des Patienten richten. Zwischen den einzelnen Therapien erfolgt eine Aktivierung durch Bewegungs- und Denkspiele sowie Unterhaltung inner-

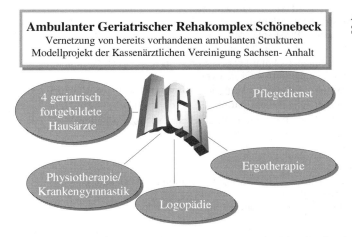

Abb. 1
Struktur des AGR Schönebeck

halb der Gruppe. Hierbei kommt es zur Verbesserung der sozialen Kompetenz und zur Verbesserung der Motivation.

Nach einem umfangreichen Assessment (AGAST) erfolgt in Abstimmung mit dem Patienten und dessen Angehörigen die Festlegung des Therapieziels und eines entsprechenden Therapieplanes durch das multiprofessionelle Team. In der Regel erfolgt die Therapie über 20 Tage, wobei die zeitliche Verteilung individuell festgelegt werden kann. Bisher wurden fast 200 Patienten therapiert. Zur Erfolgskontrolle wird ein Assessment am Beginn, am Ende sowie 6 Monate nach der Rehabilitation durchgeführt.

Den Ansatz unserer Aktivitäten verdeutlicht die Rehakette (Abb. 2). Sie beschreibt die Behandlung und Betreuung eines geriatrischen Patienten auf der adäquaten Versorgungsebene.

Die Evaluation des Modellprojektes erfolgt über das Institut für Sozialmedizin und Gesundheitsökonomie der Medizinischen Fakultät der Universität Magdeburg. Erste Zwischenergebnisse zeigen, dass sich der Barthel-Index von durchschnittlich 72 auf 82 zum Ende der Rehabilitation und nach einem halben Jahr sogar auf 88 Punkte steigert. Hierbei gibt es geringe Unterschiede zum parallel durchgeführten Modellversuch des geriatrischen Zentrums der Pfeifferschen Stiftungen in Magdeburg zur mobilen ambulanten Rehabilitation zu Gunsten der ambulanten Variante. Die Patientenzufriedenheit ist ausgesprochen hoch und die Einschätzungen der Effekte aus der Sicht der Patienten sehr günstig.

Die Ergebnisse ermutigen uns, solche Modelle als eine ambulante, wohnortnahe Alternative zur stationären Rehabilitation weiter zu fördern. Tab. 1 beschreibt die Gliederung und Finanzierung der geriatrischen Rehabilitation nach den Vorstellungen der KVSA Neben den dargestellten zentralisierten Varianten sind natürlich auch im ambulanten Bereich mobile Varianten denkbar, die beim Patienten zu Hause durchgeführt werden. Eine solche Möglichkeit wäre als Ergänzung zur Zentrumslösung, aber auch als eigenständiges Modell denkbar. Sowohl für Hausärzte wie auch für die Therapeuten stellen Hausbesuche eine normale Form der Patientenbetreuung dar, wobei derzeit die entsprechende geriatrische Kompetenz und Multiprofessionalität nicht realisiert wird. Wichtig hierbei

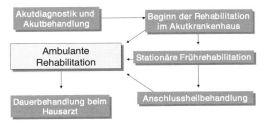

Abb. 2 Rehakette

- Akutmedizin/Rehamaßnahmen (Stufe 1; EBM, Gesamtvergütung):
  flächendeckende Versorgung geriatrischer Patienten durch niedergelassene Vertragsärzte, insbesondere durch Allgemeinmediziner/Praktische Ärzte/Ärzte und hausärztlich tätige Internisten in Zusammenarbeit mit anderen Fachgruppen
- Akutmedizin/ambulante Rehamaßnahmen als komplexe Leistung (Stufe 2; EBM, Gesamtvergütung + Pauschale außerhalb der budgetierten Gesamtvergütung):
  Versorgung in geriatrischen Schwerpunktpraxen durch geriatrisch verantwortliche (Haus-)Ärzte
- Fortbildung/Subspezialisierung geriatrische Rehabilitation
- strukturierte Zusammenarbeit mit Heilmittelerbringern, Pflegediensten, Sozialarbeitern, Psychologen, Hilfsmittelbereitstellung (Kooperationsverträge)
- Verpflichtung zu Teamsitzungen
- Rücküberweisungsverpflichtung
- Komplexe ambulante Rehabilitation (Stufe 3; EBM, Gesamtvergütung + Pauschale außerhalb der budgetierten Gesamtvergütung):
  Versorgung in zentralisierten ambulanten geriatrischen Rehaschwerpunkten
  (z. B. AGR Schönebeck)

Tab. 1: Vorstellungen der Kassenärztlichen Vereinigung von der zukünftigen Struktur der geriatrischen Versorgung im Land Sachsen-Anhalt

erscheint die Verbesserung der Qualifikationsmöglichkeiten für Ärzte und Therapeuten im Bereich der Geriatrie. Diese sollte bereits während der Ausbildung beginnen und in der Weiterbildung vertieft werden.

Neben der Verbesserung der Fortbildung für Vertragsärzte ist es notwendig, Rahmenbedingungen zu schaffen, welche eine Honorierung der zusätzlichen Leistungen z. B. für das Assessment oder für Teambesprechungen ermöglicht und eine Bildung von vernetzten Strukturen unter den bereits vorhandenen Leistungserbringern fördert.

Dr. med. Burkhard John, FA für Allgemeinmedizin, Vorsitzender der Kassenärztlichen Vereinigung Sachsen-Anhalt, Doctor-Eisenbart-Ring 2, 39120 Magdeburg

Rehabilitation vor Pflege? Pflege als Rehabilitation!
– Eine kritische Anmerkung aus der Sicht der ICF und des SGB IX

Johann Behrens

I. Pflegebedürftigkeit – Herausforderung für die Rehabilitation

Der Titel dieser Europäischen Fachtagung lautet „Pflegebedürftigkeit – Herausforderung für die Rehabilitation", das Grußwort präzisiert die Beziehung zwischen Rehabilitation und Pflege so: „Rehabilitation vor Pflege ist ein in Deutschland seit langem propagiertes Ziel."

Sicher ist es durchaus sinnvoll, sich über vorbeugende, präventive Maßnahmen Gedanken zu machen, die eine Pflegebedürftigkeit gar nicht erst auftreten lassen oder sie zumindest aufschieben können. Viele Zustände unseres Lebens lassen sich vorbeugend verhüten, und in vielen Fällen ist eine solche Prävention hochwillkommen.

Das Motto „Rehabilitation vor Pflege" könnte aber die beiden Missverständnisse wecken – die die Veranstalter dieser Tagung sicher keineswegs teilten – als sei

a) Pflege nicht eine zentrale rehabilitative Leistung und
b) spätestens nach Erreichen der Pflegestufe 3 Rehabilitation nicht mehr sinnvoll und notwendig.

Beide Ansichten wären mit dem SGB IX und auch mit der WHO-Standardklassifikation ICF – nach meinem Dafürhalten – völlig unvereinbar. Selbstverständlich haben auch Sterbende der höchsten Pflegestufe nach § 2 ff. des SGB IX Anspruch auf rehabilitative Unterstützung ihrer Teilhabe am sozialen Leben, zu dem Sterben zweifellos gehört. Dennoch ist es vorgekommen, dass dieser Zusammenhang nicht gesehen wird. Im Folgenden soll die Ansicht kurz begründet werden, dass Pflege – gerade auch die Pflege Sterbender – immer rehabilitativ ist, oder sie ist keine gute Pflege. Bis zum letzten Augenblick unseres Lebens ist rehabilitative Pflege nicht nur möglich, sondern im Sinne der ICF der WHO und des deutschen Sozialgesetzbuches auch geboten. Diese Ansicht lässt sich im SGB IX und in der ICF der WHO mit großer Eindeutigkeit identifizieren.

Alle Pflegebedürftigen nach § 14 SGB XI können – das ist zu prüfen – als Behinderte nach § 2 SGB IX gesehen werden.

Gerade, nachdem man pflegeabhängig geworden ist, ist eine Rehabilitation im Sinne des SGB IX und der ICF der WHO dringend. Bis zu unserem letzten Atemzug geht es um Teilhabe an den für uns biographisch wichtig gewordenen Bereichen des sozialen Lebens. Leistungen zur Teilhabe, die das SGB IX für Personen vorsieht, deren Partizipation bedroht bzw. bereits eingeschränkt und aufgehoben ist (vgl. z. B. SGB IX § 4 in Verbindung mit § 1), hören bei Pflegebedürftigkeit keineswegs auf, notwendig zu sein. Noch für die Pflege Sterbender lässt sich als Ziel eindeutig erkennen, dass sie Teilhabe im Sinne des SGB IX und der ICF auch da unterstützen soll, wo von einer Unterstützung der Heilung keine Rede mehr sein kann.

Es ist nicht Aufgabe dieses kurzen Beitrages zu erörtern, ob alle Teile des Sozialgesetzbuches auf der Höhe des SGB IX und mit diesem vereinbar sind. Das kann für einiges, was sich über Pflege geschrieben findet, bezweifelt werden. In diesem Beitrag geht es nur darum, die Logik der ICF und des SGB IX für Pflegebedürftige herauszuarbeiten.

Nur von sehr kleinen Teilen der Pflegewissenschaft begleitet (Behrens u. Müller 1989, Behrens 1990), hat sich mit dem Übergang von der ICIDH-1 zur ICIDH-2 der WHO ein an der Person orientiertes, multiprofessionell nutzbares internationales Diagnosesystem entwickelt, durch das die Pflege sich im Zentrum des Gesundheitswesens findet. Die Entwicklung lässt sich wie folgt zusammenfassen.

Die ICIDH-1 war noch als Krankheitsfolgenmodell konzipiert: Aktivitätseinschränkungen und Handicaps (= Ausschlüsse von der Teilhabe an sozialen Aktivitäten, an denen den Einzelnen liegt) wurden als Folgen von „Impairments", also organischer Störungen und Einschränkungen angesehen. Die auch pflegewissenschaftliche Kritik hat nachgewiesen, dass Aktivitäten einer Person, vor allem aber behindernde Ausschlüsse meist mindestens ebenso vom Kontext einer Person abhängen wie von ihren „Impairments".

Medizinisch ein „Impairment" zu diagnostizieren und anzugehen heißt daher noch nicht, das Handicap zu begreifen und zu verringern. Im Gegenteil: Ein Handicap kann selber dann verringert werden, wenn man – wie bei vielen chronischen Krankheiten und Behinderungen – das „Impairment" selber nicht mehr ungeschehen machen kann. Der Eindruck, gesund zu sein, hängt für die meisten Menschen weniger am „Impairment", das sie oft gar nicht kennen, als an der gelungenen Reduzierung von Handicap.

Pflegerische Kompetenz ist bei der Diagnose und der gesundheitlichen Förderung von Aktivitäten, des „functional state" und der Partizipation gefragt – ob Pflege flächendeckend dazu schon in der Lage ist, ist eine andere Frage. Für die Professionalisierung der Pflege ist die Aufgabenbestimmung der Pflege relevant, die sich daraus ergibt. Auch für nachgeordnete Fragen wie die Leistungserfassung der Pflege und DRGs ist die ICIDH und ihre jüngste Entwicklung zum internationalen Diagnoseschlüssel für Funktionen, Behinderung und Gesundheit von Bedeutung, wie an der PPR, an LEP und anderen Leistungserfassungs-Instrumenten sich zeigen lässt. Die WHO-Klassifikation darf allerdings – ähnlich wie die verschiedenen Pflegediagnostiken – nicht gleichgesetzt werden mit einem bereits entwickelten validen und reliablen Messinstrument. Für diese bildet sie vielmehr den klassifizierenden Rahmen.

II. Pflege und ICF

Die ICF stellt ein multiprofessionell nutzbares internationales Diagnosesystem der WHO dar, das von einem – wenn auch sehr kleinen – Teil der Pflegewissenschaft seit 20 Jahren begleitet und fortentwickelt (vgl. Behrens u. Müller 1989, Behrens 1990) wird. (Es ist hier nicht der Raum, der Frage nachzugehen, warum so viele wissenschaftliche und berufspolitische Gremien in der Pflege dieser Entwicklung der WHO, die die Bedeutung der Pflege so sehr sichtbar macht, doch verhältnismäßig wenig Engagement schenken.) Die ICF ist aus der ICIDH entstanden. Die ICIDH war noch – fälschlich – als Krankheitsfolgenmodell konzipiert worden. Hartnäckige Arbeit, auch einiger Pflegewissenschaftler, hat das Krankheitsfolgenmodell insofern berichtigt, als nunmehr Umweltkontexte einbezogen werden. Dadurch wurde das biopsychosoziale Modell, auf dem schon die ICIDH beruhte, mit der im Mai 2001 von der Vollversammlung der WHO verabschiedeten ICF (International Classification of Functioning, Disability and Health) erheblich erweitert und damit der Lebenswirklichkeit Betroffener besser angepasst. Nach einer kurzen Beschreibung der Hauptbegriffe gehe ich auf die Bedeutung für die Pflege ein.

Das biopsychosoziale Modell der ICF setzt bei einem Gesundheitsproblem (Health Condition) an, das keine Krankheit sein muss, sondern das Ergebnis einer Verletzung, eines Unfalls (Gewalteinwirkung, Krieg, Verkehrsunfall usw.) oder auch ein angeborenes Leiden sein kann. Im Deutschen muss besonders darauf hingewiesen werden, dass es sich bei einer „Health Condition" keinesfalls nur um eine Krankheit handelt, weil wir im Deutschen sehr häufig Health Condition falsch mit chronischer Krankheit übersetzt finden.

Wie ich später kurz zu zeigen versuche, unterscheiden sich aber Krankheiten erheblich. Die Gesundheitsprobleme, an denen die ICF ansetzt, könnten prinzipiell durchaus mit der ICD, der Internationalen Klassifikation der Krankheiten beschrieben werden. Mit der ICF werden darüber hinaus Merkmale der funktionalen Gesundheit klassifiziert. Eine Person ist „funktional gesund",

1. wenn ihre Körperfunktionen (einschließlich des geistig/seelischen Bereichs) und Körperstrukturen denen eines gesunden Menschen entsprechen (mit all den vielen zu beachtenden Normvarianten). Dies ist die ICF-Konzeption der Körperfunktionen und -strukturen,
2. wenn eine Person das tun kann, was sie tun möchte (dies ist das ICF-Konzept der Aktivitäten) und
3. wenn die Person ihr Dasein in für sie wichtigen Lebensbereichen entfalten kann (ICF-Konzept der Partizipation oder Teilhabe).

Dieses dritte Konzept ist unmittelbar in den neuen § 10 des SGB IX eingegangen: Hier wird vorgeschrieben, dass die Feststellung des individuellen Bedarfs funktionsbezogen zu erfolgen habe und die Funktion die Ermöglichung einer umfassenden Teilhabe am Leben in der Gesellschaft bedeutet.

Der Fachbegriff „Funktionsfähigkeit" der ICF bezieht sich auf alle drei Konzepte, umfasst alle Aspekte der funktionalen Gesundheit einer Person auf den Ebenen der Funktionen und Strukturen des Organismus, der Aktivitäten der Person und ihrer Partizipation an Lebensbereichen. Funktionsfähigkeit ist also definiert als das Ergebnis der positiven Wechselwirkung zwischen einer Person mit einem Gesundheitsproblem und ihren Kontextfaktoren, bezogen sowohl auf ihre Körperfunktionen und -strukturen als auch auf ihre Aktivitäten und ihre Partizipation an Lebensbereichen. „Kontextfaktoren" bilden den gesamten Lebenshintergrund einer Person ab. Sie setzen sich aus „Umweltfaktoren" (Faktoren der physikalischen und sozialen Umwelt) und „personenbezogenen Faktoren" (z. B. Lebensstil, Bildung) zusammen. Kontextfaktoren können daher die Funktionsfähigkeit verbessern oder einschränken bzw. aufheben. Eine Beurteilung der Funktionsfähigkeit einer Person ohne die Beurteilung ihrer Kontextfaktoren ist also unmöglich. Nun kann es zweifellos Beeinträchtigungen der Funktionsfähigkeit in diesem weiten Sinne geben, die nicht gesundheitlich bedingt sind. Es gibt viele Barrieren und Ausschlussgründe für Partizipation, der Kern funktionaler Gesundheit (vgl. Behrens u. Müller 1989, zusammenfassend Behrens 1996). Hier versucht die WHO, definitorischen Schwierigkeiten durch die Festlegung zu umgehen, dass die ICF nur für Beeinträchtigungen der Funktionsfähigkeit konzipiert ist, die gesundheitlich zumindest mit verursacht sind. Auf Beeinträchtigungen der Funktionsfähigkeit durch Diskriminierung nach Religionszugehörigkeit, ethnischer Herkunft, Geschlecht usw. sei die ICF nicht anwendbar (zweifellos ist sie aber anwendbar auf Zusammenhänge zwischen ethnischer Herkunft oder Geschlecht und gesundheitlichen Einschränkungen).

Auch die Definition des Begriffs „Behinderung" in der WHO ist für deutsche Ohren nicht trivial. Das Wort „Behinderung" wird als Oberbegriff für jede Beeinträchtigung der Funktionsfähigkeit oder funktionalen Gesundheit einer Person verwendet. Behinderung (= Beeinträchtigung der Funktionsfähigkeit) im Sinne der ICF ist also das Ergebnis einer negativen Wechselwirkung zwischen einer Person mit einem Gesundheitsproblem und ihren Kontextfaktoren im Hinblick auf die Integration der Funktion oder Struktur des Organismus, der Durchführung von Aktivitäten der Person oder ihrer Partizipation an Lebensbereichen. Der Begriff Behinderung ist also (immer noch) einfach der Gegenbegriff zu funktionaler Gesundheit und – wie gesagt – für deutsche Ohren keineswegs trivial.

Das SGB IX basiert bezüglich der Begrifflichkeit sehr eindeutig auf der ICF. § 4 sieht Leistungen zur Teilhabe für Personen vor, deren Partizipation bedroht bzw. bereits eingeschränkt oder aufgehoben ist (vgl. § 1, Selbstbestimmung und Teilhabe am Leben in der Gesellschaft). Es ist bisher weltweit erstmalig, dass nach dem Sozialrecht Personen, denen eine Behinderung droht, rechtlich denjenigen gleichgestellt sind, die behindert sind. Schuntermann (2002) bezeichnet diese durch das SGB IX im Anschluss an die ICF definierte Personengruppe als „Personenkreis des SGB IX". Der Personenkreis des SGB IX umfasse die Personen, deren Funktionen (Strukturen und Aktivitäten) beeinträchtigt seien und bei denen eine Beeinträchtigung der Partizipation entweder bereits vorliege oder zu erwarten sei. Hingegen umfasse der Personenkreis der Behinderten nach der ICF die Personen, deren Funktionen (Strukturen und Aktivitäten) beeinträchtigt sind, unabhängig davon, ob eine Beeinträchtigung oder Partizipation vorliege oder zu erwarten sei.

III. Die ICF in ihrer Bedeutung für unser Verständnis von Gesundheit und unsere Arbeit im multiprofessionellen Team

Jede Rehamaßnahme, welche Berufsgruppe auch immer sie hauptsächlich betreibt, hat zur Voraussetzung eine Bestimmung des Zieles der Rehabilitation. Dieses Ziel kann nur vom Rehabilitanden selber mit den unterstützenden Berufsgruppen vereinbart werden. Die Ziele, die Rehabilitanden anstreben, sind typischerweise Teilhaben an den Bereichen des Alltagslebens und des gesellschaftlichen Lebens, die ihnen wichtig sind. Zur Zielklärung, aber auch zur messenden Bewertung der Maßnahmen und der Zielerreichung ist die ICIDH, insbesondere in ihrer Neufassung als ICF eine wichtige Systematisierung. Das Reha-Aktivitäten-Profil (RAP) ist eine Umsetzung der ICIDH/ICF. Sie soll die Zielvereinbarung leichter, die Entscheidung für Prozessinterventionen sowie die Bestimmung der Zielerreichung genauer machen.

Das Reha-Aktivitäten-Profil ist ein Schritt zu einem reliablen, validen und sensitiven Instrument, um die drei Dimensionen der ICIDH in ihrer neuen Version zu messen:

1. die Körperfunktionen und Strukturen inklusive ihrer Schäden
2. die Aktivitäten inklusive der Beeinträchtigung der Aktivitäten
3. die Partizipation inklusive der Beeinträchtigung der Partizipation.

Dass das Reha-Aktivitäten-Profil ein wichtiger Schritt in diese Richtung ist, heißt auch, dass es meiner Ansicht nach noch keineswegs der letzte Schritt ist. Aber in einer Hinsicht war das Reha-Aktivitäten-Profil und die ihm zugrunde liegende ICIDH-2-Beta-2A von gar nicht zu überschätzender Bedeutung. Sie präzisiert und verändert unser Verständnis von Gesundheit und Krankheit und befördert damit die klientenunterstützenden Arbeiten in interdisziplinären Teams. Darauf ist ganz kurz einzugehen.

Dass Gesundheit und Krankheit keine sich wechselseitig ausschließenden Zustände sind, sondern zwei Endpunkte eines Kontinuums, hat sich in den vergangenen Jahren weit herumgesprochen. Personen sind, daran haben wir uns gewöhnt, selten völlig krank oder völlig gesund, sondern auf diesem Kontinuum gleichzeitig relativ gesund und relativ krank. Das Relevante an der ICIDH/ICF ist nun nicht das Konzept der relativen Gesundheit, wie es inzwischen Eingang in Lehrbücher (z. B. Hurrelmann 2000) fand. Das Relevante ist die Trennung der Dimensionen, auf denen einer jeweils mehr oder weniger „gesund" sein kann. Es ist gewissermaßen nicht nur ein Kontinuum, sondern es sind meiner Ansicht nach drei voneinander unabhängig variierende Kontinua untereinander zu setzen:

- Körperfunktion und Strukturen |———x———|
- Aktivitäten |————x———|
- Partizipation |—————x——|

Dass es sich um drei voneinander teilweise unabhängige Dimensionen handelt, wird an vielen Fällen sofort klar. Ein solcher, jedem bekannter Fall sind Querschnittsgelähmte. Ob von zwei gleich Querschnittsgelähmten der eine am Erwerbsleben hochdotiert teilhaben kann und der andere völlig erwerbsunfähig ist, ist offensichtlich unabhängig von der Einschränkung der Körperfunktion, der Querschnittslähmung selbst. Es hängt allein vom gesellschaftlichen Kontext ab, ob eine gegebene körperliche Einschränkung die alltägliche Partizipation ausschließt oder nicht. Insofern ist die Ebene der Partizipation keineswegs, wie es in dem von der WHO selbst gebrauchten Begriff des „Krankheitsfolgenmodells" nahe gelegt wird, eine Folge körperlicher Einschränkungen. Sie hängt im konkreten Fall mit diesen allenfalls punktuell zusammen. Ausschlüsse von Partizipation bei

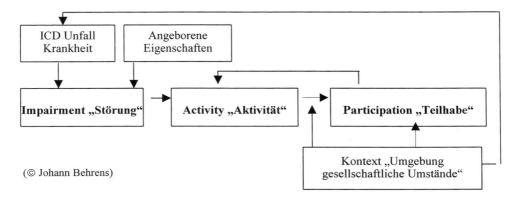

Abb. 1 Integrierende internationale Klassifikation ICF

Querschnittsgelähmten hängen mindestens ebenso sehr vom gesellschaftlichen Kontext, von der Wohnumgebung, von Arbeitsplätzen, von Wohnungen und Straßen und allgemein der Infrastruktur ab. Daher dürfen Partizipationsausschlüsse (Handicaps) nicht als Folgen organischer Schädigungen verstanden werden, Handicaps, also Partizipationsausschlüsse sind viel eher Folgen gesellschaftlicher Reaktionen auf organische Einschränkungen und Aktivitätsbeschränkungen als Folgen von organischen Einschränkungen. Die Einschränkungen in den drei oben genannten Dimensionen sind also relativ unabhängig voneinander. Jemand kann körperlich sehr eingeschränkt sein, aber diese Einschränkung hat auf die Ebene der Partizipation einen eher geringen Einfluss, weil der Einfluss der körperlichen Schädigung durch Kontexteigenschaften und Kontextmaßnahmen stark relativiert werden kann.

Die praktische Bedeutung für die Pflege und für multiprofessionelle Teams liegt in zweifacher Hinsicht auf der Hand. Zum einen wird es lohnend und auch nötig, sich nicht nur auf die Heilung körperlicher Einschränkungen zu konzentrieren, sondern mindestens ebenso auf das Training von Aktivitäten und insbesondere auf die Ermöglichung von Partizipation bei fortbestehenden körperlichen Einschränkungen. Zum anderen wird sehr deutlich, dass zur Gesunderhaltung trotz körperlicher Einschränkungen viele Professionen nötig sind. Die medizinische Expertise ist heranzuziehen, wenn es um die Diagnose und auch die Intervention der körperlichen Einschränkung geht. Medizinische Expertise allein reicht aber nicht für die Frage, welche Anpassungen der Wohnung vorgenommen werden sollen und wie die Angehörigen beraten werden können. Hieraus ergeben sich Verteilungen von Expertise und daraus folgend auch Kompetenzen. Sie müssen im Interesse des Desease-, Case- oder genauer Traject-Managements (Anselm Strauss u. Juliet Corbin) wieder im multiprofessionellen Team integriert werden. Dies zeigen sehr eindrucksvoll die Teambesprechungen etwa in der mobilen Rehabilitation (Behrens 1990).

An die Stelle eines Krankheitsfolgenmodells, in dem die körperliche Einschränkung die Einschränkung der Aktivität und die Einschränkung der Partizipation bestimmt, tritt ein Zusammenhang, wie er in der Abb. 1 dargestellt ist.

Manchmal erscheint es einem Beobachter schwer, zwischen der Ebene der Aktivitäten und der Ebene der Partizipation zu unterscheiden. In der Tat drückt sich Partizipation häufig darin aus, dass ich etwas tue. Wenn ein für mich wesentlicher Lebensbereich, an dem ich partizipieren will, der ist, selber am Steuer eines PKW zu sitzen, dann ist eben Partizipation auf dem ersten Blick gleichbedeutend mit der Aktivität, am Steuer zu sitzen. Wenn ich aber die Ebene der Partizipation und der Aktivitäten von den Interventionen her begreife, die zu einer Erweiterung der Fähigkeiten auf diesen beiden Ebenen jeweils nötig sind, dann wird die Unterscheidung leicht. Es macht nämlich einen Unter-

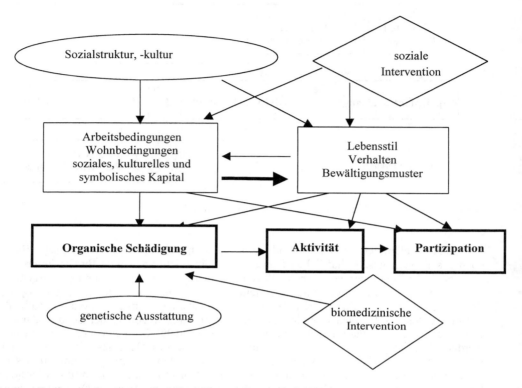

Abb. 2 Zusammenhang von Gesellschaft und Gesundheit*

schied, ob ich durch Kontextveränderungen, wie z. B. gesetzliche Fahrerlaubnis, Konstruktion von Spezialautos, Arten der Verkehrsführung usw., interveniere oder aber ob ich den Rehabilitationswilligen nur als Person trainiere, ohne die Umgebungseinflüsse selber anzupassen und zu verändern. Die ICF ist nie die ICIDH, sie ist Teil einer unterstützenden Handlungswissenschaft. Sie ist in praktischer Absicht gebildet.

Will man die Einflussgrößen systematisieren, so mag die Abb. 2 den Zusammenhang von Gesellschaft und Gesundheit skizzieren.

Die pflegerische Entscheidung besteht in der klientenorientierten und möglichst mit den Klienten auch tatsächlich abgesprochenen Wahl zwischen verschiedenen pflegerischen Interventionen, z. B. Beratungen, Aufklärungen, unterstützende Handlungen. Die pflegerische, mit dem Klienten zusammen getroffene Entscheidung fußt zwar auf wissenschaftlichem Wissen (vgl. Abb. **3**), aber diese Entscheidung ist immer eine Entscheidung im Lichte der biographischen Teilhabe des einzelnen Klienten und der (wissenschaftlich möglichst zu reduzierenden) Ungewissheit der Wirkungen.

IV. Anreize gegen Rehabilitation in der Kranken- und Pflegeversicherung

Abschließend erwähne ich Anreize in der Pflege- und Krankenversicherung, die der Pflege als Rehabilitation, der Rehabilitation in der Pflege und der Rehabilitation vor der Pflege entgegen stehen. Hierzu verweise ich insbesondere auf die Thesen 5, 15 und 16 aus dem „Halleschen Memorandum zur weitgehend ausgabenneutralen Reform der Pflegeversicherung", das Heinz Rothgang und ich

---

* Es ist hier nicht der Ort, auf diese Einflüsse näher einzugehen (vgl. Behrens 2000, 2001).

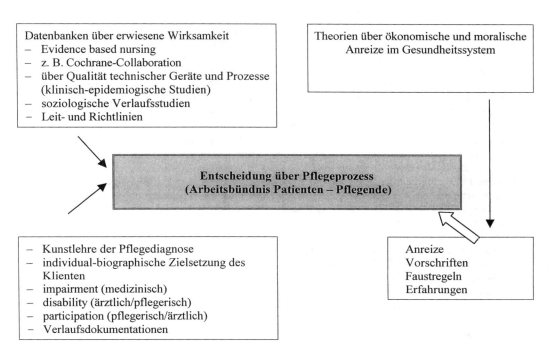

Abb. 3 Evidence Based Nursing: Pflegerische Entscheidungen in bestverfügbarer Kenntnis ihrer Wirkungen

im Mai 2000 zusammenfassten (Behrens u. Rothgang 2000, siehe Anhang S. 77 ff.).

V. Schlussfolgerung

Pflegebedürftigkeit ist – wie der Titel dieser Europäischen Fachtagung sagt – eine Herausforderung für die Rehabilitation. Aber diese Herausforderung besteht nicht nur und nicht vor allem darin, dass Rehabilitation Pflegebedürftigkeit verhüten und aufschieben soll. Vielmehr war an der ICF der WHO und am SGB IX zu zeigen, dass Pflege bis zum letzten Atemzug rehabilitativ im Sinne der ICF der WHO und des SGB IX sein muss, oder sie ist schlechte bzw. gefährliche Pflege. Denn gerade auch bei der Pflege Sterbender geht es um die pflegerische Unterstützung der Teilhabe am biographisch wichtigen sozialen Leben – also um Rehabilitation.

Rehabilitation ist eine pflegerische Aufgabe, die in jedem Stadium und auf jeder Stufe beginnender oder chronifizierter Pflegebedürftigkeit mit jeweils spezifischen pflegerischen Handlungen zu erfüllen ist. Insofern hat rehabilitative Pflege immer auch präventive Anteile. Zweifellos bedarf die Pflege, um diesen Aufgaben genügen zu können, auf den drei zusammenhängenden Gebieten pflegerischer Handlungen, ihrer Wirkungsanalyse und ihrer Diagnostik noch erheblicher Anstrengungen, häufig ein Umdenken. Aber keineswegs befindet sich das Thema in der Pflege erst auf dem Niveau gut gemeinter Postulate. Seit weit mehr als 10 Jahren gibt es in Deutschland konkrete und evaluierte Praxiserfahrungen. Zu ihnen konnte unser Institut mit der langjährigen Begleitung der mobilen Rehabilitation, mit der Weiterentwicklung des RAP und anderer Instrumente, mit der Evaluation von Pflege im multiprofessionellen rehabilitativen Team beitragen.

Wenn sich nicht alle Bände des deutschen Sozialgesetzbuches untereinander konsistent auf demselben Niveau befinden, ist das keineswegs überraschend. Das ist bei historisch gewachsenen Texten meist so. Mit dem SGB IX ist ein Stand erreicht, in dessen Licht nun die anderen Bände neu gelesen werden können.

Literatur

Behrens, J., R. Müller: Krankenhausarbeit als Gegenstand von Medizin, Soziologie und Arbeitswissenschaft. In: Deppe, H.-U., H. Friedrich, R. Müller (Hrsg.): Jahrbuch Medizin und Gesellschaft 2. Campus, Frankfurt 1989, 82–98

Behrens, J.: Gnade, bürgerliche Autonomie, Krankheit. Staatliche Sozialpolitik und betriebliche Sozialverfassung. Zeitschrift für Sozialreform 36:11/12 (1990) 803–827

Behrens, J.: Die Freiheit der Wahl und die Sicherung der Qualität. In: Behrens, J., B. Braun, J. Morone, D. Stone (Hrsg.): Gesundheitssystementwicklung in den USA und Deutschland: Wettbewerb und Markt als Ordnungselemente im Gesundheitswesen auf dem Prüfstand des Systemvergleichs. Nomos, Baden-Baden 1996, 197–214

Behrens, J.: Schicksal, Leistungsgerechtigkeit und Bedarfsgerechtigkeit. Ungleichheit in der Gesundheit und die Trennbarkeit von Geltungssphären politischer Strategien. In: Helmert, U., K. Bammann, W. Voges, R. Müller (Hrsg.): Müssen Arme früher sterben? Soziale Ungleichheit und Gesundheit in Deutschland. Juventa, Weinheim/München 2000, ISBN 3-7799-1192-2

Behrens, J.: Das Soziale in der Sozial-Epidemiologie: Beiträge der Soziologie zur Sozial-Epidemiologie und zu ihrer klinischen Praxis. In: Mielck, A. K. Bloomfield (Hrsg.): Sozial-Epidemiologie – Eine Einführung in die Grundlagen, Ergebnisse und Umsetzungsmöglichkeiten. Juventa, Weinheim/München 2001, 246–263, ISBN 3-7799-1194-9 (Lehrbuch)

Behrens, J., H. Rothgang: Hallesches Memorandum zur weitgehend ausgabenneutralen Reform der Pflegeversicherung. Zeitschrift für Sozialreform 46:12 (2000), ISSN 0514-2776

Hurrelmann, K.: Gesundheitssoziologie. Juventa, Weinheim 2000

Schuntermann, M.: Behinderung nach ICF und SGB IX – Erläuterungen und Vergleich. Die Rehabilitation 41:1 (2002) 67–68

Strauss A., J. Corbin: Traject-Management

Prof. Dr. Johann Behrens, Medizinische Fakultät der Martin-Luther-Universität Halle-Wittenberg, Institut für Gesundheits- und Pflegewissenschaft, Magdeburger Straße 27, 06097 Halle

ANHANG

Hallesches Memorandum zur weitgehend ausgabenneutralen Reform der Pflegeversicherung von 2002

Zusammengefasst von Johann Behrens und Heinz Rothgang

Seit nunmehr fünf Jahren werden Leistungen der gesetzlichen Pflegeversicherung (GPV) gewährt. Dies soll zum Anlass genommen werden, eine Zwischenbilanz der zentralen Wirkungen der Pflegeversicherung zu ziehen, darauf aufbauend weitgehend ausgabneutrale Reformvorschläge zu unterbreiten und zu diskutierten, inwieweit die bisherigen Erfahrungen mit der Pflegeversicherung Lehren für die Sozialpolitik im Allgemeinen enthalten.[1]

A. Bilanz der Pflegeversicherung

1. Mit Einführung der Pflegeversicherung wird Pflegebedürftigkeit als ein allgemeines Lebensrisiko anerkannt, das gesamtgesellschaftlicher Aufmerksamkeit und eines eigenen Sicherungssystems bedarf. Entsprechend haben sich die zur Finanzierung der Pflege bereitgestellten öffentlichen Mittel mehr als verdoppelt. Der Einsatz öffentlicher Mittel schafft Öffentlichkeit für einen bisher teilweise privaten Bereich. Allein schon das hat die Aufmerksamkeit gesteigert. Für die Qualität der Pflege und die Autonomie der Pflegebedürftigen kann die öffentliche Regelung und Unterstützung förderliche, aber auch hinderliche Wirkungen haben.

   Insbesondere bei den Leistungsbeziehern im Bereich der häuslichen Pflege stößt die Pflegeversicherung zumindest in Zufriedenheitsumfragen auf Akzeptanz, was nicht zuletzt darauf zurückgeführt werden kann, dass die Möglichkeit besteht, mittels Geld- und Sachleistungen individuelle Pflegearrangements zusammenzustellen.

2. Die mit der Einführung der Pflegeversicherung verbundene Intensivierung des Anbieterwettbewerbs hat insbesondere im ambulanten Bereich zu einer erheblichen Verbesserung der Pflegeinfrastruktur geführt, die Versorgungslücken (etwa im Bereich der Wochenend- und Nachtpflege) geschlossen hat. Gleichzeitig wurden in ambulanter und stationärer Pflege Qualitätsmängel bis hin zu Pflegeskandalen erkennbar. Allerdings ist nicht auszuschließen, dass diese weniger auf den verschärften Anbieterwettbewerb zurückzuführen sind als vielmehr lediglich aufgrund der erhöhten Aufmerksamkeit nunmehr erkennbar werden.

---

[1] Das folgende „Hallesche Memorandum zur weitgehend ausgabenneutralen Reform der Pflegeversicherung" wurde im Mai 2000 auf der gemeinsamen Jahrestagung der Sektionen „Sozialpolitik" und „Medizinsoziologie" der Deutschen Gesellschaft für Soziologie zahlreichen PflegewissenschaftlerInnen, SoziologInnen, Rechts- und WirtschaftswissenschaftlerInnen zur Diskussion gestellt und auch nach der Tagung durch eine große Zahl pflegewissenschaftlicher Stellungnahmen verbessert. Die Zusammenfassung wie schon den Erstentwurf übernahmen Johann Behrens und Heinz Rothgang.

Zur Entstehungsgeschichte des Memorandums: Ich hatte im vergangenen 5. Jahr der Pflegeversicherung den Eindruck, dass unterschiedliche wissenschaftliche Positionen und Disziplinen in einer teilweise ähnlichen Kritik und ähnlichen Reformvorstellungen der Pflegeversicherung zusammenflossen. Ein solcher plötzlicher Konsens der scientific community ist selten. Seine Dokumentation unabhängig von der politischen Konsensbildung dient der Klarheit. Um die Klarheit des Konsenses herauszustellen, enthält dieser Entwurf nur Reformvorschläge, die grosso modo ohne zusätzlichen Finanzierungsaufwand zu verwirklichen wären. Selbstverständlich gibt es auch Reformvorschläge, die dieser Version der Kostenneutralität nicht entsprechen. Diese sollten aber zur besseren Transparenz gesondert behandelt werden.

3. Die Leistungen der Pflegeversicherung sind bei weitem nicht bedarfsdeckend. Die Begutachtung durch den Medizinischen Dienst der Krankenversicherung (MDK) und die darauf beruhende Einstufung der Pflegebedürftigen in drei Pflegestufen dient vielmehr ausschließlich zu einer nach dem Schwergrad der Pflege abgestuften Verteilung der begrenzten Mittel als Zuschüsse, nicht der Bedarfsdeckung. Selbst diese Gerechtigkeitsmaxime (gleicher Schwergrad = gleiche Ressourcen) wird erstens dadurch verletzt, dass Pflegebedürftige, die in Behinderteneinrichtungen vollstationär betreut werden, bei gleichem Grad der Pflegebedürftigkeit geringere Leistungen erhalten.

4. Eine fachlich schwer zu rechtfertigende Ungleichbehandlung liegt zweitens darin, dass die besonderen Betreuungsbedarfe der Dementen bei der Feststellung der Pflegebedürftigkeit nicht berücksichtigt werden, obwohl Demenz gemäß dem ersten Pflegebericht der Bundesregierung die häufigste pflegebegründende Diagnose ist und die bei diesem Krankheitsbild notwendige allgemeine Betreuung sachlich zweifelsohne dem Bereich der Langzeitpflege zuzuordnen ist. Viele weitere Fälle für Ungleichbehandlung folgen einem ähnlichen Muster.

5. Im Verhältnis von Kranken- und Pflegeversicherung gibt es Abgrenzungsprobleme. So ist zu beobachten, dass Krankenkassen versuchen, Leistungen der Behandlungspflege nicht mehr als häusliche Krankenpflege nach § 37 SGB V zu finanzieren, sondern derartige Leistungen der Grundpflege zuzuordnen, die von der Pflegeversicherung zu finanzieren ist. Des Weiteren wird der Grundsatz „Rehabilitation vor Pflege" in der Praxis nicht bzw. nur sehr unzureichend umgesetzt und Rehabilitationsempfehlungen selten ausgesprochen und umgesetzt.

6. § 43a SGB XI regelt, dass Pflegebedürftige im Sinne des SGB XI nur monatliche Leistungen bis zu 500 DM erhalten, wenn sie in einer Behinderteneinrichtung betreut werden, bei der die Eingliederung im Vordergrund steht. Dies ist nicht nur eine ungerechtfertigte Ungleichbehandlung, sondern hat in Einzelfällen auch zu einer Verlegung behinderte Pflegebedürftige in Altenpflegeeinrichtungen, vor allem aber zu einer Ausgliederung eigener Pflegeeinrichtungen aus Behinderteneinrichtungen geführt. Damit werden integrierte Versorgungskonzepte auseinander gerissen und der „in den Einrichtungen der Behindertenhilfe praktizierte und bewährte ganzheitliche Betreuungsansatz" (Bundesarbeitsministerium 1997) zerstört.

7. Mit Einführung der Pflegeversicherung sollte die pflegebedingte Sozialhilfeabhängigkeit bei der vollstationären Pflege erheblich verringert werden. Diese Erwartung und Hoffnung wurde nicht erfüllt. Weniger als ein Drittel der bisherigen Sozialhilfeempfänger wurden aus der Sozialhilfeabhängigkeit herausgelöst, und immer noch sind fast die Hälfte aller Pflegebedürftigen in vollstationärer Pflege auf Sozialhilfezahlungen angewiesen. Dagegen haben sich die Sozialhilfeträger erheblich entlastet und verzeichnen einen Rückgang der Ausgaben für Hilfe zur Pflege von rund zwei Dritteln des Wertes vor Einführung der Pflegeversicherung. Diese Einsparungen werden nur zu einem geringen Teil in die Verbesserung der Pflegeinfrastruktur investiert.

8. Bis zur Einführung der Pflegeversicherung wurden öffentlich finanzierte Leistungen bei Pflegebedürftigkeit vor allem durch die steuerfinanzierte Sozialhilfe geleistet. Seitdem werden sie überwiegend durch die Pflegeversicherung finanziert. Die Umstellung der Finanzierung von einer Steuerfinanzierung mit progressiven Steuertarif auf eine proportionale und ab der Beitragsbemessungsgrenze der Pflegeversicherung sogar regressive Beitragsfinanzierung führt zu einer „Umverteilung von Unten nach Oben", also zu einer Begünstigung der Besserverdienenden im Vergleich zur Zeit vor Einführung der Pflegeversicherung. Auch auf der Leistungsseite lässt sich zumindest im stationären Bereich dieselbe Umverteilungsrichtung beobachten. Für die Mehrzahl der Sozialhilfeempfänger ändert sich nichts; die einkommensstärkeren Selbstzahler hingegen profitieren von den Leistungen der Pflegeversicherung.

9. Da die tatsächliche Zahl der anerkannten Pflegebedürftigen punktgenau mit der erwarteten Zahl übereinstimmt und die Pflegebedürftigen in häuslicher Pflege in erster Linie die geringeren Geldleistungen in Anspruch nehmen, bewegen sich die Ausgaben der Pflegeversicherung derzeit im Rahmen des Erwarteten. Bei konstanten Leistungshöhen ist die Finanzierung der Pflegeversicherung damit auf absehbare Zeit gesichert. Versuche, die Preisentwicklung insbesondere im vollstationären Sektor zu begrenzen, waren (trotz punktuellen Bettenabbaus zugunsten betreuten Wohnens) dagegen nur in begrenztem Umfang erfolgreich.

B. Annähernd ausgabenneutrale Reformperspektiven für die Pflegeversicherung

Die Bilanz der Pflegeversicherung nach 5 Jahren zeigt, dass eine Reihe der Ziele, die bei der über 20-jährigen vorangegangenen Diskussion eine mobilisierende Rolle gespielt haben, nicht erreicht worden sind. Die ist nicht zuletzt darauf zurückzuführen, dass bei der Formulierung und Durchsetzung der Pflegeversicherung die zunächst stärker sozialpolitischen Zielsetzungen durch die späteren finanzpolitischen Ziele dominiert wurden. Die folgenden Reformvorschläge sind unter der Annahme formuliert, dass diese Prioritätensetzung als gegeben hinzunehmen ist. Sie beziehen sich daher nur auf solche Novellierungen, die weitgehend, also mit wenigen Ausnahmen annähernd ausgabenneutral verwirklicht werden können. Weitergehende Reformvorschläge, die viele Argumente für sich haben können, sind der größeren Klarheit wegen gesondert zu diskutieren.

10. Die Sicherung und Verbesserung der Pflegequalität muss ein zentrales Ziel jeder Weiterentwicklung der Pflegeversicherung sein. Hierzu notwendig sind drei sich ergänzende, aber keinesfalls sich ersetzende Strategien: zum einen gewerbeaufsichtsrechtliche Kontrollen und ein abgestuftes Sanktionspotential bis hin zur Kündigung des Versorgungsvertrages, zum zweiten verstärkte Anstrengungen der Pflegeeinrichtungen zur Qualitätsentwicklung in eigener Regie und zum dritten die Offenlegung von Qualitätsmerkmalen und die Veröffentlichung von Prüfberichten, um so die Chancen für einen Qualitätswettbewerb zu verbessern.

Allerdings ist unabhängige Pflegeforschung eine Voraussetzung dafür, Qualitäts-Indikatoren klientenbezogen vorschlagen zu können. Insbesondere sind Indikatoren für die Qualität des Pflegeergebnisses noch zu entwickeln. Solche Ergebnisindikatoren sind keinesfalls erst der letzte Schritt nach der Entwicklung von Indikatoren der Struktur- und Prozessqualität. Über die Prozessqualität der Pflege lässt sich nichts sagen, ohne eine Vorstellung von der Ergebnisqualität zu haben, die mit diesen Prozessen erreicht werden soll. Und die Anforderungen an die Struktur ergeben sich ausschließlich daraus, welche Ressourcen die für die Pflegeergebnisse nötigen Prozesse verlangen.

Ergänzend muss – unter Beteiligung von Klientenvertretern – das kommunale Angebot für trägerunabhängige Beratung ausgebaut werden. Das derzeit vom Bundesgesundheitsministerium vorbereitete Pflege-Qualitätssicherungsgesetz bietet mit den vorgesehenen Leistungs- und Qualitätsvereinbarungen und dem geplanten Pflegeheimvergleich bezüglich der Markttransparenz interessante Ansätze. Insbesondere bei den Leistungs- und Qualitätsvereinbarungen besteht aber die Gefahr, dass diese leer laufen, wenn nicht gleichzeitig operationale Definitionen über Inhalt, Umfang und Qualität der in Einrichtungen zu erbringenden Pflegeleistungen entwickelt und verbindlich gemacht werden.

Die neben der kooperativen Qualitätsentwicklung unabdingbare repressive und präventive Gefahrenabwehr bleibt letztlich unterentwickelt, da dem MDK – zurecht – keine hoheitlichen Aufgaben übertragen werden sollen, gleichzeitig die Heimaufsicht aber nicht über die notwendigen Ressourcen zur Qualitätskontrolle verfügt. Hier bleibt Nachbesserungsbedarf. Gleichzeitig muss darauf geachtet werden, dass Qualitätskontrolle verstärkt auf Ergebnisqualität abstellt und verhindert wird, dass regulative Qualitätssicherungsansätze die Entstehung neuer Pflegekonzepte, wie etwa Wohngruppen und Gemeinschaften (auch) für Pflegebedürftige, behindern.

Grundsätzlich kann Qualitätsprüfung Qualität nicht entwickeln, sondern nur interne Anstrengungen der Pflegeeinrichtungen zur Qualitätsentwicklung flankieren. Jede Qualitätsprüfung hat, wenn die Qualitätskennzeichen nicht pflegewissenschaftlich begründet und reagibel für die Arbeitsbündnisse mit den individuellen Klienten sind, die vielfach beschriebene ungeplante Nebenwirkung, dass die „Qualitätsdokumentation" Vorrang vor der Pflegequalität für den einzelnen Klienten gewinnt.

Um eine integrierte und umfassende nationale Qualitätssicherungsstrategie zu entwickeln und zu implementieren, ist die Schaffung eines sogenannten „Akkreditierungsrates" vorgeschlagen worden, der verbindliche Qualitätsstandards entwickeln, Transparenz und Vergleichbarkeit verschiedener Qualitätssicherungsinstrumente schaffen und Akkreditierungen standardisiert durchführen soll. Eine Akkreditierung durch ein solches mit hoheitlichen Aufgaben beliehenes Gremium dürfte wesentlich mehr zur Markttransparenz in Qualitätsfragen beitragen als derzeitig übliche Zertifizierung und Siegelvergabe durch konkurrierende Organisationen.

11. Eine der Stärken des Pflege-Versicherungsgesetzes besteht darin, dass sich die Pflegebedürftigen ihre individuellen Versorgungsarrangements selbst zusammenstellen können. Die diesbezüglichen Möglichkeiten sollten gestärkt werden. Hierzu sind zum einen bestehende Beratungsangebote der Kassen und Kommunen auszubauen und die Rolle des Verbraucherschutzes zu stärken. Dies ist ein Schwerpunkt.

Zum zweiten sind die Chancen für ein – ambulante und stationäre Einrichtungen übergreifendes – traject-management, die professionell Pflegende aufgrund ihrer häufigen Klientenkontakte und ihrer gesellschaftlichen Aufgaben und Kompetenzen bieten, sind in Deutschland bisher kaum genutzt und sogar wissenschaftlich wenig thematisiert worden. In vielen anderen Ländern dagegen hat sich Unterstützung beim trägerübergreifenden case-und traject-management als berufliche Hauptaufgabe der Pflege erwiesen. Hier besteht in Deutschland Nachholbedarf.

Zum dritten sind Versorgungsformen wie etwa neue Wohnformen mit angegliederter Pflege, die zwischen ambulanter und stationärer Pflege liegen bzw. diese Demarkationslinie überspannen, durch Flexibilisierung des Leistungsrechts und Angleichung der Leistungssätze bei ambulanter und stationärer Pflege in den unteren Pflegestufen zu fördern.

12. Im Pflege-Versicherungsgesetz wird der Übergang zu einer leistungsgerechten Vergütung propagiert. Dennoch richten sich die tatsächlich vereinbarten Heimentgelte fast ausschließlich nach den Pflegestufen der Pflegebedürftigen. Da die Pflegebedarfe aber auch innerhalb einer Pflegestufe erheblich variieren, werden – bei fachgerechter Pflege – gleiche Leistungen unterschiedliche entgolten und gleich Entgelte für unterschiedliche Leistungen gewährt. Um hier Abhilfe zu schaffen ist von der gemeinsamen Selbstverwaltung der Kostenträger, der Leistungsanbieter inkl. deren Berufsorganisationen und bei deren Scheitern durch den Verordnungsgeber ein abgestuftes Entgeltsystem zu entwickeln, das sich auf die tatsächlich erbrachten Leistungen bezieht. Die im Pflege-Qualitätssicherungsgesetz vorgesehenen Leistungs- und Qualitätsvereinbarungen können als Ansatzpunkt hierfür verwendet werden.

Zudem handelt es sich bei den Vergütungsvereinbarungen insbesondere im stationären Sektor um Verträge zu Lasten Dritter, da Entgelte vereinbart werden, die von den Pflegekassen und den Sozialhilfeträger nicht bzw. nur in begrenzter Höhe oder nur für einen Teil der Pflegebedürftigen übernommen werden. Es ist daher sowohl rechtlich als auch von der Sache her geboten, Möglichkeiten für eine Beteiligung der Pflegebedürftigen selbst bzw. der von ihnen bestellten Organe (etwa den Heimbeirat) an den Entgeltverhandlungen zu finden.

13. In ihren Ausführungsgesetzen zum Pflegeversicherungsgesetz haben eine Reihe von Ländern eine Bedarfsplanung vorgesehen, um damit die eigene Investitionstätigkeit zu steuern, aber auch um den Marktzugang zu regulieren. Derartige Bedarfsplanung stehen im Widerspruch zur wettbewerblichen Orientierung des Pflege-Versicherungsgesetzes, sind rechtlich problematisch und faktisch wenig effektiv. Zur Stärkung des Anbieterwettbewerbs sollten derartige Bedarfsplanungen aufgegeben werden. Ohne Bedarfsplanung ist eine direkte Förderung der Investitionsaufwendungen von Pflegeeinrichtungen jedoch nicht möglich. Die Beendigung der Bedarfsplanung setzt daher den Übergang von einer Objekt- zu einer Subjektförderung voraus. Diese kann als (pauschalierter) Zuschlag zu den Versicherungsleistungen allen Pflegebedürftigen zugute kommen oder – wie in den derzeit bereits in fünf Bundesländern praktizierten Pflegewohngeldregelung – nur auf die finanziell Bedürftigen beschränkt werden. Letzteres kann damit gerechtfertigt werden, dass so der durch die Einführung der Pflegeversicherung ausgelösten inversen Umverteilung (s. These 8) entgegengewirkt wird. Pflegewohngeldregelungen sollten aber so modifiziert werden, dass die Höhe der Zahlungen nicht mehr von den tatsächlich in Rechnung gestellten Investitionsaufwendungen abhängt, sondern pauschaliert wird. Damit wird eine Modernisierungswettlauf der Einrichtungen auf Kosten der öffentlichen Hand vermieden und zudem – da Investitions- und Pflegekosten dann de facto aus einer Hand, nämlich der des Pflegebedürftigen, gezahlt werden – die effizienzhemmende duale Finanzierung praktisch aufgehoben.

14. Die wünschenswerte Berücksichtigung der besonderen Versorgungsbedarfe der Dementen im Leistungsrecht ist im Rahmen des geltenden Beitragssatzes nicht finanzierbar. Die daraus resultierende Problematik kann im stationären Bereich durch eine entsprechende Berücksichtigung dieser Bedarfe in den Heimentgelten aufgefangen werden. Wenn eine deutliche Ausweitung der Heimbudgets insbesondere am Veto der Sozialhilfeträger scheitert, impliziert eine höhere Vergütung für die Pflege Dementer eine Absenkung der Heimentgelte für Personen ohne besondere Betreuungsbedarfe.

15. Die Versuche der Krankenkassen, Leistungen vom Krankenversicherungs- in den Pflegeversicherungsbereich zu verschieben, beruhen auf zwei Arten von Anreizen. Zum einen ist es für wirtschaftlich denkende Kassen attraktiv, Leistungen aus dem nicht budgetierten GKV- in den budgetierten GPV-Bereich zu verschieben. So werden die Gesamtausgaben reduziert, wenn Leistungen, die zuvor nach § 37 SGB V Ausgaben produziert haben, nunmehr der Pflegeversicherung zugeordnet werden, dort aber nicht zu einer Erhöhung der Leistungshöchstgrenzen führen. Derartige Verschiebungen können letztlich nur verhindert werden, indem die Leistungen trennschärfer im Sozialgesetzbuch oder den Ausführungsverordnungen definiert werden.

Zum anderen führt das Nebeneinander von Risikostrukturausgleich in der Krankenversicherung und Ausgabenausgleich in der Pflegeversicherung dazu, dass wettbewerblich denkende Krankenkassen versuchen müssen, die Bewilligung rehabilitativer Maßnahmen auch dann zu verhindern, wenn dadurch Pflegeausgaben in größerem Umfang gespart werden können. Die rehabilitativen Ausgaben sind nämlich im Risikostrukturausgleich nicht ausgleichsfähig und belasten damit die einzelne Krankenkasse, während die eingesparten Pflegeaufwendungen durch den Ausgabenausgleich auf alle Pflegekassen verteilt werden. Um die negativen Anreize zu beseitigen, wäre es ausreichend, die Finanzierungskompetenz für geriatrische Rehabilitation von der Kranken- auf die Pflegeversicherung zu verlagern. Sollen dagegen positive Anreize zur Rehabilitation geschaffen werden, müssen sich die Erfolge der Rehabilitation bei den einzelnen Kassen ausgabensenkend niederschlagen. Hierzu muss auch in der Pflegeversicherung von einem Ausgabenausgleich zu einem Risikostrukturausgleich übergegangen werden. Im Ergebnis würden sich damit unterschiedliche Beitragssätze für die einzelnen Kassen ergeben.

Wird damit auch in der Pflegeversicherung ein Kassenwettbewerb eingeführt, erscheint eine Integration der Pflegeversicherung in die Krankenversicherung aber möglich und – zur Beseitigung falscher Anreize durch Schnittstellenproblematik – wünschenswert.

16. Um eine Ungleichbehandlung der Pflegebedürftigen in Behinderteneinrichtungen zu vermeiden und der Zerstörung integrativer Versorgungskonzepte für Behinderte entgegenzuwirken, sollten die Leistungen der Pflegeversicherung für Pflegebedürftige in Behinderteneinrichtungen auf das Niveau der Leistungen bei vollstationärer Pflege gemäß § 43 SGB XI angehoben werden. Damit wird verhindert, dass sachliche und fachliche Entscheidungen über die geeignete Einrichtung für einen pflegebedürftigen Behinderten durch unterschiedliche Leistungshöhen der Pflegeversicherung überlagert werden. Unter Zugrundelegung der derzeitigen Zahl der Leistungsempfänger in Behinderteneinrichtungen resultieren daraus jährliche Mehrausgaben in Höhe von gut 1 Mrd. DM. Da aber unterstellt werden kann, dass die höheren Leistungen des § 43 SGB XI ansonsten in vielen Fällen durch Umwidmung, Ausgliederung und Verlegung erreicht werden, ist eine solche Maßnahme praktisch deutlich weniger ausgabenintensiv.

C. Lehren für die Sozialpolitik

67 Jahre nach Einführung der Arbeitslosenversicherung wurde mit der GPV eine neue, gern als „5. Säule" bezeichnete Sparte der Sozialversicherung errichtet. Dies kann zweifellos als Zeichen der Stärke des Sozialversicherungsprinzips in der deutschen Sozialpolitik aufgefasst werden. Auch im neuen Jahrtausend ist der deutsche Sozialstaat immer noch – auch in seinen Innovationen – im wesentlichen Sozialversicherungsstaat.

Gleichzeitig enthält die Pflegeversicherung Elemente, die sie von der gesetzlichen Krankenversicherung (GKV), die der GPV als Vorbild diente, aber auch vom Sozialhilfesystem, das den Pflegebereich zuvor wesentlich reguliert hat, unterscheiden. Diese Elemente sind zum Teil allerdings genau jene, die auch für die GKV diskutiert und weiterentwickelt werden. Insofern stellen die strukturellen Innovationen in der GPV auch weitergeführte Tendenzen der GKV dar, und die Pflegeversicherung testet damit gleichermaßen auch Reformvorstellungen der gesetzlichen Krankenversicherung. Als strukturelle Innovationen sind insbesondere folgende Faktoren zu nennen:

- Die Leistungszertifizierung durch einen unabhängigen Dritten tritt an die Stelle der im Gesundheitssystem vorherrschenden Indikationsstellung durch den professionellen Leistungsanbieter.
- Die Wahl zwischen Geld- und Sachleistungen erweitert die Optionen der Leistungsempfänger.
- Durch Abschaffung des im BSHG bis vor kurzem vorherrschenden Vorrangs der Wohlfahrtsverbände und die Verpflichtung der Pflegekassen, mit allen geeigneten Anbietern ohne Bedarfsprüfungen einen Kontrahierungsvertrag abzuschließen, wird der Anbieterwettbewerb gefördert und erstmals als Koordinierungsmechanismus instrumentalisiert. Dabei wird der in der GKV 1992 als primäres Steuerungsinstrument eingeführte Kassenwettbewerb in der Pflegeversicherung durch das Konzept einer Einheitskasse mit verschiedenen Anbietern derselben Leistung ersetzt.
- Durch eine sozialstaatliche Überformung der privaten Pflegepflichtversicherung wird die private Versicherungswirtschaft in bislang unbekanntem Ausmaß für öffentliche Zwecke instrumentalisiert.
- Mit Einführung strikt gedeckelter Leistungen im Einzelfall wird der sich in der GKV abzeichnende Übergang vom Bedarfs- zum Budgetprinzip in der Pflegeversicherung bereits vollzogen.

Obgleich es noch zu früh ist, um über diese Elemente des „Experiment Pflegeversicherung" abschließend zu urteilen, lassen sich doch bereits Tendenzen erkennen, die in folgenden Thesen zusammengefasst werden können.

17. Die Leistungszertifizierung durch einen unabhängigen Dritten ist ein altes und vom Grundsatz her plausibles Konzept. Für die Krankenversicherung bietet eine Trennung von Indikationsstellung und Behandlung die Möglichkeit, einer angebotsinduzierten Überinanspruchnahme entgegenzutreten. Hausarztmodelle, case- und traject Management und ähnliche Ansätze sind daraufhin zu prüfen. Es wird auch rechtlich zu beantworten sein, inwieweit derjenige Leistungsträger, der Leistungen aus der Pflegeversicherung zu zahlen hat, auch die Richtlinien aufstellen kann und soll, nach denen er zahlt.

18. Obwohl der Pflegesektor der Bereich ist, in dem die Konsumentensouveränität als Voraussetzung für eine effiziente Marktkoordination am wenigsten gegeben ist, weisen alle diesbezüglichen Studien die Erhöhung der Wahlfreiheit für die Pflegebedürftigen als Erfolg aus. Für die Pflegeversicherung ist daher zu prüfen, ob die individuelle Steuerung durch Pflegebudgets erhöht werden kann. Im Krankenbereich erscheinen analoge Leistungsformen insbesondere im Bereich der chronisch Kranken zu erwägen. Eine Erhöhung der Wahlmöglichkeiten durch Bereitstellung von Budgets ist insbesondere auch im Bereich der in kommunaler Verantwortung organisierten sozialen Dienste zu prüfen.

19. Die Erfahrungen in der Pflegeversicherung ermutigen dazu, auch im Bereich der Krankenversicherung verstärkt Anbieterwettbewerb als Koordinierungsinstrument zu erproben. Insofern die individuellen Leistungen nicht budgetiert sind, können jedoch nur die Krankenkassen, nicht aber die einzelnen Kranken als Adressaten des Anbieterwettbewerbs fungieren. Gleichzeitig ist ein Kassenwettbewerb auch in der GPV aufgrund der Schnittstellenproblematik notwendig (s. These 15).

20. In der privaten Pflege-Pflichtversicherung (PPV) ist die Instrumentalisierung der privaten Versicherungswirtschaft für öffentliche Zwecke in zuvor unvorstellbarem Maße gelungen. Die dennoch auch von der Versicherungswirtschaft als positiv angesehene Bilanz der PPV kann als Ermutigung angesehen werden, derartige sozialstaatliche Regulierung auch für andere Bereich der Privatversicherung zu erwägen.

21. Der Übergang zum Budgetprinzip ist zwar hinsichtlich der damit verbundenen Rücknahme sozialstaatlicher Versprechen zu beklagen, bietet andererseits aber auch neue Steuerungspotentiale, die darauf beruhen, dass die Versicherten selbst einen Anreiz zur Wahl kostengünstiger Versorgung haben. Das Budgetprinzip ermöglicht es damit, die Verantwortung für das Leistungsgeschehen zum Teil an die Betroffenen selbst zurückzugeben. Vor diesem Hintergrund ist eine offene Budgetierung einer verdeckten Rationierung etwa im Bereich der Krankenversicherung vorzuziehen. Das Informationsgefälle zwischen beruflichen Leistungsanbietern und Pflegebedürftigen verlangt eine Sicherung der Pflegebedürftigen als Koproduzenten von Pflegeleistungen.

22. Multiprofessionelle Kooperation, wie sie bei Pflegebedürftigkeit geboten, zum Teil auch bereits realisiert ist, ist generell für die Bedürfnisse chronisch Kranker und chronisch Eingeschränkter zu übertragen und weiterzuentwickeln.

Reha- und Pflegebedarfsbestimmung: das Reha-Aktivitäten-Profil (RAP) als ein Steuerungsinstrument auf der Basis der ICIDH

Michael Schulz

Zum Hintergrund des Reha-Aktivitäten-Profil – RAP

Im Jahre 1991 wurde an der Abteilung für Rehabilitation des Academisch Ziekenhuis der Vrije Universiteit te Amsterdam das Reha-Aktivitäten-Profil – RAP – entwickelt. Dabei wurde bei der Auswahl der Items die von der WHO 1980 veröffentlichte erste offizielle Version der International Classification of Impairments, Disabilities, and Handicaps (ICIDH bzw. heute: ICF) zugrunde gelegt. Demnach basiert dieses Instrument auf einem Verständnis von Gesundheit und Krankheit, welches von einer finalen Betrachtungsweise ausgehend sowohl das Impairment als auch die Activity- bzw. Participation-Ebene berücksichtigt und so eine klientenunterstützende Arbeit fördert (vgl. Abb. 1).

Die ICIDH bzw. ICF stellt keine „gebrauchsfertige" Klassifikation dar, die unmittelbar in den verschiedenen Praxisfeldern zum Einsatz kommen könnte. Vielmehr hält die Klassifikation einen Pool an möglichen Impairments, Aktivitäts- und Partizipationsstörungen sowie Kontextfaktoren vor, woraus für die jeweiligen Einsatzgebiete spezifische Instrumente zu entwickeln sind. Die Entwicklung des Reha-Aktivitäten-Profils erfolgte mit Blick auf Personen, deren umfassende Funktionseinschränkungen z. B. nach einem Schlaganfall erfasst werden sollen. Das Reha-Aktivitäten-Profil erhebt keine Informationen zu kognitiven Funktionsstörungen. In die Entwicklung des Instrumentes wurden Rehabilitationsärzte, Ergotherapeuten, Logopäden, Sozialarbeiter und Pflegekräfte einbezogen. Eine Erprobung in der klinischen Praxis ist erfolgt.

Die Zielsetzung des RAP

Mit dem RAP lassen sich Informationen erheben zu:

- Fähigkeitsstörungen und/oder Beeinträchtigungen der Funktionsfähigkeit der Person im täglichen Leben als Folge von Krankheit, Organschaden oder Unfall
- dem subjektiven Problemerleben bezüglich dieser Fähigkeitsstörungen und/oder Beeinträchtigung im täglichen Leben (vgl. Lankhorst u. a. 1995, 22)

Durch die in diesem Instrument vorgenommene Operationalisierung von Fähigkeiten des alltäglichen Lebens kann ein individuelles Profil der Fähigkeitsstörungen, Beeinträchtigungen und des subjektiven Problemerlebens erstellt werden. Dabei wird auf die direkte Lebensumwelt der zu beurteilenden Person Bezug genommen.

Der Aufbau des RAP

Die Informationen werden im Rahmen eines halbstrukturierten Interviews erhoben, wobei neben der zu beurteilenden Person auch andere Bezugspersonen als zusätzliche Informationsquellen einbezogen werden können. Die Datenerhebung erfolgt auf zwei Ebenen. Auf der ersten Ebene werden zu den fünf Bereichen Kommunikation, Mobilität, Selbstversorgung, alltägliche Beschäftigung und Beziehungen 21 Items im Sinne eines Scree-

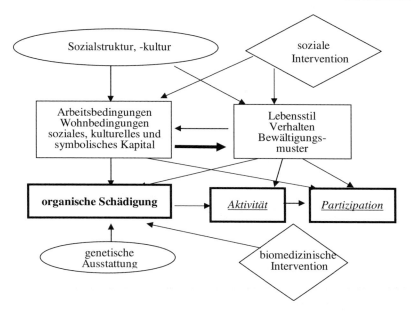

Abb. 1 Vgl. Behrens 2001

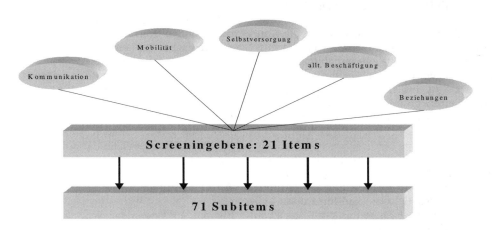

Abb. 2 Aufbau des RAP

nings erhoben. Sofern im Rahmen dieser Screeninguntersuchung Aktivitätsstörungen diagnostiziert werden, bietet die zweite differenziertere Ebene (76 Items) die Möglichkeit eines tiefergehenden und spezifischen Assessments (siehe Abb. 2).

Abb. 3 zeigt beispielhaft den Aufbau des RAP für den Bereich Kommunikation. Auf der Screeningebene umfasst der Bereich Kommunikation zwei der insgesamt 21 Items. Werden nun in diesem Bereich Fähigkeitsstörungen diagnostiziert, kann mit Hilfe der zweiten tiefergehenden Ebene Art und Ausprägung sowie das Problemerleben der betreffenden Person konkretisiert werden (van Bennekom u. a. 1995 a, 172).

Eine Bewertung der Items bzw. Subitems in Bezug auf ihre Ausprägung erfolgt mit Hilfe einer vierstufigen Skala. Dabei wird sowohl die jeweilige Aktivitätsstörung als auch das subjektive Problemerleben der betreffenden Person eingeschätzt.

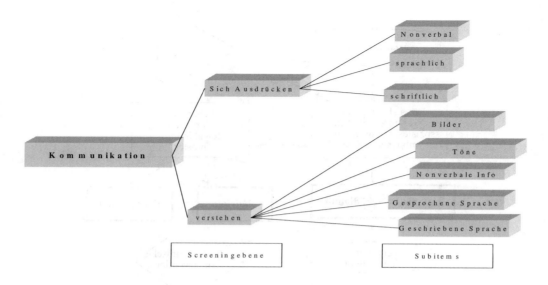

Abb. 3 Aufbau eines Bereiches am Beispiel „Kommunikation"

Reliabilität – Validität – Sensitivität

In Studien zur Reliabilität kommen die Autoren zu dem Ergebnis, dass sowohl die Interrater- als auch Intraraterreliabilität für die Bewertungen der Items und der Subitems dann als gut bis sehr gut zu bewerten sind, wenn eine gründliche Anwenderschulung erfolgt ist (kappa von 0.84–0.91) (Jelles u. a. 1995, 414).

Für die Bereiche „Kommunikation", „Mobilität", „Selbstversorgung" und „alltägliche Beschäftigungen" wurden von den Autoren bezüglich des Schweregrad-Indikators Validitätsprüfungen durchgeführt (van Bennekom u. a. 1995 b, 501 und 1996, 39). Bei 125 Schlaganfallpatienten wurde im Rahmen einer prospektiven Studie die Responsivität des Instrumentes mit der anderer Instrumente, z. B. des Barthel-Indexes, verglichen. Für die Bereiche „Mobilität" und „Selbstversorgung" fanden sich zu allen Messzeitpunkten ausgeprägte Korrelationen mit dem Barthel-Index-Score. Im Verlauf der Behandlung konnten bei den Patienten signifikante Unterschiede gemessen werden (Sensitivität). In Bezug auf die Effektstärke konnten gegenüber dem Barthel-Index höhere Werte ermittelt werden (vgl. auch Jelles u. van Bennekom 1995).

Im Rahmen einer in Deutschland durchgeführten Evaluationsstudie an 47 Patienten der mobilen Rehabilitation wurden sowohl die deutsche Version des Barthel-Index als auch die nun vorliegende deutsche Version des Reha-Aktivitäten-Profils eingesetzt. Vergleicht man die Werte beider Instrumente zum Messzeitpunkt zu Beginn der Therapie, dann ergibt sich eine signifikante ($p < 0,05$) hohe und gleichsinnige Korrelation ($r = 0,8$; Spearmansche Korrelationskoeffizient) (Schulz 2001, 36).

Anwendungsbereiche

Für das RAP werden zwei Anwendungsbereiche vorgeschlagen:

1. Das RAP als eine „problemorientierte Assessmentmethode in der Rehabilitationsmedizin" (van Bennekom u. a. 1995 b, 169). Hier dient es als Screeninginstrument und zur Evaluation von Outcomes einzelner Patienten (vgl. van Bennekom u. a. 1995 a, 501). In diesem Zusammenhang kann es auch als Prognoseinstrument herangezogen werden. Untersuchungen ergaben, dass die Bereiche „Kommunikation", „Mobilität" und „Selbstversorgung" als Prädiktoren im Hinblick auf den weite-

ren Behandlungsverlauf eingesetzt werden können (Jelles u. van Bennekom 1995).
2. Des Weiteren bietet das RAP die Möglichkeit einer Strukturierung multidisziplinärer Teambesprechungen. Im Hinblick auf die an der Therapie beteiligten Berufsgruppen und der damit einhergehenden professionsspezifischen Fachsprachen bietet eine Moderation des Rehaprozesses anhand des RAP die Möglichkeit einer vereinheitlichten Teamsprache (vgl. van Bennekom u. a. 1998, Beckerman u. a. 1998). Teams, die bereits nach dieser Methode arbeiten, kommen zu dem Schluss, dass dieses Vorgehen nach einer erfolgreichen Implementierung den Besprechungsprozess positiv beeinflusst (Jelles u. a. 1996, 374).

Schwächen des Instrumentes

Das Reha-Aktivitäten-Profil ist auf der Grundlage der ICIDH-1 entwickelt worden. Aus diesem Grund konnte die Weiterentwicklung, wie z. B. die Einbeziehung der Kontextfaktoren (ICF), bei der Konzeption keine Berücksichtigung finden. Für den Bereich „Beziehungen" ist das Instrument nicht wirklich hilfreich bzw. praktikabel. Dabei ist die Frage zu berücksichtigen, inwieweit sich dieser komplexe Bereich mit Hilfe eines Instrumentes mit vergleichbarem zeitlichen Aufwand erheben lässt. Leider bietet das Manual keine getestete Summenscorekonstruktion, was den Einsatz des Instrumentes zur Outcomemessung von Patientengruppen wenig praktikabel erscheinen lässt. Es ist weiterhin zu berücksichtigen, dass die durchgeführten Untersuchungen bezüglich Validität, Sensitivität und Reliabilität für die englische Fassung durchgeführt wurden. Für die deutsche Fassung stehen diese testtheoretischen Analysen noch aus.

Stärken

Das Instrument erhebt einen Gesundheitszustand wesentlich differenzierter als dies etwa beim Barthel-Index oder FIM der Fall ist. Besonders gut eignet es sich für den Einsatz im direkten Wohnumfeld des Patienten (sei dies nun Heim, Rehaklinik oder sein Zuhause), da die Fähigkeitsstörungen z. B. im Hinblick auf zu bewältigende bauliche Merkmale wie Treppen und organisatorische Merkmale wie Hausarbeit geprüft werden. Über diesen Weg lässt sich etwas darüber aussagen, inwieweit Aktivitätsstörungen einen Einfluss auf Partizipationsstörungen haben. Von daher schließt das Instrument auch in Bezug auf die Definition von Rehabilitationszielen eine wichtige Lücke. Eine weitere Stärke des Instrumentes ist der Umstand, dass die Wahrnehmung des Patienten in Bezug auf eine bestimmte Einschränkung erhoben wird. Diese Wahrnehmung kann von der Einschätzung der professionell einschätzenden Rehabilitations- bzw. Pflegekraft in Bezug auf eine Schädigung erheblich differieren. Da Rehabilitationsziele aber i. d. R. nur gemeinsam mit der betroffenen Person entwickelt werden können, ergeben sich hier bereits in der Assessmentphase entscheidende Hinweise.

Verfügbarkeit

Das von den Autoren Lankhorst, Jelles und van Bennekom (1995) entwickelte Manual wurde im Auftrag der Deutschen Vereinigung für die Rehabilitation Behinderter (DVfR) von R. Waanders unter Mitarbeit von M. Schulz übersetzt und liegt nun als Band 10 der interdisziplinären Schriften zur Rehabilitation vor.

Literatur

Beckermann, H., E. E. Roelofsen, I. Snels, G. J. Lankhorst: The Rehabilitation Activities Profile as a quality Assurance System for the interdisciplinary Rehabilitation Team. In: Verband Deutscher Rentenversicherungsträger (Hrsg.): 6th European Congress on Research in Rehabilitation. WDV-Wirtschaftsdienst-Verlag, Frankfurt a. M. 1998, 394–395

Behrens, J.: Die ICIDH (ICF) und das Reha-Aktivitäten-Profil in ihrer Bedeutung für unser Verständnis von Gesundheit und für unsere Arbeit im multiprofessionellen Team. In: Bennekom, C. A. M. van, et al.: RAP – Reha Aktivitäten Profil – Handbuch und Beschreibung. Bearb. und übersetzt von R. Waanders unter Mitarbeit von M. Schulz. Universitätsverlag Ulm, Ulm 2001, IX–XIII

Bennekom, C. A. M. van, F. Jelles, G. J. Lankhorst: RAP – Reha Aktivitäten Profil – Handbuch und Beschreibung. Bearb. und übersetzt von R. Waanders unter Mitarbeit von M. Schulz. Universitätsverlag Ulm, Ulm 2001, IX–XIII

Bennekom, C. A. M. van, F. Jelles, G. F. Lankhorst: Rehabilitation Activities Profile: The ICIDH as a framework for a problem-oriented assessment method in rehabilitation medicin. Disabil Rehabil 17 (1995 a) 169-175

Bennekom, C. A. M. van, et al: Responsivness of the rehabilitation Activities Profile and the Barthel Index. J Clin Epidemiol 49 (1996) 39–44

Bennekom, C. A. M. van, et al.: The Rehabilitation Activities Profile: a validation study of its use as a disability Index with stroke Patients. Arch Phys Med Rehabil 76 (1995 b) 501–507

Jelles, F., C. A. M van Bennekom, G. J. Lankhorst, C. Sibbel, M. L. Bouter: Inter- and Intra-Rater Agreement of the Rehabilitation Activity Profile. J Clin Epidemiol 48 (1995) 407–416

Jelles, F., C. A. M. van Bennekom: Rehabilitation Activities Profile – the ICIDH as a framework for a problem-oriented assessment method in rehabilitation medicine. Dissertationsschrift, Universität Haarlem, Niederlande, 1995

Jelles, F.; C. A. M. van Bennekom, G. J. Lankhorst, L. M. Bouter, D. J. Kuik: Introducing an innovative method in team conferences. Disabil Rehabil 7 (1996) 374–379

Lankhorst, G. J., F. Jelles, C. A. M. van Bennekom: Rehabilitation Activities Profile – Manual and description. VU University Press, Amsterdam 1995

Schulz, M.: Ergebnisorientierte Evaluation ambulanter (mobiler) Rehabilitation – ein Beitrag zur pflege- und rehabilitationswissenschaftlichen Methodenentwicklung und zur qualitätssichernden Entscheidung im Gesundheitswesen. Dissertationsschrift, Martin-Luther-Universität Halle/Saale, Halle 2001

World Health Organization (WHO): ICIDH, International Classification of Impairments, Disabilities, and Handicaps. Teil 1: Matthesius, R.-G., K.-A. Jochheim, G. S. Barolin, C. Heinz (Hrsg.): Die ICIDH – Bedeutung und Perspektiven. Teil 2: Internationale Klassifikation der Schädigungen, Fähigkeitsstörungen und Beeinträchtigungen. Ein Handbuch zur Klassifikation der Folgeerscheinungen der Erkrankung, übersetzt von R.-G. Matthesius. Ullstein Mosby, Berlin/Wiesbaden 1995

Michael Schulz, Krankenanstalten Gilead,
v. Bodelschwinghsche Anstalten Bethel,
Psychiatrische Klinik, Pflegeforschung,
Remterweg 69/71, 33617 Bielefeld

Kooperation statt Abgrenzung – Beziehungsgeflecht zwischen Pflege, Rehabilitation und Eingliederungshilfe bei Pflegebedürftigen mit Behinderungen

Ernst Rabenstein

Dass viele Menschen mit Behinderungen sowohl Pflege- als auch Rehabilitationsbedarf haben, ist unbestritten. Dass es in den letzten Jahren zu Problemen bei der Leistungsgewährung ebenso wie bei der Leistungserbringung für diesen Personenkreis kam, ist sattsam bekannt. Durch die Einführung der Pflegeversicherung gab es neue Abgrenzungsprobleme und Zuständigkeitsstreitigkeiten, die sich negativ für pflegebedürftige Personen mit Behinderungen ausgewirkt haben. Gerade in unserem gegliederten System der sozialen Sicherheit wäre deshalb Kooperation statt Abgrenzung gefragt, wenn es darum geht, eine optimale Versorgung für pflegebedürftige Personen mit Behinderungen sicherzustellen.

Probleme der Abgrenzung bzw. die Notwendigkeit von Kooperation ergeben sich daraus, dass es eine breite Schnittmenge von Leistungen der Rehabilitation, der Eingliederungshilfe und Pflege gibt. Oft ist nur die Zielstellung, mit der eine Leistung erbracht wird, ausschlaggebend dafür, ob diese Leistung der Pflege- oder Eingliederungshilfe bzw. dem Bereich der Rehabilitation zugeordnet wird. Für den pflegebedürftigen Menschen mit Behinderung sind Zuordnungs- oder Abgrenzungsfragen zunächst unwichtig. Für ihn ist wichtig, dass seinem umfänglichen und komplexen Hilfebedarf ein umfassendes Leistungsangebot gegenübersteht, das alle benötigten Leistungselemente rehabilitativer und pflegerischer Art integrativ und fachgerecht bezogen auf seine Bedürfnissituation enthält, dass also auf einen komplexen Bedarf mit einer Komplexleistung geantwortet werden kann.

Beziehungsgeflecht zwischen Pflege, Rehabilitation und Eingliederungshilfe

Wie stellt sich nun das Beziehungsgeflecht von Rehabilitation, Eingliederungshilfe und Pflege dar? Rehabilitation wird allgemein als Begriff für die Eingliederung von behinderten oder von einer Behinderung bedrohten Menschen in die Gesellschaft verwendet. Leistungen zur Teilhabe sollen die Selbstbestimmung und gleichberechtigte Teilhabe am Leben in der Gesellschaft fördern (§ 1 SGB IX).

Eingliederungshilfe – und hier dürfte die Eingliederungshilfe für behinderte Menschen nach dem BSHG gemeint sein – zielt ebenfalls darauf, Menschen mit Behinderungen die Teilnahme am Leben in der Gemeinschaft zu ermöglichen und zu erleichtern, sie in die Gesellschaft einzugliedern (§ 39 BSHG). Eingliederungshilfe nach dem BSHG ist also eine Teilmenge aller Rehabilitationsleistungen. (Entsprechend wurde die Sozialhilfe durch das SGB IX in den Kreis der Rehaträger aufgenommen).

Rehabilitationsleistungen allgemein, speziell aber die Eingliederungshilfe nach dem BSHG, werden auch für Pflegebedürftige erbracht. Leistungen zur Teilhabe, insbesondere zur medizinischen Rehabilitation, werden erbracht, um „Pflegebedürftigkeit zu vermeiden, zu überwinden, zu mindern oder eine Verschlimmerung zu verhüten" (§ 26 Abs. 1 SGB IX, siehe auch § 4 Abs. 1 SGB IX). Aufgabe der Eingliederungshilfe ist es, Menschen mit Behinderungen „soweit wie möglich unabhängig von Pflege zu machen" (§ 39 Abs. 3 BSHG).

Das Ziel von Pflege kommt der Aufgabenbeschreibung von Rehabilitationsleistungen sehr nahe. In § 2 SGB XI heißt es: „Die Leistungen der Pflegeversicherung sollen den Pflegebedürftigen helfen, trotz ihres Hilfebedarfs ein möglichst selbständiges und selbstbestimmtes Leben zu führen, das der Würde des Menschen entspricht. Die Hilfen sind danach auszurichten, die körperlichen, geistigen und seelischen Kräfte der Pflegebedürftigen wiederzugewinnen oder zu erhalten." Das allgemeine Ziel von Rehabilitationsleistungen, Eingliederungshilfe und Pflegeleistungen ist also sehr ähnlich: Ermöglichung eines selbständigen, selbstbestimmten Lebens. Der pflegebedürftige behinderte Mensch soll soweit wie möglich unabhängig von Pflege werden. Die Leistungen sollen Pflegebedürftigkeit überwinden oder mindern oder eine Verschlimmerung der Pflegebedürftigkeit verhüten. Wenn also teilweise Zielsetzung und einzelne konkrete Leistungen von Rehabilitation und Pflege nahezu identisch sind, so liegt die Versuchung nahe, jeweils einem anderen Sozialleistungsträger die Leistungszuständigkeit zuzuschreiben, um sich von finanziellen Kosten zu entlasten.

Den Rehabilitationsleistungen – einschließlich der Eingliederungshilfe – kommt jedoch eine gewisse Priorität vor Pflegeleistungen zu. In § 5 SGB IX heißt es: „Die Leistungsträger haben im Rahmen ihres Leistungsrechtes auch nach Eintritt der Pflegebedürftigkeit ihre Leistungen zur medizinischen Rehabilitation und ergänzende Leistungen im vollen Umfang einzusetzen und darauf hinzuwirken, die Pflegebedürftigkeit zu überwinden, zu mindern sowie eine Verschlimmerung zu verhüten" (siehe auch § 8 SGB IX). Es gilt also der Grundsatz „Rehabilitation vor Pflege".

Nach § 13 Abs. 3 SGB XI sind die Leistungen der Eingliederungshilfe für behinderte Menschen nach dem BSHG im Verhältnis zur Pflegeversicherung nicht nachrangig; die notwendige Hilfe in den Einrichtungen nach § 71 Abs. 4 ist einschließlich der Pflegeleistung zu gewähren. Auch der neu eingeführte § 40 a im BSHG zielt in diese Richtung: „Wird Eingliederungshilfe in einer vollstationären Einrichtung der Behindertenhilfe im Sinne des § 43a SGB XI erbracht, umfasst die Hilfe auch die in der Einrichtung gewährten Pflegeleistungen."

Bleibt also festzustellen: Die Leistungen der Teilhabe bzw. der Rehabilitation sind i. d. R. die weitergehenden Leistungen. Sie sind auch für pflegebedürftige Personen mit Behinderungen zu erbringen. Die Deckung des pflegerischen Bedarfs ist vielfach erst Voraussetzung dafür, dass Teilhabe- oder Rehabilitationsleistungen ihre Wirkung entfalten können. Rehabilitationsleistungen können also auch notwendige Pflegeleistungen mit einschließen.

Zum Teil wird dies auch so praktiziert. In Einrichtungen zur beruflichen Rehabilitation, also z. B. in Berufsbildungswerken, erhalten auch pflegebedürftige behinderte Menschen Rehabilitationsleistungen unter Einschluss aller notwendigen Pflegeleistungen, und zwar sowohl von der Leistungserbringer- als auch der Leistungsträgerseite, aus einer Hand. Auf einen komplexen Hilfebedarf wird also mit einer Komplexleistung reagiert.

Abgrenzungsprobleme

Soweit ich es beurteilen kann, haben sich in den letzten Jahren Abgrenzungsprobleme insbesondere bei der Leistungserbringung im Rahmen der Eingliederungshilfe für sehr schwer behinderte Menschen mit hohem Pflegebedarf ergeben. Dies hängt u. a. mit der Nachrangigkeit der Sozialhilfe zusammen. Die Sozialhilfe prüft zunächst immer, ob ein anderer Leistungsträger vorrangig zuständig ist. Behinderte Menschen mit hohem Pflegebedarf werden vielfach auf Leistungen der Pflegeversicherung bzw. auf Pflegeeinrichtungen verwiesen. Pflegeeinrichtungen sind jedoch weniger ihrem fachlichen Anspruch und Selbstverständnis nach als vielmehr aufgrund der tatsächlichen Rahmenbedingungen eher auf „zustandserhaltende Pflege" ausgerichtet und weniger rehabilitativen Zielsetzungen verpflichtet.

Statt sich im Streit um Abgrenzungsfragen zu verlieren, wäre es ohne Zweifel eher angebracht und fruchtbarer, Möglichkeiten sinnvoller Kooperation auszuloten und weiterzuentwickeln. Beispielhaft sollen Ansatzpunkte für drei Bereiche kurz angedeutet werden:

1. Ausbildungsbereich

Fachpersonal für behinderte Menschen mit Pflegebedarf muss sowohl über pflegerische als auch rehabilitative Kompetenzen verfügen. Die Diakonie hat bereits vor vielen Jahren das Berufsbild des Heilerziehungspflegers bzw. der Heilerziehungspflegerin geschaffen. Bei der Förderung, Betreuung und Begleitung schwerstbehinderter Menschen ist sowohl pflegerische als auch heilpädagogische Kompetenz notwendig. Das Berufsbild „Heilerziehungspfleger/in" vermittelt beide Kompetenzen – aus dem pflegerischen und rehabilitativen Bereich – und hat sich in der Praxis sehr gut bewährt.

Es müsste darüber nachgedacht werden, ob nicht bei der Ausbildung von Pflegekräften in stärkerem Maße rehabilitative Elemente einbezogen werden könnten. Analog sollten in die Ausbildung von Rehafachleuten verstärkt auch pflegerische Elemente Eingang finden. Bei der Medizinerausbildung müssten beide Elemente, pflegerische und rehabilitative, stärkere Beachtung finden.

2. Rahmenbedingungen bei der Leistungserbringung

Leider fehlen vielfach bei Rehabilitationseinrichtungen die Voraussetzungen, um pflegebedürftige Menschen aufnehmen zu können. Dies bezieht sich nicht nur auf die sog. Barrierefreiheit dieser Einrichtungen. Viel schwieriger scheint es, die notwendigen personellen und fachlichen Voraussetzungen zu schaffen, um auch den Pflegebedarf dieser Personen decken zu können. Wer einmal versucht hat, für einen querschnittgelähmten Rollstuhlfahrer, der Rehabilitationsbedarf hat, der nicht mit seiner Behinderung zusammenhängt, eine medizinische Rehabilitationseinrichtung zu finden, weiß, wie schwierig dies ist. Für andere Bereiche, z. B. die wohnortnahe ambulante bzw. mobile Rehabilitation, wurde in Modellvorhaben eindrücklich nachgewiesen, wie notwendig und sinnvoll solche Angebote sind. Bei entsprechendem Kooperationswillen wäre es ohne Änderungen des Leistungsrechts möglich, solche Angebote bedarfsgerecht einzurichten.

Es wäre eine lohnenswerte gemeinsame Aufgabe von Bund, Ländern, Leistungserbringern und Leistungsträgern, ein bedarfsgerechtes Versorgungssystem für pflegebedürftige und behinderte Personen zu schaffen (siehe § 19 SGB IX).

3. Leistungsrechtliche Rahmenbedingungen

Das gültige Leistungsrecht der Rehabilitation bzw. Pflege bietet eine Fülle von ungenutzten Kooperationsmöglichkeiten. Das SGB IX verstärkt die Verpflichtung zur Kooperation aller Beteiligten, insbesondere zur Überwindung von sog. Schnittstellenproblemen. Die Fähigkeit, Bereitschaft und der Wille der Rehabilitationsträger zur Kooperation z. B. im Rahmen der „Gemeinsamen Empfehlungen" nach § 13 SGB IX dürften ein entscheidendes Kriterium für den Erfolg und die Wirksamkeit dieses Gesetzes sein. Problematisch ist, dass es nicht gelungen ist, die Pflegeversicherung in den Kreis der Rehaträger aufzunehmen. Schließlich sollen auch einige leistungsrechtliche Rahmenbedingungen weiterentwickelt werden, um Abgrenzungsprobleme zu entschärfen. Der im BSHG neu eingefügte § 40 a ist ein Schritt in die richtige Richtung. Die mit dem § 43 a SGB XI bestehende Problematik ist allerdings damit nicht behoben und müsste einer Lösung zugeführt werden. Die Beschränkung der Leistungspflicht der GKV für Behandlungspflege auf den eigenen Haushalt bzw. die Häuslichkeit führt dazu, dass für pflegebedürftige Personen in Behinderteneinrichtungen, obwohl sie krankenversichert sind, nicht die Krankenkasse, sondern (zähneknirschend) die Sozialhilfe die dafür notwendigen Kosten übernimmt. Der Druck, diese Personen in Pflegeeinrichtungen abzuschieben, wächst. Ob die mit dem Nachranggrundsatz der Sozialhilfe verbundenen Probleme durch ein Leistungsgesetz in diesem Bereich – wie es an verschiedenen Stellen diskutiert wird – reduziert werden können, bedarf einer intensiven und sorgfältigen Diskussion.

Das Beziehungsgeflecht zwischen Rehabilitation, Eingliederungshilfe und Pflege ist komplex. Mit Abgrenzungsfragen haben wir uns in den vergangenen Jahren reichlich beschäftigt, ohne hinreichenden Erfolg. Vielleicht sollten wir es mit besserer Kooperation versuchen. Die gesetzlichen Grundlagen ließen dies zu, ja fordern es zum Teil. Zum Gelingen bedürfte es jedoch des guten Willen aller Beteiligter.

Ernst Rabenstein, Diakonisches Werk der EKD, Abt. Gesundheit und Rehabilitation, Referat „Hilfen für körperbehinderte Menschen", Stafflenbergstraße 76, 70184 Stuttgart

Zusammenarbeit von Rehabilitation und Pflege in Deutschland

Ingo Füsgen

Zu diesem komplexen Diskussionsthema darf ich zwei Punkte herausgreifen und ansprechen, weil sie mir wichtig erscheinen, wenn das Thema Rehabilitation und Pflege in Zukunft erfolgreich angegangen werden soll. Der erste Bereich betrifft die Diskrepanz zwischen gesundheitspolitischen Vorstellungen und gesetzlichen Aussagen auf der einen Seite sowie der Praxis auf der anderen Seite.

Betrachtet man allein die Kostenseite Rehabilitation und Pflege, handelt es sich um zwei verschiedene Bereiche, auch wenn in erster Linie für den alten Patienten beide bei den Krankenkassen angesiedelt sind. So ist die Rehabilitation Teil der Krankenversicherung, während die Pflege den Bereich der Pflegeversicherung betrifft.

Allerdings sehen es die Gesundheitspolitik und der Gesetzgeber anders. Hier wird die Bedeutung der Rehabilitation im Hinblick auf die Pflege beim alten Menschen nicht nur besonders betont, sondern auch in direkte Beziehung gesetzt. So lautet einer der zentralen gesundheitspolitischen Grundsätze „Rehabilitation vor Pflege". Das Pflegeversicherungsgesetz als fünfte Säule unserer Sozialsicherung hat den Vorrang von Prävention und Rehabilitation vor der Inanspruchnahme von Pflegeleistungen noch einmal deutlich gemacht. Sowohl der Versicherte als auch Kranken- und Pflegekassen sowie andere Sozialleistungsträger werden mit diesem Gesetz verpflichtet, an den notwendigen und zumutbaren Maßnahmen der Rehabilitation mitzuwirken.

Die tägliche Praxis sieht allerdings anders aus. Wer einmal eine Pflegebedürftigkeit im Rahmen des Pflegeversicherungsgesetzes zuerkannt bekommen hat, dem wird vonseiten des Medizinischen Dienstes der Krankenkassen und den Krankenkassen praktisch keine stationäre und teilstationäre Rehabilitationsleistung mehr zuerkannt, auch wenn damit der Grad der Pflegebedürftigkeit aufgrund des neuen Krankheitsbildes reduziert werden könnte.

Dies bedeutet, dass Rehabilitation nur Pflegebedürftigen zuerkannt wird, die vor Eintritt der Krankheit nicht bereits Pflegeprobleme hatten. Die hochbetagten Multimorbiden haben in hohem Maße dauernd Hilfebedarf und würden demnach von geriatrisch-stationären Rehabilitationsleistungen ausgeschlossen werden. Nicht verwunderlich in diesem Zusammenhang ist, dass praktisch keine Rehabilitationsvorschläge vom Medizinischen Dienst im Rahmen ihrer Pflegebedürftigkeitseinschätzung ausgehen.

So ist immer mehr und immer aufwendigere Pflege die Konsequenz, wenn man nicht inhumane Tendenzen gegenüber der massiv wachsenden Zahl Hochbetagter bewusst ins Auge fassen will. Hier ist politischer Handlungsbedarf gefordert, da Praxis und gesetzliche Vorstellungen zum Nachteil der Betroffenen, aber auch unserer Gesellschaft nicht mehr übereinstimmen.

Weiter scheint es mir an dieser Stelle wichtig zu sein, einfach einmal inhaltlich über das Thema „Rehabilitation und Pflege" nachzudenken. Inhaltlich spielt die Pflege im Bereich der präventiven Rehabilitation, der Allgemeinrehabilitation und der kurativen Rehabilitation eine große Rolle. Besondere

Bedeutung kommt ihr im Bereich der erhaltenden Rehabilitation zu. Die Pflege ist hier sogar führend im Rehateam. Bisher gibt es allerdings noch keine klare Abgrenzung sowohl inhaltlich als auch finanziell zwischen Grundpflege und therapeutisch-pflegerischen Maßnahmen (z. B. aktivierende Pflege oder Atemgymnastik bei Immobilität).

Beispielhaft sei einmal die allgemeine Rehabilitation und die darin enthaltenen pflegerischen Maßnahmen angesprochen. Die allgemeine Rehabilitation sollte jeden kranken Älteren berücksichtigen. Sie dient dem Zweck, die durch Bettlägerigkeit aufgezwungene Immobilisation und ihre schwerwiegenden Folgen (intellektueller Abbau, Dekubitus, Inkontinenz, körperlicher Abbau usw.) zu verhindern und möglichst rasch aufzuheben. Diese allgemeine Rehabilitation muss deshalb Teil jeder geriatrischen Krankenbehandlung im Krankenhaus, im Pflegeheim aber auch im häuslichen Bereich sein, weil sie Grundpflege mit aktivierender Pflege und therapeutischen Maßnahmen (z. B. Toilettentraining) verbindet. Eine Trennung therapeutisch-pflegerischer Anteile von der Grundpflege ist nicht möglich, weil sie immer direkt ineinander übergehen.

Dies bedeutet, dass alle Bereiche, in denen allgemeine Rehabilitation gefordert und geleistet wird, eine entsprechend ausgebildete Pflege anbieten müssen, wenn die gewünschte qualitativ und wirtschaftlich erfolgreiche Behandlung des alten Patienten weiterhin sichergestellt werden soll.

Die Altenpflegeausbildung ist vorwiegend sozialpflegerisch und die Krankenpflegeausbildung vorwiegend organmedizinisch ausgerichtet. Alle bisherigen Maßnahmen, die hier eine spezielle Weiterbildung in geriatrisch-rehabilitativer Sicht für die Pflege vorsahen, sind mehr oder weniger gescheitert, da sich für die Weitergebildeten keine entsprechenden materiellen und immateriellen Vorteile in ihrer Arbeit daraus ergaben.

Da aber ohne Zweifel für viele Bereiche diese geriatrisch-rehabilitative Arbeit notwendig ist, muss überlegt werden, wo und wie ich sie im pflegerischen Bereich ansiedle bzw. umsetze.

Man wird ohne Zweifel für die Bereiche der erhaltenden Rehabilitation im Langzeitbereich die hier vorwiegend tätige Altenpflege anders strukturieren und ausbilden müssen. Geriatrisch-rehabilitative Gesichtspunkte müssen hier vor sozialpflegerischen Bereichen überwiegen. Neue Inhalte für die Altenpflegeausbildung sind hier gefordert.

Für den Krankenhausbereich wird sich aufgrund der Einführung der DRGs die Frage nach rehabilitativ-pflegerischen Maßnahmen im Sinne der allgemeinen Rehabilitation nicht mehr so dringend stellen, wie es zum jetzigen Zeitpunkt geschieht. Dafür wird nach kurzer Liegedauer im Krankenhausbereich vermehrt der Rehabilitationsbereich gefordert sein. Eine spezifisch für diesen Nachsorge- und rehabilitativen Bereich ausgerichtete Krankenpflege wäre wünschenswert und notwendig. Aufgrund der beschränkten personellen Ressourcen und auch der Problematik des starren Systems der Bundesrepublik (beispielhaft sei nur an die sich über 30 Jahre hinziehende Einigung zur Altenpflege gedacht), hege ich hier wenig Hoffnungen. Aber als ersten Schritt könnte für Stationsleitungen im Rehabilitationsbereich eine eigenständige Weiterbildung eingeführt werden, die auch durch einen entsprechenden finanziellen Reiz attraktiv gemacht werden könnte. Zu denken wäre hier an eine Weiterbildung, wie sie schon einmal vom Deutschen Berufsverband für Krankenpflege aufgegriffen und durchgeführt wurde. Der wachsenden Bedeutung der rehabilitativen Pflege gerade beim multimorbiden Alten wird man nicht mit der jetzigen Pflegeausbildung und dem jetzigen Pflegesystem gerecht werden können.

„Rehabilitation vor Pflege" wird es nur geben, wenn die Praxis diesem politischen Wunsch auch nachkommt und die Pflege als wichtiges Teammitglied in der Rehabilitation dafür auch ausgebildet ist.

Univ.-Prof. Dr. med. Ingo Füsgen,
Lehrstuhl für Geriatrie der Universität
Witten-Herdecke, Geriatrische Kliniken
Wuppertal der Kliniken St. Antonius,
Carnaperstraße 24, 42283 Wuppertal

Qualität der Versorgung im Anbieterwettbewerb an der Schnittstelle Reha/Pflege – aus Sicht der Pflege

Claudia Kröl

Ich bin im Raum Mannheim–Heidelberg als Heim- und Pflegedienstleitung tätig und führe jede Woche viele Beratungsgespräche mit Heimplatzsuchenden. Ich versuche, Ihnen aus Sicht der Angehörigen und aus Sicht des Pflegeheims aufzuzeigen, wo für uns die Qualität der Schnittstelle Reha/Pflege noch verbesserungsfähig ist.

Angehörige beklagen häufig die zu knappe Zeit – oft nur zwei bis drei Tage –, die zwischen der Ablehnung einer Rehamaßnahme und der Krankenhausentlassung verbleibt.

In dieser Zeit müssen die Angehörigen nicht nur mit ihrem Schmerz fertig werden, dass der jetzt Pflegebedürftige nicht mehr der kraftvolle, beschützende Elternteil ist; jetzt haben sie es manchmal mit einem zornigen oder lethargischen pflegebedürftigen Menschen zu tun, der selbst schutzbedürftig ist.

In kürzester Zeit müssen sie außerdem Probleme lösen wie:

– die Pflegeeinstufung
– die Antragstellung beim Sozialamt
– die Heimplatzsuche
– die Beantragung einer Betreuung

Im Einzelnen sieht das wie folgt aus:

- Die **Pflegeeinstufung** erfolgt wegen der schnellen Entscheidungsforderung häufig nach Aktenlage in die Stufe 1, obwohl der tatsächliche Pflegeaufwand höher ist. Diese Einstufung dient nur zur Heimplatzsicherung, nicht zur Sicherung einer optimalen Versorgung. Für die Pflegeeinrichtungen bekommt die richtige Pflegeeinstufung immer mehr Bedeutung, denn abgesehen von einer wirtschaftlichen Hausführung entscheidet die Pflegeeinstufung auch über die Anzahl des Pflegepersonals. Häufig hat der Pflegebedürftige nach seinem Krankenhausaufenthalt einen erhöhten Pflege- und Betreuungsbedarf, der mit der Stufe 1 nicht abgedeckt ist. Dieser erhöhte Pflegebedarf resultiert aus der intensiven Anleitung, Begleitung und Betreuung, die jetzt notwendig ist, und da es sich um alte und/oder kranke Menschen handelt, deren Bewegungsablauf verlangsamt ist, wird die Pflege zeitintensiver.

- Die **Antragstellung beim Sozialamt** ist für viele Angehörige notwendig, weil weder der Pflegebedürftige noch die Angehörigen die finanziellen Mittel haben, um den Heimplatz selbst zu finanzieren. Die Zusage zur Übernahme der Heimkosten ergeht aber erst, wenn alle Unterlagen vorhanden sind – das heißt also, es dauert mehr als einen Tag.

- Bei der **Heimplatzsuche** wird häufig vom Sozialdienst der Krankenhäuser Hilfestellung gegeben. Die Wahl des bestmöglichen Heimes wird recht bald verdrängt von der Suche nach überhaupt einem Platz. Ohne die Klärung der oben genannten Punkte (Pflegeeinstufung und Kostenübernahme) gibt es im Regelfall keine Heimplatzzusage.

- Die **Beantragung einer Betreuung** ist notwendig, damit die Angehörigen rechtmäßig die oben genannten Schritte einleiten können. Oftmals ist ein Grund für die Ablehnung einer Reha die zu starke körperliche Eingeschränktheit und/oder die Abnahme der geistigen Fähigkeiten oder auch die mangelnde Einsichtsfähigkeit des Pflegebedürftigen. Die Betreuung ist dann die einzige Legitimation der Angehörigen zur Heimplatzsuche und zum Vertragsschluss.

Die Angehörigen fühlen sich häufig mit diesen Aufgaben hoffnungslos überfordert, denn teilweise ist die Zusage des einen von der Zusage des anderen abhängig.

Aus der Sicht der Pflegeeinrichtung kommt es immer wieder vor, dass eine kurzfristige Verlegung vor dem Wochenende passiert. Häufig fehlt die pflegerische Überleitung, meistens gibt es nur den ärztlichen Abschlussbericht, manchmal wird auch dieser nachgeliefert. Die Angehörigen sind froh, dass sie überhaupt einen Platz haben. Der Pflegebedürftige ist böse, weil er nie ins Heim wollte, und die Pflegekräfte haben Probleme, die medizinische und ärztliche Versorgung sicherzustellen, weil entsprechende Informationen lückenhaft sind oder fehlen. Der Hausarzt ist manchmal nicht mehr erreichbar oder es ist ihm nicht möglich, seinen Patienten so kurzfristig zu besuchen. Da die Entlassung aus dem Krankenhaus ohne Medikamente erfolgt, ist die lückenlose Weiterbehandlung gefährdet, besonders wenn es sich um „exotische" Mittel handelt. Ein Pflegeheim ist kein Krankenhaus mit einer Apotheke mit Medikamentenvorräten.

Es beginnt dann eine **Reha im Pflegeheim.** Der Pflegebedürftige kommt zur Ruhe und der Gesundheitszustand stabilisiert sich. Bei guter Zusammenarbeit mit dem Arzt und den ambulanten Therapeuten wird die Pflege durch gezielte Therapien (Krankengymnastik, Ergotherapie, Logopädie) unterstützt. Es kommt zu einer stetigen Verbesserung des Allgemeinzustands. Wenn dann nach ca. 2–3 Monaten ein Mitarbeiter vom MDK zur Begutachtung kommt, wird die Pflegestufe 1 bestätigt. Die verstärkte Pflege und Betreuung zwischen dem Tag der Aufnahme und dem Tag der Begutachtung, die zu diesem Zustand geführt hat, wird ignoriert.

Manchmal haben sich nach ca. 6–12 Monaten die allgemeinen Fähigkeiten und die Mobilität so verbessert, dass die Angehörigen überlegen, ob sie den Pflegebedürftigen nicht wieder mit nach Hause nehmen, denn jetzt könnten sie die Betreuung und die kleinen Hilfestellungen wieder selbst machen.

Zugegeben, dieses Beispiel wird immer seltener so passieren,

– zum einen, weil die neuen Bewohner von Pflegeeinrichtungen hinfälliger sind und die Rehaeinrichtungen zahlenmäßig zugenommen haben, so dass mehr Plätze zur Verfügung stehen;
– zum anderen werden die Pflegeeinrichtungen personell immer schlechter gestellt, so dass diese intensive, rehabilitative Pflege unter diesen Umständen immer weniger möglich ist.

Zusammenfassend kann ich sagen, dass das zentrale Thema, um das sich die angesprochenen Schwierigkeiten ranken, der relativ hohe Verwaltungsaufwand an vielen Stellen ist, der in einem sehr kurzen Zeitrahmen und möglichst gleichzeitig bewältigt werden muss.

Wünschenswert sind folgende Verbesserungen:

1. Die Genehmigung eines Platzes in einer Rehaeinrichtung sollte nicht abhängig sein von einer Nichtbeantragung der Pflegeeinstufung, denn auch nach erfolgreich durchgeführter Rehabilitation kann eine Hilfsbedürftigkeit bleiben, die eine Pflegeeinstufung und einen Pflegeheimaufenthalt notwendig macht.
2. Die Pflegeeinstufung nach Krankenhausaufenthalt sollte nicht nur das Minimum beinhalten, sondern dem anfänglich erhöhten Pflegeaufwand Sorge tragen. Es ist zu überlegen, ob nicht generell nach Krankenhausentlassung die Pflegestufe 3 genehmigt wird. Diese kann dann nach 2–3 Monaten überprüft und angepasst werden. Damit würde es für den Pflegebedürftigen und die Mitarbeiter zu einer enormen Situationsverbesserung kommen. Die rehabilitative Pflege hat nichts mit einer Kurzerkrankung zu tun, die mit kurzzeitigem erhöhtem Pflegeaufwand wieder kuriert und auch mit einer niedrigen Pflegestufe abgegolten ist.

3. Eine verlässliche Pflegeüberleitung, die mindestens den gleichen Stellenwert hat wie der ärztliche Bericht. Das beinhaltet auch, dass ohne pflegerische und ärztliche Berichte keine Verlegung vorgenommen werden darf.

Claudia Kröl, Hinterer Rindweg 21, 68526 Ladenburg

Das neue SGB IX: Ansatzpunkte für verbesserte Umsetzung des Grundsatzes „Rehabilitation vor Pflege"

Hartmut Haines

Nach einem ganzen Tag voller intensiver Diskussionen möchte ich zum Abschluss der Beratungen unserer Arbeitsgruppe mit Ihnen einmal durchgehen, welchen rechtlichen Werkzeugkasten das SGB IX in Bezug auf die von uns erörterten oder angesprochenen Fragen und für die Thematik der Fachtagung insgesamt an die Hand gibt. Ziel ist eine Zwischenbilanz, was insoweit
– mit dem SGB IX bereits erreicht wurde und was
– auf seiner Grundlage erreichbar ist.

Ausgehend von einer solchen Zwischenbilanz, aber jenseits meines Referats sehe ich es als Aufgabe der Fachtagung – und des Projekts der Deutschen Vereinigung, in das die Fachtagung eingebettet ist – zu klären, wo – neben tatsächlichen Gegebenheiten und Verfahrensweisen – rechtliche Grundlagen noch fortentwickelt werden müssten, um das Zusammenspiel von Rehabilitation und Pflege im Interesse der betroffenen Menschen weiter zu verbessern.

Als grundlegende Zielsetzungen formuliert das SGB IX in § 1:

§ 1
Selbstbestimmung und Teilhabe am Leben in der Gesellschaft

Behinderte oder von Behinderung bedrohte Menschen erhalten Leistungen nach diesem Buch und den für die Rehabilitationsträger geltenden Leistungsgesetzen, um ihre Selbstbestimmung und gleichberechtigte Teilhabe am Leben in der Gesellschaft zu fördern, Benachteiligungen zu vermeiden oder ihnen entgegenzuwirken. Dabei wird den besonderen Bedürfnissen behinderter und von Behinderung bedrohter Frauen und Kinder Rechnung getragen.

Zu dem rechtlichen und politischen Gehalt dieser und weiterer Aussagen hat Herr Welti im Plenum viel Wichtiges gesagt, mit dem ich inhaltlich durchweg übereinstimme, so dass ich hierauf insgesamt Bezug nehmen möchte. Selbstbestimmung und gleichberechtigte Teilhabe sind wichtige Zielsetzungen gerade auch bei und in Bezug auf Pflegebedürftigkeit, denn wer deren rechtliche Anforderungen – etwa in § 14 SGB XI – erfüllt, ist nach meiner Auffassung immer zugleich auch „behindert" im Sinne des § 2 SGB IX:

§ 2
Behinderung

(1) Menschen sind behindert, wenn ihre körperliche Funktion, geistige Fähigkeit oder seelische Gesundheit mit hoher Wahrscheinlichkeit länger als sechs Monate von dem für das Lebensalter typischen Zustand abweichen und daher ihre Teilhabe am Leben in der Gesellschaft beeinträchtigt ist. Sie sind von Behinderung bedroht, wenn die Beeinträchtigung zu erwarten ist. ...

„Pflegebedürftigkeit" im Sinne § 14 SGB IX ist damit, wenn man meiner Betrachtungsweise zustimmt, ein bereichsspezifischer Behinderungsbegriff – ähnlich wie § 19 SGB III für den Aufgabenbereich der Bundesanstalt für Arbeit und der neugefasste § 39 BSHG für die Eingliederungshilfe. Zu Recht wies Herr Welti auf die noch fortentwicklungsbedürftige rechtlich-begriffliche Konkordanz des Neunten und des Elften Buches hin; weitergehende Lösungen waren aber in dem Gesetzgebungsverfahren zum SGB IX nicht zu leisten. Divergenzen zwischen den beiden Büchern sehe ich aber – zumindest bei der Analyse der Texte – fast keine hinsichtlich der übergreifenden Zielsetzungen, denn das Ziel der Selbstbestimmung findet sich nicht nur in § 1 SGB IX, sondern auch in § 2 SGB XI.

Zurück zum SGB IX. Der dortige

§ 3
Vorrang von Prävention

Die Rehabilitationsträger wirken darauf hin, dass der Eintritt einer Behinderung einschließlich einer chronischen Krankheit vermieden wird.

und die Stellung der Vorschrift noch vor den in § 4 und im Folgenden angesprochenen Leistungen zur Teilhabe macht den fachpolitischen Vorrang deutlich, der Prävention in jeder Form zuzubilligen ist. Behinderungen, wie sie in § 2 angesprochen sind, mit Einschluss der Ausprägung „Pflegebedürftigkeit" sind kein Zustand, der angestrebt, hingenommen oder gar gewünscht wird; vielmehr sind sie so weitgehend wie im Einzelfall möglich zu vermeiden. Dies ist eine Folgerung auch aus der tragenden politischen Zielsetzung in § 1; besondere Regelungen mit dem Ziel der Selbstbestimmung und der gleichberechtigten Teilhabe erübrigen sich, soweit es gelingt, bestehende Behinderungen zu beseitigen und neue gar nicht erst entstehen zu lassen. Stellung und Text der Vorschrift gehen außerdem davon aus, dass das Vermeiden von Behinderungen nicht als eine eigene, gesonderte Sozialleistung verstanden wird, wie dies im Recht der gesetzlichen Krankenversicherung mit § 20 SGB V und auch in der gesetzlichen Unfallversicherung der Fall ist, sondern als ein Grundprinzip, das nicht nur im Zusammenhang mit Sozialleistungen zu beachten ist.

Die Sprachebene der Sozialleistungen erreicht das SGB IX mit

§ 4
Leistungen zur Teilhabe

(1) Die Leistungen zur Teilhabe umfassen die notwendigen Sozialleistungen, um unabhängig von der Ursache der Behinderung
1. die Behinderung abzuwenden, zu beseitigen, zu mindern, ihre Verschlimmerung zu verhüten oder ihre Folgen zu mildern,
2. Einschränkungen der Erwerbsfähigkeit oder **Pflegebedürftigkeit** zu vermeiden, zu überwinden, zu mindern oder eine Verschlimmerung zu verhüten sowie den vorzeitigen Bezug anderer Sozialleistungen zu vermeiden oder laufende Sozialleistungen zu mindern,
3. die Teilhabe am Arbeitsleben entsprechend den Neigungen und Fähigkeiten dauerhaft zu sichern oder
4. die persönliche Entwicklung ganzheitlich zu fördern und die Teilhabe am Leben in der Gesellschaft sowie eine möglichst selbständige und selbstbestimmte Lebensführung zu ermöglichen oder zu erleichtern.

(2) Die Leistungen zur Teilhabe werden zur Erreichung der in Absatz 1 genannten Ziele nach Maßgabe dieses Buches und der für die zuständigen Leistungsträger geltenden besonderen Vorschriften neben anderen Sozialleistungen erbracht. Die Leistungsträger erbringen die Leistungen im Rahmen der für sie geltenden Rechtsvorschriften nach Lage des Einzelfalls so vollständig, umfassend und in gleicher Qualität, dass Leistungen eines anderen Trägers möglichst nicht erforderlich werden. ...

Pflegebedürftigkeit in jedem nur möglichen Stadium entgegenzuwirken (also auch dann, wenn sie schon eingetreten ist) und hierzu alle im Einzelfall möglichen Interventionsansätze auszuschöpfen, gehört damit zur umfassenden Aufgabendefinition der Leistungen zur Teilhabe. Diese bilden den neuen Oberbegriff für die einzelnen Leistungsgruppen in

§ 5
Leistungsgruppen

Zur Teilhabe werden erbracht
1. Leistungen zur medizinischen Rehabilitation,
2. Leistungen zur Teilhabe am Arbeitsleben,
3. unterhaltssichernde und andere ergänzende Leistungen,
4. Leistungen zur Teilhabe am Leben in der Gemeinschaft.

Für diese Leistungsgruppen werden die zuständigen Rehabilitationsträger näher bestimmt in

§ 6
Rehabilitationsträger

(1) Träger der Leistungen zur Teilhabe (Rehabilitationsträger) können sein
1. die gesetzlichen Krankenkassen für Leistungen nach § 5 Nr. 1 und 3,
2. die Bundesanstalt für Arbeit für Leistungen nach § 5 Nr. 2 und 3,
3. die Träger der gesetzlichen Unfallversicherung für Leistungen nach § 5 Nr. 1 bis 4,

4. die Träger der gesetzlichen Rentenversicherung für Leistungen nach § 5 Nr. 1 bis 3, die Träger der Alterssicherung der Landwirte für Leistungen nach § 5 Nr. 1 und 3,
5. die Träger der Kriegsopferversorgung und die Träger der Kriegsopferfürsorge im Rahmen des Rechts der sozialen Entschädigung bei Gesundheitsschäden für Leistungen nach § 5 Nr. 1 bis 4,
6. die Träger der öffentlichen Jugendhilfe für Leistungen nach § 5 Nr. 1, 2 und 4,
7. die Träger der Sozialhilfe für Leistungen nach § 5 Nr. 1, 2 und 4.
(2) Die Rehabilitationsträger nehmen ihre Aufgaben selbständig und eigenverantwortlich wahr.

Das zentrale Regelungsanliegen des SGB IX, die Vorschriften über die – in § 4 erstmals genannten und in § 5 durch Bildung von Leistungsgruppen erläuterten – Leistungen zur Teilhabe möglichst einheitlich zu regeln, auch wenn für sie – nach § 6 Abs. 1 – unterschiedliche Trägergruppen zuständig sind, findet sich in

§ 7
Vorbehalt abweichender Regelungen
Die Vorschriften dieses Buches gelten für die Leistungen zur Teilhabe, soweit sich aus den für den jeweiligen Rehabilitationsträger geltenden Leistungsgesetzen nichts Abweichendes ergibt. Die Zuständigkeit und die Voraussetzungen für die Leistungen zur Teilhabe richten sich nach den für den jeweiligen Rehabilitationsträger geltenden Leistungsgesetzen.

Entsprechend den Grundregeln des Sozialgesetzbuchs wird angestrebt, dass Regelungen, die für mehrere Sozialleistungsbereiche einheitlich sein können, nur an einer Stelle getroffen werden; dies setzt Satz 1 für die Regelungen zu Inhalt und Zielsetzung der einschlägigen Sozialleistungen um. Diese Regelungen wurden im Interesse der Betroffenen im Neunten Buch so weit wie möglich vereinheitlicht, auch um zu verdeutlichen, dass das gemeinsame Ziel – möglichst weitgehende Teilhabe behinderter und von Behinderung bedrohter Menschen am Leben der Gesellschaft – bei allen jeweils zuständigen Rehabilitationsträgern in grundsätzlich gleicher Weise verfolgt wird. Satz 2 stellt – anknüpfend an die Darstellungen der Leistungsgruppen in § 5 sowie der beteiligten Träger oder Trägergruppen in § 6 Abs. 1 – klar, dass die Zuständigkeit und die Voraussetzungen der Leistungen sich nach den besonderen Regelungen für die einzelnen Rehabilitationsträger richten; diese Regelungen wurden im Zuge des Gesetzgebungsvorhabens zum SGB IX zwar überprüft und an einigen Stellen auch fortentwickelt, im SGB IX aber weder zusammengefasst noch inhaltlich neugestaltet. Dies trägt dem so genannten „gegliederten System" Rechnung, in dem Leistungen zur Teilhabe als die einschlägigen Sozialleistungen durch verschiedene Sozialleistungsträger erbracht werden, in deren spezifische Systemzusammenhänge sie eingebunden sind.

Eine weitere wichtige inhaltliche Vorgabe zum Verhältnis zwischen Leistungen zur Teilhabe und Pflege enthält

§ 8
Vorrang von Leistungen zur Teilhabe
(1) Werden bei einem Rehabilitationsträger Sozialleistungen wegen oder unter Berücksichtigung einer Behinderung oder einer drohenden Behinderung beantragt oder erbracht, prüft dieser unabhängig von der Entscheidung über diese Leistungen, ob Leistungen zur Teilhabe voraussichtlich erfolgreich sind. ...
(3) Absatz 1 ist auch anzuwenden, um durch Leistungen zur Teilhabe **Pflegebedürftigkeit** zu vermeiden, zu überwinden, zu mindern oder eine Verschlimmerung zu verhüten.

Für die Ziele, Pflegebedürftigkeit entgegenzuwirken sowie Pflegeleistungen mit Leistungen zur Teilhabe kompatibel zu machen, sind auch nutzbar zu machen – aus der Sicht der betroffenen Menschen –

§ 9
Wunsch- und Wahlrecht der Leistungsberechtigten
(1) Bei der Entscheidung über die Leistungen und bei der Ausführung der Leistungen zur Teilhabe wird berechtigten Wünschen der Leistungsberechtigten entsprochen. Dabei wird auch auf die persönliche Lebenssituation, das Alter, das Geschlecht, die Familie sowie die religiösen und weltanschaulichen Bedürfnisse der Leistungsberechtigten Rücksicht genommen; im Übrigen gilt § 33 des Ersten Buches. Den besonderen Bedürfnissen behinderter Mütter und Väter bei der Erfüllung ihres Erziehungsauftrages sowie den besonderen Bedürfnissen behinderter Kinder wird Rechnung getragen.
(2) Sachleistungen zur Teilhabe, die nicht in Rehabilitationseinrichtungen auszuführen sind, können

auf Antrag der Leistungsberechtigten als Geldleistungen erbracht werden, wenn die Leistungen hierdurch voraussichtlich bei gleicher Wirksamkeit wirtschaftlich zumindest gleichwertig ausgeführt werden können. Für die Beurteilung der Wirksamkeit stellen die Leistungsberechtigten dem Rehabilitationsträger geeignete Unterlagen zur Verfügung. Der Rehabilitationsträger begründet durch Bescheid, wenn er den Wünschen des Leistungsberechtigten nach den Absätzen 1 und 2 nicht entspricht.

(3) Leistungen, Dienste und Einrichtungen lassen den Leistungsberechtigten möglichst viel Raum zu eigenverantwortlicher Gestaltung ihrer Lebensumstände und fördern ihre Selbstbestimmung.

(4) Die Leistungen zur Teilhabe bedürfen der Zustimmung der Leistungsberechtigten.

sowie – als Aufgabe der Rehabilitationsträger –

§ 10
Koordinierung der Leistungen

(1) Soweit Leistungen verschiedener Leistungsgruppen oder mehrerer Rehabilitationsträger erforderlich sind, ist der nach § 14 leistende Rehabilitationsträger dafür verantwortlich, dass die beteiligten Rehabilitationsträger im Benehmen miteinander und in Abstimmung mit den Leistungsberechtigten die nach dem individuellen Bedarf voraussichtlich erforderlichen Leistungen funktionsbezogen feststellen und schriftlich so zusammenstellen, dass sie nahtlos ineinander greifen. Die Leistungen werden entsprechend dem Verlauf der Rehabilitation angepasst und darauf ausgerichtet, den Leistungsberechtigten unter Berücksichtigung der Besonderheiten des Einzelfalls die den Zielen der §§ 1 und 4 Abs. 1 entsprechende umfassende Teilhabe am Leben in der Gesellschaft zügig, wirksam, wirtschaftlich und auf Dauer zu ermöglichen. Dabei sichern die Rehabilitationsträger durchgehend das Verfahren entsprechend dem jeweiligen Bedarf und gewährleisten, dass die wirksame und wirtschaftliche Ausführung der Leistungen nach gleichen Maßstäben und Grundsätzen erfolgt.

(2) Absatz 1 gilt entsprechend auch für die Integrationsämter in Bezug auf Leistungen und sonstige Hilfen für schwerbehinderte Menschen nach Teil 2.

(3) Den besonderen Bedürfnissen seelisch behinderter oder von einer solchen Behinderung bedrohter Menschen wird Rechnung getragen.

(4) Die datenschutzrechtlichen Regelungen dieses Gesetzbuchs bleiben unberührt.

§ 12
Zusammenarbeit der Rehabilitationsträger

(1) Im Rahmen der durch Gesetz, Rechtsverordnung oder allgemeine Verwaltungsvorschrift getroffenen Regelungen sind die Rehabilitationsträger verantwortlich, dass

1. die im Einzelfall erforderlichen Leistungen zur Teilhabe nahtlos, zügig sowie nach Gegenstand, Umfang und Ausführung einheitlich erbracht werden,
2. Abgrenzungsfragen einvernehmlich geklärt werden,
3. Beratung entsprechend den in §§ 1 und 4 genannten Zielen geleistet wird,
4. Begutachtungen möglichst nach einheitlichen Grundsätzen durchgeführt werden sowie
5. Prävention entsprechend dem in § 3 genannten Ziel geleistet wird.

(2) Die Rehabilitationsträger und ihre Verbände sollen zur gemeinsamen Wahrnehmung von Aufgaben zur Teilhabe behinderter Menschen insbesondere regionale Arbeitsgemeinschaften bilden. § 88 Abs. 1 Satz 1 und Abs. 2 des Zehnten Buches gilt entsprechend.

§ 13
Gemeinsame Empfehlungen

(1) Die Rehabilitationsträger nach § 6 Abs. 1 Nr. 1 bis 5 vereinbaren zur Sicherung der Zusammenarbeit nach § 12 Abs. 1 gemeinsame Empfehlungen.

(2) Die Rehabilitationsträger nach § 6 Abs. 1 Nr. 1 bis 5 vereinbaren darüber hinaus gemeinsame Empfehlungen,

1. welche Maßnahmen nach § 3 geeignet sind, um den Eintritt einer Behinderung zu vermeiden, sowie über die statistische Erfassung der Anzahl, des Umfangs und der Wirkungen dieser Maßnahmen,
2. in welchen Fällen und in welcher Weise rehabilitationsbedürftigen Menschen notwendige Leistungen zur Teilhabe angeboten werden, insbesondere um eine durch eine Chronifizierung von Erkrankungen bedingte Behinderung zu verhindern,
3. in welchen Fällen und in welcher Weise die Klärung der im Einzelfall anzustrebenden Ziele und des Bedarfs an Leistungen schriftlich festzuhalten ist sowie über die Ausgestaltung des in § 14 bestimmten Verfahrens,
4. in welcher Weise die Bundesanstalt für Arbeit von den übrigen Rehabilitationsträgern nach § 38 zu beteiligen ist,
5. wie Leistungen zur Teilhabe zwischen verschiedenen Trägern koordiniert werden,

6. in welcher Weise und in welchem Umfang Selbsthilfegruppen, -organisationen und -kontaktstellen, die sich die Prävention, Rehabilitation, Früherkennung und Bewältigung von Krankheiten und Behinderungen zum Ziel gesetzt haben, gefördert werden,
7. wie während der Ausführung ambulanter Leistungen zur Teilhabe Leistungen zum Lebensunterhalt (§ 45) untereinander und von anderen Entgeltersatzleistungen abzugrenzen sind, soweit für diesen Zeitraum Anspruch auf mehrere Entgeltersatzleistungen besteht,
8. in welchen Fällen und in welcher Weise der behandelnde Hausarzt oder Facharzt und der Betriebs- oder Werksarzt in die Einleitung und Ausführung von Leistungen zur Teilhabe einzubinden sind,
9. zu einem Informationsaustausch mit behinderten Beschäftigten, Arbeitgebern und den in § 83 genannten Vertretungen zur möglichst frühzeitigen Erkennung des individuellen Bedarfs voraussichtlich erforderlicher Leistungen zur Teilhabe sowie
10. über ihre Zusammenarbeit mit Sozialdiensten und vergleichbaren Stellen.

(3) Bestehen für einen Rehabilitationsträger Rahmenempfehlungen auf Grund gesetzlicher Vorschriften und soll bei den gemeinsamen Empfehlungen von diesen abgewichen werden oder sollen die gemeinsamen Empfehlungen Gegenstände betreffen, die nach den gesetzlichen Vorschriften Gegenstand solcher Rahmenempfehlungen werden sollen, stellt der Rehabilitationsträger das Einvernehmen mit den jeweiligen Partnern der Rahmenempfehlungen sicher.

(4) Die Träger der Renten-, Kranken- und Unfallversicherung sowie der Alterssicherung der Landwirte können sich bei der Vereinbarung der gemeinsamen Empfehlungen durch ihre Spitzenverbände vertreten lassen.

(5) An der Vorbereitung der gemeinsamen Empfehlungen werden die Träger der Sozialhilfe und der öffentlichen Jugendhilfe über die Bundesvereinigung der Kommunalen Spitzenverbände, die Bundesarbeitsgemeinschaft der überörtlichen Träger der Sozialhilfe, die Bundesarbeitsgemeinschaft der Landesjugendämter sowie die Integrationsämter in Bezug auf Leistungen und sonstige Hilfen für schwerbehinderte Menschen nach dem Teil 2 über die Arbeitsgemeinschaft, in der sich die Integrationsämter zusammengeschlossen haben, beteiligt. Die Träger der Sozialhilfe und der öffentlichen Jugendhilfe orientieren sich bei der Wahrnehmung ihrer Aufgaben nach diesem Buch an den vereinbarten Empfehlungen oder können diesen beitreten.

(6) Die Verbände behinderter Menschen einschließlich der Verbände der Freien Wohlfahrtspflege, der Selbsthilfegruppen und der Interessenvertretungen behinderter Frauen sowie die für die Wahrnehmung der Interessen der ambulanten und stationären Rehabilitationseinrichtungen auf Bundesebene maßgeblichen Spitzenverbände werden an der Vorbereitung der gemeinsamen Empfehlungen beteiligt. Ihren Anliegen wird bei der Ausgestaltung der Empfehlungen nach Möglichkeit Rechnung getragen. Die Empfehlungen berücksichtigen auch die besonderen Bedürfnisse behinderter oder von Behinderung bedrohter Frauen und Kinder.

(7) Die beteiligten Rehabilitationsträger vereinbaren die gemeinsamen Empfehlungen im Rahmen der Bundesarbeitsgemeinschaft für Rehabilitation im Benehmen mit dem Bundesministerium für Arbeit und Sozialordnung und den Ländern auf der Grundlage eines von ihnen innerhalb der Bundesarbeitsgemeinschaft vorbereiteten Vorschlags. Der Bundesbeauftragte für den Datenschutz wird beteiligt. Hat das Bundesministerium für Arbeit und Sozialordnung zu einem Vorschlag aufgefordert, legt die Bundesarbeitsgemeinschaft für Rehabilitation den Vorschlag innerhalb von sechs Monaten vor. Dem Vorschlag wird gefolgt, wenn ihm berechtigte Interessen eines Rehabilitationsträgers nicht entgegenstehen. Einwände nach Satz 4 sind innerhalb von vier Wochen nach Vorlage des Vorschlags auszuräumen.

(8) Die Rehabilitationsträger teilen der Bundesarbeitsgemeinschaft für Rehabilitation jährlich ihre Erfahrungen mit den gemeinsamen Empfehlungen mit, die Träger der Renten-, Kranken- und Unfallversicherung sowie der Alterssicherung der Landwirte über ihre Spitzenverbände. Die Bundesarbeitsgemeinschaft für Rehabilitation stellt dem Bundesministerium für Arbeit und Sozialordnung und den Ländern eine Zusammenfassung zur Verfügung.

(9) Die gemeinsamen Empfehlungen können durch die regional zuständigen Rehabilitationsträger konkretisiert werden.

Wichtige Regelungen, um den in der Arbeitsgruppe und der Fachtagung insgesamt vielfach angesprochenen Zuständigkeits-, Begutachtungs- und Verzögerungsproblemen entgegenzuwirken, sind

§ 14
Zuständigkeitsklärung

(1) Werden Leistungen zur Teilhabe beantragt, stellt der Rehabilitationsträger innerhalb von zwei Wochen nach Eingang des Antrages bei ihm fest,

ob er nach dem für ihn geltenden Leistungsgesetz für die Leistung zuständig ist; bei den Krankenkassen umfasst die Prüfung auch die Leistungspflicht nach § 40 Abs. 4 des Fünften Buches. Stellt er bei der Prüfung fest, dass er für die Leistung nicht zuständig ist, leitet er den Antrag unverzüglich dem nach seiner Auffassung zuständigen Rehabilitationsträger zu. Muss für eine solche Feststellung die Ursache der Behinderung geklärt werden und ist diese Klärung in der Frist nach Satz 1 nicht möglich, wird der Antrag unverzüglich dem Rehabilitationsträger zugeleitet, der die Leistung ohne Rücksicht auf die Ursache erbringt. Wird der Antrag bei der Bundesanstalt für Arbeit gestellt, werden bei der Prüfung nach den Sätzen 1 und 2 Feststellungen nach § 11 Abs. 2a Nr. 1 des Sechsten Buches und § 22 Abs. 2 des Dritten Buches nicht getroffen.
(2) Wird der Antrag nicht weitergeleitet, stellt der Rehabilitationsträger den Rehabilitationsbedarf unverzüglich fest. Muss für diese Feststellung ein Gutachten nicht eingeholt werden, entscheidet der Rehabilitationsträger innerhalb von drei Wochen nach Antragseingang. Wird der Antrag weitergeleitet, gelten die Sätze 1 und 2 für den Rehabilitationsträger, an den der Antrag weitergeleitet worden ist, entsprechend; die in Satz 2 genannte Frist beginnt mit dem Eingang bei diesem Rehabilitationsträger. Ist für die Feststellung des Rehabilitationsbedarfs ein Gutachten erforderlich, wird die Entscheidung innerhalb von zwei Wochen nach Vorliegen des Gutachtens getroffen.
(3) Die Absätze 1 und 2 gelten sinngemäß, wenn der Rehabilitationsträger Leistungen von Amts wegen erbringt. Dabei tritt an die Stelle des Tages der Antragstellung der Tag der Kenntnis des voraussichtlichen Rehabilitationsbedarfs.
(4) Wird nach Bewilligung der Leistung durch einen Rehabilitationsträger nach Absatz 1 Satz 2 bis 4 festgestellt, dass ein anderer Rehabilitationsträger für die Leistung zuständig ist, erstattet dieser dem Rehabilitationsträger, der die Leistung erbracht hat, dessen Aufwendungen nach den für diesen geltenden Rechtsvorschriften. Die Bundesanstalt für Arbeit leitet für die Klärung nach Satz 1 Anträge auf Leistungen zur Teilhabe am Arbeitsleben zur Feststellung nach § 11 Abs. 2a Nr. 1 des Sechsten Buches an die Träger der Rentenversicherung nur weiter, wenn sie konkrete Anhaltspunkte dafür hat, dass der Träger der Rentenversicherung zur Leistung einer Rente unabhängig von der jeweiligen Arbeitsmarktlage verpflichtet sein könnte. Für unzuständige Rehabilitationsträger, die eine Leistung nach Absatz 2 Satz 1 und 2 erbracht haben, ist § 105 des Zehnten Buches nicht anzuwenden.

(5) Der Rehabilitationsträger stellt sicher, dass er Sachverständige beauftragen kann, bei denen Zugangs- und Kommunikationsbarrieren nicht bestehen. Ist für die Feststellung des Rehabilitationsbedarfs ein Gutachten erforderlich, beauftragt der Rehabilitationsträger unverzüglich einen geeigneten Sachverständigen. Er benennt den Leistungsberechtigten in der Regel drei möglichst wohnortnahe Sachverständige unter Berücksichtigung bestehender sozialmedizinischer Dienste. Haben sich Leistungsberechtigte für einen benannten Sachverständigen entschieden, wird dem Wunsch Rechnung getragen. Der Sachverständige nimmt eine umfassende sozialmedizinische, bei Bedarf auch psychologische Begutachtung vor und erstellt das Gutachten innerhalb von zwei Wochen. Die in dem Gutachten getroffenen Feststellungen zum Rehabilitationsbedarf werden den Entscheidungen der Rehabilitationsträger zugrunde gelegt. Die gesetzlichen Aufgaben der Gesundheitsämter bleiben unberührt.
(6) Hält der leistende Rehabilitationsträger weitere Leistungen zur Teilhabe für erforderlich und kann er für diese Leistungen nicht Rehabilitationsträger nach § 6 Abs. 1 sein, wird Absatz 1 Satz 2 entsprechend angewendet. Die Leistungsberechtigten werden hierüber unterrichtet.

Die in Absatz 5 enthaltenen Vorgaben für die Begutachtung einschließlich der Fristvorgabe nach § 14 Abs. 5 Satz 5 gelten unmittelbar nur für die Leistungen zur Teilhabe, nicht für Pflegeleistungen. Wenn der Träger, der Pflege zu leisten hat/hätte, den Grundsatz „Rehabilitation vor Pflege" nach § 8 Abs. 3 SGB IX wirklich – und auch im Verfahren – beachten will, müsste er den Begutachtungsvorgaben des § 14 Abs. 5 wohl auch bei Gutachten zur Pflege entsprechen. Der Beschleunigung notwendiger Entscheidungen dient auch

§ 15
Erstattung selbstbeschaffter Leistungen
(1) Kann über den Antrag auf Leistungen zur Teilhabe nicht innerhalb der in § 14 Abs. 2 genannten Fristen entschieden werden, teilt der Rehabilitationsträger dies den Leistungsberechtigten unter Darlegung der Gründe rechtzeitig mit. Erfolgt die Mitteilung nicht oder liegt ein zureichender Grund nicht vor, können Leistungsberechtigte dem Rehabilitationsträger eine angemessene Frist setzen und dabei erklären, dass sie sich nach Ablauf der Frist die erforderliche Leistung selbst beschaffen. Beschaffen sich Leistungsberechtigte nach Ablauf der Frist eine erforderliche Leistung selbst, ist der zu-

ständige Rehabilitationsträger unter Beachtung der Grundsätze der Wirtschaftlichkeit und Sparsamkeit zur Erstattung der Aufwendungen verpflichtet. Die Erstattungspflicht besteht auch, wenn der Rehabilitationsträger eine unaufschiebbare Leistung nicht rechtzeitig erbringen kann oder er eine Leistung zu Unrecht abgelehnt hat. Die Sätze 1 bis 3 gelten nicht für die Träger der Sozialhilfe, der öffentlichen Jugendhilfe und der Kriegsopferfürsorge.
(2) Die Rehabilitationsträger erfassen,
1. in wie vielen Fällen die Fristen nach § 14 nicht eingehalten wurden,
2. in welchem Umfang sich die Verfahrensdauer vom Eingang der Anträge bis zur Entscheidung über die Anträge verringert hat,
3. in wie vielen Fällen eine Kostenerstattung nach Absatz 1 Satz 3 und 4 erfolgt ist.

Neue Akzente setzt

§ 17
Ausführung von Leistungen
(1) Der zuständige Rehabilitationsträger kann Leistungen zur Teilhabe
1. allein oder gemeinsam mit anderen Leistungsträgern,
2. durch andere Leistungsträger,
3. unter Inanspruchnahme von geeigneten, insbesondere auch freien und gemeinnützigen oder privaten Rehabilitationsdiensten und -einrichtungen (§ 19) oder
4. durch ein persönliches Budget
ausführen. Er bleibt für die Ausführung der Leistungen verantwortlich. Satz 1 Nr. 1 bis 3 gilt insbesondere dann, wenn der Rehabilitationsträger die Leistung dadurch wirksamer oder wirtschaftlicher erbringen kann.
(2) Budgets nach Absatz 1 Satz 1 Nr. 4 werden so bemessen, dass eine Deckung des festgestellten Bedarfs unter Beachtung der Grundsätze der Wirtschaftlichkeit und Sparsamkeit möglich ist.
(3) Die Rehabilitationsträger erproben die Einführung persönlicher Budgets durch Modellvorhaben

vor allem im Hinblick auf die Möglichkeit persönlicher Budgets. Soweit diese Leistungsform in Deutschland bisher erprobt wurde, geschah dies meist bei Leistungen, in denen auch Pflegebedürftigkeit gegeben war; die Modellvorhaben, zu denen die Rehabilitationsträger verpflichtet sind, sowie die bereits allgemein – schon vor Abschluss der Modellvorhaben – bestehende Leistungsmöglichkeit eröffnen daher neue Perspektiven auch für das Zusammenspiel von Rehabilitation und Pflege, worauf Herr Welti schon hingewiesen hat.

Auszuloten sind mit dieser Fragestellung auch

§ 19
Rehabilitationsdienste und -einrichtungen
(1) Die Rehabilitationsträger wirken gemeinsam unter Beteiligung der Bundesregierung und der Landesregierungen darauf hin, dass die fachlich und regional erforderlichen Rehabilitationsdienste und -einrichtungen in ausreichender Zahl und Qualität zur Verfügung stehen. Dabei achten sie darauf, dass für eine ausreichende Zahl solcher Rehabilitationsdienste und -einrichtungen Zugangs- und Kommunikationsbarrieren nicht bestehen. Die Verbände behinderter Menschen einschließlich der Verbände der Freien Wohlfahrtspflege, der Selbsthilfegruppen und der Interessenvertretungen behinderter Frauen sowie die für die Wahrnehmung der Interessen der ambulanten und stationären Rehabilitationseinrichtungen auf Bundesebene maßgeblichen Spitzenverbände werden beteiligt.
(2) Soweit die Ziele nach Prüfung des Einzelfalls mit vergleichbarer Wirksamkeit erreichbar sind, werden Leistungen unter Berücksichtigung der persönlichen Umstände in ambulanter, teilstationärer oder betrieblicher Form und gegebenenfalls unter Einbeziehung familienentlastender und -unterstützender Dienste erbracht.
(3) Bei Leistungen an behinderte oder von einer Behinderung bedrohte Kinder wird eine gemeinsame Betreuung behinderter und nichtbehinderter Kinder angestrebt.
(4) Nehmen Rehabilitationsträger zur Ausführung von Leistungen besondere Dienste (Rehabilitationsdienste) oder Einrichtungen (Rehabilitationseinrichtungen) in Anspruch, erfolgt die Auswahl danach, welcher Dienst oder welche Einrichtung die Leistung in der am besten geeigneten Form ausführt; dabei werden Dienste und Einrichtungen freier oder gemeinnütziger Träger entsprechend ihrer Bedeutung für die Rehabilitation und Teilhabe behinderter Menschen berücksichtigt und die Vielfalt der Träger von Rehabilitationsdiensten oder -einrichtungen gewahrt sowie deren Selbständigkeit, Selbstverständnis und Unabhängigkeit beachtet. § 35 Satz 2 Nr. 4 ist anzuwenden.
(5) Rehabilitationsträger können nach den für sie geltenden Rechtsvorschriften Rehabilitationsdienste oder -einrichtungen fördern, wenn dies zweckmäßig ist und die Arbeit dieser Dienste oder Einrichtungen in anderer Weise nicht sichergestellt werden kann.

(6) Rehabilitationsdienste und -einrichtungen mit gleicher Aufgabenstellung sollen Arbeitsgemeinschaften bilden.

§ 20
Qualitätssicherung

(1) Die Rehabilitationsträger nach § 6 Abs. 1 Nr. 1 bis 5 vereinbaren gemeinsame Empfehlungen zur Sicherung und Weiterentwicklung der Qualität der Leistungen, insbesondere zur barrierefreien Leistungserbringung, sowie für die Durchführung vergleichender Qualitätsanalysen als Grundlage für ein effektives Qualitätsmanagement der Leistungserbringer. § 13 Abs. 4 ist entsprechend anzuwenden. Die Rehabilitationsträger nach § 6 Abs. 1 Nr. 6 und 7 können den Empfehlungen beitreten.

(2) Die Erbringer von Leistungen stellen ein Qualitätsmanagement sicher, das durch zielgerichtete und systematische Verfahren und Maßnahmen die Qualität der Versorgung gewährleistet und kontinuierlich verbessert.

(3) Die Bundesarbeitsgemeinschaft für Rehabilitation bereitet die Empfehlungen nach Absatz 1 vor. Sie beteiligt die Verbände behinderter Menschen einschließlich der Verbände der Freien Wohlfahrtspflege, der Selbsthilfegruppen und der Interessenvertretungen behinderter Frauen sowie die nach § 19 Abs. 6 gebildeten Arbeitsgemeinschaften und die für die Wahrnehmung der Interessen der ambulanten und stationären Rehabilitationseinrichtungen auf Bundesebene maßgeblichen Spitzenverbände. Deren Anliegen wird bei der Ausgestaltung der Empfehlungen nach Möglichkeit Rechnung getragen.

(4) § 13 Abs. 3 ist entsprechend anzuwenden für Vereinbarungen auf Grund gesetzlicher Vorschriften für die Rehabilitationsträger.

§ 21
Verträge mit Leistungserbringern

(1) Die Verträge über die Ausführung von Leistungen durch Rehabilitationsdienste und -einrichtungen, die nicht in der Trägerschaft eines Rehabilitationsträgers stehen, enthalten insbesondere Regelungen über
1. Qualitätsanforderungen an die Ausführung der Leistungen, das beteiligte Personal und die begleitenden Fachdienste,
2. Übernahme von Grundsätzen der Rehabilitationsträger zur Vereinbarung von Vergütungen,
3. Rechte und Pflichten der Teilnehmer, soweit sich diese nicht bereits aus dem Rechtsverhältnis ergeben, das zwischen ihnen und dem Rehabilitationsträger besteht,
4. angemessene Mitwirkungsmöglichkeiten der Teilnehmer an der Ausführung der Leistungen,
5. Geheimhaltung personenbezogener Daten sowie
6. die Beschäftigung eines angemessenen Anteils behinderter, insbesondere schwerbehinderter Frauen.

(2) Die Rehabilitationsträger wirken darauf hin, dass die Verträge nach einheitlichen Grundsätzen abgeschlossen werden; sie können über den Inhalt der Verträge gemeinsame Empfehlungen nach § 13 sowie Rahmenverträge mit den Arbeitsgemeinschaften der Rehabilitationsdienste und -einrichtungen vereinbaren. Der Bundesbeauftragte für den Datenschutz wird beteiligt.

(3) Verträge mit fachlich nicht geeigneten Diensten oder Einrichtungen werden gekündigt.

(4) Absatz 1 Nr. 1 und 3 bis 6 wird für eigene Einrichtungen der Rehabilitationsträger entsprechend angewendet.

Mit Sicherheit werden auch die gemeinsamen Servicestellen, die die Rehabilitationsträger derzeit einrichten, neue Ansatzpunkte für die Thematik der Fachtagung bieten:

§ 22
Aufgaben

(1) Gemeinsame örtliche Servicestellen der Rehabilitationsträger bieten behinderten und von Behinderung bedrohten Menschen, ihren Vertrauenspersonen und Personensorgeberechtigten nach § 60 Beratung und Unterstützung an. Die Beratung und Unterstützung umfasst insbesondere,
1. über Leistungsvoraussetzungen, Leistungen der Rehabilitationsträger, besondere Hilfen im Arbeitsleben sowie über die Verwaltungsabläufe zu informieren,
2. bei der Klärung des Rehabilitationsbedarfs, bei der Inanspruchnahme von Leistungen zur Teilhabe und der besonderen Hilfen im Arbeitsleben sowie bei der Erfüllung von Mitwirkungspflichten zu helfen,
3. zu klären, welcher Rehabilitationsträger zuständig ist, auf klare und sachdienliche Anträge hinzuwirken und sie an den zuständigen Rehabilitationsträger weiterzuleiten,
4. bei einem Rehabilitationsbedarf, der voraussichtlich ein Gutachten erfordert, den zuständigen Rehabilitationsträger darüber zu informieren,
5. die Entscheidung des zuständigen Rehabilitationsträgers in Fällen, in denen die Notwendigkeit von Leistungen zur Teilhabe offenkundig ist, so

umfassend vorzubereiten, dass dieser unverzüglich entscheiden kann,
6. bis zur Entscheidung oder Leistung des Rehabilitationsträgers den behinderten oder von Behinderung bedrohten Menschen unterstützend zu begleiten,
7. bei den Rehabilitationsträgern auf zeitnahe Entscheidungen und Leistungen hinzuwirken und
8. zwischen mehreren Rehabilitationsträgern und Beteiligten auch während der Leistungserbringung zu koordinieren und zu vermitteln.

Die Beratung umfasst unter Beteiligung der Integrationsämter auch die Klärung eines Hilfebedarfs nach Teil 2 dieses Buches. Die **Pflegekassen** werden bei drohender oder bestehender **Pflegebedürftigkeit** an der Beratung und Unterstützung durch die gemeinsamen Servicestellen beteiligt. Verbände behinderter Menschen einschließlich der Verbände der Freien Wohlfahrtspflege, der Selbsthilfegruppen und der Interessenvertretungen behinderter Frauen werden mit Einverständnis der behinderten Menschen an der Beratung beteiligt.

(2) § 14 des Ersten Buches und § 8 des Bundessozialhilfegesetzes bleiben unberührt. Auskünfte nach § 15 des Ersten Buches über Leistungen zur Teilhabe erteilen alle Rehabilitationsträger.

§ 23
Servicestellen

(1) Die Rehabilitationsträger stellen unter Nutzung bestehender Strukturen sicher, dass in allen Landkreisen und kreisfreien Städten gemeinsame Servicestellen bestehen. Gemeinsame Servicestellen können für mehrere kleine Landkreise oder kreisfreie Städte eingerichtet werden, wenn eine ortsnahe Beratung und Unterstützung behinderter und von Behinderung bedrohter Menschen gewährleistet ist. In den Ländern Berlin, Bremen und Hamburg werden die Servicestellen entsprechend dem besonderen Verwaltungsaufbau dieser Länder eingerichtet.

(2) Die zuständigen obersten Landessozialbehörden wirken mit Unterstützung der Spitzenverbände der Rehabilitationsträger darauf hin, dass die gemeinsamen Servicestellen unverzüglich eingerichtet werden.

(3) Die gemeinsamen Servicestellen werden so ausgestattet, dass sie ihre Aufgaben umfassend und qualifiziert erfüllen können, Zugangs- und Kommunikationsbarrieren nicht bestehen und Wartezeiten in der Regel vermieden werden. Hierfür wird besonders qualifiziertes Personal mit breiten Fachkenntnissen insbesondere des Rehabilitationsrechts und der Praxis eingesetzt. § 112 Abs. 3 ist sinngemäß anzuwenden.

(4) In den Servicestellen dürfen Sozialdaten nur erhoben, verarbeitet und genutzt werden, soweit dies zur Erfüllung der Aufgaben nach § 22 Abs. 1 erforderlich ist.

§ 24
Bericht

(1) Die Rehabilitationsträger, die Träger der Renten-, Kranken- und Unfallversicherung über ihre Spitzenverbände, teilen der Bundesarbeitsgemeinschaft für Rehabilitation im Abstand von drei Jahren, erstmals im Jahre 2004, ihre Erfahrungen über die Einrichtung der gemeinsamen Servicestellen, die Durchführung und Erfüllung ihrer Aufgaben, die Einhaltung des Datenschutzes und mögliche Verbesserungen mit. Personenbezogene Daten werden anonymisiert.

(2) Die Bundesarbeitsgemeinschaft für Rehabilitation bereitet die Mitteilungen der Rehabilitationsträger auf, beteiligt hierbei die zuständigen obersten Landessozialbehörden, erörtert die Mitteilungen auf Landesebene mit den Verbänden behinderter Menschen einschließlich der Verbände der Freien Wohlfahrtspflege, der Selbsthilfegruppen und der Interessenvertretungen behinderter Frauen und berichtet unverzüglich dem Bundesministerium für Arbeit und Sozialordnung und den Ländern.

§ 25
Verordnungsermächtigung

Sind gemeinsame Servicestellen nach § 23 Abs. 1 nicht bis zum 31. Dezember 2002 in allen Landkreisen und kreisfreien Städten eingerichtet, bestimmt das Bundesministerium für Arbeit und Sozialordnung, soweit Rehabilitationsträger nach § 6 Abs. 1 Nr. 1 betroffen sind im Einvernehmen mit dem Bundesministerium für Gesundheit, durch Rechtsverordnung mit Zustimmung des Bundesrates das Nähere über den Ort der Einrichtung, den Rehabilitationsträger, bei dem die gemeinsame Servicestelle eingerichtet wird und der für die Einrichtung verantwortlich ist, den Zeitpunkt, zu dem die Einrichtung abgeschlossen sein muss, sowie über die Organisation, insbesondere entsprechend ihrem Anteil an den Leistungen zur Teilhabe über Art und Umfang der Beteiligung der Rehabilitationsträger in den gemeinsamen Servicestellen.

Unter den Leistungen zur Teilhabe sind die Leistungen zur medizinischen Rehabilitation die wichtigsten, wenn es gilt, Pflegebedürftigkeit entgegenzuwirken.

§ 26
Leistungen zur medizinischen Rehabilitation
(1) Zur medizinischen Rehabilitation behinderter und von Behinderung bedrohter Menschen werden die erforderlichen Leistungen erbracht, um
1. Behinderungen einschließlich chronischer Krankheiten abzuwenden, zu beseitigen, zu mindern, auszugleichen, eine Verschlimmerung zu verhüten oder
2. Einschränkungen der Erwerbsfähigkeit und **Pflegebedürftigkeit** zu vermeiden, zu überwinden, zu mindern, eine Verschlimmerung zu verhüten sowie den vorzeitigen Bezug von laufenden Sozialleistungen zu vermeiden oder laufende Sozialleistungen zu mindern.

(2) Leistungen zur medizinischen Rehabilitation umfassen insbesondere
1. Behandlung durch Ärzte, Zahnärzte und Angehörige anderer Heilberufe, soweit deren Leistungen unter ärztlicher Aufsicht oder auf ärztliche Anordnung ausgeführt werden, einschließlich der Anleitung, eigene Heilungskräfte zu entwickeln,
2. Früherkennung und Frühförderung behinderter und von Behinderung bedrohter Kinder,
3. Arznei- und Verbandmittel,
4. Heilmittel einschließlich physikalischer, Sprach- und Beschäftigungstherapie,
5. Psychotherapie als ärztliche und psychotherapeutische Behandlung,
6. Hilfsmittel,
7. Belastungserprobung und Arbeitstherapie.

(3) Bestandteil der Leistungen nach Absatz 1 sind auch medizinische, psychologische und pädagogische Hilfen, soweit diese Leistungen im Einzelfall erforderlich sind, um die in Absatz 1 genannten Ziele zu erreichen oder zu sichern und Krankheitsfolgen zu vermeiden, zu überwinden, zu mindern oder ihre Verschlimmerung zu verhüten, insbesondere
1. Hilfen zur Unterstützung bei der Krankheits- und Behinderungsverarbeitung,
2. Aktivierung von Selbsthilfepotentialen,
3. mit Zustimmung der Leistungsberechtigten Information und Beratung von Partnern und Angehörigen sowie von Vorgesetzten und Kollegen,
4. Vermittlung von Kontakten zu örtlichen Selbsthilfe- und Beratungsmöglichkeiten,
5. Hilfen zur seelischen Stabilisierung und zur Förderung der sozialen Kompetenz, unter anderem durch Training sozialer und kommunikativer Fähigkeiten und im Umgang mit Krisensituationen,
6. Training lebenspraktischer Fähigkeiten,
7. Anleitung und Motivation zur Inanspruchnahme von Leistungen der medizinischen Rehabilitation.

§ 27
Krankenbehandlung und Rehabilitation
Die in § 26 Abs. 1 genannten Ziele sowie § 10 gelten auch bei Leistungen der Krankenbehandlung.

Damit ist festgelegt, dass die genannten Ziele nicht nur für die spezifischen Rehabilitationsleistungen gelten, sondern bei allen ambulanten und stationären medizinischen Leistungen zu beachten sind; das „institutionelle" Verständnis von Rehabilitation wird damit zu einem funktionellen fortentwickelt. Für die Krankenhäuser gilt außerdem der um den Hinweis auf die Frührehabilitation ergänzte

§ 39 SGB V
Krankenhausbehandlung
(1) Die Krankenhausbehandlung wird vollstationär, teilstationär, vor- und nachstationär (§ 115a) sowie ambulant (§ 115b) erbracht. Versicherte haben Anspruch auf vollstationäre Behandlung in einem zugelassenen Krankenhaus (§ 108), wenn die Aufnahme nach Prüfung durch das Krankenhaus erforderlich ist, weil das Behandlungsziel nicht durch teilstationäre, vor- und nachstationäre oder ambulante Behandlung einschließlich häuslicher Krankenpflege erreicht werden kann. Die Krankenhausbehandlung umfasst im Rahmen des Versorgungsauftrags des Krankenhauses alle Leistungen, die im Einzelfall nach Art und Schwere der Krankheit für die medizinische Versorgung der Versicherten im Krankenhaus notwendig sind, insbesondere ärztliche Behandlung (§ 28 Abs. 1), Krankenpflege, Versorgung mit Arznei-, Heil- und Hilfsmitteln, Unterkunft und Verpflegung; die akutstationäre Behandlung umfasst auch die im Einzelfall erforderlichen und zum frühestmöglichen Zeitpunkt einsetzenden Leistungen zur Frührehabilitation. ...

Auch weitere Regelungen des SGB IX zur medizinischen Rehabilitation sind nutzbar, um Pflegebedürftigkeit entgegenzuwirken:

§ 29
Förderung der Selbsthilfe
Selbsthilfegruppen, -organisationen und -kontaktstellen, die sich die Prävention, Rehabilitation, Früherkennung, Behandlung und Bewältigung von Krankheiten und Behinderungen zum Ziel gesetzt haben, sollen nach einheitlichen Grundsätzen gefördert werden.

§ 31
Hilfsmittel

(1) Hilfsmittel (Körperersatzstücke sowie orthopädische und andere Hilfsmittel) nach § 26 Abs. 2 Nr. 6 umfassen die Hilfen, die von den Leistungsempfängern getragen oder mitgeführt oder bei einem Wohnungswechsel mitgenommen werden können und unter Berücksichtigung der Umstände des Einzelfalles erforderlich sind, um
1. einer drohenden Behinderung vorzubeugen,
2. den Erfolg einer Heilbehandlung zu sichern oder
3. eine Behinderung bei der Befriedigung von Grundbedürfnissen des täglichen Lebens auszugleichen, soweit sie nicht allgemeine Gebrauchsgegenstände des täglichen Lebens sind.

(2) Der Anspruch umfasst auch die notwendige Änderung, Instandhaltung, Ersatzbeschaffung sowie die Ausbildung im Gebrauch der Hilfsmittel. Der Rehabilitationsträger soll
1. vor einer Ersatzbeschaffung prüfen, ob eine Änderung oder Instandsetzung von bisher benutzten Hilfsmitteln wirtschaftlicher und gleich wirksam ist,
2. die Bewilligung der Hilfsmittel davon abhängig machen, dass die behinderten Menschen sie sich anpassen oder sich in ihrem Gebrauch ausbilden lassen.

(3) Wählen Leistungsempfänger ein geeignetes Hilfsmittel in einer aufwendigeren Ausführung als notwendig, tragen sie die Mehrkosten selbst.

(4) Hilfsmittel können auch leihweise überlassen werden. In diesem Fall gelten die Absätze 2 und 3 entsprechend.

Aber auch die Leistungen zur Teilhabe am Leben in der Gemeinschaft sind für das Zusammenspiel von Pflege und Rehabilitation bedeutsam, zumal die Pflege selbst zumindest überwiegend diesen Leistungen zuzurechnen wäre, wenn es für sie keine gesonderten Regelungen gäbe.

§ 55
Leistungen zur Teilhabe am Leben in der Gemeinschaft

(1) Als Leistungen zur Teilhabe am Leben in der Gemeinschaft werden die Leistungen erbracht, die den behinderten Menschen die Teilhabe am Leben in der Gesellschaft ermöglichen oder sichern oder sie so weit wie möglich unabhängig von **Pflege** machen und nach den Kapiteln 4 bis 6 nicht erbracht werden.

(2) Leistungen nach Absatz 1 sind insbesondere

1. Versorgung mit anderen als den in § 31 genannten Hilfsmitteln oder den in § 33 genannten Hilfen,
2. heilpädagogische Leistungen für Kinder, die noch nicht eingeschult sind,
3. Hilfen zum Erwerb praktischer Kenntnisse und Fähigkeiten, die erforderlich und geeignet sind, behinderten Menschen die für sie erreichbare Teilnahme am Leben in der Gemeinschaft zu ermöglichen,
4. Hilfen zur Förderung der Verständigung mit der Umwelt,
5. Hilfen bei der Beschaffung, Ausstattung und Erhaltung einer Wohnung, die den besonderen Bedürfnissen der behinderten Menschen entspricht,
6. Hilfen zu selbstbestimmtem Leben in betreuten Wohnmöglichkeiten,
7. Hilfen zur Teilhabe am gemeinschaftlichen und kulturellen Leben.

§ 57
Förderung der Verständigung

Bedürfen hörbehinderte Menschen oder behinderte Menschen mit besonders starker Beeinträchtigung der Sprachfähigkeit auf Grund ihrer Behinderung zur Verständigung mit der Umwelt aus besonderem Anlass der Hilfe Anderer, werden ihnen die erforderlichen Hilfen zur Verfügung gestellt oder angemessene Aufwendungen hierfür erstattet.

§ 58
Hilfen zur Teilhabe am gemeinschaftlichen und kulturellen Leben

Die Hilfen zur Teilhabe am gemeinschaftlichen und kulturellen Leben (§ 55 Abs. 2 Nr. 7) umfassen vor allem
1. Hilfen zur Förderung der Begegnung und des Umgangs mit nichtbehinderten Menschen,
2. Hilfen zum Besuch von Veranstaltungen oder Einrichtungen, die der Geselligkeit, der Unterhaltung oder kulturellen Zwecken dienen,
3. die Bereitstellung von Hilfsmitteln, die der Unterrichtung über das Zeitgeschehen oder über kulturelle Ereignisse dienen, wenn wegen Art oder Schwere der Behinderung anders eine Teilhabe am Leben in der Gemeinschaft nicht oder nur unzureichend möglich ist.

Auch die Vorschriften zur Sicherung und Koordinierung der Teilhabe haben Fortentwicklungen für die Thematik der Fachtagung gebracht.

§ 60
Pflichten Personensorgeberechtigter
Eltern, Vormünder, **Pfleger** und Betreuer, die bei ihrer Personensorge anvertrauten Menschen Behinderungen (§ 2 Abs. 1) wahrnehmen oder durch die in § 61 genannten Personen hierauf hingewiesen werden, sollen im Rahmen ihres Erziehungs- oder Betreuungsauftrags die behinderten Menschen einer gemeinsamen Servicestelle oder einer sonstigen Beratungsstelle für Rehabilitation oder einem Arzt zur Beratung über die geeigneten Leistungen zur Teilhabe vorstellen.

§ 61
Sicherung der Beratung behinderter Menschen
(1) Die Beratung der Ärzte, denen eine Person nach § 60 vorgestellt wird, erstreckt sich auf die geeigneten Leistungen zur Teilhabe. Dabei weisen sie auf die Möglichkeit der Beratung durch eine gemeinsame Servicestelle oder eine sonstige Beratungsstelle für Rehabilitation hin. Bei Menschen, bei denen der Eintritt der Behinderung nach allgemeiner ärztlicher Erkenntnis zu erwarten ist, wird entsprechend verfahren. Werdende Eltern werden auf den Beratungsanspruch bei den Schwangerschaftsberatungsstellen hingewiesen.
(2) Hebammen, Entbindungspfleger, Medizinalpersonen außer Ärzten, Lehrer, Sozialarbeiter, Jugendleiter und Erzieher, die bei Ausübung ihres Berufs Behinderungen (§ 2 Abs. 1) wahrnehmen, weisen die Personensorgeberechtigten auf die Behinderung und auf die Beratungsangebote nach § 60 hin.
(3) Nehmen Medizinalpersonen außer Ärzten und Sozialarbeiter bei Ausübung ihres Berufs Behinderungen (§ 2 Abs. 1) bei volljährigen Menschen wahr, empfehlen sie diesen Menschen oder den für sie bestellten Betreuern, eine Beratungsstelle für Rehabilitation oder einen Arzt zur Beratung über die geeigneten Leistungen zur Teilhabe aufzusuchen.

§ 62
Landesärzte
(1) In den Ländern können Landesärzte bestellt werden, die über besondere Erfahrungen in der Hilfe für behinderte und von Behinderung bedrohte Menschen verfügen.
(2) Die Landesärzte haben vor allem die Aufgabe,
1. Gutachten für die Landesbehörden, die für das Gesundheitswesen und die Sozialhilfe zuständig sind, sowie für die zuständigen Sozialhilfeträger in besonders schwierig gelagerten Einzelfällen oder in Fällen von grundsätzlicher Bedeutung zu erstatten,
2. die für das Gesundheitswesen zuständigen obersten Landesbehörden beim Erstellen von Konzeptionen, Situations- und Bedarfsanalysen und bei der Landesplanung zur Teilhabe behinderter und von Behinderung bedrohter Menschen zu beraten und zu unterstützen sowie selbst entsprechende Initiativen zu ergreifen,
3. die für das Gesundheitswesen zuständigen Landesbehörden über Art und Ursachen von Behinderungen und notwendige Hilfen sowie über den Erfolg von Leistungen zur Teilhabe behinderter und von Behinderung bedrohter Menschen regelmäßig zu unterrichten.

§ 63
Klagerecht der Verbände
Werden behinderte Menschen in ihren Rechten nach diesem Buch verletzt, können an ihrer Stelle und mit ihrem Einverständnis Verbände klagen, die nach ihrer Satzung behinderte Menschen auf Bundes- oder Landesebene vertreten und nicht selbst am Prozess beteiligt sind. In diesem Fall müssen alle Verfahrensvoraussetzungen wie bei einem Rechtsschutzersuchen durch den behinderten Menschen selbst vorliegen.

§ 64
Beirat für die Teilhabe behinderter Menschen
(1) Beim Bundesministerium für Arbeit und Sozialordnung wird ein Beirat für die Teilhabe behinderter Menschen gebildet, der es in Fragen der Teilhabe behinderter Menschen berät und bei Aufgaben der Koordinierung unterstützt. Zu den Aufgaben des Beirats gehören insbesondere auch
1. die Unterstützung bei der Förderung von Rehabilitationseinrichtungen und die Mitwirkung bei der Vergabe der Mittel des Ausgleichsfonds,
2. die Anregung und Koordinierung von Maßnahmen zur Evaluierung der in diesem Buch getroffenen Regelungen im Rahmen der Rehabilitationsforschung und als forschungsbegleitender Ausschuss die Unterstützung des Ministeriums bei der Festlegung von Fragestellungen und Kriterien.
Das Bundesministerium für Arbeit und Sozialordnung trifft Entscheidungen über die Vergabe der Mittel des Ausgleichsfonds nur auf Grund von Vorschlägen des Beirats.
(2) Der Beirat besteht aus 48 Mitgliedern. Von diesen beruft das Bundesministerium für Arbeit und Sozialordnung
zwei Mitglieder auf Vorschlag der Gruppenvertreter der Arbeitnehmer im Verwaltungsrat der Bundesanstalt für Arbeit,

zwei Mitglieder auf Vorschlag der Gruppenvertreter der Arbeitgeber im Verwaltungsrat der Bundesanstalt für Arbeit,
sechs Mitglieder auf Vorschlag der Behindertenverbände, die nach der Zusammensetzung ihrer Mitglieder dazu berufen sind, behinderte Menschen auf Bundesebene zu vertreten,
16 Mitglieder auf Vorschlag der Länder,
drei Mitglieder auf Vorschlag der Bundesvereinigung der kommunalen Spitzenverbände,
ein Mitglied auf Vorschlag der Arbeitsgemeinschaft, in der sich die Integrationsämter zusammengeschlossen haben,
ein Mitglied auf Vorschlag des Präsidenten oder der Präsidentin der Bundesanstalt für Arbeit,
zwei Mitglieder auf Vorschlag der Spitzenverbände der Krankenkassen,
ein Mitglied auf Vorschlag der Spitzenvereinigungen der Träger der gesetzlichen Unfallversicherung,
drei Mitglieder auf Vorschlag des Verbandes Deutscher Rentenversicherungsträger,
ein Mitglied auf Vorschlag der Bundesarbeitsgemeinschaft der überörtlichen Träger der Sozialhilfe,
ein Mitglied auf Vorschlag der Bundesarbeitsgemeinschaft der Freien Wohlfahrtspflege,
ein Mitglied auf Vorschlag der Bundesarbeitsgemeinschaft für Unterstützte Beschäftigung,
fünf Mitglieder auf Vorschlag der Arbeitsgemeinschaften der Einrichtungen der medizinischen Rehabilitation, der Berufsförderungswerke, der Berufsbildungswerke, der Werkstätten für behinderte Menschen und der Integrationsfirmen,
ein Mitglied auf Vorschlag der für die Wahrnehmung der Interessen der ambulanten und stationären Rehabilitationseinrichtungen auf Bundesebene maßgeblichen Spitzenverbände,
zwei Mitglieder auf Vorschlag der Kassenärztlichen Bundesvereinigung und der Bundesärztekammer.
Für jedes Mitglied ist ein stellvertretendes Mitglied zu berufen.

Schließlich bieten die im SGB IX vorgesehenen Berichte Gelegenheit zu Rechenschaft auch hinsichtlich des Ziels, Pflegebedürftigkeit zu vermeiden.

§ 66
Berichte über die Lage behinderter Menschen und die Entwicklung ihrer Teilhabe

Die Bundesregierung unterrichtet die gesetzgebenden Körperschaften des Bundes bis zum 31. Dezember 2004 über die Lage behinderter Frauen und Männer sowie die Entwicklung ihrer Teilhabe, gibt damit eine zusammenfassende Darstellung und Bewertung der Aufwendungen zu Prävention, Rehabilitation und Teilhabe behinderter Menschen im Hinblick auf Wirtschaftlichkeit und Wirksamkeit ab und schlägt unter Berücksichtigung und Bewertung der mit diesem Buch getroffenen Regelungen die zu treffenden Maßnahmen vor. In dem Bericht wird die Entwicklung der Teilhabe am Leben in der Gesellschaft gesondert dargestellt. Schlägt die Bundesregierung weitere Regelungen vor, erstattet sie auch über deren Wirkungen einen weiteren Bericht. Die Träger von Leistungen und Einrichtungen erteilen die erforderlichen Auskünfte. Die obersten Landesbehörden werden beteiligt. Ein gesonderter Bericht über die Lage behinderter Menschen ist vor diesem Zeitpunkt nicht zu erstellen.

Von den Änderungen anderer Gesetze durch das SGB IX möchte ich nur wenige, im Hinblick auf die Thematik der Fachtagung besonders wichtige ansprechen:

Die im SGB IX für § 18 SGB XI gefundene Fassung zur Begutachtung wurde zwischenzeitlich noch einmal verändert; ab 1. Januar 2002 gilt

§ 18 SGB XI
Verfahren zur Feststellung der Pflegebedürftigkeit

(1) Die Pflegekassen haben durch den Medizinischen Dienst der Krankenversicherung prüfen zu lassen, ob die Voraussetzungen der Pflegebedürftigkeit erfüllt sind und welche Stufe der Pflegebedürftigkeit vorliegt. Im Rahmen dieser Prüfungen hat der Medizinische Dienst durch eine Untersuchung des Antragstellers die Einschränkungen bei den Verrichtungen im Sinne des § 14 Abs. 4 festzustellen sowie Art, Umfang und voraussichtliche Dauer der Hilfebedürftigkeit zu ermitteln. Darüber hinaus sind auch Feststellungen darüber zu treffen, ob und in welchem Umfang Maßnahmen zur Beseitigung, Minderung oder Verhütung einer Verschlimmerung der Pflegebedürftigkeit einschließlich der Leistungen zur medizinischen Rehabilitation geeignet, notwendig und zumutbar sind; insoweit haben Versicherte einen Anspruch gegen den zuständigen Träger auf Leistungen zur ambulanten medizinischen Rehabilitation mit Ausnahme von Kuren.
(2) Der Medizinische Dienst hat den Versicherten in seinem Wohnbereich zu untersuchen. Erteilt der Versicherte dazu nicht sein Einverständnis, kann die Pflegekasse die beantragten Leistungen verweigern. Die §§ 65, 66 des Ersten Buches bleiben un-

berührt. Die Untersuchung im Wohnbereich des Pflegebedürftigen kann ausnahmsweise unterbleiben, wenn auf Grund einer eindeutigen Aktenlage das Ergebnis der medizinischen Untersuchung bereits feststeht. Die Untersuchung ist in angemessenen Zeitabständen zu wiederholen.
(3) Befindet sich der Antragstelle im Krankenhaus oder einer stationären Rehabilitationseinrichtung und liegen Hinweise vor, dass zur Sicherstellung der ambulanten oder stationären Weiterversorgung und Betreuung eine Begutachtung in der Einrichtung erforderlich ist, ist die Begutachtung dort unverzüglich, spätestens innerhalb einer Woche nach Eingang des Antrags bei der zuständigen Pflegekasse durchzuführen; die Frist kann durch regionale Vereinbarungen verkürzt werden.
(4) Der Medizinische Dienst soll, soweit der Versicherte einwilligt, die behandelnden Ärzte des Versicherten, insbesondere die Hausärzte, in die Begutachtung einbeziehen und ärztliche Auskünfte und Unterlagen über die für die Begutachtung der Pflegebedürftigkeit wichtigen Vorerkrankungen sowie Art, Umfang und Dauer der Hilfebedürftigkeit einholen. Mit Einverständnis des Versicherten sollen auch pflegende Angehörige oder sonstige Personen oder Dienste, die an der Pflege des Versicherten beteiligt sind, befragt werden.
(5) Die Pflege- und Krankenkassen sowie die Leistungserbringer sind verpflichtet, dem Medizinischen Dienst die für die Begutachtung erforderlichen Unterlagen vorzulegen und Auskünfte zu erteilen. § 276 Abs. 1 Satz 2 und 3 des Fünften Buches gilt entsprechend.
(6) Der Medizinische Dienst hat der Pflegekasse das Ergebnis seiner Prüfung mitzuteilen und Leistungen zur medizinischen Rehabilitation, Art und Umfang von Pflegeleistungen sowie einen individuellen Pflegeplan zu empfehlen. Beantragt der Pflegebedürftige Pflegegeld, hat sich die Stellungnahme auch darauf zu erstrecken, ob die häusliche Pflege in geeigneter Weise sichergestellt ist.
(7) Die Aufgaben des Medizinischen Dienstes werden durch Ärzte in enger Zusammenarbeit mit Pflegefachkräften und anderen geeigneten Fachkräften wahrgenommen. Der Medizinische Dienst ist befugt, den Pflegefachkräften oder sonstigen geeigneten Fachkräften, die nicht dem Medizinischen Dienst angehören, die für deren jeweilige Beteiligung erforderlichen personenbezogenen Daten zu übermitteln.

Eine weitere Verknüpfung zwischen Pflegeversicherung und Leistungen zur Teilhabe enthält

§ 32 SGB XI
Vorläufige Leistungen zur medizinischen Rehabilitation
(1) Die Pflegekasse erbringt vorläufige Leistungen zur medizinischen Rehabilitation, wenn eine sofortige Leistungserbringung erforderlich ist, um eine unmittelbar drohende Pflegebedürftigkeit zu vermeiden, eine bestehende Pflegebedürftigkeit zu überwinden, zu mindern oder eine Verschlimmerung der Pflegebedürftigkeit zu verhüten, und sonst die sofortige Einleitung der Leistungen gefährdet wäre.
(2) Die Pflegekasse hat zuvor den zuständigen Träger zu unterrichten und auf die Eilbedürftigkeit der Leistungsgewährung hinzuweisen; wird dieser nicht rechtzeitig, spätestens jedoch vier Wochen nach Antragstellung, tätig, erbringt die Pflegekasse die Leistungen vorläufig.

Eine neue Regelung für das Zusammenspiel von Pflege und Eingliederungshilfe bringt

§ 40a BSHG
Sonderregelung für behinderte Menschen in Einrichtungen
Wird Eingliederungshilfe in einer vollstationären Einrichtung der Behindertenhilfe im Sinne des § 43a des Elften Buches Sozialgesetzbuch erbracht, umfasst die Hilfe auch die in der Einrichtung gewährten Pflegeleistungen. Stellt der Träger der Einrichtung fest, dass der behinderte Mensch so pflegebedürftig ist, dass die Pflege in der Einrichtung nicht sichergestellt werden kann, vereinbaren der Träger der Sozialhilfe und die zuständige Pflegekasse mit dem Einrichtungsträger, dass die Hilfe in einer anderen Einrichtung erbracht wird; dabei ist angemessenen Wünschen des behinderten Menschen Rechnung zu tragen.

Ein letzter Hinweis gilt dem neu gefassten

§ 43 BSHG
Erweiterte Hilfe
(1) Erfordert die Behinderung Gewährung der Hilfe in einer Anstalt, einem Heim oder einer gleichartigen Einrichtung, einer Tageseinrichtung für behinderte Menschen oder ärztliche oder ärztlich verordnete Maßnahmen, ist die Hilfe hierfür auch dann in vollem Umfang zu gewähren, wenn den in § 28 genannten Personen die Aufbringung der Mittel zu einem Teil zuzumuten ist. In Höhe dieses Teils haben sie zu den Kosten der Hilfe beizutragen; mehrere Verpflichtete haften als Gesamtschuldner.

(2) Den in § 28 genannten Personen ist die Aufbringung der Mittel nur für die Kosten des Lebensunterhalts zuzumuten ...
5. bei Leistungen zur medizinischen Rehabilitation (§ 26 des Neunten Buches Sozialgesetzbuch) ...

Damit ist klargestellt, dass Leistungen zur medizinischen Rehabilitation auch in der Sozialhilfe ohne Bedürftigkeitsprüfung erbracht werden und sie damit allen zur Verfügung stehen, die derartige Leistungen benötigen, um Pflegebedürftigkeit entgegenzuwirken.

MinR Dr. Hartmut Haines, Bundesministerium für Arbeit und Sozialordnung, Referat V a 1, Wilhelmstraße 49, 10117 Berlin

Ergebnisbericht Arbeitsgruppe 1:

Rehabilitation vor Pflege – strukturelle und ordnungspolitische Rahmenbedingungen

Harry Fuchs

Die Arbeitsgruppe hat in insgesamt zehn Referats- und Diskussionsrunden einerseits die Defizite der strukturellen und ordnungspolitischen Rahmenbedingungen und andererseits Modelle, Thesen und Lösungsansätze zur Verbesserung der Rahmenbedingungen behandelt.

Zusammenfassend wurden folgende Defizite erkannt:

- Die Versorgungswirklichkeit stimmt mit den Vorgaben des Gesetzgebers, dem Bedarf der Betroffenen und den artikulierten Qualitäten nicht überein. Es fehlen zudem ambulante Strukturen zur Rehabilitation im Alter und zur Prävention einer drohenden Pflegeabhängigkeit. Die Krankenkassen haben keinen wirtschaftlichen Anreiz, Alterspatienten „effektiv" mit dem Ziel behandeln zu lassen, Pflegebedürftigkeit zu verhindern (das wirtschaftliche Ergebnis der Leistungen der Krankenkassen schlägt sich bei den Pflegekassen nieder).

- Als wesentliche Ursache für Schnittstellenprobleme sowie Über- und Unterversorgung ist das Verhalten der Leistungsträger zur Leistungsabgrenzung anzusehen, d. h. mangelnde Koordination, Kooperation und Konvergenz bei der Durchführung der Gesetze und der Leistungserbringung. Es wird nur ein geringer, im Wesentlichen klarstellender Regelungsbedarf für den Gesetzgeber gesehen. Zudem würde eine weitere gesetzliche Konkretisierung allenfalls die Interpretationsanreize zur Abgrenzung erhöhen. Ein Lösungsansatz für trägerübergreifende Leistungsinhalte könnte die Vereinbarung von Komplexleistungen sein.

- Es fehlt ein allgemeines Bewusstsein dafür, dass sich die Ziele der Rehabilitation nach der Internationalen Klassifikation der WHO (ICF) und dem SGB IX über die Krankenbehandlung hinaus auf die Aktivitäten und Partizipation der Betroffenen ausrichten.

- Die universitäre ärztliche Ausbildung, aber auch die Ausbildung von Pflegekräften und anderen Berufsgruppen ignoriert die Rehabilitation und/oder ihre Interdisziplinarität. Typische Erkrankungen im Alter und Rehabilitation sind keine Ausbildungsinhalte. Berufspolitisch wird für die Geriatrie seit Jahren eine ärztliche Fachweiterbildung mit führungsberechtigter Bezeichnung und damit eine anerkannte Qualifizierung verhindert. Ebenso mangelt es an der Weiterentwicklung und ggf. Neudefinition der Aus- und Weiterbildungsinhalte im Bereich der übrigen beteiligten Berufsgruppen (vgl. z. B. Berufsbild des Heilerziehungspflegers).

- Die Begleitung und Unterstützung des Betroffenen im Sinne von „Community Nursing" ist in Deutschland bisher nicht ausgeprägt. In diesem Zusammenhang wird ausdrücklich angemerkt, dass keine der an der Rehabilitation beteiligten Fachrichtungen diese für sich beanspruchen kann. Notwendig ist vielmehr eine interdisziplinäre Entwicklung, wobei die Regelungen über die Service-Stellen im SGB IX dazu eine Grundlage bilden können.

- Dauerpflege sollte grundsätzlich erst dann verordnet werden, wenn eine qualifizierte Beurteilung über die unabwendbare Pflegebedürftigkeit vorliegt, d. h., dass das Rehabilitationspotential geprüft und ausgeschöpft ist. In diesem Zusammenhang wird darauf hingewiesen, dass die im SGB IX verankerten Pflichten zur Prüfung eines Rehabilitationsbedarfs sowie die kurzen Fristen zur Einleitung solcher Maßnahmen – wie auch andere Vorschriften des SGB IX – auch im Bereich der Pflegeversicherung für Pflegebedürftige wirksam sind.

- Das neue, auf Diagnosen gestützte Vergütungssystem für die Krankenhausbehandlung (DRG) ist nicht auf die Bedürfnisse der Rehabilitation und Pflege ausgerichtet. Mit dem Indikator „Diagnose" ist das System methodisch nicht in der Lage, komplexe Patienten-/Klientenzustände sachgerecht und umfassend darzustellen.

Die Diskussion zur Verbesserung struktureller und ordnungspolitischer Rahmenbedingungen kann wie folgt zusammengefasst werden:

- Die im Verlaufe der Tagung vorgestellten holländischen Praxisverfahren insbesondere im Bereich der Schlaganfallversorgung geben interessante Hinweise auf Verbesserungsmöglichkeiten im Bereich des Zugangs und der Nahtlosigkeit rehabilitativer und pflegerischer Versorgung (auf die entsprechenden Vortragstexte wird verwiesen).

- Die Leistungsträger sind weiterhin uneingeschränkt aufgefordert, unter Einbeziehung der übrigen am Rehabilitationsverfahren Beteiligten konsequent auf Koordination, Kooperation und Konvergenz statt auf Abgrenzung zu setzen und unter Nutzung aller durch das SGB IX gegebenen Instrumente künftig Schnittstellenprobleme auszuschließen. Die Betroffenenverbände und die Verbände der Leistungserbringer sollten wahrnehmen, dass die ihnen durch das SGB IX eingeräumten Beteiligungsrechte zugleich auch Initiativrechte sind, mit denen sie gestaltenden Einfluss nehmen können.

- Verbleibende Probleme sind dann nur noch durch gesetzliche Klarstellung zu lösen. Dazu gehören Tatbestände zur Lösung der Probleme bei der Überleitung von der Akutversorgung in die Pflege (z. B. durch eine vorläufige Einstufungsfiktion) wie ggf. auch die Zusammenfassung der Verantwortung für die pflegevermeidende Rehabilitation bei der Pflegeversicherung.

- Der Forderung, die Kranken- und Pflegeversicherung zusammenzulegen, steht der Hinweis entgegen, dass damit die Ursachen für die beklagten Defizite nicht beseitigt würden und sich die Probleme in einem ebenfalls gegliederten, wettbewerbsorientierten Krankenversicherungssystem fortsetzen.

- Notwendig ist die Entwicklung interdisziplinärer Versorgungsstrukturen. Dazu wird auf die gedruckten Unterlagen über das ambulante Rehabilitationsmodell in Sachsen-Anhalt verwiesen. Die gesetzlichen Regelungen über die integrierte Versorgung bieten dazu eine gute Basis, wobei allerdings der Gesetzgeber die Einbeziehung der Leistungen des SGB XI regeln muss. Damit könnten Probleme aus dem unkoordinierten Nebeneinander verschiedener Leistungserbringer ebenso wie Schnittstellenprobleme zwischen Akutversorgung und Rehabilitation gelöst werden.

- Wirksame und wirtschaftliche Rehabilitation setzt das Selbstverständnis voraus, dass Rehabilitation nach der Internationalen Klassifikation der WHO (ICF) und dem SGB IX auf die Beeinflussung von Störungen der Aktivitäten und der Partizipation ausgerichtet sein muss und die Strukturen und Prozesse der Rehabilitationsangebote geeignet sein müssen, diese Ziele anzustreben bzw. zu erreichen. Das Handeln aller Beteiligten muss durch dieses Selbstverständnis getragen sein.

- Die Leistungen und deren Qualitäten müssen auf den beim Betroffenen tatsächlich festgestellten Bedarf an Pflege und Rehabilitation abstellen. Um dies künftig zu gewährleisten sind Instrumente zur Bedarfserhebung und zur Steuerung des

Leistungsgeschehens erforderlich, wie sie Patientenklassifikationssysteme darstellen. Diese bieten eine geeignete Basis für die Erhebung und Steuerung des individuellen Bedarfs, aber auch für die Entwicklung der Versorgungsstrukturen, der Organisation innerhalb einer Einrichtung sowie der Qualitätssicherung. Zur Entwicklung eines DRG-kompatiblen Patientenklassifikationssystems für die Rehabilitation und Pflege in Deutschland ist eine gesetzliche Regelung erforderlich.

- In diesem Zusammengang werden u. a. auch Fragen
  - der Evidenzbasierung der Rehabilitation nach den Maßstäben der ICF,
  - der Wirksamkeit und Wirtschaftlichkeit des Leistungsgeschehens sowie
  - der Ausgestaltung und Konkretisierung der Inhalte der verschiedenen Versorgungsphasen (Akutversorgung, Rehabilitation, Pflege)
  zu beantworten sein.

- Der Gesetzgeber ist gefordert, alsbald die noch bestehenden, auch verfassungsrechtlich bedenklichen Unterschiede zwischen dem Neunten und Elften Buch Sozialgesetzbuch zu beseitigen (z. B. unterschiedliche Ausgestaltung der Budget- und Wahlrechte; siehe dazu auch den Beitrag Dr. Welti).

Harry Fuchs, Dipl.-Verwaltungswirt,
Quadenhofstraße 44, 40625 Düsseldorf

Arbeitsgruppe 2:

Patientenrechte und Rehabilitationsbedürfnisse bei (drohender) Pflegebedürftigkeit

Leitung: Ina Stein, München
Berichterstattung: PD Dr. Andreas Zieger, Oldenburg

Donnerstag, 4. Oktober 2001

Reha-Bedürfnisse pflegebedürftiger Menschen – Anspruch und Wirklichkeit

Matthias Jelitte

Die Einführung der Pflegeversicherung in den Jahren 1995 und 1996 führte zu gravierenden Veränderungen in der Versorgung pflegebedürftiger und pflegender Personen. Ein Ziel der Pflegeversicherung ist die Verbesserung der häuslichen Pflegesituation, womit der Anspruch „ambulant vor stationär" umgesetzt werden sollte und auch zum großen Teil erreicht wurde. Ein weiteres Ziel der Pflegeversicherung betrifft die Versorgungsstrukturen pflegebedürftiger Menschen. Gemeint ist der Anspruch „Rehabilitation vor Pflege". Vor diesem Hintergrund entwickelte sich in den vergangenen Jahren eine geriatrische Versorgungsstruktur, die durch zunehmende Spezialisierung und Differenzierung gekennzeichnet ist. Nachweise der Wirksamkeit geriatrischer Rehabilitation bei verschiedenen Indikationen konnten erbracht werden (Meier-Baumgartner, Nerenheim-Duscha u. Goerres 1992). Der Anspruch „Rehabilitation vor Pflege" stellt aber nicht nur die Frage nach der einen oder der anderen Versorgungsform. Ebenso bedeutsam ist die Frage, ob Menschen mit Rehabilitationsbedarf zum richtigen Zeitpunkt die entsprechend notwendigen Leistungen 1.) zur Vermeidung der Entstehung von Pflegebedürftigkeit und/oder 2.) zur Reduzierung bestehender Pflegebedürftigkeit erhalten.

Folgende drei Fragen werden im Rahmen des Vortrags thematisiert:

- Was haben ältere pflegebedürftige Menschen für Reha-Bedürfnisse?
- Wie wird versucht, diesen Bedürfnissen gerecht zu werden?
- Entspricht das Ausmaß der empfohlenen Reha-Leistungen bei Pflegebedürftigkeit dem Reha-Bedarf?

Was haben ältere pflegebedürftige Menschen für Reha-Bedürfnisse?

Nach einer umfassenden Literaturrecherche konnten keine empirischen Arbeiten gesichtet werden, die Aussagen zu Art und Häufigkeiten eines Bedürfnisses bzw. der Bedürfnisse pflegebedürftiger Menschen nach rehabilitativen Maßnahmen zulassen. Wird die Suche nach empirischen Arbeiten zum Thema „Rehabilitationsbedürfnis im Allgemeinen" ausgeweitet, so finden sich einige Arbeiten aus dem Bereich zur Rehabilitation der Rentenversicherung. Im Rahmen dieser Arbeiten wird das Bedürfnis nach Rehabilitation bei einer Stichprobe Versicherter mit folgender Frage erfasst: „Wenn Sie an Ihren derzeitigen Gesundheitszustand und Ihre berufliche Leistungsfähigkeit denken: Glauben Sie, dass Sie zurzeit eine Rehabilitation benötigen?" (Raspe u. Héon-Klien 1999, S. 77). Die genannten Autoren stellten fest, dass bei 23 % der zurückerhaltenen Fragebögen diese Frage mit „Ja" beantwortet wurde. Ob das Bedürfnis auch den tatsächlichen Bedarf darstellt, ist fraglich.

Eine Übertragung eines solchen Erhebungsansatzes zur Erfassung des Reha-Bedürfnisses pflegebedürftiger Menschen ist sicherlich schwierig. Berücksichtigung sollten jedoch vor allem die subjektive Einschätzung des Gesundheitszustands sowie der körperlichen Leistungsfähigkeit der Person in Bezug auf die Auseinandersetzung mit Anforderungen und Belastungen des Alltags finden mit dem Ziel, die Selbstständigkeit soweit wie möglich aufrecht zu erhalten bzw. wiederherzustellen. Dabei sollte vor allem auf die Auseinandersetzung mit Anforderungen innerhalb der räumlichen Wohnsituation geachtet werden.

Mit dem Reha-Bedürfnis ist demnach der subjektiv eingeschätzte individuelle Reha-Bedarf der pflegebedürftigen Person gemeint. Diese subjektive Bereitschaft ist abhängig von der Ausprägung verschiedener Faktoren: der Einschätzung des Krankheitsverlaufs bzw. aufgrund der im Alter zumeist bestehenden Multimorbidität, die Verläufe verschiedener, gleichzeitig bestehender Krankheiten, den Kenntnissen der pflegebedürftigen Person hinsichtlich bestehender Maßnahmen der Rehabilitation, der Erwartung der Wirksamkeit entsprechender Reha-Maßnahmen sowie der Bereitschaft, an diesen Maßnahmen mitzuwirken. Demnach ist anzunehmen, dass eine pflegebedürftige Person nur dann ein Reha-Bedürfnis für sich wahrnimmt und äußert, wenn sie

1. ihre Krankheiten als positiv beeinflussbar wahrnimmt (im Sinne einer Verbesserung oder Aufrechterhaltung des derzeitigen gesundheitlichen Zustands bzw. einer Verlangsamung der Verschlechterung desselben),
2. ein Wissen hinsichtlich bestehender Angebote der Rehabilitation (Krankengymnastik, Ergotherapie, Logopädie usw.) und deren Beantragung (Hausarzt, Gutachter) besitzt,
3. diese Maßnahmen als wirksames Instrument zur positiven Beeinflussung des derzeitigen gesundheitlichen Zustands einschätzt und
4. bereit ist, diese Maßnahmen auch tatsächlich zu nutzen.

Vor diesem Hintergrund lässt sich die Frage, in wie weit pflegebedürftige ältere Menschen ein Bedürfnis nach rehabilitativen Maßnahmen haben nicht beantworten.

Wie wird versucht, dem (impliziten) Reha-Bedürfnis pflegebedürftiger älterer Menschen gerecht zu werden?

Im Rahmen der Qualitätssicherung in Pflegeeinrichtungen ist nach § 80 SGB XI vorgeschrieben, dass Pflege als Leistung, basierend auf einem grundlegenden Pflegekonzept, erbracht werden soll. Pflegekonzepte formalisieren den pflegerischen Prozess, integrieren verschiedene pflegerische Leistungen, zum Teil auch mit nicht-pflegerischen Tätigkeiten und richten die Arbeit an bestimmten, abstrakt formulierten Zielen aus. Diese Ziele beziehen sich auf verschiedene Aspekte pflegerischer Tätigkeiten. Ziele sind beispielsweise eine individuelle, ganzheitliche, ressourcenorientierte und/oder aktivierende Pflege. Demzufolge weist die Pflege im Grunde eine Rehabilitationsorientierung auf. Zum Beispiel bedeutet „ressourcenorientiert" das Fördern und Fordern hinsichtlich einzelner Aktivitäten des täglichen Lebens unter Berücksichtigung der vorhandenen Möglichkeiten der pflegebedürftigen Person sowie der sie umgebenden räumlich-sozialen Umweltbedingungen, um vorhandene (Reha-)Potenziale der Person aufzudecken und umzusetzen.

Gleichzeitig ist „aktivierende Pflege" auf die Wiedergewinnung bzw. Aufrechterhaltung der Selbstständigkeit bei bestehender Pflegebedürftigkeit ausgerichtet und wird in dieser Form auch innerhalb der geriatrischen Rehabilitation – neben medizinischen, krankengymnastischen, ergotherapeutischen, logopädischen Angeboten usw. – durchgeführt. Außerdem arbeiten in einigen stationären Einrichtungen (noch) Ergotherapeuten, deren Tätigkeit im Kern als rehabilitative Leistung gilt.

Inwieweit Pflegekonzepte im Einzelfall zu einem Eingehen auf Reha-Bedürfnisse pflegebedürftiger Personen beitragen, ist empirisch schwer überprüfbar. Die Abstraktheit solcher Konzepte macht es äußerst schwierig, daraus überprüfbare Standards für die konkrete Alltagsarbeit in der Pflege abzuleiten. Des Weiteren ist anzunehmen, dass auch das Ausmaß der aktivierenden Pflege (in der häuslichen Pflegesituation zu einem großen Teil von Angehörigen übernommen) beeinflusst wird durch verschiedene Wirkfaktoren wie Beziehungen zu anderen Pflegenden, zu Ärzten und Therapeuten, zu (anderen) Angehörigen, vom Ausmaß der von den Pflegenden erlebten Belastungen und nicht zuletzt von den Fähigkeiten der Pflegenden. Die Möglichkeit, auf Reha-Bedürfnisse pflegebedürftiger Personen durch aktivierende Pflege einzugehen, besteht. Die Umsetzung dieser Möglichkeit ist jedoch von verschiedenen Faktoren abhängig, deren Wirkungsweisen erst noch differenziert zu erfassen sind.

Pflegebericht 1999 – ambulant –	Pflegestufe I (%)	Pflegestufe II (%)	Pflegestufe III (%)
Krankengymnastik	9,5	13,4	13,3
Ergotherapie	1,3	2,4	2,9
Logotherapie	1,1	2,2	3,1
Sonstiges	5,7	5,6	5,1
Gesamt	*17,6*	*23,6*	*24,4*

Tab. 1 Empfehlungen rehabilitativer Maßnahmen im Rahmen der Begutachtung von Pflegebedürftigkeit nach SGB XI durch die Medizinischen Dienste der Krankenkassen (aus Lürken 2001, S. I/53)

Entspricht das Ausmaß der empfohlenen Reha-Leistungen bei Pflegebedürftigkeit dem Reha-Bedarf?

Ein anderer Zugang zur Frage, wie versucht wird, einem impliziten Reha-Bedürfnis bei manifester Pflegebedürftigkeit gerecht zu werden, bietet die Betrachtung des diagnostischen Prozesses zur Feststellung von Reha-Bedarf sowie der empirischen Ergebnisse zur Feststellung des Reha-Bedarfs bei manifester Pflegebedürftigkeit.

Unter dem Konstrukt Reha-Bedarf einer pflegebedürftigen Person ist der objektiv vorhandene, individuelle Bedarf nach rehabilitativen Maßnahmen bei bestehender Pflegebedürftigkeit gemeint. Dieser objektive Bedarf ist von zwei Faktoren abhängig: zum einen von den bestehenden gesundheitlichen Einschränkungen der Person und zum anderen von vorhandenen Rehabilitationspotenzialen. Liegen solche Rehabilitationspotenziale vor, können daraus im Einzelfall individuelle Zielkriterien abgeleitet werden. Allgemeine Zielkriterien der geriatrischen Rehabilitation stellen die Milderung der Auswirkungen von Krankheiten und Behinderung sowie die Verbesserung oder Aufrechterhaltung von Kompetenzen und Lebensqualität im Alter dar (Zank 1995).

Der individuelle Reha-Bedarf bei manifester Pflegebedürftigkeit soll im Rahmen der Begutachtung der Pflegebedürftigkeit festgestellt werden. Rehabilitative Maßnahmen, die vom Gutachter empfohlen werden können, sind Krankengymnastik, Ergotherapie, Logopädie. Nach den Begutachtungsanleitungen sind in jedem Einzelfall im Rahmen der Begutachtungen der Pflegebedürftigkeit die Möglichkeiten der Rehabilitation zu prüfen (Frank, Schellhorn u. Wienand 1997). Wenn der Gutachter vom voraussichtlichen Erfolg der Rehabilitationsmaßnahmen überzeugt ist, sollte er den Antragsteller zur Teilnahme an solchen Maßnahmen motivieren (ebd. 1997). Aussagen über den diagnostischen Prozess werden nicht gemacht. Die Beurteilung des Reha-Bedarfs einer pflegebedürftigen Person ist demzufolge vor allem von der Erfahrung und der geriatrisch-rehabilitativen Kompetenz des jeweiligen Gutachters abhängig.

Weiterhin ist zu fragen, ob dem auf diese Art diagnostizierten Bedarf im Einzelfall auch mit geeigneten Maßnahmen der Rehabilitation entsprochen wird, da der Gutachter lediglich Empfehlungen aussprechen kann. Bisher liegen keine statistischen Angaben darüber vor, in welchem Ausmaß die Krankenkassen den von den Gutachtern ausgesprochenen Empfehlungen nachkommen, also letztlich diese Maßnahmen auch bewilligen.

Nach Lürken (2001) wurden bei Begutachtungen der Pflegebedürftigkeit nach SGB XI im Jahr 1999 im Bereich der ambulanten Pflege Maßnahmen der Rehabilitation bei manifester Pflegebedürftigkeit mit unterschiedlicher prozentualer Häufigkeit empfohlen (siehe Tab. 1).

Ob das Ausmaß der empfohlenen Leistungen dem tatsächlichen Reha-Bedarf aller Pflegebedürftigen im ambulanten Bereich entspricht, ist fraglich. Folgende Schwierigkeiten ergeben sich bei dem Versuch, diese Frage zu beantworten: der Rehabilitationsbedarf, die Rehabilitationsfähigkeit und die Rehabilitationsprognose lassen sich bisher nicht eindeutig operationalisieren (Leistner 2000) und die Begutachtungsanleitung zur Einstufung der Pflegebedürftigkeit enthält keine Richtlinien zur Feststellung des individuellen Rehabilitationsbedarfs.

Schlussfolgerungen

Folgendes Fazit kann vor dem skizzierten Hintergrund gezogen werden:

1. Es müssen empirische Studien durchgeführt werden, die Rehabilitationsbedürfnisse (älterer) pflegebedürftiger Menschen erfassen. Art und Ausmaß eines solchen Bedürfnisses ist, mehr Aufmerksamkeit zu schenken als bisher. Die Berücksichtigung solcher Bedürfnisse trägt mit zu einer Verbesserung des individuellen Entwicklungsprozesses der pflegebedürftigen Person bei. Ergebnisse aus der Psychotherapieforschung belegen, dass der Beitrag des Patienten zur Therapie den vorhersagekräftigsten Einfluss auf das Therapieergebnis darstellt (Faller u. Vogel 1997). Pflegebedürftige Menschen dürfen demnach nicht als passiv Beteiligte bzw. ausschließlich abhängige Personen aufgefasst werden, auf die verschiedene Maßnahmen einwirken. Pflegebedürftige Menschen sollen vielmehr als aktive Personen in der Auseinandersetzung mit chronischen Erkrankungen und deren Konsequenzen begriffen werden, deren eigene Ziele, Bedürfnisse und Erwartungen an ihre zukünftigen Entwicklungen zu berücksichtigen sind.

2. Der Rehabilitationsbedarf (älterer) pflegebedürftiger Menschen muss differenziert erfasst werden. Betrachtet man die Angaben von Lürken (2001) zur Häufigkeit rehabilitativer Maßnahmen, so sind diese eher als Leistungen zu verstehen, die vorwiegend dann empfohlen werden, wenn damit eine Pflegebedürftigkeit vermieden werden kann. Ansonsten wäre eine Indikation solcher Leistungen vor allem in den niedrigeren Pflegestufen (I und II) durchaus häufiger zu erwarten, insbesondere um eine drohende Verschlechterung des Zustands der Person zu vermeiden.

3. Der Begutachtungsprozess ist zu differenzieren, und es sollten operationale Kriterien für die Indikation rehabilitativer Maßnahmen erarbeitet werden. Das gilt vor allem aufgrund der fehlenden Ausrichtung solcher diagnostischer Manuale an wissenschaftlichen Gütekriterien. Die Entwicklung und Erprobung von Assessmentverfahren für den Bereich der geriatrischen Rehabilitation in Deutschland wurde in den letzten Jahren intensiviert (Nikolaus u. Pientka 1999). Eine Übertragung solcher Instrumente auf die Begutachtung der Pflegebedürftigkeit nach SGB XI ist noch unrealistisch. Sie bieten allerdings mögliche Entwicklungsansätze zur Verbesserung des diagnostischen Prozesses.

4. Der Versuch der Vermeidung einer Verschlimmerung des körperlichen Zustands des Pflegebedürftigen mittels rehabilitativer Maßnahmen kann mit dazu beitragen, Folgekosten für die Kostenträger – Pflege- und Krankenkassen – zu reduzieren. Kontrollierte Langzeitstudien sollten entwickelt und umgesetzt werden, die neben den personenbezogenen Aspekten wie Veränderung der körperlichen Leistungsfähigkeit, des Wohlbefindens usw. auch ökonomische Faktoren erfassen. In diesem Zusammenhang sollten ebenso Maßnahmen entwickelt und überprüft werden, die zur Motivation aller Beteiligten, also auch der pflegenden Angehörigen bzw. (Fach-)Pflegekräfte beitragen können. Anreize für die Leistungserbringer und Leistungsträger müssen dringend geschaffen werden, um eine Rehabilitationsorientierung bei Pflegebedürftigkeit zu fördern.

5. Maßnahmen zur Wissensvermittlung und Aufklärung für Pflegende und Pflegebedürftige über mögliche Rehabilitationsangebote müssen implementiert werden, damit Kenntnisse über bestehende Möglichkeiten entwickelt werden. Die Bedeutung des Reha-Bedürfnisses für die Empfehlung von Reha-Maßnahmen soll anhand eines Zitats aus dem Buch „Der MDK – mit dem Gutachter eine Sprache sprechen" von Jutta König (2001) unterstrichen werden. Das Zitat bezieht sich konkret auf die Empfehlungen rehabilitativer Maßnahmen im Rahmen der Be-

gutachtung der Pflegebedürftigkeit nach SGB XI: „Aus zahlreichen Befragungen beteiligter Pflegekräfte weiß ich, dass kaum ein Gutachter diese Empfehlungen anspricht. Wenn ein Pflegebedürftiger oder eine andere an der Begutachtung beteiligte Person nicht danach fragt, wird der Empfehlungsteil in wenigen Sekunden mit „nicht erforderlich" abgehakt. Es liegt also hauptsächlich an den Beteiligten der Begutachtung, diese Empfehlungen ein Stück weit einzufordern" (König 2001, S. 71).

6. Es ist davon auszugehen, dass im Bereich der geriatrischen Rehabilitation der Bedarf nach entsprechenden Maßnahmen steigen wird. Durch den Ausbau ambulanter Einrichtungen verändern sich die Angebotsstrukturen erheblich. Es ist zu erwarten, dass auch im Bereich der geriatrischen Rehabilitation das Angebot die Nachfrage deutlich beeinflussen wird. Auch dadurch wird auf Seiten der Pflegebedürftigen und Pflegenden das Bedürfnis nach rehabilitativen Maßnahmen erhöht werden.

Literatur

Faller, H., H. Vogel: Patientenerwartungen und Krankheitsbewältigung in der Rehabilitation chronischer Erkrankungen. In: Brückstümmer, E., A. Höner, U. Keller, K. Würthner (Hrsg.): Rehabilitation quo vadis. Roderer, Regensburg 1997, 42–59

Frank, W., W. Schellhorn, M. Wienand: Pflege VG – Textausgabe des Sozialgesetzbuches – Elftes Buch (SGB XI) – Soziale Pflegeversicherung – mit einer systematischen Einführung. Luchterhand, Berlin 1997

König, J.: Der MDK – Mit dem Gutachter eine Sprache sprechen: Alles über die Einstufungspraktiken und die Qualitätsprüfung nach § 80 SGB XI. Schlütersche, Hannover 2001

Leistner, K.: Evaluierung in der geriatrischen Rehabilitation aus der Perspektive des Medizinischen Dienstes der Spitzenverbände der Krankenkassen e. V. (MDS). Zeitschrift für Gerontologie und Geriatrie 33:2 (2000) 90–95

Lürken, L.: Begutachtung von Pflegebedürftigkeit nach SGB XI – Weichenstellung für Interventionsprogramme der geriatrischen Rehabilitation. Zeitschrift für Gerontologie und Geriatrie 34 (2001) I/49–I/56

Meier-Baumgartner, H. P., I. Nerenheim-Duscha, S. Goerres: Die Effektivität von Rehabilitation bei älteren Menschen unter besonderer Berücksichtigung psychosozialer Komponenten bei ambulanter, teilstationärer und stationärer Betreuung. Kohlhammer, Stuttgart 1992

Nikolaus, T., L. Pientka: Funktionelle Diagnostik: Assessment bei älteren Menschen. Quelle und Meyer, Wiesbaden 1999

Raspe, H., V. Héon-Klien: Zur empirischen Ermittlung von Rehabilitationsbedarf. Die Rehabilitation 38 Suppl. 2 (1999) S76–S79

Zank, S.: Geriatrische Rehabilitation und gerontopsychologische Interventionsmöglichkeiten. Verhaltentherapie und psychosoziale Praxis 27:2 (1995) 231–243

Matthias Jelitte, Dipl.-Psych., Institut für Psychotherapie und Medizinische Psychologie, Arbeitsbereich Rehabilitationswissenschaften, Bayerische-Julius-Maximilians-Universität Würzburg, Klinikstraße 3, 97070 Würzburg

Ansprüche der Patienten in der Pflege: Anmerkung zum „papierenen" Recht und zur Lebenswirklichkeit

Matthias Küffner

Ich bin 28 Jahre alt und seit meiner Geburt an spinaler Muskelatrophie erkrankt. Seit kurzem bin ich Mitglied des Vorstands der Deutschen Gesellschaft für Muskelkranke (DGM). Die DGM ist eine Selbsthilfeorganisation, die mittlerweile über 7000 Mitglieder hat, mit folgenden Zielen und Aufgaben:

- Information und Aufklärung über Therapiemöglichkeiten
- soziale Beratung als Bewältigungshilfe
- Forschungsunterstützung
- politische Lobbyarbeit

Zunächst möchte ich Ihnen einen kurzen Überblick über die Pflegeversicherung geben. Sie unterscheidet drei Stufen der Pflegebedürftigkeit:

- Pflegestufe I: erheblich pflegbedürftig
  Dies bedeutet eine Grundpflege von 45 Min. pro Tag (dazu zählen: Körperpflege, Mobilität und Ernährung)
  (Sach: 750 DM   Geld: 400 DM)
- Pflegestufe II: schwer pflegebedürftig
  Dies bedeutet eine Grundpflege von min. 2 Std. pro Tag
  (Sach: 1800 DM   Geld: 800 DM)
- Pflegestufe III: schwerst pflegebedürftig
  Dies bedeutet einen Pflegeaufwand rund um die Uhr (auch Nachts), mind. 4 Std. täglich.
  (Sach: 2800 DM   Geld: 1300 DM/ Härtefall: 3750 DM)

Der Patient oder dessen Angehörige können dann entscheiden, ob sie eine Sach-, Pflege- oder Kombinationsleistung in Anspruch nehmen möchten.

Nun hört sich das in der Theorie sehr gut an, doch die Probleme, die daraus entstehen können, sind erheblich. Beispielsweise wird beim zeitlichen Bemessen der Grundpflege zwar das Waschen des Patienten eingerechnet, nicht aber das Besorgen des dafür benötigten Wassers.

Die Pflegedienste haben meistens nicht die nötige Zeit und das nötige Personal, zusätzlich zur Pflege die psychosoziale Versorgung zu gewährleisten. Hinzu kommt, dass die Pflegedienste unter enormem finanziellen Druck stehen und somit eine Art „Massenabfertigung" am Patienten stattfindet. Unter diesen Voraussetzungen ist keine menschenwürdige Versorgung der Patienten möglich. Dies ist weder für die Patienten noch für die Pflegepersonen zufriedenstellend.

Der Pflegebedarf wird vom Gesetz in sog. „Leistungsmodule" aufgeteilt. Zum Beispiel gehören laut SGB XI zu einer „großen Toilette": An- und Auskleiden, Hautpflege, Kämmen, Mund- und Zahnpflege, Rasieren, Waschen, Baden, Duschen, Transfer aus dem Bett/ins Bett, Bett machen. Für dieses Leistungsmodul darf der Pflegedienst in Baden-Württemberg 39,65 DM bzw. 20,27 € in Rechnung stellen. Eine examinierte Fachkraft kostet den Pflegedienst brutto ca. 70 DM pro Stunde unter Berücksichtigung aller Kosten. Um wirtschaftlich arbeiten zu können, muss also von der Pflegekraft mindestens dreimal das Leistungsmodul „große Toilette" pro Stunde (ohne Anfahrt) durchgeführt werden.

Nicht immer fällt die Einstufung des MDK zufriedenstellend aus. Patienten und Angehörige fühlen sich oft ungerecht behandelt und betrogen und verlieren schnell den Mut zu kämpfen. In solchen Fällen muss unbedingt vom Widerspruchsrecht Gebrauch gemacht werden. Eingelegte Widersprüche führen häufig zu verbesserten Situationen.

Beispiel: Die Eltern eines 32-Jährigen, der seit fünf Jahren rund um die Uhr beatmet werden musste und dadurch Kosten in Höhe von mehreren Tausend DM im Monat verursachte, konnten erreichen, für die Behandlungspflege 630 DM monatlich je Elternteil zusätzlich zum Pflegegeld zu bekommen.

Ein weiteres Problem ist die Verkürzung der Wehrpflicht und des Zivildienstes auf mittlerweile 10 Monate. Viele Menschen mit schwerer Behinderung werden in der Individualbetreuung von Zivildienstleistenden versorgt. Beispielsweise musste mein Pflegedienst vier von fünf Betreuten kündigen, da nicht mehr genügend Zivildienstleistende zur Verfügung standen. Hier müssen von der Regierung dringend Alternativen zum Zivildienst geschaffen werden!

Bin ich der Nächste, der seine Betreuung verliert?

Matthias Küffner, Vorstand, Deutsche Gesellschaft für Muskelkranke – DGM, Schubartstraße 4, 73469 Utzmemmingen

Wer bezahlt ambulante und stationäre Therapieleistungen für Pflegebedürftige mit besonderem Bedarf – Beispiel Logopädie

Luise Lutz

Eine Erhebung, die alle kommunikationsgestörten Bewohner in deutschen Pflegeheimen erfasst, ist bisher nicht durchgeführt worden. Nach meinen Erfahrungen im Hamburger Raum überwiegt die Zahl der Aphasiker; daneben gibt es Heimbewohner mit Dysarthrophonien, mit dementiellen Sprachstörungen und mit Sprachauffälligkeiten anderen Ursprungs. Ich möchte mich hier auf Aphasiker beschränken.

Problemstellungen

Im Zusammenhang mit Aphasie klagen die Pflegeheime über eine Reihe gravierender Probleme.

1. Mangel an genauer Information über die Störung

Über die Störungsbilder der Aphasien in ihren vielen individuellen Ausprägungen ist in den Heimen im Allgemeinen wenig bekannt. Spezifische Befundungen werden den Patienten häufig beim Übergang in die Pflegeheime nicht mitgegeben, und selbst wenn sie vorhanden sind, erklären sie die Sprachproblematik nur ungenügend. Da es dazu nur sporadisch Weiterbildungen gibt, haben die Schwestern und Pfleger wenige Möglichkeiten, sich entsprechend zu informieren. Sie fühlen sich den unverständlichen Äußerungen hilflos ausgeliefert, geraten in Zeitdruck, interpretieren evtl. Störungsschwankungen als fehlende Kooperationsbereitschaft und erkennen häufig nicht, dass hinter der unverständlichen Sprache noch ein intakter Verstand vorhanden ist. Alle diese eigentlich sprachlichen Probleme können zu Streitigkeiten zwischen Personal, Aphasikern und Angehörigen führen und Resignation, Depression, Aggression und Erschöpfung zur Folge haben.

Ein weiteres Problem ist, dass selbst die Aphasiker und ihre Angehörigen häufig weder über das Störungsbild der Aphasie noch über ihre Therapiemöglichkeiten und -grenzen genügend informiert sind. Aber um ihre gravierende Lage bewältigen zu können, müssen die Aphasiker ihre Störung verstehen können. Und nur wenn die Angehörigen lernen, kommunikativ angemessen zu reagieren, lassen sich Stress und Verzweiflung vermindern und Fortschritte beim Wiedererwerb der Sprache anbahnen.

2. Fehlende Schulung über Strategien, die zu besserer Kommunikation mit Aphasikern führen

Das Pflegepersonal kann kaum adäquate Strategien für den Umgang mit Aphasikern entwickeln, weil die aphasischen Reaktionen – anders als z. B. Blindheit oder Taubheit – nicht nachempfunden und deshalb auch nicht durchschaut und aufgefangen werden können. Aphasien beruhen auf neurophysiologischen Störungen. Sie verursachen Reaktionen, die dem normalen sprachlichen Erfahrungsbereich fremd sind und vertrauteren Reaktionen aus der Kindersprache oder dem Fremdspracherwerb in keiner Weise entsprechen. Daher kann niemand ohne entsprechende Schulung auf aphasische Reaktionen angemessen reagieren.

3. Mangel an Therapiemöglichkeiten

Aphasiker können in den Pflegeheimen häufig nicht genügend sprachtherapeutisch versorgt werden. Einerseits stehen zu wenig Logopäden zur Verfügung. Andererseits wird oft angenommen, dass die Aphasie zu schwer ist oder dass sie nach einer bestimmten Zeit nicht mehr erfolgreich behandelt werden könnte, obwohl inzwischen feststeht, dass sich selbst bei schweren Aphasien noch nach Jahren Fortschritte erzielen lassen. Allerdings kann das Therapieziel nicht die normale Sprache sein – sie kann kaum erreicht werden. Ziel ist vielmehr die jeweils bestmögliche Kommunikationsfähigkeit, die ein Aphasiker mit seinen eingeschränkten sprachlichen Mitteln erreichen kann und die ihn so bald wie möglich mit anderen Heimbewohnern in Kontakt bringen sollte. Sprachtherapie ist somit als Basis für die Integration der Aphasiker in das Heimleben anzusehen.

4. Fehlende Möglichkeiten, die Aphasiker in das Heimleben zu integrieren

Aphasiker geraten in Pflegeheimen fast zwangsläufig in die soziale Isolation. Einerseits, weil sie sich aufgrund ihrer Störung scheuen, an gemeinsamen Aktivitäten der Heimbewohner teilzunehmen. Andererseits fühlen sich ihre Mitbewohner ihnen gegenüber hilflos und vermeiden Kontakte mit ihnen. Für Gruppen, in denen Aphasiker und nichtaphasische Heimbewohner gemeinsame Interessen aufbauen könnten (z. B. Malgruppen, Kommunikationsgruppen etc.) fehlen häufig finanzielle Mittel und entsprechend geschulte Betreuer. Obwohl in den Heimen sicher verstanden wird, wie sehr die Lebensqualität der Bewohner von funktionierender Kommunikation abhängt, fehlen für die Aphasiker dafür im Allgemeinen die Voraussetzungen.

Notwendige Maßnahmen zur Verbesserung der Probleme

- Der Informationsfluss zwischen Kliniken und Pflegeheimen sollte verbessert werden.
- Das Heimpersonal braucht ausführliche Schulungen über das Störungsbild der Aphasien und über den Umgang mit Aphasikern. In den Begriff „Pflege" sollte die Fähigkeit, mit den zu Pflegenden auch unter schwierigen Bedingungen kommunizieren zu können, aufgenommen werden.
- Die Aphasiker und ihre Angehörigen sollten genügend über die aphasischen Störungen, den Umgang mit Aphasie und ihre Therapiemöglichkeiten informiert werden.
- Aphasiker sollten Sprachtherapie erhalten, um die für die jeweilige Störung bestmögliche Kommunikationsfähigkeit zu erreichen. Voraussetzung dafür ist sowohl die Einrichtung von mehr Stellen für sprachtherapeutisch Arbeitende als auch die Aufklärung der für die Therapieverordnung zuständigen Personen darüber, dass Erfolge in der Aphasietherapie zeitlich unbegrenzt vorkommen können und bei allen Schweregraden möglich sind.
- Das Arbeiten in Gruppen mit Aphasikern und Nichtaphasikern sollte stärker gefördert werden; die Betreuer sollten im Umgang mit Aphasie geschult sein.

Die Kostenfrage

- **Therapie:** Alle Aphasiker haben nach entsprechender diagnostischer Abklärung, soweit sie Kassenpatienten sind, Anrecht auf Therapie. Nach meinen Erfahrungen hat das neue Heilmittelgesetz die Verordnung nach dem 1.7.2001 erleichtert.
- **Beratung der Angehörigen:** Dafür ist kein Kostensatz vorgesehen. Hier wäre eine Gesetzeserweiterung dringend erforderlich.
- **Schulung des Pflegepersonals:** Die Definition des Begriffes „Pflege" sollte so erweitert werden, dass er auch den Umgang mit kommunikativ schwer behinderten Personen umfasst und sich dadurch die Kosten für die entsprechenden Schulungen und für den zeitlich größeren Pflegeaufwand mit einbringen lassen.

Dr. Luise Lutz, Sprachtherapeutin,
Iserbarg 13, 22559 Hamburg

Aufgabe und Realität des Rechtsinstruments „Betreuung" für Pflegebedürftige

Rainer Vor

Einleitung / Vorbemerkung

Nicht jeder pflegebedürftige Mensch bedarf der Betreuung. Zwar ist ein Pflegebedürftiger auf vielfältige tatsächliche Hilfen angewiesen; er muss tatsächlich sozial betreut werden. „Betreuung" im Sinne der Vorschriften der §§ 1896 ff. BGB meint jedoch rechtliche Betreuung, d. h. Besorgung der rechtlichen Angelegenheiten des Pflegebedürftigen[1]; der Betreuer ist Vertreter des Betreuten und gibt an seiner Stelle rechtsgeschäftliche Erklärungen ab.

Ob ein Betreuer zu bestellen ist, hat also nichts mit dem Vorliegen von Pflegebedürftigkeit zu tun, sondern hängt vom Vorliegen der Voraussetzungen des § 1896 BGB ab, also ob der Volljährige infolge einer psychischen Krankheit oder einer körperlichen, geistigen oder seelischen Behinderung (1. subjektive Voraussetzung) seine Angelegenheiten ganz oder teilweise nicht besorgen kann (2. objektive Voraussetzung) und deshalb eine Betreuung erforderlich ist (3. Erforderlichkeit). Liegt allein eine körperliche Behinderung vor, wird die Betreuerbestellung durch das Gesetz (s. u.) weiter eingeschränkt, denn hier kann die Bestellung nur auf Antrag des Volljährigen erfolgen.

Da ein Großteil der Betreuungen alte Menschen betrifft und diese Bevölkerungsgruppe im hohen Maße auch pflegebedürftig ist, stellt sich die Frage, ob und wann altersbedingte Abbauerscheinungen zur Betreuung führen. Der altersbedingte Abbau der körperlichen und geistigen Fähigkeiten ist keine Krankheit. Bei den Abbauerscheinungen handelt es sich eigentlich auch nicht um eine geistige oder seelische Behinderung, da diese Abbauprozesse weder die Folge einer psychischen Krankheit sind, noch ein angeborenes oder frühkindlich erworbenes Intelligenzdefizit darstellen[2]; gleichwohl sind diese Abbauerscheinungen, die sich kaum unter die von § 1896 Abs.1 BGB aufgestellten Voraussetzungen subsumieren lassen, in der Praxis der häufigste Grund für eine Betreuerbestellung. Der Altersabbau wird dabei m. E. zu Unrecht als exogene Psychose oder seelische Behinderung qualifiziert[3]. Unproblematisch sind allerdings die Fälle, in denen eine echte Erkrankung wie Demenz vom Alzheimer-Typ hinzukommt.

Daneben ist immer der Erforderlichkeitsgrundsatz nach Abs. 2 zu beachten. Danach ist eine Betreuung nicht erforderlich, soweit die Angelegenheiten des Volljährigen durch einen Bevollmächtigten oder durch andere Hilfen ... ebenso gut wie durch einen Betreuer besorgt werden können. Betreuungs-Vorsorgevollmacht, Patientenverfügung, Pflegeverfügung sind vielfach ausreichend[4]. Eine Betreuerbestellung muss dann unterbleiben. Daneben gibt es zahlreiche andere Hilfen (ambulante Pflegedienste, mobile Hilfsdienste, Krankenhaussozialdienst, Sozialhilfeträger etc.) Es ist immer im Einzelfall vor Ort zu prüfen, ob die Betreuerbestellung tatsächlich erforderlich ist.

---

[1] Palandt-Diederichsen, Einführung vor § 1896 Rn. 1.
[2] Meier, Betreuungsrecht Rn. 203
[3] Dammrau/Zimmermann, Betreuungsrecht § 1896 Rn. 11; Meier, Betreuungsrecht Rn. 203.
[4] Siehe hierzu im Einzelnen Coeppicus, S. 46 ff.

Ist nach diesen allgemeinen Kriterien eine Betreuung erforderlich, wird im Rahmen der Pflegebedürftigkeit eine Bestellung im Wesentlichen für drei Aufgabenkreise in Betracht kommen:

- Aufenthaltsbestimmung (z. B. Pflegeheim)
- Beantragung von Sozialleistungen
- Gesundheitsfürsorge

Aus den vielen Fragen und Problemen, die sich bei der Bestellung eines Betreuers und dessen Aufgabenwahrnehmung stellen, werden nachfolgend drei m. E. für die Praxis wichtige Bereiche behandelt, die sich weitgehend jeweils den o. g. Aufgabenkreisen zuordnen lassen.

I. Der Weg ins Heim: Aufgaben des Betreuers beim Übergang von der ambulanten bzw. stationären Krankenbehandlung zur stationären Pflege (Aufenthaltsbestimmung)
II. Die Beantragung von Pflegeleistungen
III. Die Pflege im Heim: Beispiel Künstliche Ernährung (PEG-Sonde) (Gesundheitsfürsorge)

I. Der Weg ins Heim

Beispielsfall: Der Betreute war bisher in ambulanter oder stationärer Krankenbehandlung. Er erleidet einen Schlaganfall, der zur halbseitigen Lähmung führt.

1. Überleitung ins Pflegeheim?

Die Aufnahme ins Heim und die damit verbundene Aufgabe der eigenen Wohnung stellt für die Betroffenen einen erheblichen grundrechtsrelevanten Eingriff und Einschnitt dar[5]. Bei der Entscheidung im Rahmen des Aufgabenkreises Aufenthaltsbestimmung, die im Übrigen der Betreuer in den meisten Fällen allein ohne vormundschaftsgerichtliche Genehmigung trifft[6], ist also große Sorgfalt anzuwenden. Für die Frage, ob und wann ein Heimaufenthalt erforderlich ist, finden sich im Gesetz keine Kriterien

oder Richtlinien. Allgemein wird die Erforderlichkeit in folgenden Fällen bejaht:

- Bei umfassenden Defiziten, wenn die individuelle ambulante Hilfe nicht mehr ausreichend ist.
- Verwirrtheit bei vorhandener Mobilität: je nach Einzelfall bei Desorientiertheit, Bestehen von Brandgefahr, Wegläufern und grob verkehrswidrigem Verhalten im Straßenverkehr
- Sind die Betroffenen in ihrer Wohnung nur gelegentlich Risiken ausgesetzt – z. B. wenn ein Aufstehen bei hilflosem Liegen auf dem Boden nicht mehr möglich ist oder vergessen wurde, den Wasserhahn zuzudrehen –, die Betroffenen aber grundsätzlich noch zu einer eigenständigen Haushalts und Lebensführung fähig sind, ist die Entscheidung schwierig. Es ist dann unter Abwägung der jeweiligen Gefahrenlage, den Wünschen und den noch vorhandenen Fähigkeiten der Betroffenen eine Entscheidung zu treffen. Abstrakte Risiken, z. B. eine mögliche Sturzgefahr, reichen jedenfalls nicht aus, um die Erforderlichkeit der Heimaufnahme zu bejahen.
- Überforderung der Angehörigen.

Um die o. g. Frage sachgerecht beantworten zu können, sind Ermittlungen anzustellen. Diese müssen sich beziehen auf:

- die Alltagskompetenz (kann der Betroffene essen, laufen, sich das Essen selbst zubereiten? etc.)
- vorhandene Defizite
  - Wenn Defizite vorliegen (Inkontinenz, Desorientierung), ist festzustellen, ob diese situativ bedingt bzw. behebbar sind? Dies setzt eine ärztliche Untersuchung oder Diagnostik voraus
- die Entscheidungsfähigkeit des Betroffenen

Bei der zu treffenden Entscheidung sind die Wünsche und das Wohl (Selbstbestimmungsrecht) des Betroffenen zu berücksichtigen. Der Pflegebedürftige will oft möglichst lange in seiner Wohnung bleiben. Gegen seinen klar geäußerten Willen kann die Heimaufnahme daher nur erfolgen, wenn sie erforderlich und unausweichlich ist (s. o.), also in der Regel nur bei konkreter Eigen- oder Fremd-

---

[5] Coeppicus, S. 85 ff.
[6] Dammrau/Zimmermann, Betreuungsrecht § 1906 Rn. 16.

gefährdung[7]. Im Rahmen der Entscheidungsfindung kann ein Probewohnen im Heim durchaus sinnvoll sein.

Da der Betreuer die Frage der Heimaufnahme in der Regel ohne Einschaltung des Vormundschaftsgerichtes entscheidet, ist in der Praxis nie auszuschließen, dass hierbei auch eigene Interessen des Betreuers eine Rolle spielen. So kann die Heimaufnahme die Arbeit des Betreuers erleichtern und ihm Risiken abnehmen. Wegen der Bedeutung dieser Entscheidung für den Betroffenen wird daher diskutiert, entweder im Wege der Gesetzesänderung die Entscheidung des Betreuers der Genehmigungspflicht des Vormundschaftsgerichts zu unterwerfen[8] oder § 1906 BGB auf diese Fälle analog anzuwenden[9], wenigstens aber die Aufgabenkreise zu präzisieren (Aufenthaltsbestimmung mit oder ohne Heimaufnahme).

Wenn eine stationäre Unterbringung unvermeidbar ist, können vom Betreuer noch folgende Maßnahmen zu veranlassen sein:

- Auflösung der Wohnung mit Einwilligung des Vormundschaftsgerichts (§ 1907 Abs. 1 BGB)
- Abschluss des Heimvertrags mit dem Heimträger
- Beantragung von Pflegeleistungen (siehe unter II.)
- Abtretung der Rente
- Zahlung der Heimkosten bei Selbstzahlern

2. Bedeutung und Aufgabe der Rehabilitation

Gerade am o. g. Beispielsfall lassen sich Bedeutung und Aufgabe der Rehabilitation bei pflegebedürftigen Menschen gut darstellen. Stimmt der Betreuer der Aufnahme ins Pflegeheim sofort zu oder gibt er dem Drängen der Angehörigen oder des Krankenhauspersonals vorschnell nach, findet eine mögliche Rehabilitation in der Regel nicht mehr statt. Der Betreuer ist aber nach § 1901 Abs. 4 verpflichtet, zur Rehabilitation des Betreuten beizutragen, also alles zu unternehmen, um die Krankheit oder Behinderung des Betreuten zu beseitigen, zu bessern, ihre Verschlimmerung zu verhüten oder ihre Folgen zu mildern. Im Einzelnen siehe hierzu die Ausführungen unter IV.

Danach ist zur Vermeidung stationärer Pflege folgendes zu beachten bzw. kommen folgende Maßnahmen in Betracht:

- Anschlussheilbehandlung
- konsequente krankengymnastische Behandlung bei Schlaganfall zur Verminderung von Bewegungseinschränkungen oder zur Vorbeugung gegen Gelenkversteifung
- keine überstürzte Entscheidung treffen; z. B. kann eine Desorientierung auch durch ein sog. postoperatives Durchgangssyndrom nach OP ausgelöst sein, Verwirrung kann auf Austrocknung oder Mangelernährung zurückzuführen sein. Erkrankungen können auch durch Fehlmedikamentierung oder Medikamentenmissbrauch verursacht sein und werden durch bloßes Absetzen der Medikamente spontan „geheilt"[10]
- Tagespflege geht vor Heimunterbringung
- evtl. Betreuung nur auf Zeit
- nach längerem Krankenhausaufenthalt kann die Rückkehr in die eigene Wohnung für den Erfolg der Rehabilitation sehr wichtig sein

II. Die Beantragung von Pflegeleistungen

Hierbei geht es in erster Linie um Leistungen aus der Pflegeversicherung; ergänzend können aber auch Leistungen der Sozialhilfe im Rahmen der Hilfe zur Pflege in Betracht kommen, z. B. wenn der Betreute die Pflegestufe 1 nicht erreicht oder die Kosten der Heimunterbringung und damit der Bedarf durch die in der Höhe begrenzten Zahlungen der Pflegekasse nicht gedeckt werden.

Für die Beantragung dieser Leistungen ist nicht notwendigerweise die Bestellung eines Betreuers erforderlich. So wird beispielsweise nach § 73 Abs. 2 Satz 2 SGG bei Ehegatten und Verwandten in gerade Linie die Bevollmächtigung unterstellt, vielfach gibt es ent-

---

[7] Coeppicus, S. 82.
[8] Ebenda S. 111.
[9] LG Bremen in BtPrax, 1994, S. 102.

[10] Coeppicus, S. 95 f.

sprechende Regelungen im Heimvertrag, die die Heimleitung bevollmächtigen, entsprechende Anträge zu stellen. Schließlich sind Leistungen der Sozialhilfe nach § 5 BSHG nicht von einer Antragstellung abhängig.

Zentraler Punkt ist aber nicht die Beantragung der Leistungen, sondern die Begutachtung des Pflegebedürftigen durch den Medizinischen Dienst der Krankenkassen (MDK), da das Pflegegutachten nach § 18 SGB XI maßgeblich die Entscheidung der Pflegekasse steuert. Daher muss der Betreuer bei der Begutachtung anwesend sein, um eine realistische Einschätzung der Pflegebedürftigkeit zu erreichen, sei es dadurch, dass er die Hilfsbedürftigkeit des Betreuten im Einzelnen darlegt, die pflegende Person mit einbezieht etc. Er muss weiter insbesondere für eine sachgerechte Pflegedokumentation sorgen. Die Grundsätze für die Feststellung der Pflegebedürftigkeit nach §§ 14, 15 SGB XI (gewöhnliche und regelmäßig wiederkehrende Verrichtungen des täglichen Lebens) müssen ihm bekannt sein, damit insbesondere für Demenzkranke eine der Hilfsbedürftigkeit entsprechende Einstufung erfolgen kann. Die o. g. Verrichtungen des täglichen Lebens sind stark körperbezogen (Waschen, Duschen, Essen, Zahnpflege, Gehen, Ankleiden etc.). Diese Verrichtungen können daher von dementen Personen vielfach ohne Weiteres ausgeführt werden, aber dieser Personenkreis ist oft zeitlich und örtlich desorientiert, weiß nicht mehr, wann zuletzt etwas gegessen oder wann zuletzt ein Bad genommen wurde, etc. Diese Menschen sind stark aufsichtsbedürftig, bedürfen einer ständigen Anleitung, Zuwendung und Kontrolle, was aber von den o. g. Verrichtungen und den Arten der Hilfe nach § 14 Abs. 3 SGB XI weitgehend nicht erfasst wird[11]. Die zutreffende Erfassung und Einstufung der Pflegebedürftigkeit demenzkranker Menschen ist daher sehr problematisch.

III. Die Pflege im Heim

Bei der Pflege im Heim stellen sich vielfältige Fragen, z. B. zur Einwilligung des Betreuers in eine ärztliche Operation bzw. zur Genehmigung dieser Entscheidung durch das Vormundschaftsgericht nach § 1904 BGB, zur Betreuerbestellung zur Entbindung von der ärztlichen Schweigepflicht und zur Verwaltung des Taschengeldes etc. An dieser Stelle sollen im Rahmen des Aufgabenkreises Gesundheitsfürsorge nur die Fragen, die sich bei der künstlichen Ernährung des Betreuten mittels PEG-Sonde stellen, behandelt werden.

Die künstliche Ernährung ist erforderlich für Patienten, die gar nicht mehr oder nicht genügend Nahrung und Flüssigkeit zu sich nehmen können, so dass sie ohne künstliche Ernährung verhungern oder verdursten würden. Unzureichende Nahrungs- und Flüssigkeitszufuhr führt zur Mangelernährung und Austrocknung und als weitere Folge zum schnellen körperlichen Verfall[12]. Künstliche Ernährung kann auch angezeigt sein bei Personen, die sich verschlucken. Wenn die Ernährung auf Dauer erfolgen muss, hat die PEG-Sonde erhebliche Vorteile gegenüber der Ernährung über Venenkatheter oder Nasensonde.

Ob für das Legen der Sonde eigens die Bestellung eines Betreuers zu erfolgen hat, wird uneinheitlich beantwortet[13]. Bei Gefahr im Verzuge ist der Arzt durch § 34 StGB zum Handeln berechtigt. Aus den vorausgegangenen Behandlungen oder einer Befragung der Angehörigen kann oft auch ein mutmaßlicher Wille des Patienten zum Legen der Sonde ermittelt werden. Eine Genehmigung des Vormundschaftsgerichts nach § 1904 BGB ist regelmäßig mangels einer Gefahr für den Betroffenen nicht erforderlich[14].

Das Legen der PEG-Sonde ist nur dann erforderlich, wenn dafür nachvollziehbar die medizinische Notwendigkeit dargetan ist. Kann der Betroffene – wenn auch zeitaufwendig – noch gefüttert werden, das Legen der PEG-Sonde also nur eine Arbeitserleichterung für das Personal oder den Betreuer wäre, ist die künstliche Ernährung nicht erforderlich. Dies dürfte in der Praxis vielfach ein Problem darstellen. Das Füttern braucht

---

[11] Wannagat-Trenk-Hinterberger, § 14 SGB XI Rn. 18 ff. m. w. N.
[12] Ebenda S. 121 ff.
[13] Dodegge, BtPrax, 1996 S. 8, 9, 11.
[14] Dammrau/Zimmermann, § 1904 Rn. 35.

viel Zeit, die im Krankenhaus oder im Pflegeheim oft fehlt oder durch das Legen der Sonde eingespart werden soll. Der Betreuer hat hier also in besonderer Weise die Interessen des Betreuten zu wahren und einer vorschnellen künstlichen Ernährung mit ihren Nachteilen für den Betroffenen zu begegnen. Gegebenenfalls ist die künstliche Ernährung zeitlich zu befristen bzw. ist zu kontrollieren, ob sie noch erforderlich ist.

IV. Die Aufgaben des Betreuers bei der Rehabilitation Pflegebedürftiger

Der Rehabilitation Pflegebedürftiger hat der Gesetzgeber im Betreuungsrecht mit § 1901 Abs. 4 BGB eine eigene Vorschrift gewidmet. Auch in dem Stadium, in dem Menschen ihre eigenen Angelegenheiten nicht mehr oder nur noch zum Teil selbst wahrnehmen können, soll Rehabilitation stattfinden. Da der Betreute diese nicht mehr selbst verantwortlich organisieren kann, verpflichtet das Gesetz den Betreuer als gesetzlichen Vertreter hierzu.

Die Bestimmung konkretisiert den Grundsatz, dass der Betreuer sich am Wohl des Betreuten zu orientieren hat[15]. Diese Pflicht ist also allen Betreuern auferlegt und nicht nur denen mit dem Aufgabenkreis Gesundheitsfürsorge. Sie trifft nach der Gesetzesbegründung auch den Betreuer mit dem Aufgabenkreis Vermögenssorge[16]. Erkennt der Betreuer, dass außerhalb seines Aufgabenkreises Handlungsbedarf besteht, muss er nach Abs. 5 dem Vormundschaftsgericht Mitteilung machen, damit der Aufgabenkreis erweitert wird. Der Betreuer muss sich nach Abs. 4 insbesondere der Hilfe von Ärzten, Therapeuten und anderen Fachkräften bedienen, um seiner gesetzlichen Verpflichtung nachzukommen[17].

Allerdings wird in der Literatur die Meinung vertreten, dass die Anforderungen an den Betreuer in Anbetracht der komplizierten Zuständigkeits- und Finanzierungsfragen bei der Rehabilitation nicht überspannt werden dürften[18]. Ob dieser Ansicht nach den Neuregelungen im SGB IX (gemeinsame Servicestellen etc.) noch zu folgen ist, muss bezweifelt werden. Jedenfalls scheint mir im Rahmen der Rehabilitation pflegebedürftiger Menschen in Betreuung die Vorschrift des § 1901 Abs. 1 BGB von zentraler Bedeutung zu sein. Eine Präzisierung der Bestimmung verspricht, dass die Betreuer hier verstärkt im Sinne der Betreuten tätig werden, nicht zuletzt auch, um einer eventuellen Haftung zu entgehen.

V. Thesen

- Die Erforderlichkeit der Heimaufnahme ist streng zu prüfen. Der Betreuer darf sich an einer „Abschiebung" des Pflegebedürftigen ins Heim nicht beteiligen. Wünsche und Wohl des Betreuten sind zu berücksichtigen.
- Vom Gesetzgeber sollte die Einführung eines Genehmigungsvorbehaltes des Vormundschaftsgerichts bei der Verlegung des Betreuten in eine stationäre Einrichtung geprüft werden; jedenfalls sollte der Aufgabenkreis des Betreuers präzisiert werden zu „Aufenthaltsbestimmung mit oder ohne Heimaufnahme".
- Der Betreuer muss bei der Begutachtung des Betreuten durch den MDK anwesend sein, um sicher zu stellen, dass der Grad der Pflegebedürftigkeit zutreffend erfasst wird.
- Der Betreuer muss für eine sachgerechte Dokumentation sorgen.
- Die künstliche Ernährung von betreuten Menschen ist einer strengen Erforderlichkeitskontrolle zu unterziehen. Sie darf niemals aus Gründen der Zeitersparnis erfolgen.
- Zur Sicherung und Verbesserung der Rehabilitationschancen betreuter pflegebedürftiger Menschen sollten die Anforderungen an § 1901 Abs. 4 BGB konkretisiert werden.
- Es ist für eine (Weiter)Qualifizierung der (Berufs)Betreuer Sorge zu tragen.

---

[15] Meier, Handbuch des Betreuungsrechts Rn. 1087; Dammrau/Zimmermann, § 1901 Rn. 4.
[16] BT-Drucks, 11/4528 S. 134.
[17] Palandt-Diederichsen, § 1901 Rn. 11.

[18] Bienwald, Betreuungsrecht § 1901 Rn. 13.

Literatur

Bienwald, Werner, Betreuungsrecht, Kommentar, 3. Aufl. Bielefeld 1999

Coeppicus, Rolf, Sachfragen des Betreuungs- und Unterbringungsrechts, Stuttgart, Berlin, Köln 2000

Dammrau/Zimmermann, Betreuungsrecht, Kommentar, 3. Aufl. Stuttgart, Berlin, Köln 2001

Dodegge, Georg, Warum bestellen die Gerichte so viele Betreuer, BtPrax 1996, S. 8 ff.

Meier, Sybille M., Handbuch Betreuungsrecht, Heidelberg 2001

Palandt, Bürgerliches Gesetzbuch, Kommentar, 58. Aufl. München 1999

Wannagat-Eichenhofer, Sozialgesetzbuch, Kommentar zum Recht des Sozialgesetzbuchs, Soziale Pflegeversicherung, Köln

Prof. Dr. Rainer Vor, HTWK Leipzig,
Fachbereich Sozialwesen, Postfach 30 00 66,
04251 Leipzig

Pflegende Angehörige; Rehabilitation und Gesundheitsförderung
– Eine notwendige Ergänzung der Patientenrechte Pflegebedürftiger

Friedrich und Hannelore Volkenborn

Ich freue mich sehr, dass man den Kreis der „Pflegenden Angehörigen" und deren Sorgen, Nöte und Probleme in diese Tagung mit einbezogen hat. Seit mehreren Jahren bemühen sich Fachleute an Hochschulen darum, Untersuchungen durchzuführen, um diese Thematik zu beleuchten und der Öffentlichkeit vorzustellen. Einige Ergebnisse können wir in Kürze erwarten. Auf dieser Fachtagung – und das ist das Besondere – wird bereits mit sehr konkreten Fakten und Vorstellungen gearbeitet.

Seit Jahren schon stehen wir mitten in einer Diskussion um die wohl größten sozialpolitischen und gesellschaftlichen Herausforderungen unserer Zeit, der angemessenen und allen Seiten gerecht werdenden Bewältigung von Hilfs- und Pflegebedürftigkeit kranker, behinderter bzw. auch hochbetagter Menschen. Ihnen machen mit steigendem Alter und sich verschlechterndem Gesundheitszustand zahlreiche Behinderungen zu schaffen. Ich nenne hier nicht zuletzt die inzwischen hohe Zahl Demenzerkrankter, die auch weiterhin stark ansteigt, bedingt auch aufgrund unserer höheren Lebenserwartung. Der Pflegebedarf wird bekanntlich mit Fortschreiten der Krankheit höher und umfangreicher.

Weit mehr als 80 % dieser älteren Hilfs- und Pflegebedürftigen lebt zu Hause in der Familie, in der ihnen oft seit Jahrzehnten lieb und wert gewordenen Umgebung und in der Nähe bzw. mit Kontakten zu Freunden und Bekannten. Es wird ihnen hiermit ein verständlicher und sicherlich auch langgehegter Wunsch erfüllt. Damit wird gleichzeitig auch die Vorgabe der Sozialversicherung mit dem Hinweis auf Vorrang häuslicher vor stationärer Pflege wirksam.

Die Pflege in der Familie übernehmen bekanntlich zum überwiegenden Teil die Frauen; die Ehefrau, die Tochter, die Schwiegertochter und bisweilen auch die Enkel. In einigen Fällen stehen hier auch mal Männer zur Verfügung. Mir ist z. B. ein Fall bekannt, in dem ein heute etwa 87 Jahre alter Mann seine bettlägerige Frau seit mehr als 25 Jahren pflegt. Er beklagte einmal, in diesen Jahren kaum mal einen echten Freiraum für die Erholung zugestanden bekommen zu haben.

Die Familie ist damit zweifellos der „größte Pflegedienst der Nation". Sicherlich stehen heute weithin viele qualifizierte Pflegedienste helfend zur Verfügung; vergessen wir aber nicht, dass das nichts am Einsatz der Pflegenden in der Familie ändert, die schließlich für den gesamten Pflegeablauf im Hause die Logistik führt. Vielleicht war früher eine Pflege daheim in den Großfamilien mit allen Vor- und Nachteilen dennoch einfacher zu gestalten; die Arbeit ließ sich auf mehrere Schultern verteilen.

Kommen wir auf die mit der häuslichen Pflege betrauten Frauen und Männer zurück. Sie sind – das sei hier mal ausdrücklich erwähnt – selbst schon oft im Alter zwischen 50 und 70 Jahren, teils auch 75 und älter (man denke nur an betagte Ehepaare!) und kämpfen inzwischen auch schon mit ihren eigenen gesundheitlichen Problemen und Nöten; sie sind mehrfach oft schwer belastet. Viel Arbeit muss bewältigt werden und umfangreiches Wissen ist erforderlich. „Rund um die Uhr" im Einsatz zu sein, bedeutet:

- keinen Freiraum für sich
- keine ungestörte Nachtruhe
- keinen Urlaub
- keine Auszeit

Oftmals wurde die Berufstätigkeit – mit den Folgen des Verlustes auch eines Teils der Altersversorgung – aufgegeben; nur allzu verständlich die Sorge um die eigene spätere Zukunft.

Die Vernachlässigung des eigenen Freundes- und Bekanntenkreises soll nicht unerwähnt bleiben. Der Pflegende leidet zudem mehr und mehr an Kontaktarmut und – sagen wir's präzise – Isolation; eine verhängnisvolle Situation.

So kommt es schließlich vielfach zu ernsthaften und nachhaltig wirkenden Konflikten in den Familien, wobei heute oft ohnehin eine familiäre Unterstützung in der Pflege fehlt. Sie wissen ja: in der Verwandtschaft weiß man oft „alles besser". Ein Beispiel sei hier exemplarisch genannt: Der Sohn einer in der Familie lebenden Pflegebedürftigen kommt einmal im Jahr zu Besuch. Ihm klagt die demenzerkrankte Mutter „ihr Leid". Der Sohn erkennt weder die Situation noch das Problem und tritt lautstark – substantiell völlig haltlos – der pflegenden Familie gegenüber und äußert seine Vorhaltungen. Pflegende Angehörige sind weithin auf sich gestellt und damit auch „Einzelkämpfer".

Für viele Pflegende dringend erforderlich ist eine <u>Rehabilitation und individuell ganzheitliche Gesundheitsförderung für „Pflegende Angehörige"</u> mit einem ganz speziellen Konzept (Schmidt 2000).

Drei Gründe seien hier für das Erfordernis der Integration von Rehabilitation und Gesundheitsförderung für pflegende Angehörige genannt:

1. Pflegende Angehörige in der Familie sind aufgrund der an sie gestellten Anforderungen weit höheren und qualitativ ganz anderen Belastungen ausgesetzt als Pflegekräfte in der beruflichen Pflege. Eine besondere Rolle spielt hier sicherlich die zeitlich oft nicht abzugrenzende, teils ununterbrochene Verfügbarkeit des Pflegenden, insbesondere gerade bei der Pflege Demenzerkrankter. Die emotionale Nähe und möglicherweise Abhängigkeit tut ihr Übriges. Eine völlige Veränderung der eigenen Lebensplanung ohne jeglichen Zeitrahmen und ohne Perspektive mit dem Verzicht auf vieles wird in unserer Gesellschaft (Spaß- und Freizeitgesellschaft) kaum gesehen, geschweige denn anerkannt. Ebenso besteht ein großes Informationsdefizit für die Lösung von Problemen im Zusammenhang mit der Pflege. Wie kommt es oft in der Familie zur Übernahme einer Pflege? Zunächst „für wenige Tage", dann ...
2. Die Folgen sind psychische und soziale Belastungen, die mit der Zeit nachweislich zu schweren Erschöpfungszuständen führen und letztlich Ursache für zahlreiche Erkrankungen sind.
3. Aus den von uns gesammelten Erfahrungen, das zeigen im Übrigen auch gesundheitswissenschaftliche Analysen (Schmidt 2000), kann berichtet werden, dass trotz pflegebedingter großer Einschränkungen des Pflegenden in seiner Lebensgestaltung nach wie vor ein hohes und nutzbares Maß an Leistungsfähigkeit und Leistungsbereitschaft für die Pflege besteht. Wichtig ist, dass dem Pflegenden Rehabilitation <u>und</u> Gesundheitsförderung sowie eine regelmäßige Nachsorge gegeben werden. Hier genügt nicht, wie man heute oftmals noch glaubt, mal eine „Auszeit" von einigen Tagen.

Als optimale Versorgung und Therapie seien hier empfohlen:

- **Medizinische Rehabilitation**

    Diagnostik: EKG
    Therapie: medikamentöse Einstellung

    Diagnostik: Langzeit-EKG
    Therapie: abgestufte Sport- und Bewegungstherapie

    Diagnostik: Langzeit-Blutdruck-Messung
    Therapie: Rückenschulung

Diagnostik: Ultraschall-Untersuchungsverfahren
Therapie: Schwimmtherapie, physikalische Therapie

Diagnostik: Lungenfunktionsdiagnostik
Therapie: Krankengymnastik, Entspannungstherapie, geführte Wanderungen, herzgesunde Kostformen, Lehrküche

- **Individuell-ganzheitliche Gesundheitsförderung für „Pflegende Angehörige"**
  - Krankheitsvorbeugung, Verbesserung der psychosozialen Qualität der Pflege
  - Vermeidung körperlich-seelischer Erschöpfungszustände
  - Wiedererlangung körperlich-seelischen und sozialen Wohlbefindens durch Anleitung, Training, Beratung und Begleitung

- **Selbsthilfe-Coaching und Nachsorge**
  - Programme und Leistungen zur Initiierung und Förderung von Selbsthilfe am Wohnort
  - Seminare, Gespräche und Kontakte zu Institutionen
  - Informations- und Schulungsangebot von Gesprächskreisen „Pflegende Angehörige" (Volkenborn)

Hier eine kleine Auswahl von Themenbereichen, die von den „Pflegenden Angehörigen" gewünscht wurden:

- Verwirrtheit im Alter
- Informationen zur Sozialversicherung, insbesondere zur Pflegeversicherung
- Wohn- und Pflegeberatung
- Körperpflege
- Gedächtnistraining
- Psychopharmaka im Alter
- Krankheiten, die im Alter vermehrt auftreten und ältere Menschen beeinträchtigen
- Hirngefäßerkrankungen im Alter
- Zivilisationskrankheiten wie Bluthochdruck, Diabetes usw.
- seelsorgerische Betreuung
- Sterbebegleitung
- Inkontinenz
- aktivierende Pflege
- Möglichkeiten häuslicher Rehabilitation Pflegebedürftiger
- Unfallschutz in der Pflege
- Unfallversicherungsschutz
- Darstellung grundlegender Voraussetzung für eine Pflege daheim
- Konfliktsituationen in der Pflege
- Betreuungsrecht
- Erbrecht/Testament

Das hier genannte Themenangebot des Gesprächskreises „Pflegende Angehörige" sollte in den Rehabilitationsbereich ebenso mit einbezogen werden wie in die Maßnahmen Selbsthilfe-Coaching und Nachsorge; wir würden unseren Familien einen großen Dienst damit erweisen.

Vielleicht sei abschließend noch erwähnt, dass pflegende Angehörige mit ihrem Dienst am Nächsten, in der Familie, dem Steuerzahler immerhin jährlich ca. 8 Mrd. DM (4,1 Mrd. Euro) einsparen. Nachdenkenswert und auffordernd!

Literatur

Schmidt, K.-H.: Rehabilitation und ganzheitliche Gesundheitsförderung für pflegende Angehörige. Welver 2/2000

Volkenborn, H. und F.: Programm-Übersicht „Gesprächskreis Pflegende Angehörige", Hamm-Bockum-Hövel, seit 1994 fortlaufend

Friedrich und Hannelore Volkenborn,
Kopfweidenstraße 2, 59075 Hamm

Ergebnisbericht Arbeitsgruppe 2:
Patientenrechte und Rehabilitationsbedürfnisse bei (drohender) Pflegebedürftigkeit

Andreas Zieger

Unsere Arbeitsgruppe hat fokussiert auf Patientenrechte und Rehabilitationsbedürfnisse bei (drohender) Pflegebedürftigkeit. Das Spektrum der Beiträge war – bei einer schwankenden Teilnehmerzahl von 9 bis 15 TeilnehmerInnen – weit gespannt.

Es umfasste neben der Sicht eines Betroffenen und pflegender Angehöriger das Rechtsinstrument der Betreuung, Patientenrechte als Menschenrechte, Anspruch und Wirklichkeit der Rehabilitationsbedürfnisse pflegebedürftiger Menschen sowie ambulante und stationäre Pflegeleistungen in der Rehabilitation, schließlich auch therapeutische Leistungen in der Pflege am Beispiel der Logopädie und die Abwendung und Verringerung von Pflegebedürftigkeit durch konsequente Rehabilitation am Beispiel eines neurologischen Rehabilitationszentrums in Österreich. Dementsprechend weitläufig und offen war die Diskussion.

Im Ergebnis können folgende allgemeine und spezielle Thesen formuliert werden:

Allgemeine Thesen

1. Die Rechte und Bedürfnisse der Patienten und ihrer Angehörigen in Rehabilitation und Pflege haben nach wie vor nicht den Stellenwert, der ihnen eigentlich vom Gesetz und den ethisch-moralischen Regeln des menschlichen Gemeinwesens her gebührt. Die Forschungsaktivitäten hierzu sind äußerst rar. Rehabilitation und Pflege sind – obwohl häufig räumlich getrennt – keine Gegensätze, sondern sich ergänzende und ineinander greifende Bestandteile von Maßnahmen zur Vorbeugung, Linderung, Überwindung und Verhütung von Krankheit und Krankheitsfolgen mit dem Ziel der Befähigung zu einem möglichst selbständigen Alltagsleben, zur sozialen Reintegration und zur Teilhabe am gesellschaftlichen Leben.

2. Es besteht allgemein immer noch ein mangelndes integratives Verständnis für die pflegerischen und rehabilitativen Bedürfnisse der Betroffenen und ihrer Angehörigen. Insbesondere drückt sich dies in mangelnden integrierten Versorgungsstrukturen zwischen Akutmedizin, Rehabilitation und Pflege aus.

3. Die Zersplitterung der Leistungsträger und ihrer Zuständigkeiten wird als der größte Hindernisfaktor auf dem Wege zu einer durchgängigen, Personen bezogenen und integrierten Rehabilitation und Pflege eingeschätzt. Wenn die sozialmedizinischen und rechtlichen Möglichkeiten sowie die vorhandenen Strukturen und Einrichtungen ausgenützt würden, könnten heute schon viele Probleme gelöst werden. Integrierte Pflege und Rehabilitation muss also nicht teurer sein.

4. Unter dem Wandel der gesellschaftlichen Verhältnisse und Rahmenbedingungen (Globalisierung, Durchökonomisierung, ethischer Wertwandel) scheint das ehemalige Solidargemeinschaftssystem die gestiegenen Bedürfnisse und Leitungsnotwendigkeiten nicht mehr ausreichend tragen zu können.

5. Mit dem neuen SGB IX sind vielleicht Möglichkeiten geschaffen worden, durch entsprechende Modellprojekte in großem Maßstab überhaupt erst eingehende Erfah-

rungen mit dem „Arbeitgeber-" und „Assistenz-Modell" sowie mit Personen bezogenen Budgets zu sammeln. Menschen mit Behinderungen, gleich welchen Schweregrades, sollten mit Blick auf das Diskriminierungsverbot lediglich nach ihrem Hilfebedarf und ihrer Anleitungskompetenz unterschieden werden und nicht länger allein aufgrund einer medizinischen Diagnose.

Spezielle Thesen

Aufgrund der inhaltlichen Schwerpunkte der Einzelbeiträge unserer Arbeitsgruppe sind folgende speziellen Thesen festzuhalten:

1. *Ausgangspunkt in Rehabilitation und Pflege* hat nicht die vermutete positive Erwerbsprognose oder der drohende „Pflegefall" zu sein, sondern die Tatsache, dass Menschen im Laufe ihres Lebens durch eine schwere Krankheit in eine Lebenssituation geraten können, in der sie *von der pflegerischen und rehabilitativen Hilfe anderer Menschen abhängig* geworden sind. Pflege und Rehabilitation haben dann die Aufgabe, diesen Menschen trotz erlittener Schädigung zu möglichst guten alltagspraktischen Fähigkeiten und zu einer möglichst selbständigen Lebensführung in der Gemeinschaft mit anderen Menschen zu befähigen. Dazu gehört es, ihre Selbstbewertungswahrnehmung, Zufriedenheit und Lebensqualität aktiv zu fördern und die vorhandenen individuellen Entwicklungs- und Rehapotentiale konsequent zu unterstützen.
2. *Die Bezeichnung „Pflegefall" ist deshalb ein diskriminierendes Unwort.* Pflege- und Rehabilitationsbedürftige als unsere Mitbürger machen die Hilfe der Gesunden für sich dienstbar. Die Kranken und Schwachen zu schützen ist die Würde der Gesunden. Pflegeheime sind demnach keine „Endstationen", sondern soziale Orte, an denen mit Hilfe von Beziehungspflege versucht wird, Menschen zu versorgen, zu fördern, zufrieden zu stellen und sozial zu reintegrieren. Es geht demnach mehr um eine Änderung der gesellschaftlichen Sichtweise, die aus einem unwürdigen Heimbewohner einen mündigen Bürger macht und zu einer veränderten, handlungsleitenden Haltung führt. Der Weg zu Mündigkeit, Selbstsorge und Verantwortung für die *eigene* Pflege- und Rehabilitationsbedürftigkeit, für Altern, Sterben und Tod ist selber ein Rehabilitationsprozess: ein Prozess der Befähigung, mit Hilfe anderer sein Leben, soweit es geht vorausschauend, aktiv und selbständig zu führen.
3. *Pflege und Rehabilitation sind Hilfsmittel, Verfahrensweisen und Kulturtechniken,* die Selbstgestaltungs-, Selbstvertretungs- und Sprachfähigkeit von Behinderung Bedrohten oder Betroffenen und ihrer Angehörigen/Betreuer zu schulen, zu stärken und zu unterstützen, und zwar möglichst vorsorglich und präventiv, spätestens aber nach Eintritt des Versicherungsfalles. Diese intensive Informationsarbeit, Schulung, Beratung und Unterstützung ist als eine Regelleistung vorzuhalten.
4. *Pflege- und Rehabilitationseinrichtungen sollen Orte der Beziehung* statt Anstalten funktionalistischer Manipulation und Manufaktur sein. Pflege im Minutentakt schafft unwürdige Verhältnisse für *alle* Beteiligten. Pflegerische, präventive und rehabilitative Maßnahmen gehören zusammen, um Krankheitsfolgen zu vermeiden, Verschlimmerung zu verhüten und individuelle Fähigkeiten zu stärken.
5. Das gilt insbesondere auch für die ambulante Pflege und Rehabilitation in häuslich-familiärer Umgebung. Die Familie soll als sozialer Ort mitmenschlicher, vertrauter und privat-intimer Beziehungen in ihrer Selbsthilfefähigkeit unterstützt und nicht bevormundet werden. Alle Maßnahmen, einschließlich der mobilen Rehabilitation, sollen immer unter aktiver Beteiligung der Betroffenen und ihrer Familien durchgeführt werden.
6. Für die *Umsetzung derartiger Vorhaben* sind die in der Gesetzgebung sehr wohl heute schon vorhandenen Möglichkeiten und Ressourcen durch Aufklärung und Information, Beratung und Schulung überhaupt erst einmal (kostenneutral) auszunutzen. Ob die im SGB IX geplanten „Servicestellen" in Zusammenarbeit mit dem Sozialdienst im Akutkrankenhaus dafür hilfreich sein können, bleibt ebenso abzuwarten, wie das, was die Bundesarbeitsgemeinschaft für Rehabilitation (BAR) in der Umsetzung des neuen Gesetzes un-

ternehmen wird. Wichtig erscheint in jedem Einzelfall ein konsequentes, qualifiziertes Case-Management. Unverzichtbar wird es ferner sein, die Betroffenen und ihre Angehörigen/Betreuer in alle Planungen und Entscheidungen von Anfang an stärker einzubeziehen. Äußerst wünschenswert, aber sicherlich nicht kurzfristig zu realisieren, wäre eine Leistungsträgerschaft in *einer* Hand – wie es im Lauf dieser Tagung schon von verschiedener Seite gefordert wurde.

7. Hilfreich ist ein *erweiterter Begriff von Rehabilitation*, wie er im ICIDH-2- bzw. ICF-Konzept der WHO jetzt verbindlich vorgelegt wurde. Es geht aber dabei nicht um ein vereinfachendes Netzwerkdenken mit postmoderner Beliebigkeit und scheinbar wertfreiem Verhältnis von Angebot und Nachfrage, sondern der Pflege- und Rehabilitationsprozess muss entsprechend dem individuellen Bedarf und den individuellen Bedürfnissen *konkret* organisiert und *gezielt* umgesetzt werden. Dabei sollte die im SGB IX festgelegte Entscheidungsfrist von 12 Wochen (die, wenn auch erstmals als zeitliche Frist, allein bis zur Klärung der *Zuständigkeiten* eingeräumt wird!) sicherlich im Regelfall *unter*schritten werden, um kostbare Entwicklungspotentiale nicht durch nutzlose Wartezeiten zu unterlaufen. Das gemeinsame erklärte Ziel ist die aktive Teilhabe der Betroffen und ihrer Angehörigen an allen Hilfeleistungen sowie das Zusammenleben von Behinderten und Nichtbehinderten in der Gemeinde.

8. Eine *Stärkung der Patienten- und Menschenrechte* kann aber auch bedeuten, dass Betroffene und ihre Angehörigen ihre persönlichen Ziele anders definieren und umsetzen als die Professionellen und die soziale Umgebung, die eine solche Situation nur schwer aushalten können, z. B. wenn Sterbewünsche und ein Recht auf das eigene Sterben formuliert oder wenn andere Grenzthemen wie das Einstellen der künstlichen Ernährung über eine PEG-Sonde angesprochen werden. Auch in solchen Situationen brauchen die Menschen verständige Bezugspersonen und freundliche Begleiter.

9. Es geht um die *Stärkung und Förderung der Pflegebereitschaft der Angehörigen und Familien* durch konsequente Unterstützung und Ausbau entsprechender Hilfestrukturen. Angehörige und betroffene Pflege- und Rehabedürftige müssen in ihrer Expertenrolle (als Erfahrene) unterstützt und gefördert werden – mit allen dazu notwendigen Maßnahmen wie Kurzzeitpflege, seelische Entlastung und Psychotherapie sowie auch Maßnahmen zur Gesundheitsförderung und Rehabitation für pflegende Angehörige selbst. Eine Gesellschaft, die Elend bei pflegenden Angehörigen zulässt, beraubt sich ihrer Würde und einer ihrer wichtigsten sozialen Hilferessourcen.

10. Schließlich ist die *Erweiterung der Kompetenzen der Pflegenden (und Therapeuten) im Hilfesystem* notwendig, insbesondere in der Alters- und Demenzpflege, die schon heute besondere „Brennpunkte" darstellen. Diese zwischenmenschlichen und fürsorglich-empathischen Kompetenzen gilt es unabhängig von Psychopharmakatherapie und Gentechnik rasch und entschlossen zu fördern. Zeitgemäße ambulante und Heimkonzepte für flüchtige, verwirrte und desorientierte Menschen müssen entwickelt, erprobt, umgesetzt und geschult werden einschließlich „alternativer" Therapiekonzepte wie Validation und Tiertherapie. Moderne Assessmentverfahren wie das PLAISIER-Modell könnten dabei für eine angemessene Personalbemessung hilfreich sein.

11. Der *Ausbau des Hilfesystems in Richtung „Normalisierung" und „Community Care"*, wie sie heute in Form von Seniorenresidenzen sich andeutet, könnte ein wichtiges Nahziel sein. Betroffene und ihre Familien sollen in ihrem vertrauten Umfeld leben und in das Gemeinwesen eingebettet sein. Reha- und Pflegebedürftige gehören vom Rand in die Mitte unserer Gesellschaft! Das bedeutet, dass nach wie vor eine vermehrte Akzeptanz und Toleranz gegenüber den Eigenarten, Erfahrungen und Kompetenzen Behinderter in der Gemeinde notwendig ist. Pflegeheime als Knotenpunkte im Netzwerk sozialer Hilfesysteme sollten sich als Kompetenzzentren gegenüber ihren Gemeindemitgliedern öffnen, zu Häusern der Begegnung und vorübergehender Hilfeleistung gemäß dem Grundsatz

„ambulant vor stationär" verstehen. Das bedeutet aber auch, dass sich das Rollenverständnis des Betroffenen vom passiven Hilfeempfänger oder gar „Pflegefall" zum aktiven Teilnehmer, Arbeitgeber oder auch „Kunde" wandeln muss. Dabei ist die Bezeichnung „Kunde" ein problematischer Begriff zwecks Umdefinition des „Patienten" (als Leidender) in einen „wertfreien" Kunden. Behinderte, chronisch Schwerkranke und Schwache als Hilfebedürftige sind eben nicht Freie und Gleiche, sondern mehr oder weniger Abhängige. Sie verfügen eben nicht über die Zugangsmöglichkeiten zum Hilfesystem-Markt wie Gesunde, wenn auch ihnen die emanzipatorische Kompetenz als „Kunde", „Assistenz-" oder „Arbeitgeber" prinzipiell nicht abgesprochen werden darf.

PD Dr. Andreas Zieger, Leitender Oberarzt
Abt. Frührehabilitation, Ev. Krankenhaus
Oldenburg, Steinweg 13–17, 26122 Oldenburg

Arbeitsgruppe 3:

Sicherstellung der erforderlichen Struktur- und Prozessqualität in Rehabilitation und Pflege

Leitung: Uwe Brucker, Essen
Berichterstattung: Dr. Eckart Schnabel, Dortmund

Donnerstag, 4. Oktober 2001

Qualitätsanforderungen an stationäre und häusliche Pflege: Standards, Reha-Elemente, Einsatz von Hilfskräften, Kosten

Rudolf Konrad

1 Qualitätsanforderungen an die stationäre Pflege

1.1 Gegenwärtige Situation in Deutschland

Gegenwärtig (vgl. Zweiten Bericht der BReg. über die Entwicklung der Pflegeversicherung, S. 39) leben in Deutschland etwa 660.000 Menschen in einem Altenwohnheim, Altenheim oder Altenpflegeheim, darunter 550.000 Pflegebedürftige im Sinne des 11. Buches Sozialgesetzbuch (SGB XI). Darin enthalten sind rund 55.000 Personen, die stationäre Leistungen in Einrichtungen der Behindertenhilfe erhalten (die Verbände der Behindertenhilfe schätzen eine Zahl von ca. 140.000 Personen). Innerhalb der Bewohnerschaft ist in den letzten Jahren ein Anwachsen der Zahl der Pflegebedürftigen und des Schweregrades von Hilfe- und Pflegebedürftigkeit zu verzeichnen.

Altenheime alter Prägung sind zunehmend durch „reine Pflegeheime" abgelöst worden. Das Eintrittsalter der Bewohner liegt heute deutlich über 80 Jahre. Kennzeichnend für die Pflegesituation sind weit verbreitete Einschränkungen der Bewohner bei den alltäglichen Verrichtungen, erhebliche Verbreitung von Krankheiten und Behinderungen, gehäuftes Auftreten psychischer Veränderungen und zu einem erheblichen Teil kurze Verweildauern. Von den rund 550.000 Pflegebedürftigen sind rund zwei Drittel schwer- oder schwerstpflegebedürftig. Etwa 60 % leiden an einer dementiellen Erkrankung oder einer sonstigen psychischen Störung. In vielen Heimen leben vorwiegend Schwer- und Schwerstpflegebedürftige mit oft schweren Krankheiten sowie Sterbende.

Durch diese Zunahme der Zahl der Bewohner mit dementiellen Erkrankungen und multimorbiden Zustandsbildern sowie von Bewohnern, die im Sterben liegen, sind die Anforderungen an das Personal quantitativ und qualitativ erheblich gestiegen. Personalmenge, Personalplanung und Personaleinsatz haben mit dieser Entwicklung häufig nicht Schritt gehalten; das gilt auch für die Qualifikation der Mitarbeiter.

Die Wohn- und Lebensbedingungen der alten Menschen erfüllen oft elementare Anforderungen an Individualität, Intimität und persönliche Entfaltungsmöglichkeiten nicht. Nur knapp über die Hälfte der Bewohner verfügen über ein eigenes Zimmer bzw. Appartement oder haben keine eigene Dusche bzw. Bad und WC. Bewohner von Heimen haben z. T. nur eingeschränkte Handlungsspielräume. Nur gut ein Drittel können ihre Essenszeiten selbst bestimmen. Immer noch dürfen 15 % keine eigenen Möbel mitbringen, etwa 20 % können ihre Schlaf- und Weckzeiten nicht selbst festlegen. Nur gut die Hälfte der Bewohner können Haustiere besitzen.

1.2 Verantwortlichkeiten für die Qualität in der Pflege

Ausgelöst durch eine Reihe von öffentlich diskutierten Klagen über Pflegemängel im Einzelfall und durch Diskussionen über strukturelle Defizite in der stationären Altenhilfe ist die Qualität von Pflege und Betreuung in den Einrichtungen der Altenhilfe in den Blick geraten.

Im SGB XI ist die Sicherstellung der Qualität der Pflege nach dem allgemein anerkannten Stand der pflegerischen Versorgung – auch für die vollstationären Einrichtungen der Pflege – als eine gesamtgesellschaftliche Aufgabe definiert (§ 8 SGB XI).

Ausgangspunkt aller Bemühungen zur Qualitätsentwicklung in Diensten und Einrichtungen der Pflege sollte deshalb die Versorgung Pflegebedürftiger nach dem allgemein anerkannten Stand pflegerischer Erkenntnisse sowie die Organisation der hierfür erforderlichen Unterstützung der Pflegekräfte sein.

Im Rahmen der in § 8 SGB XI festgelegten gemeinsamen Verantwortung von Ländern, Kommunen, Pflegeeinrichtungen und Pflegekassen für eine leistungsfähige, regional gegliederte, ortsnahe und aufeinander abgestimmte ambulante und stationäre pflegerische Versorgung sollte gewährleistet werden, dass Marktübersicht und Transparenz über Qualitätsstandards, Leistungen und Kosten für die Betroffenen jederzeit möglich sind und ihnen Hilfe bei der Auswahl der erforderlichen Pflegeangebote gewährt wird. Hierzu sollten leicht zugängliche umfassende Beratungsangebote vorgehalten werden.

Die damit verbundenen Herausforderungen zur Entwicklung, Implementierung und regelmäßigen Prüfung allgemein anerkannter Pflegestandards werden aber bisher von den Verantwortlichen in Politik, Pflegepraxis und Wissenschaft nicht immer in notwendigem Maße angenommen. Die Diskussion hierüber, bei der Wissenschaft und Berufsverbände eine besondere Verantwortung haben, steht erst am Anfang.

Dabei ist bei vielen Einrichtungen und Mitarbeitern von Pflegeheimen, aber auch im wissenschaftlichen Bereich die Bereitschaft erkennbar, an der Weiterentwicklung der Qualität der pflegerischen Versorgung der Bewohner von Pflegeheimen zu arbeiten. Dies gilt ebenso für die Leistungsträger. Die bisherige Diskussion leidet allerdings darunter, dass

- kein Konsens über allgemein anerkannte Standards der pflegerischen Versorgung besteht,
- es bislang kaum Beschreibungen der erforderlichen Leistungen nach Inhalt, Umfang und Qualität gibt, aus denen sich Pflegesätze entwickeln ließen,
- kein Konsens über die notwendige Quantität und Qualifikation des Personals besteht; die Einigung auf rationale Verfahren zur Bemessung des Personalbedarfs zwischen Leistungserbringern und Leistungsträgern steht noch aus,
- es die Heimträger in vielen Fällen nicht vermochten, Wirtschaftlichkeitsreserven zugunsten einer Personalausweitung zu mobilisieren,
- keine Bereitschaft erkennbar ist, alle Initiativen zur Qualitätsentwicklung gesamtgesellschaftlich zu bündeln und allgemeine Empfehlungen zur Orientierung für die an der pflegerischen Versorgung Beteiligten zu geben.

1.3 Als Leitlinie sollte Pflege dem Pflegebedürftigen helfen und seinen individuellen Bedürfnissen gerecht werden

Der Pflegebedürftige sollte in der Einrichtung Bedingungen vorfinden, die es ihm trotz seiner Einschränkungen ermöglichen, ein selbstbestimmtes Leben zu führen.

Die Pflege sollte sich nicht nur auf die primären körperlichen Grundbedürfnisse beziehen, sondern sollte die Förderung und den Erhalt der Persönlichkeit des Pflegebedürftigen mit einschließen. Pflege soll auch die Teilhabe am Leben in der Gesellschaft innerhalb und außerhalb der Einrichtung unterstützen und ermöglichen. Pflege soll sich an den individuellen Erwartungen und Bedürfnissen, Fähigkeiten und Möglichkeiten der Bewohner/innen orientieren. Für eine qualifizierte Pflege sollten deshalb folgende Ziele gelten:

- Die tägliche Körperpflege sollte unter größtmöglicher Wahrung der Intimsphäre den hygienischen Erfordernissen entsprechend und an den persönlichen Bedürfnissen und Gewohnheiten des/der Bewohners/in auszurichten sein.
- Die allgemeinen Regeln von Hygiene und Sauberkeit sollten beachtet werden.

- Inkontinenzversorgung und Hilfestellung bei der Ausscheidung sollte fachgerecht entsprechend den Bedürfnissen des Pflegebedürftigen erfolgen.
- Die täglichen Mahlzeiten sind für viele Bewohnerinnen und Bewohner die Höhepunkte des Tages. Sie haben Anspruch auf Geschmack und Genuss beim Essen. Wahlmöglichkeiten zwischen verschiedenen Speisen und Getränken sollten deshalb angeboten werden.
- Aktivierende Angebote und Beschäftigungsmöglichkeiten – ggf. differenziert für unterschiedliche Bewohnergruppen – sollten im Heim unerlässlich sein.
- Beeinträchtigungen durch Mitbewohner/innen sollten im Interesse aller Beteiligten unterbunden werden.
- Medizinisch-pflegerische Maßnahmen im Sinne von mobilisierenden und die Beweglichkeit erhaltenden oder verbessernden Maßnahmen (Bewegungsübungen, aus dem Bett aufstehen, zum Waschbecken oder zur Toilette gehen) sind regelmäßig durchzuführen und ärztliche Anordnungen regelmäßig und fachgerecht auszuführen. Lagerungspläne sind zu erstellen und einzuhalten.
- Befindlichkeits- und Verhaltensänderungen der Bewohner/innen sollten frühzeitig erkannt und dem behandelnden Arzt sofort und umfassend mitgeteilt werden.
- Das Pflegepersonal sollte darin geschult sein, die Notwendigkeit einer ärztlichen Intervention zu erkennen und Sofortmaßnahmen bis zum Eintreffen ärztlicher Hilfe treffen zu können. Dazu müssen Notrufmöglichkeiten vorhanden sein.
- Überwachungs- und Sicherheitsmaßnahmen, um Gefahren abzuwenden, die mit Zwang oder Freiheitsentziehung oder -beschränkung verbunden sind (z. B. Bettgitter, sog. Schutzdecken oder ähnliche freiheitsentziehende Mittel), bedürfen einer besonderen Rechtfertigung.
- Die Bewohner/innen und Angehörigen, etwaige Betreuungspersonen und Bevollmächtigte sollten umgehend bei besonderen Ereignissen – wie Änderung der Kostform, besondere Anforderungen an die Getränkeversorgung, akuten Erkrankungen, ärztlichen Anordnungen, Verlegung ins Krankenhaus, freiheitsentziehenden Maßnahmen – informiert und ggf. in die Entscheidungen mit einbezogen werden.
- Die Pflege und Betreuung der Bewohner/innen sollte durch ausreichendes und geeignetes Personal mit den notwendigen Qualifikationen sichergestellt werden. Die Fachkraftquote gemäß HeimPersVO bedeutet insoweit eine verpflichtende Mindestausstattung, es sei denn, von den Anforderungen der Heimpersonalverordnung kann mit Zustimmung der Heimaufsichtsbehörde abgewichen werden (§ 5 Abs. 2 HeimPersVG).
- Heimverträge sollten rechtmäßig und verständlich formuliert, Abrechnungen transparent gestaltet und der Umfang der vom Heim zu erbringenden Leistungen exakt beschrieben sein. Die Pflege sollte auf der Grundlage umfassender, individueller, biographische Erkenntnisse einschließender, ständig fortzuschreibender Pflegeplanung erfolgen, der Pflegeprozess sollte nachvollziehbar sein und dem Verantwortungsbereich einer Pflegefachkraft obliegen.
- Einrichtungen und Träger sollen eine qualitätsvolle Pflege sichern. Im Rahmen der durch gesellschaftliche Aushandlungsprozesse bereitgestellten Mittel sollte Pflege und deren Qualität sichergestellt werden.
- Aufgabe der Heimträger ist es, alle noch vorhandenen Wirtschaftlichkeitsreserven in den Heimen zu mobilisieren.
- Führungskräfte sind für die Qualität der Pflege in ihrer Einrichtung verantwortlich.
- Von den Führungskräften in den Einrichtungen der stationären Altenhilfe werden neben ihren fachbezogenen Qualifikationen Kompetenz im Bereich der Mitarbeiterführung, der Personalentwicklung und der Organisationsentwicklung verlangt.
- Qualitätskriterien und -standards sollten kontinuierlich weiterentwickelt werden. Von besonderer Bedeutung ist dabei die Entwicklung von Verfahren zur Personalbedarfsermittlung. Für die Erledigung all dieser unverzichtbaren und drängenden Aufgaben müssen die notwendigen Rahmenbedingungen geschaffen werden.
- Eine gesamtgesellschaftliche Aufgabe ist es, den Heimen die Mittel zur Verfügung zu stellen, die sie für eine qualitätsgerechte Pflege bei wirtschaftlicher Betriebsführung benötigen.

- Es ist erforderlich, dass Wissenschaft und Berufsverbände ihren Teil zur Erarbeitung von Standards für die Betreuung und Pflege von Heimbewohnern beitragen.
- Es ist erforderlich, die personellen und sächlichen Mittel der Heimaufsicht und des MDK erheblich zu verbessern.

2 (Zusätzliche) Qualitätsanforderungen an die ambulante Pflege

2.1 Derzeitige Situation

Derzeit erhalten 1,28 Mio. Menschen, die im häuslichen Bereich pflegebedürftig sind Hilfe und Unterstützung durch Angehörige, Freunde und Bekannte, beschäftigen Haushalts- und Pflegehelferinnen und/oder nehmen professionelle Dienste in Anspruch. Da sie in ihrer Autonomie eingeschränkt sind, benötigen sie besondere Hilfe, Unterstützung und Schutz. Ein Großteil der Pflegebedürftigen wird von Angehörigen gepflegt. Vorrangig sind Angebote im Sinne des Case- und Caremanagements bereitzustellen, die Pflegebedürftige dabei unterstützen, angemessene Pflege in der eigenen Häuslichkeit zu wählen und ggf. auftretende Probleme zu bewältigen. Dazu gehören insbesondere:

- Informations- und Beratungsangebote über Pflege generell und im Besonderen sowie über Dienste und Leistungen und ihre Finanzierungsmöglichkeiten,
- Unterstützung bei der Auswahl der Leistungen und der Dienste,
- das Vorhandensein unterschiedlicher Dienstleistungsangebote,
- Kontrolle der vereinbarten und der erbrachten Dienstleistungen sowie der Qualität der Leistungen,
- Möglichkeiten der Beschwerde für Pflegebedürftige, pflegende Angehörige, aber auch Pflegedienste und sonstige Dritte.
- Es ist eine Vertrauenskultur zwischen Pflegedienst und Pflegebedürftigen notwendig.
- Welche Bedeutung hat das Kriterium „Patientenzufriedenheit"?
- Auf Seiten der Mitarbeiter ist eine stärkere Transparenz bei der Bewertung von Qualitätskriterien erforderlich.

Wenn die Situation der Pflegebedürftigen erleichtert und ihre Autonomie gestärkt werden soll und sie vor Gewalt, Misshandlung, Vernachlässigung, schlechter Pflege usw. möglichst geschützt werden sollen, sind strukturelle Verbesserungen notwendig, z. B. müssen die Rahmenbedingungen für die ambulante Pflege verbessert werden, da beispielsweise die Kranken- und Altenpflegeausbildung unzureichend auf ambulante Pflege zugeschnitten ist.

2.2 Lösungsvorschläge zur Unterstützung von Menschen, die ambulante Pflege benötigen

a) Die Kostenträger und Leistungserbringer richten vor Ort eine gemeinsame, unabhängige Informations- und Beratungsstelle ein, die trägerübergreifend
   - allgemein über Dienste und Leistungen und ihre Finanzierungsmöglichkeiten informiert,
   - Pflegebedürftige und Angehörige bei der Auswahl von Leistungen und Diensten unterstützt,
   - die verstärkte Nutzung von Pflegekursen in der eigenen Häuslichkeit ermöglicht,
   - generelle Anlaufstelle für Beschwerden aus dem ambulanten Pflegebereich ist

und damit vor allem präventiv für Pflegebedürftige wirkt.

- Die Informations- und Beratungsstelle steht in enger Kooperation mit allen relevanten Sozialdiensten in der Kommune, die feldorientiert arbeiten; das schließt auch Hausbesuche mit ein.
- Die Informations- und Beratungsstelle ist insbesondere für diejenigen wichtig, die sich Pflegeleistungen als Selbstzahler einkaufen.
- Ein Case- und Care-Management sollte sicherstellen, dass z. B. Assessments genutzt oder auch durch die Erarbeitung von Hilfeplänen die Situation der Pflegebedürftigen erfasst und die notwendigen Maßnahmen dokumentiert und begleitet werden.

b) Eine stärkere Umgestaltung der Pflichtpflegeeinsätze in Beratungseinsätze sollte angestrebt werden.

c) Wenn die Politik die Eigenverantwortlichkeit der Bürger stärken möchte, sollte sie strukturelle Hilfen in einer Weise bereitstellen, welche die Übernahme von Verantwortung erleichtert und Vertrauen in die Hilfestrukturen ermöglicht.

d) Die Bundesregierung sollte Projekte initiieren, die insbesondere
   – das Ausmaß zurechenbarer Pflegemängel durch institutionelle Pflegedienste im Bundesgebiet von unabhängiger Seite untersuchen,
   – Qualitätsmerkmale für ambulante Pflege aus Sicht der Pflegebedürftigen entwickeln und modellhaft erproben und
   – Versorgungsdefizite aus Sicht der Betroffenen aufspüren.

3 Pflege-Qualitätssicherungsgesetz (PQsG), HeimG-Novelle und Entwurf eines Pflegeleistungs-Ergänzungsgesetzes (PfLG)

3.1 Pflege-Qualitätssicherungsgesetz

Mit der Verabschiedung des PQsG im September 2001 will der Gesetzgeber zwei Vorhaben zur Weiterentwicklung der Pflegeversicherung aufgreifen und miteinander verbinden:

– die Sicherung und Weiterentwicklung der Pflegequalität und
– die Stärkung der Verbraucherrechte.

Diese Vorhaben stehen für den Bereich der vollstationären Pflege in einem engen Zusammenhang mit der Novellierung des Heimgesetzes. Beide Gesetze sollen sich einander in dem Ziel ergänzen, u. a. durch eine engere Zusammenarbeit zwischen der Pflegeselbstverwaltung und der staatlichen Heimaufsicht, die Qualität der Betreuung in Heimen zu sichern.

Primär sollen die Träger der Pflegeeinrichtungen für die Sicherung und für die Weiterentwicklung der Qualität ihrer ambulanten, teil- oder vollstationären Leistungen verantwortlich sein, § 80 a PQsG, konzipiert nach dem Vorbild der §§ 93 ff. BSHG.

Entscheidender Gesichtspunkt wird für Einrichtungsträger sein, dass die vertraglichen Festlegungen in den Leistungs- und Qualitätsvereinbarungen (LQV) für alle Vertragsparteien in den Vergütungsverhandlungen als Bemessungsgrundlage für die Vergütungen unmittelbar verbindlich sein sollen. Damit soll ein entscheidender Schritt zur Einlösung ihres Anspruchs auf leistungsgerechte Vergütungen vollzogen werden. Ein schwieriges Problem für das gesamte Vertrags- und Vergütungsrecht nach dem SGB XI (Versorgungsverträge, LQV, Vergütungsvereinbarungen) liegt darin, dass es allgemein anerkannte Maßstäbe für die Personalbemessung in Pflegeheimen derzeit noch nicht gibt. Das Gesetz schlägt daher als vorläufigen Orientierungsmaßstab für eine sachgerechte Pflegezeitbedarfs- und Personalbemessung im Rahmen der LQV die Einführung von landesweiten oder regionalen Personalrichtwertvereinbarungen als Bestandteil der Rahmenverträge der Pflegeselbstverwaltung auf Landesebene vor.

Darüber hinaus werden die Vertragsparteien in die Pflicht genommen, sich auf landesweite Personalbedarfsmittlungsverfahren zu verständigen. Weiterhin ist eine verstärkte Zusammenarbeit der staatlichen Heimaufsichtsbehörden mit den Medizinischen Diensten der Krankenkassen vorgesehen. Der Deutsche Verein für öffentliche und private Fürsorge hat in seiner Stellungnahme zum Regierungsentwurf des Gesetzes zur Qualitätssicherung und zur Stärkung des Verbraucherschutzes in der Pflege (Pflege-Qualitätssicherungsgesetz – PQsG) – BR-Drucks. 731/00 – und zum Regierungsentwurf des Dritten Gesetzes zur Änderung des Heimgesetzes – BR-Drucks. 730/00 – (Stand: 10. November 2000) (NDV 4/2001, S. 98 ff.) ausgeführt, dass er zwar die Zielsetzung der Bundesregierung, die Qualität der Leistungserbringung in der Pflege besser zu sichern sowie die Rechtsstellung und den Schutz der Bewohnerinnen und Bewohner von Heimen zu verbessern, begrüßt, er jedoch darauf hinweist, dass in einem Sozialleistungsbereich, der von seiner Grundlage her weitgehend durch die Verantwortung der beteiligten Partner für den Abschluss von Vereinbarungen zur Umsetzung des Leistungsrechts gestaltet wird, die gesetzlichen Regelungen auf das unbedingt Notwendige beschränkt werden sollten und auf detaillierte Einzelregelungen verzichtet werden sollte.

Mit dem vorliegenden Regierungsentwurf sei zwar eine deutliche Verbesserung der Qualitätssicherung zu erreichen, jedoch könne angesichts nicht gedeckter Personalbedarfe insbesondere im Bereich der Betreuung und Pflege demenzkranker Menschen nicht mit einer finanziellen Entlastung durch die vorgesehenen Neuregelungen gerechnet werden. Unbefriedigend sei zudem, dass das Gesetz

- ein Übermaß an Einzelregelungen enthalte, die zu keiner neuen Qualität führen könne, sondern lediglich Verwaltungsmehraufwand verursachen und Abgrenzungsschwierigkeiten bereiten,
- die Verwendung unklarer Abgrenzungsregelungen und Definitionen berge,
- eine in diesem Umfang nicht sachgerechte Einschränkung der Selbstverwaltung der Pflegekassen, Sozialhilfeträger und Einrichtungsträger vorsehe und
- die alleinige Überwälzung der Verantwortung und der Kosten für externe Prüfungsmaßnahmen auf die Pflegeeinrichtung letztlich zu einer Verkürzung der für die tatsächlich zur Pflege bereitstehenden finanziellen Mitteln führe.

Grundsätzlich sei dabei zu betonen, dass eine bessere Qualität nicht allein durch externe Prüfungstestate erreicht werden kann, sondern neben einer leistungsgerechten Vergütung unter Einbeziehung des tatsächlichen Pflegebedarfs auch die zweckgerichtete und wirtschaftliche Verwendung der Pflegeentgelte voraussetzt.

3.2 *HeimG-Novelle*

Parallel zum Entwurf des PQsG hat die Bundesregierung ein Drittes Gesetz zur Änderung des Heimgesetzes beschlossen. Im Einzelnen sind folgende Gründe für die Novellierung genannt worden:

a.) In der letzten Zeit aufgetretene Pflegeskandale hätten gezeigt, dass die Aufsicht über die Heime zum Teil intensiviert, und das Eingriffinstrumentarium der Heimaufsicht verbessert werden müsse.
b.) Heimverträge seien in der Praxis in der Regel nicht hinreichend transparent. So sei z. B. eine Zuordnung von Entgelten zu Leistungen oft nur schwer möglich.
Die Abwägung der Interessen sei nicht immer ausgewogen.
c.) In vielen Heimen lassen sich aufgrund des hohen Alters und des Grades der Pflegebedürftigkeit der Bewohner nicht mehr genügend Personen für einen Heimbeirat finden. Damit sei eine Mitwirkung in Heimangelegenheiten nicht ausreichend gewährleistet.
d.) Mit der Pflegeversicherung sei neben das externe Qualitätssicherungssystem des Heimgesetzes das externe Qualitätssicherungssystem des SGB XI getreten. Beide Systeme seien jedoch noch nicht ausreichend miteinander verzahnt. Trotz der gleich gelagerten Aufgabenstellung arbeiteten Heimaufsichtsbehörden und MDK noch zu wenig zusammen. Zum Teil sehen sie sich auch mangels Regelungen über den Datenaustausch an einer Zusammenarbeit gehindert.

Der Deutsche Verein hat in seiner oben zitierten Stellungnahme auch zu diesem Gesetz Stellung bezogen und kommt zu dem Ergebnis, dass er das Bemühen anerkennt, das Heimgesetz mit diesen Zielsetzungen fortzuentwickeln, er allerdings der Auffassung ist, dass das Gesetz diesen Zielsetzungen an vielen Stellen nicht gerecht wird und deswegen in folgenden zentralen Punkten der Verbesserung bedarf:

- Im Interesse einer klaren Angrenzung des Regelungsbereiches des Heimgesetzes gegenüber dem SGB XI sollte auf die Verwendung des Begriffs „Qualität" im Heimgesetz als eigene Zielsetzung verzichtet werden.
- Der Heimaufsicht sollten keine Aufgaben zugeordnet werden, die bereits anderweitig rechtlich geregelt sind und deren Erfüllung bereits von anderen Fachbehörden überwacht wird.
- Das Vertragsrecht sollte noch einmal gründlich daraufhin überprüft werden,
  - ob vor dem Hintergrund bereits geltender bürgerlich-rechtlicher Regelungen Sondervorschriften für Heimverträge tatsächlich in diesem Umfang erforderlich sind und – wenn dies bejaht wird –
  - ob und inwieweit die bürgerlich-rechtlichen Regelungen noch ergänzend angewendet werden müssen.

- Festlegungen über die Häufigkeit und Frequenz von Aufsichtsbesuchen sollten ebenso den Ländern überlassen bleiben wie Vorschriften über die institutionelle Ausgestaltung der Zusammenarbeit von Heimaufsicht und Pflegekassen bzw. MDK.
- Es muss sichergestellt werden, dass die nunmehr in § 11 Reg.-E. HeimG-Novelle vorgesehene stärkere Berücksichtigung der Belange behinderter Menschen auch in den Durchführungsbestimmungen konkretisiert und umgesetzt wird.
- Der Deutsche Verein regt an, die Heimaufsicht nicht nur in ihrer ordnungsrechtlichen Funktion zu stärken, sondern ihr zu ermöglichen, zwischen den unterschiedlichen Interessen von Heimbewohnern und Heimträgern zu vermitteln.
- Der Deutsche Verein hält auch eine Änderung der im Vorblatt des Regierungsentwurfs unter Buchstaben D und E getroffenen Kostenaussagen für erforderlich, da insbesondere die in § 15 Abs. 4 Reg.-E. HeimG-Novelle vorgesehene mindestens einmal jährliche Prüfung der Heime durch die Heimaufsicht zu zusätzlichen Kosten führen wird.

Und in der Tat stellt sich die Frage, wie bei den in den Bundesländern unterschiedlichen Strukturen und Personalausstattungen der Heimaufsichten diese neuen Anforderungen sicher gestellt werden sollen, ohne das Finanzierungsfragen dabei eine Rolle spielen werden.

3.3 Entwurf eines Pflegeleistungs-Ergänzungsgesetz

Seit Mitte August 2001 liegt ein Regierungsentwurf eines Pflegeleistungs-Ergänzungs-Gesetzes vor. Ziel dieses Entwurfes soll es sein, ein Bündel von Maßnahmen zur Stärkung und Förderung der häuslichen Pflege von Pflegebedürftigen mit erheblichem Bedarf an allgemeiner Beaufsichtigung und Betreuung vorzusehen. Es sollen für die pflegenden Angehörigen zusätzliche Möglichkeiten zur dringend notwendigen Entlastung geschaffen, für die Pflegebedürftigen in der Entlastungsphase der pflegenden Angehörigen aktivierende und qualitätsgesicherte Betreuungsangebote zur Verfügung und strukturpolitisch sinnvolle Weichen gestellt werden. Im Einzelnen sind folgende Maßnahmen vorgesehen:

- Es wird ein zusätzlicher Leistungsanspruch für Pflegebedürftige mit erheblichem Bedarf an allgemeiner Beaufsichtigung und Betreuung im Elften Buch Sozialgesetzbuch eingeführt. Danach kann dieser Personenkreis bei häuslicher Pflege zusätzliche finanzielle Hilfen der Pflegeversicherung im Werte von bis zu 460 Euro (rund 900 DM) pro Kalenderjahr für qualitätsgesicherte Betreuungsleistungen in Anspruch nehmen.
- Die Entwicklung neuer Versorgungskonzepte und Versorgungsstrukturen für Pflegebedürftige mit erheblichem allgemeinen Betreuungsbedarf, insbesondere für dementiell Erkrankte, wird gefördert mit zwei ineinander greifenden Komponenten:
  – Förderung niedrigschwelliger Betreuungsangebote, ergänzt durch oder kombiniert mit der
  – Förderung von Modellprojekten.
  Beide Komponenten werden anteilig durch die soziale und private Pflegeversicherung einerseits sowie durch Land oder Kommunen andererseits in Höhe von insgesamt 20 Mio. Euro (ca. 40 Mio. DM) jährlich finanziert. Dadurch soll in Ergänzung und Unterstützung des bisherigen Leistungsangebotes der Pflegeversicherung ein zusätzliches Betreuungsangebot für Pflegebedürftige mit erheblichem allgemeinen Betreuungsbedarf, insbesondere dementiell erkrankte Pflegebedürftige, geschaffen werden.
- Bestehende Beratungsangebote für Pflegebedürftige mit erheblichem allgemeinen Betreuungsbedarf sollen verbessert und erweitert werden, insbesondere sollen beratende Hilfen im häuslichen Bereich durch zusätzliche Hausbesuche ausgebaut werden.

Der Deutsche Verein hat in seiner Stellungnahme darauf hingewiesen, dass

– er den Leistungsumfang (von 900 DM jährlich, ca. 2,50 DM täglich) für zu gering hält, um im entsprechenden Umfang qualitätsgesicherte Leistungen abfragen zu können,

- die Leistungen auch nur für ambulant Pflegebedürftige nach dem SGB XI beschränkt sein sollen,
- er die Leistungsgewährung (auf Antrag gegen Nachweis) für zu bürokratisch hält und
- die zukünftigen finanziellen Belastungen der Kommunen ungeklärt seien.

4 Weiterhin ungeklärt: Das Verhältnis von Rehabilitation und Pflege

Auch mit der Einführung des SGB IX zum 1. Juli 2001 bleibt das Verhältnis von Rehabilitation und Pflege als Teil einer Qualitätssicherung ungeklärt.

Zum einen bringt auch die Neueinführung eines § 40 a BSHG (Art. 15, SGB IX) keine Lösung einer ausreichenden Finanzierung von Pflegeleistungen in Einrichtungen der Behindertenhilfe, zum anderen ist die Pflegeversicherung auch weiterhin nicht in den Kreis der Rehabilitationsträger nach SGB IX einbezogen worden. Allerdings schreiben SGB IX und SGB XI den Vorrang der Rehabilitation vor Pflege fest (§ 8 Abs. 3 SGB IX; §§ 5, 31 SGB XI). Die Verantwortung hierfür liegt jedoch weniger bei den Pflegekassen, die nur eine bislang wenig effektive Vorleistungspflicht (§ 32 SGB XI; geändert durch Art. 10 SGB IX) haben, sondern vor allem bei Krankenkassen und Eingliederungshilfe. Menschenwürdige Pflege wird in Zukunft weit stärker an der Stärkung und Erhaltung von Potenzialen der Pflegebedürftigen als alleine am Ausgleich von Defiziten (vgl. § 14 SGB XI) orientiert sein müssen. Dies erfordert, Pflege und Rehabilitation zusammenzuführen, um auch damit Qualitätsstandards formulieren und sichern zu können.

Rudolf Konrad, Deutscher Verein für öffentliche und private Fürsorge, Am Stockborn 1–3, 60439 Frankfurt/Main

Zusammenwirken von kommunaler und medizinisch-fachlicher Heimaufsicht bei Überwachung der Pflegequalität
– Kooperationsmodell der intensivierten Heimaufsicht in Duisburg

Hans Müller, Ina Lapschies und Ute Martin

Zuständigkeiten

- *Medizinische Heimaufsicht*
  - pflegerische Leistungen
  - medizinische Leistungen
  - hygienische Leistungen

- *Heimaufsicht*
  - Grundsatzangelegenheiten
  - bauliche Überprüfungen
  - Überprüfung von neuen Bauvorhaben
  - juristische Angelegenheiten
  - organisatorische Angelegenheiten
  - konzeptionelle Angelegenheiten
  - finanzielle Angelegenheiten
  - Personaleinsatz
  - Mitwirkung der Heimbewohner/innen

Formen der Zusammenarbeit

- Gemeinsame Absprachen über Heimbesuche, ggf. gemeinsame Besuche
- Verwendung eines abgestimmten Überprüfungsbogens
- Regelmäßige Abstimmung jeder Überprüfung
- Gegenseitiges Einschalten bei Hinweisen auf Mängel
- Gegenseitige Sensibilisierung in den jeweils anderen Prüfbereichen

Zielsetzung bei der Mängelbeseitigung

- <u>Konstruktive</u> und <u>qualitätsverbessernde</u> Vorschläge statt reglementierender Maßnahmen
- Fortbildung statt Bußgeld

- Kooperative Problembewältigung in engster Zusammenarbeit mit dem Heimpersonal/Heimträger

Aufgaben der Heimaufsicht

- *Ziele der Heimaufsicht*
  - Schutz der Interessen und Bedürfnisse der HeimbewohnerInnen vor Beeinträchtigungen
  - Beratung in allen Heimangelegenheiten

- *Zahl der zu beaufsichtigenden Heime*
  - 43 Altenpflegeeinrichtungen
  - 17 Behinderteneinrichtungen und 14 Außenwohngruppen

- *Rechtsgrundlagen*
  - Heimgesetz und seine Verordnungen
  - Pflegeversicherungsgesetz, Landespflegegesetz Nordrhein-Westfalen
  - Sozialgesetzbuch
  - Baugesetze
  - Verwaltungsgesetze

Arbeitsschwerpunkte

- *Heimgesetz* (Allgemeine Überprüfung von Heimen)
  - Prüfung der Betriebsvoraussetzungen
  - Überprüfung der Heimverträge
  - Ordnungsbehördliche Maßnahmen

- *Heimmindestbauverordnung* (Bauliche Überprüfung von Heimgebäuden)
  - Objekte: Neubaumaßnahmen
  - Umbaumaßnahmen
  - Beratungs- und Kontrollfunktion

- *Heimpersonalverordnung* (Überprüfung der Beschäftigten)
  - Qualifikation der Heimleitung und Pflegedienstleitung
  - Fachkraftquote von 50 %

- *Heimmitwirkungsverordnung* (Überprüfung der Mitwirkung)
  - Kontrolle über Wahl eines Heimbeirates
  - Bestellung eines Heimfürsprechers

Erfahrungen der Heimaufsicht

- Sehr *guter Kontakt und gute Zusammenarbeit* mit Heimleitung und Pflegedienstleitung
- Grundsätzlich *große Bereitschaft des Pflegepersonals* erkennbar; auch unter zum Teil schwierigen baulichen Bedingungen in älteren Häusern
- Auch bei Neubauten viel *zu wenig Abstellräume*, -flächen (Rollstühle, Pflegematerial)

- *Personaldecke ist äußerst knapp* bemessen. Bei Urlaubs- oder Krankheitsausfällen ist lediglich eine Grundpflege leistbar, die Betreuung der Bewohner/innen muss zum Teil ausfallen.

Erfahrungen der Heimaufsicht/ Beschwerden

- Ein *Teil* stellt sich nach Überprüfung als *unberechtigt* heraus (falsche Einschätzung der Beschwerdeführer, Missverständnis zwischen Bewohner/Angehörigen/Pflegepersonal)
- Bei *berechtigten Beschwerden* wurde versucht, einen Konsens zu finden
- Seit 1998 mussten in *zwei Fällen Anordnungen* durch die Heimaufsicht getroffen werden (alle Pflegekräfte müssen an einer Fortbildung „Dekubitus" teilnehmen)

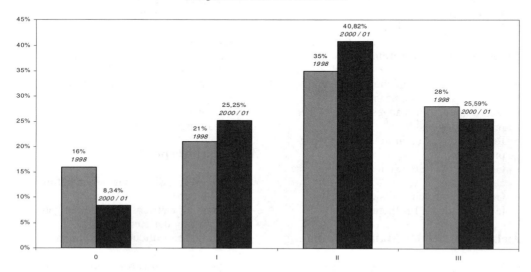

Parameter für Pflegeintensität

Vergleich der Daten von 1998 und 2000 / 2001

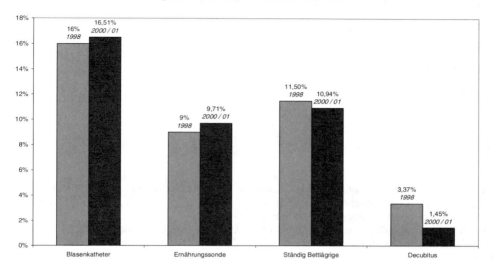

Entwicklung Decubitus + Hygiene

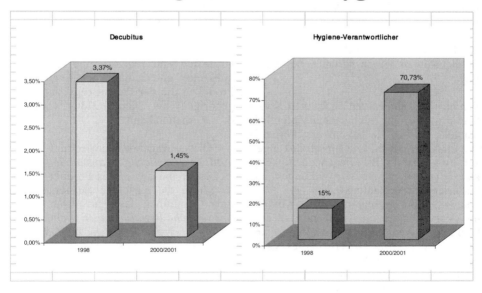

Hans Müller, Sachgebietsleiter Alten- und
  Behindertenhilfe, Amt für Soziales und
  Wohnen
Ina Lapschies, Heimaufsicht, Amt für
  Soziales und Wohnen,
Dr. Ute Martin, Medizinische Heimaufsicht,
  Gesundheitsamt

Stadtverwaltung Duisburg, Schwanen-
  straße 5–7, 47049 Duisburg

Prozessqualität als zentraler Faktor: Manual zur Qualitätsentwicklung – Beispiel aus der Sozialarbeit im Krankenhaus

Heike Ulrich

Der Sozialdienst im Krankenhaus ist die Ergänzung der medizinischen, pflegerischen und therapeutischen Leistungen und damit ein wichtiger Bestandteil der Gesamtbehandlung – sowohl im Akutkrankenhaus als auch in der Rehabilitationsklinik. Seine Aufgaben liegen in der Begleitung des Patienten während des Krankenhausaufenthaltes (z. B. durch Intervention bei persönlichen Problemen) und in der Vorbereitung der Krankenhausentlassung (z. B. durch Vermittlung von ambulanten oder stationären Hilfen).

In der Einzelfallarbeit ist die Beziehung des Sozialdienstes zu seinen Klienten besonders geprägt:

1. von der Ausnahmesituation (akuten Notsituation), die ein Krankenhausaufenthalt darstellt. Sofern die Erkrankung körperliche und/oder psychische Einschränkungen zur Folge hat (z. B. Pflegebedürftigkeit), kann dies erhebliche Auswirkungen auf bisherige Lebensplanung haben
2. von der zeitlichen Begrenzung des Kontaktes (Verweildauer im Krankenhaus). Das heißt, der Patient und der Sozialdienst stehen unter dem Druck, innerhalb dieses sehr begrenzten Zeitraumes Entscheidungen zu erarbeiten, die oft fundamentale Bedeutung für die Lebensperspektive haben
3. durch die Erfordernisse, dass die in der Einzelfallbearbeitung getroffenen Entscheidungen in der Regel bereits vor der Entlassung in konkrete Maßnahmen umgesetzt werden müssen. Da durch die Entlassung der Kontakt zum Patienten beendet wird, ist eine Überprüfung der veranlassten Maßnahmen in den meisten Fällen nicht möglich (DVSK 1999, S. 10 f)

Um den Prozess in der Einzelfallbearbeitung darzustellen, muss zuerst beschrieben werden, welche Tätigkeiten der Sozialdienst im Krankenhaus durchführt. Dazu wurde ein Leistungskatalog erstellt, der sehr detailliert die einzelnen Angebote für die Patienten auflistet. Dieser Katalog ist unterteilt in fünf Produkthauptgruppen: *Psychosoziale Intervention, Soziale Intervention, Wirtschaftliche Intervention, Nachsorge* und *Rehabilitation*, die wiederum in zehn Produktgruppen untergliedert sind. Jede einzelne Gruppe enthält konkrete, unterschiedliche Angebote oder Produkte, die der Patient (ggf. auch die Angehörigen) als Dienstleistung vom Sozialdienst erhalten kann.

Um dieses Angebot oder Produkt, z. B. *Vermittlung häuslicher Krankenpflege*, genauer zu beschreiben, wird das Produkt weiter unterteilt in die einzelnen Leistungen, die in ihrer Gesamtheit das (End-)Produkt ergeben (*persönliche Beratung des Patienten, Antragstellung bei der Kranken- und/oder Pflegekasse* usw.) und diese Einzelleistungen werden mit detaillierten Aktivitäten hinterlegt (*Beratung des Patienten: 1. Information über Aufgaben und Zuständigkeit des Krankenhaussozialdienstes, 2. Transparente, umfassende Vermittlung von Informationen über Hilfen und Angebote, 3. Vermittlung von Entscheidungshilfen zur Inanspruchnahme von Angeboten, 4. Klärung und Vereinbarung von Arbeitsschritten).*

Summe der Aktivitäten = Leistung
Summe der Leistungen = Produkt
Summe der Produkte = Leistungskatalog

In der Gesamtheit ergeben diese Beschreibungen einen Angebotskatalog, der individuell auf einzelne Krankenhäuser, Kliniken oder Stationen zugeschnitten werden kann. Innerhalb der Leistungs- oder Aktivitätenbeschreibung können auch Qualitätsstandards für die Bearbeitung gesetzt werden.

Die Festlegung der genauen Inhalte der Sozialdiensttätigkeit gibt noch keine Auskunft darüber, wie die Erbringung dieser Angebote stattfindet und wie der Patient die Qualität wahrnehmen und beurteilen kann. Neben dem Leistungskatalog sind die von Maja Heiner definierten 12 Qualitätsmerkmale (Heiner 1996, S. 221 ff.) ein wesentlicher Bestandteil des Qualitätsmanuals der DVSK.

Die Qualitätsmerkmale der Sozialarbeit (auch im Krankenhaus) fußen auf den Grundlagen der demokratischen Gesellschaft, d. h., sie bilden ab, was in dieser Gesellschaft als qualitätsvoll in der Sozialarbeit erachtet wird. Die *Berufethischen Prinzipien* des Deutschen Berufsverbandes für Sozialarbeit, Sozialpädagogik und Heilpädagogik, die für alle Felder der Sozialarbeit gelten, sind auch für den Sozialdienst im Krankenhaus Orientierung und Handlungshilfe. Auch in den gesetzlichen Grundlagen der Sozialarbeit finden sich Aussagen zur ethischen Ausrichtung (SGB I, SGB V). Als Grundlage der Qualitätsorientierung können zusammengefasst folgende Werte gelten (DVSK 1999, S. 66):

– die Würde der Person
– die Selbstverwirklichung
– die Solidarität
– die Eigenverantwortung
– strukturelle/soziale Gerechtigkeit

Die nachfolgende Beschreibung der Qualitätsmerkmale bezieht sich auf die Einzelfallarbeit mit dem Patienten, ggf. auch seinen Angehörigen und/oder Bezugspersonen. Sie erscheinen jedoch besonders geeignet, da sie auch auf die internen und externen Kooperationspartner (Sekundärkunden), wie die Stationsärzte, das Pflegepersonal, die Therapeuten, ambulante, teilstationäre und stationäre Nachsorgeeinrichtungen usw. Anwendung finden können. Die Aufzählung ist nicht gleichbedeutend mit einer Rangfolge, alle Merkmale stehen gleichberechtigt nebeneinander.

- *Individualisierung*
  Berücksichtigung der individuellen Bedingungen des Einzelfalles bei der Problemlösung (soziales Umfeld, Wünsche, Ressourcen usw.)
- *Partizipation*
  Einbeziehung des Klienten und seines sozialen Umfeldes in die Fallbearbeitung und Entscheidungsfindung
- *Transparenz*
  Erläuterung des Spektrums der Lösungsmöglichkeiten und der Rolle der einzelnen Beteiligten zur Herstellung der Transparenz für den Klienten
- *Abgestimmtheit*
  Abgestimmtheit innerhalb der Institution und mit allen beteiligten Diensten; die Beiträge der Beteiligten an der Bearbeitung sind klar und verbindlich vereinbart
- *Zugänglichkeit*
  Lösungsmöglichkeiten müssen für den Klienten zugänglich sein, z. B. ohne lange Wartezeiten, Maßnahme muss dem Problem angemessen umsetzbar sein
- *Normalität*
  Maßnahmen und Angebote müssen der Situation entsprechen, keine Unter- oder Überversorgung
- *Verständigungsorientierung*
  Klärung der Inhalts- und Beziehungsebene im Aushandlungsprozess zwischen den Beteiligten, gegenseitiges Verständnis schaffen
- *Informiertheit*
  Ständige Aktualisierung des Wissens über Maßnahmen und Angebote sowie deren Zugangsvoraussetzungen
- *Vertraulichkeit*
  Die Fallbearbeitung erfolgt unter Berücksichtigung der datenschutzrechtlichen Bestimmungen und unter Zusage der Vertraulichkeit
- *Zügigkeit*
  Fallbearbeitung erfolgt ohne selbst verschuldete Verzögerung
- *Achtung*
  Der Umgang mit dem Klienten ist geprägt durch Respekt und Wertschätzung

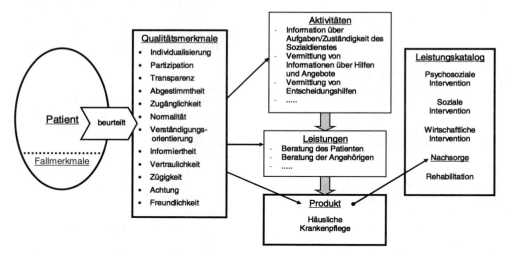

Abb. 1 Prozessqualität im Krankenhaussozialdienst (DVSK 2001)

- *Freundlichkeit*
Der Umgang mit dem Klienten erfolgt mit Höflichkeit, Takt, Aufmerksamkeit, Geduld

Um diese Qualitätsmerkmale in hohem Maße zu erreichen, müssen die Besonderheiten des Einzelfalles immer berücksichtigt werden. Das bedeutet, dass die einzelnen Aktivitäten und Leistungen bei einem Produkt unterschiedlich viel Zeit und Kapazitäten binden. So wird die Erarbeitung einer tragfähigen Entscheidung mit einem allein lebenden Patienten, der psychisch oder kognitiv beeinträchtigt ist, mehr Gespräche und Organisation erfordern, als bei einem orientierten Patienten, der bereits intensiv in einem sozialen Netz eingebunden ist oder durch Familienangehörige unterstützt wird. Als weiterer Baustein des Qualitätsmanuals werden daher derzeit Kriterien erarbeitet, die diese unterschiedlichen Intensitäten abbilden können. Sie müssen neutral definiert und objektiv überprüfbar sein, um als Fallmerkmal eine Aussagekraft zu erhalten (siehe Abb. **1**).

Die verschiedenen Aspekte der Einzelfallbearbeitung müssen für die Evaluation möglichst genau dokumentiert und in einer entsprechenden Statistik erfasst werden, denn nur dann kann die Überprüfung der Prozessqualität Schwachstellen erkennen und Ansätze für eine Qualitätssteigerung bieten. Der von der DVSK entwickelte Statistikbogen ermöglicht es, die einzelfallbezogenen Leistungen differenziert zu erfassen und verschiedene Intensitäten der Fallbearbeitung abzubilden, indem Daten aus den Bereichen der Aktivitäten, Leistungen und Produkte mit einzelnen Fallmerkmalen kombiniert werden können. Mit der vorgestellten ineinander greifenden Systematik kann jeder Krankenhaussozialdienst ein individuelles Leistungsprofil für die Einzelfallbearbeitung entwickeln und als Grundlage für die Evaluation der Prozessqualität nutzen.

Ein Schwerpunkt in der Weiterentwicklung des Qualitätsmanuals hinsichtlich der Prozessqualität wird die bereits erwähnte Entwicklung von Kriterien zur Fallbearbeitung sein. Daneben muss auch die im Gesundheitswesen neu gestellte Frage nach der Beteiligung des Patienten als *Koproduzent* der angestrebten Qualität beleuchtet werden, denn nur gemeinsam können befriedigende Ergebnisse erreicht werden (Badura 1997, S. 65). Aufgrund der ab 2003 geplanten neuen Krankenhausfinanzierung werden sich krankenhausinterne Veränderungen ergeben, die zu mehr interdisziplinären Behandlungsansätzen und interdisziplinärer Zusammenarbeit führen werden. Es wird daher auch die Frage zu diskutieren sein, ob Qualitätsstandards der einzelnen Bereiche und Berufsgruppen weiterhin nebeneinander bestehen bleiben können oder ob im Hinblick auf eine ganzheitliche Patientenversorgung nicht auch interdisziplinäre Standards entwickelt werden müssen.

Literatur

Badura, B.: Strategisches Krankenhausmanagement: Auf dem Weg zum Gesundheitszentrum. In: Spörkel, H., B. Ruckriegl, H. Janßen, A. Eichler (Hrsg.): Total Quality Management im Gesundheitswesen (Arbeits- und Organisationspsychologie in Forschung und Praxis, Band 9). Psychologie Verlags Union, Weinheim 1997, S. 61–76

Deutsche Vereinigung für den Sozialdienst im Krankenhaus e. V. (DVSK) (Hrsg.): Qualitätsmanagement in der Krankenhaussozialarbeit – ein Manual. Eigenverlag, Mainz 1999

Deutscher Berufsverband für Sozialarbeit, Sozialpädagogik und Heilpädagogik e.V. (DBSH): Berufsethische Prinzipien des DBSH. Eigenverlag, Göttingen 1997

Heiner, M.: Ziel- und kriterienbezogenes Qualitätsmanagement in der sozialen Arbeit. In: Merchel, J., C. Schrapper (Hrsg.): Neue Steuerung: Tendenzen der Organisationsentwicklung in der Sozialverwaltung. Votum-Verlag, Münster 1996

Heike Ulrich, Dipl.-Sozialarbeiterin, Senator für Arbeit, Frauen, Gesundheit, Jugend und Soziales, Zentrale Koordinationsstelle für den Sozialdienst im Krankenhaus, Bahnhofsplatz 29, 28195 Bremen

Differenzierende Fort- und Weiterbildung der Pflegekräfte in Kliniken und Sozialstationen mit zwei Zielen: „Reha vor Pflege" und „Qualitätsmanagement Rehabilitationspflege"

Ute Herbst

Das Thema meines Beitrags scheint zunächst widersprüchlich. Es geht um die Frage: Lassen sich die beiden Ziele „Reha vor Pflege" und „Qualitätsmanagement Rehabilitationspflege" über Fort- und Weiterbildungsmaßnahmen erreichen? Oder anders formuliert: Wie müssen Maßnahmen der Fort- und Weiterbildung angelegt und an welche Zielgruppen sollen sie gerichtet sein, wenn sie Einfluss auf die Qualität von Einrichtungen der Rehabilitation und Pflege haben sollen?

Ich gliedere meine Ausführungen in zwei Schwerpunkte: Zum einen gehe ich der Frage nach, ob beide Ziele miteinander vereinbar sind oder ob sie sich nicht eher widersprechen, und zweitens beantworte ich die Frage, ob und wie Fort- und Weiterbildungen dazu beitragen können, diesen scheinbaren oder offensichtlichen Widerspruch aufzuheben. Zunächst komme ich also zu den genannten Zielen.

Die Zielsetzung „Rehabilitation geht vor Pflege" ist dem Pflegeversicherungsgesetz entnommen und hat sich zu einem eingängigen Schlagwort entwickelt, welches die Kostenträger im Gesundheitswesen und Gesundheitspolitiker gern zitieren. Dabei wird deutlich, dass hier ein Pflegebegriff verwendet wird, der „Pflege" ausschließlich als Hilfe und Unterstützung zum Ausgleich von Defiziten versteht und „Pflegebedürftigkeit" als den höchsten Grad von Abhängigkeit beschreibt, in dem Selbständigkeit völlig verloren gegangen ist. Pflegebedürftigkeit würde demnach erreicht, wenn ärztliche Interventionen keine Zustandsverbesserung mehr erwarten lassen. Rehabilitation wird vom genannten Personenkreis dagegen eher der medizinischen Leistung zugeschrieben.

Die Angehörigen der pflegerischen Berufe definieren „Pflege" anders. Sie gehen von einem ganzheitlichen Gesundheitsbegriff aus und verstehen dementsprechend unter pflegerischer Intervention die Wiederherstellung der Selbstpflegefähigkeit des Einzelnen bzw. die Unterstützung bei den Aktivitäten und existentiellen Bedürfnissen des täglichen Lebens. Zur Ermittlung der pflegerischen Diagnose gehört daher die Einschätzung des Grades der Abhängigkeit oder Selbständigkeit eines Patienten oder Behinderten bzw. die Einstufung nach Kriterien der Funktionsfähigkeit versus Einschränkung oder Behinderung. Die so verstandene Pflege bezieht sich stets auf die jeweilige Situation des Betroffenen (des Pflegebedürftigen, des Nutzers von Pflegeleistung) und seine aktuellen Bedürfnisse.

Pflege, die nach diesen Erkenntnissen innerhalb des Pflegeprozesses geplant, durchgeführt und evaluiert wird, bezieht präventive, kurative, rehabilitative, aber auch palliative Maßnahmen ein und ist dementsprechend als hochkomplexe Aufgabe zu verstehen. Sie wird stets die Ressourcen des Betroffenen einbeziehen und gemeinsam mit dem Klienten/Patienten nach Wegen suchen, diese Ressourcen zu stärken und einen möglichst hohen Grad an Selbständigkeit wiederherzustellen. Für Pflege, die in diesem Verständnis ausgeführt wird, stellt sich die Frage „Reha vor Pflege?" nicht, denn sie *ist* Rehabilitation.

Wie steht es nun mit dem zweiten Ziel „Qualitätsmanagement Rehabilitationspflege"?

Meine Ausführungen zum Pflegebegriff haben verdeutlicht, dass Pflege und Rehabilitation nicht konkurrierend, sondern gleichzeitig bzw. ergänzend wirken. Es bliebe also nur noch die eher akademische Frage zu klären, ob der Begriff „Rehabilitationspflege" Pflege *als* Rehabilitation(smaßnahme) oder Pflege *in der* Rehabilitation beschreibt. Jedenfalls ist Rehabilitationspflege der Beitrag, den pflegerische Intervention innerhalb des Behandlungsteams leistet, um dem Betroffenen (Patienten/Klienten) zu größtmöglicher Autonomie, damit meine ich zu unabhängigem, selbständigem und selbstbestimmtem Leben, zu verhelfen.

Der Gedanke des Behandlungs- oder Betreuungs*teams* spielt dabei aus meiner Sicht eine besondere Rolle. Auch wenn Pflege in Bereichen, die durch das Pflegeversicherungsgesetz geregelt werden, relativ autark zu sein scheint, ist sie, wie dargestellt, auf die Kooperation der Betroffenen, aber auch auf die übrigen im Gesundheits- und Sozialsystem Tätigen angewiesen. Pflegerische Interventionen müssen sich, wie aufgezeigt, an den Bedürfnissen und Fähigkeiten der Betroffenen orientieren. Dabei dürfen sie jedoch nicht die Erkenntnisse medizinischer oder physiotherapeutischer Diagnosen außer Acht lassen. Das gilt natürlich auch umgekehrt. Daraus ergibt sich die Forderung nach berufsgruppenübergreifenden Kommunikationssystemen. Diese müssen gleichzeitig Transparenz und Entscheidungsfreiheit für die Betroffenen ermöglichen.

Wie alle Leistungserbringer muss Pflege oder Rehabilitationspflege stets die Qualität ihrer Leistung im Blick haben. Dazu muss sie Instrumente des Qualitätsmanagements beherrschen und anwenden. Qualitätsmanagement wird derzeit auf Kongressen und Tagungen im Gesundheits- und Sozialwesen sowie in der entsprechenden Literatur ein hoher Stellenwert zugeschrieben. Das ist zum einen die Konsequenz aus den veränderten Marktgesetzen dieser Handlungsfelder. Die führten zu Konkurrenzen zwischen den Leistungserbringern und als Folge zu Betriebs- und Qualitätsvergleichen. Zum anderen fordern die jüngsten Gesundheits- und Sozialgesetze ausdrücklich Qualitätskontrollen und die Einführung eines steuernden Qualitätsmanagements (§ 137 ff. SGB V, PQSG und in gewisser Weise auch das Heimgesetz).

Ein Qualitätsmanagement, von dem entscheidende Veränderungen erwartet werden, muss immer berufsgruppenübergreifend vorgehen und es sollte in der Rehabilitationspflege zusätzlich die Betroffenen einbeziehen. Denn entsprechend § 2 SGB XI sollen die Leistungen den Pflegebedürftigen helfen „trotz ihres Hilfebedarfs ein möglichst selbstbestimmtes Leben zu führen, das der Würde des Menschen entspricht". Ähnlich ist auch das Recht auf Teilhabe nach SGB IX zu verstehen. Das bedeutet für das Qualitätsmanagement, sich an den Bedürfnissen der Betroffenen zu orientieren und deren Einschätzung der Qualität der Leistungen zu berücksichtigen.

Ein nutzerorientiertes Qualitätsmanagement wird also über Befragungen der Betroffenen deren Bedürfnisse ermitteln bzw. ein geeignetes Beschwerdemanagement entwickeln. Dadurch können Defizite in der Prozessqualität erkannt und Hinweise auf die erlebte Ergebnisqualität erfasst werden. Im Rahmen der verstärkten Mitwirkungsrechte des neuen Heimgesetzes kann nutzerorientiertes Qualitätsmanagement auch bedeuten, den Heimbeirat bei der Formulierung von Leistungs- und Qualitätsvereinbarungen von vornherein einzubeziehen. Auf diese Weise würden die Betroffenenbedürfnisse unmittelbar und gestaltend in den Qualitätssicherungsprozess einbezogen.

Beides setzt jedoch voraus, dass die Betroffenen in der Lage sind, ihre eigenen Bedürfnisse oder die der Mitbewohner zu erkennen und sie auch benennen zu können. Da dies nicht immer der Fall ist, sehen die Leistungsgesetze externe Qualitätskontrollen zum Beispiel durch den Medizinischen Dienst der Krankenkassen (MDK) vor. In Tab. **1** sind die Qualitätsdefizite zusammengestellt, die durch die verschiedenen MDK (auch gebietsübergreifend durch den MDS) sowohl für Heime als auch für ambulante Pflegedienste beschrieben werden.

Die ersten drei Punkte beschreiben einen Mangel in der Strukturqualität. Ein Leitbild

- Pflegeleitbild liegt nicht vor
- Pflegekonzept liegt nicht vor
- Stellenbeschreibung liegt nicht vor

- Mängel bei der Umsetzung des Pflegeprozesses und der Pflegedokumentation
- Pflegekonzept ist zwar vorhanden, wird aber nicht umgesetzt
- Passivierende Pflege

- Defizit im Bereich der Dekubitusprophylaxe und -therapie
- Defizite im Umgang mit Medikamenten
- Defizite bei der Ernährung und Flüssigkeitsversorgung

⇒ Defizit bei Fachliteratur
⇒ Defizit bei der Fortbildung

Tab. 1 Qualitätsdefizite, die durch den MDK häufig beschrieben werden (Auswahl)

und damit eine Orientierungshilfe für das von mir beschriebene Pflegeverständnis wird nicht vorgegeben. Auch die formale Beschreibung der Aufgaben der Pflegenden fehlt. Die folgenden Punkte zeigen auf, dass es nicht damit getan ist, der Form zu genügen und strukturelle Vorgaben zu schaffen, sondern die Pflegenden müssen auch mit den vorhandenen Konzepten vertraut gemacht werden und ihren Sinn verstehen. Meine eingangs gemachte Behauptung „Pflege ist Rehabilitation" ist in Einrichtungen, in denen der Pflegeprozess nicht praktiziert wird, wohl kaum zu belegen.

Nur wenn der Pflegeprozess als ein Instrument verstanden wird, das gemeinsam mit dem Betroffenen und/oder seinen Angehörigen die Bedürfnisse und Gewohnheiten, Selbständigkeit oder Abhängigkeiten, Fähigkeiten oder Einschränkungen, Stärken und Schwächen betrachtet, kann er genutzt werden, um gemeinsam ein Pflegeziel festzulegen, dessen Durchführungsschritte der Betroffene versteht und bei denen er so gut er kann mithilft.

Die dritte Gruppe der Defizite, die sich auf sehr konkrete fachliche Fehler bezieht, halte ich für besonders gravierend. Hier sollten die professionell Pflegenden Experten sein, die sich in ihrem fachlichen Wissen von pflegenden Laien unterscheiden. Sie müssen in der Lage sein, die Nicht-Profis zu beraten.

Die beiden letzten Punkte weisen aus meiner Sicht auf die Ursachen für die beschriebenen Defizite hin. Pflegende müssen sich im Sinne lebenslangen Lernens über Erkenntnisse der Pflegewissenschaft und der Medizin auf dem Laufenden halten, um die von Pflege abhängigen Menschen, aber auch sich selbst vor Folgen von Pflegefehlern zu schützen.

Es liegt auf der Hand, dass die beschriebenen Mängel im Rahmen des Qualitätsmanagements in erster Linie über Fortbildungen anzugehen sind. Hier erscheint es mir wichtig abzuwägen, wer sich auf welche Weise fortbilden muss. Dazu wird eine gründliche Analyse des Bedarfs notwendig sein. Hier ist zunächst ein Qualifikationsprofil der Beschäftigten im Pflegedienst zu erstellen und zu ermitteln, welche Grundausbildung und welche Weiterqualifizierung nachgewiesen werden können.

Sowohl die Heimleitung als auch die leitende Pflegekraft müssen eine einschlägige Weiterbildung nachweisen. Dabei ist festzustellen, dass ein Lehrgang, der der Minimalforderung von 460 Unterrichtsstunden entspricht, nicht ausreicht, um die nötigen Führungskompetenzen und Managementkenntnisse zu erlangen.

Im Sinne des Grundsatzes lebenslangen Lernens und zur Erreichung des Zieles Qualitätsmanagement in der Rehabilitationspflege sind die aus Tab. **2** ersichtlichen Bildungsmaßnahmen zu empfehlen:

Fazit: Die jüngste Gesundheits- und Sozialgesetzgebung rückt in besonderer Weise die Qualitätssicherung und das Selbstbestimmungs- und Beteiligungsrecht der Betroffenen in den Blick. Das drückt sich sowohl im Behindertenrecht, Sozialgesetzbuch IX, Pflegeversicherungsgesetz und Sozialgesetzbuch XI als auch im Krankenversicherungsrecht bzw. Sozialgesetzbuch V aus. Auch das Pflegequalitätssicherungsgesetz und dass Heimgesetz verstärken diesen Fokus. Dementsprechend sind innerhalb der Selbstverwaltungsgremien Kontrollinstanzen vorgesehen, die

Inhalte	Zielgruppe	Besonderheiten
Führungs- und Managementmethoden	Heimleitung und/oder Leitende Pflegekraft	möglichst gemeinsam
Organisationsentwicklung (OE), zum Aufbau eines Qualitätsmanagement (QM)	Heimleitung und/oder Leitende Pflegekraft und/oder Mitarbeiter im mittleren Management	möglichst gemeinsam, um Projekte zu starten
Schulung zum Thema Pflegeprozess	Mitarbeiter des Pflegedienstes	mehrere zusammen, (Austausch, gemeinsame Umsetzung)
Spezielle Schulung zur Bobath-Therapie	Pflegemitarbeiter Physiotherapeuten	möglichst berufsgruppenübergreifend
Reflexion des pflegerischen Selbstverständnisses	Mitarbeiter des Pflegedienstes	möglichst alle (In-House-Veranstaltung)
Vermittlung von Erkenntnissen der Gerontologie und Geriatrie	alle Berufsgruppen	möglichst berufsgruppenübergreifend
Stärkung der kommunikativen Kompetenz und Dialogfähigkeit	alle Berufsgruppen	möglichst berufsgruppenübergreifend (In-House-Veranstaltung)
Pflegefachthemen z. B. >Kinästhetik >basale Stimulation >Inkontinenzpflege	Mitarbeiter des Pflegedienstes	Fachvortrag oder spezielle Übungen

Tab. 2 Vorschläge für Qualifizierungsmaßnahmen

Qualitätsprüfungen vornehmen und die Beteiligung der Betroffenen einfordern sollen. Einrichtungen müssen sich also darauf einstellen, indem sie ihre Strukturen entsprechend verändern. Vor allem aber muss erreicht werden, dass die Mitarbeiter die Veränderungen mitgestalten und Leitbilder nicht vorgegeben, sondern gemeinsam gelebt werden.

Kritisch anmerken möchte ich an dieser Stelle, dass sich Qualität nur dann wirklich sichern lässt, wenn finanzielle Mittel bereit gestellt werden, um Einrichtungen ausreichend mit qualifiziertem Personal auszustatten. Wenn die Personalausstattung nicht sicherstellt, dass sich der Pflegealltag tatsächlich an den beschriebenen ganzheitlichen Konzepten orientieren kann und wenn Qualifizierungsmaßnahmen nicht gefördert und finanziert werden, bleibt Qualitätssicherung eine Vision.

Derzeit entsteht eher der Eindruck, dass die Betroffenenorientierung nur solange gilt, wie sie nicht mit einer Kostenerhöhung verbunden ist.

Ute Herbst, Vorsitzende der Arbeitsgemeinschaft Deutscher Schwesternverbände und Pflegeorganisationen (ADS), Reinhäuser Landstraße 26, 37083 Göttingen

Assessment des Reha-Potenzials als Mittel der Qualitätssicherung

Barbara Elkeles

Zu Beginn ist eine begriffliche Klärung notwendig. Dieser Beitrag stellt nicht die Frage, wie wir beurteilen und einschätzen (engl.: to assess), ob bzw. welches rehabilitative Potenzial ein Patient besitzt. Er soll vielmehr aufzeigen, wie wir feststellen, welches Potenzial zu welchem Zeitpunkt vorhanden ist. Damit stellt sich auch die Frage, welche Strukturen wir benötigen und welche Prozesse eingehalten werden müssen, damit die in Einvernehmen mit dem Patienten formulierten Rehabilitationsziele zum jeweiligen Zeitpunkt vom gesamten Behandlungsteam gemeinsam verfolgt werden. Er fragt daher nicht nur nach Rehabilitationspotenzial, sondern vor allem auch nach dem jeweiligen Rehabilitationsbedarf.

Aufgaben des geriatrischen Assessment

Rehabilitation geriatrischer Patienten trifft auf multimorbide, multifunktionell beeinträchtigte ältere Menschen. Aufgabe des Assessment ist es, diese Beeinträchtigungen zu erfassen und wenn möglich zu quantifizieren. Dabei werden dem primären Augenschein zunächst verborgene Defizite soweit aufgedeckt, wie sie einer Intervention bedürfen, um zukünftige Gefahren abzuwenden. Dies gilt für so unterschiedliche Bereiche wie z. B. die Sturzgefährdung, das Aufdecken kaschierter depressiver Störungen oder für soziale Probleme.

Denn das Assessment ist nicht an Defiziten, sondern an Ressourcen orientiert. Es ist nicht diagnostisch, sondern prognostisch ausgelegt, weniger an Befunden, denn an Indikationen interessiert. Seine Ziele sind Prävention und Intervention. Diese durch Interventionen zu fördernden Ressourcen jedes einzelnen Patienten können in ganz unterschiedlichen Bereichen liegen. Ein erhöhtes Sturzrisiko kann sowohl durch ein krankengymnastisches Gleichgewichtstraining reduziert werden als auch durch eine Reduktion der sturzfördernden Medikamente, eine Verbesserung der Ernährungssituation, eine Anpassung der Wohnung, die Verordnung einer Gehstütze oder die Kompensation einer Sehstörung. Oft werden mehrere Maßnahmen parallel eingeleitet. Da manche Faktoren nicht oder nur schwer beeinflussbar sind, andere von geringerer Bedeutung, dient das geriatrische Assessment auch einer Prioritätenfestsetzung, einer Hierarchisierung von Maßnahmen (Tab. 1).

- funktionelle, mehrheitlich quantifizierende Diagnostik
- multidimensionale Wertung der Probleme
- fokussierende und priorisierende Indikationsstellung
- präventive und rehabilitative Zielsetzung
- ressourcenorientierte Einstellung und Vorgehensweise
- intraindividuelle Verlaufsbeobachtung

Tab. 1 Ziele und Funktionen des geriatrischen Assessment

Die Zielsetzungen der Rehabilitation und das Potenzial, diese Ziele zu erreichen, sind daher immer individuell. Sie orientieren sich an den Gegebenheiten des einzelnen Patienten, an seinen oft biografisch gewachsenen Wertbezügen, Lebensplänen, physischen, emotionalen und sozialen Möglichkeiten. Es versteht sich fast von selbst, dass dies nicht statisch, sondern prozesshaft zu verstehen ist. Im Verlauf des Rehabilitationsprozesses ist eine regelmäßige, in der Praxis meist wöchentliche Abgleichung der Ziele und daraus abgeleiteten Maßnahmen notwendig.

Um dieses Assessment zu leisten, bedarf es struktureller wie prozesshafter Voraussetzungen. Aus Gründen der Vergleichbarkeit wurden international gebräuchliche validierte Skalen und Tests entwickelt. Derartige Tests wurden z. B. seitens der Arbeitsgemeinschaft Geriatrisches Assessment (Arbeitsgruppe Geriatrisches Assessment 1995) für den deutschsprachigen Raum zusammengestellt (Tab. 2).

- Geriatrisches Screening nach Lachs
- Barthel-Index
- Mini Mental-state (Folstein)
- Geriatric depression scale
- Motilitätstest nach Tinetti
- Timed up & go
- Clock Completion (Uhren ergänzen)
- Handkraft
- Geldzählen
- Soziale Situation

Tab. 2 Instrumente des geriatrischen Assessment nach den Empfehlungen der Arbeitsgruppe Geriatrisches Assessment (AGAST)

Es muss im Einzelfall je nach den Bedürfnissen des Patienten festgelegt werden, welche dieser Skalen und Performancetests angewendet und durchgeführt werden sollen. Wichtiger als eine lückenlose Durchführung ist es, die Vielschichtigkeit der Probleme eines Patienten im Blick zu haben.

Die Rolle des interdisziplinären Teams: Schnittstellen-Management mit Hilfe von Leitlinien und Standards

Die Multidimensionalität der Aufgabe macht in der Regel die Beteiligung mehrerer Berufsgruppen notwendig. Die Geriatrie ist ausgelegt auf das interdisziplinäre multiprofessionelle Team. Dabei kommt den Ärzten die Aufgabe zu, den Prozess zu planen und zu leiten. Eine besondere Rolle spielt die Pflege, die sich als aktivierend therapeutische Pflege versteht und den Patienten über 24 Stunden beobachtet und unter Einbeziehung seiner Angehörigen anleitet. Außerdem ist diese Berufsgruppe primär für die Durchführung wichtiger rehabilitativer Maßnahmen zuständig: einerseits für die kontinuierliche Anleitung zur möglichst selbständigen Durchführung so alltagsrelevanter Tätigkeiten wie Körperpflege, An- und Auskleiden, Essen, Toilettengänge, andererseits für pflegerische Maßnahmen wie das Kontinenz-Management oder die Tagesstrukturierung.

Um diesen komplexen, sich ständig wandelnden Rehabilitationsprozess im Auge zu behalten, sind erhebliche Anstrengungen notwendig. Es ergeben sich multiple Schnittstellenprobleme:

– mehrere Personen sind beteiligt (Schichtdienst!)
– mehrere Berufsgruppen sind beteiligt
– Patient und Angehörige müssen angeleitet und zur Kooperation gewonnen werden
– es muss gewährleistet sein, dass die Maßnahmen nach der Beendigung der Rehabilitation im ambulanten Bereich nahtlos fortgesetzt werden.

Als ein Beispiel, wie solch komplexe Probleme angegangen werden können, sei ein Vorschlag für das Management von Patienten mit Kau- und Schluckstörungen vorgestellt, wie es in unserer Klinik entwickelt wurde.

1. Beispiel: Dysphagie-Management

An der Behandlung von Dysphagiepatienten sind mehrere Berufsgruppen beteiligt: Ärzte, Pflegekräfte, Logopäden, Ergotherapeuten, Ernährungsberater. Die hierdurch bedingten Kompetenz- und Schnittstellenprobleme beeinflussen während des stationären Aufenthaltes sowie nach der Entlassung die Akzeptanz notwendiger Maßnahmen durch Patienten und Angehörige sowie Mitglieder des therapeutischen Teams.

Name		Geburtsdatum			
Befund und Prozedere Dysphagie		**Datum**			
• Diagnose	☐ leichte Dysphagie	☐ mittelschwere Dysphagie	☐ schwere Dysphagie		
mit Schwerpunkt in der	☐ oralen Phase	☐ pharyngealen Phase	☐ oesophagealen Phase		
betroffene Konsistenz	☐ Speichel	☐ flüssig	☐ breiig	☐ fest	
• Therapieempfehlung					
PEG Sonde	☐ Anlage	☐ Entfernung	☐ belassen, Reduktion der Sondenkost, oraler Kostaufbau		
Nasogastrale Sonde	☐ belassen	☐ Entfernung			
Flüssigkeiten s.c.	☐ ja	☐ nein			
Dysphagietherapie	☐ ja	☐ nein			
• diätetische Maßnahmen					
Flüssigkeiten	☐ keine oral	☐ angedickt _____	☐ nur teelöffelweise	☐ uneingeschränkt	☐ Wasser, Kaffee, Tee ungesüßt / ∅ Milch
Speisen	☐ keine oral	☐ passierte Kost	☐ weiche Kost	☐ Vollkost	
• kompensatorische Maßnahmen					
• Supervision	☐ ja	☐ nein			
• Umgebung	☐ Patientenzimmer	☐ kleiner Speisesaal	☐ großer Speisesaal		

Abb. 1 Befund und Prozedere Dysphagie
(©Klinik für Geriatrische Rehabilitation Maria Frieden Telgte)

Eine Analyse des Behandlungsverlaufes von 41 Dysphagiepatienten während der Rehabilitation sowie sechs Monate nach Entlassung in Form einer telefonischen Befragung deckte in unserer Klinik folgende Probleme auf:

- unterschiedliche Indikationsstellungen zu diagnostischen und therapeutischen Maßnahmen innerhalb des Teams
- unzureichende Verlaufsdokumentation des Ernährungsstatus
- fehlende Quantifizierung des Schweregrads der Dysphagie
- unvollständige Befolgung empfohlener Maßnahmen durch Patienten und Angehörige nach der Entlassung

Als Reaktion auf diese Mängel wurde in einer multidisziplinären Projektgruppe des Total-Quality-Managements, wie es in unserer Klinik etabliert ist, ein Standard entwickelt, der die Zusammenarbeit zwischen den beteiligten Berufsgruppen sowie mit Patienten und Angehörigen verbessern soll. Er umfasst folgende Schritte:

1. Sofortige Erfassung der Dysphagiepatienten noch am Aufnahmetag durch Ärzte und Pflegekräfte
2. Klinische Befunderhebung durch die Logopäden am Aufnahmetag
3. Koordination aller notwendigen Interventionen durch den Logopäden nach ärztlicher Verordnung
   a. Festlegen der Ernährungsform
   b. Einleiten der Therapie
4. Zeitnahe Bilanzierung der Nahrungs- und Flüssigkeitsaufnahme durch die Ernährungsberater
5. Regelmäßige Erhebung und Dokumentation von Gewicht/BMI, Laborparametern
6. Fortlaufende Dokumentation des Status durch den Logopäden in einer für das gesamte Team einsehbaren Form
7. Indikationsstellung zur weiterführenden Diagnostik nach festgelegten Kriterien
8. Schweregradbestimmung der Dysphagie als Basis für die Verlaufsdokumentation

Als Basis für die Dokumentation diente die bereits Jahre vorher eingeführte gemeinsame Dokumentation aller Berufsgruppen in der Patientenkurve. Hier wird ein neu entwickelter spezieller Dysphagiebogen eingeheftet, der seitens der Logopäden fortlaufend geführt wird (Abb. **1**).

Dieses Management lässt sich unschwer in Form eines Algorithmus darstellen. Es soll in der Folgezeit zu einem *clinical pathway* weiterentwickelt werden, dessen Einhaltung ohne weiteres anhand einfach feststellbarer Parameter überprüft werden kann.

2. Beispiel: Kontinenzmanagement

Ein anderes Beispiel ist das Management von Urininkontinenz. Auch hier handelt es sich um ein interdisziplinäres Problem, das über 24 Stunden am Tag beherrscht werden muss und für dessen Lösung die Kooperation des Patienten unabdingbare Voraussetzung ist. Auch dieses Problem wurde in unserer Klinik in einer interdisziplinär zusammengesetzten Projektgruppe bearbeitet.

Wie im ersten Beispiel war die Unzufriedenheit mit dem Ist-Zustand Stimulus für die Bearbeitung. So hatte eine eigene Erhebung, übrigens in Einklang mit Daten aus der Literatur, ergeben, dass bei 30 % der Patienten keine einheitliche Einschätzung der Pflegekräfte darüber vorlag, ob der Patient kontinent oder inkontinent sei. Darüber hinaus existierte kein einheitlicher Standard bezüglich Diagnostik und Therapie, pflegerischer und therapeutischer Maßnahmen, Angehörigenberatung und Hilfsmittelversorgung. Aus dieser Problembeschreibung resultierte die Aufgabenstellung an die Projektgruppe:

- Erfassung der Inkontinenzprobleme
- Definition von Indikationsstellungen zu Diagnostik und Therapie
- Verbesserung der Dokumentation
- Standardisierung der Vorgehensweise
- Verbesserung des Hilfsmitteleinsatzes
- Entwicklung von Richtlinien

Das daraus zu entwickelnde Konzept sollte garantieren, dass die Erfassung, die Diagnostik, die Therapie, der interdisziplinäre Austausch und die Entlassungsvorbereitung als interaktiver Prozess fungierte.

Im weiteren Verlauf wurden die notwendigen Instrumente entwickelt: Im von den Pflegekräften geführten Miktionsprotokoll (Abb. **2**) wird festgehalten, ob und in welchen Intervallen der Patient Wasser gelassen hat und ob er dabei kontinent war. Als pflegerisches Instrument wurden Standards für eine „Miktion nach der Uhr" (Abb. **3**) entwickelt. Schließlich hält ein interdisziplinär zu führender Inkontinenzbogen Angaben zur Anamnese, Diagnostik, Diagnosestellung, zum Therapieverlauf sowie zur Hilfsmittelversorgung einschließlich der Entlassungsvorbereitung fest (Abb. **4**). Als Instrument bedient sich das Konzept eines Inkontinenzteams, bestehend aus Arzt und Pflegekräften, die die Inkontinenzprobleme in der Inkontinenzvisite angehen. Von dort gehen Informationen über ins Angehörigengespräch, ins Stationsteam und ins interdisziplinäre Rehabilitationsteam. Die Informationen und die im interdisziplinären Austausch entwickelten Zielformulierungen und daraus abgeleiteten Maßnahmen werden jeweils für alle Teammitglieder einsehbar und verständlich dokumentiert.

Schlussbemerkungen

Unschwer lassen sich weitere Beispiele für ein fortlaufendes, prozesshaftes und interaktives Assessment von rehabilitativen Potenzialen ausarbeiten. Wichtig scheint mir dabei, dass auf folgende Punkte geachtet wird:

- Klare Definition des anzugehenden Problems
- Erfassung und Dokumentation des Ausgangsstatus (möglichst quantitativ)
- Erfassung und Dokumentation des Verlaufs anhand festgelegter Parameter in festgelegten Intervallen
- Schriftliche Dokumentation der Behandlungsziele
- Regelmäßige zeitnahe Anpassung der Ziele an die aktuelle Gesamtentwicklung des Patienten
- Festlegen von Abläufen in Form von Wenn-Dann-Entscheidungen
- Festlegen von Verantwortlichkeiten für die einzelnen Schritte und Prozesse
- Zeitnahe Dokumentation aller Schritte und Entwicklungen in einer für das gesamte Team einsehbaren und verständlichen Form
- Interdisziplinärer und interpersoneller Austausch zwischen den Teammitgliedern
- Häufige Rückkopplung mit dem Patienten über seine Ziele und seine Akzeptanz der Maßnahmen als kontinuierlicher Prozess
- Kontrolle des Ablaufs durch Case-Manager (möglichst außerhalb des Teams)

Derartige Prozesse sichern die Qualität der Behandlung. Sie einzurichten und einzuhalten bedarf einer großen Disziplin des gesamten Teams. Insbesondere gilt es, Berufsgruppenegoismen zu überwinden, Schnittstellenprobleme zu erkennen und zu regeln und die

Patient:

Miktionsprotokoll

Bitte Zutreffendes wie folgt abhaken (✓):
- ■ =inkontinent, geringe Menge
- ■ = inkontinent, große Mengen
- ☼ = trocken
- ⇑ =Wasser gelassen
- 🔔 = meldet sich
- ☞ = wird aufgefordert

Zeit	Naß	Trocken	Wasser Gelassen	meldet sich	aufge-fordert	Trinkmenge (ml) eingesch.	getr.	Bermerkungen (z.B. Toilettenstuhl)	Zeit
06.00	■ ■	☼	⇑	🔔	☞				06.00
07.00	■ ■	☼	⇑	🔔	☞				07.00
08.00	■ ■	☼	⇑	🔔	☞				08.00
09.00	■ ■	☼	⇑	🔔	☞				09.00
10.00	■ ■	☼	⇑	🔔	☞				10.00
11.00	■ ■	☼	⇑	🔔	☞				11.00
12.00	■ ■	☼	⇑	🔔	☞				12.00
13.00	■ ■	☼	⇑	🔔	☞				13.00
14.00	■ ■	☼	⇑	🔔	☞				14.00
15.00	■ ■	☼	⇑	🔔	☞				15.00
16.00	■ ■	☼	⇑	🔔	☞				16.00
17.00	■ ■	☼	⇑	🔔	☞				17.00
18.00	■ ■	☼	⇑	🔔	☞				18.00
19.00	■ ■	☼	⇑	🔔	☞				19.00
20.00	■ ■	☼	⇑	🔔	☞				20.00
21.00	■ ■	☼	⇑	🔔	☞				21.00
22.00	■ ■	☼	⇑	🔔	☞				22.00
23.00	■ ■	☼	⇑	🔔	☞				23.00
24.00	■ ■	☼	⇑	🔔	☞				24.00
01.00	■ ■	☼	⇑	🔔	☞				01.00
02.00	■ ■	☼	⇑	🔔	☞				02.00
03.00	■ ■	☼	⇑	🔔	☞				03.00
04.00	■ ■	☼	⇑	🔔	☞				04.00
05.00	■ ■	☼	⇑	🔔	☞				05.00

Abb. 2 Miktionsprotokoll
(©Klinik für Geriatrische Rehabilitation Maria Frieden Telgte, modifiziert nach einer Vorlage der ©Kontinenzberatungsstelle, Geriatrisches Zentrum, Bethanien Krankenhaus Heidelberg)

daraus gefolgerten Maßnahmen schließlich in einer einheitlichen Sprache mit den Zielen und Möglichkeiten jedes einzelnen Patienten abzugleichen.

Literatur

Arbeitsgruppe Geriatrisches Assessment (Hrsg.): Geriatrisches Basisassessment. Handlungsanleitungen für die Praxis. MMV Medizin-Verlag, München 1995

Daniels, S., L. Ballo, M. C. Mahoney, A. Foundas: Clinical predictors of dysphagia and aspiration risk: outcome measures in acute stroke patients. Archives of physical medicine and rehabilitation 81 (2000) 1030–1033

Nikolaus, Th., L. Pientka: Funktionelle Diagnostik. Assessment bei älteren Menschen. Quelle & Meyer, Wiebelsheim 1999

Assessment des Reha-Potenzials als Mittel der Qualitätssicherung

Patient:

Miktion nach der Uhr

Gehen Sie alle ....Stunden zur Toilette
unabhängig davon ob Sie müssen oder nicht, ob Sie nass oder trocken sind.

Bitte Zutreffendes wie folgt abhaken (✓)

■ = geringe Mengen   ■ = große Mengen   ⇧ = Wasser gelassen

Zeit	Datum: Nass	Wasser gelassen	Datum: Nass	Wasser gelassen	Datum: Nass	Wasser gelassen	Datum: Nass	Wasser gelassen	Zeit
06.00	■ ■	⇧	■ ■	⇧	■ ■	⇧	■ ■	⇧	06.00
07.00	■ ■	⇧	■ ■	⇧	■ ■	⇧	■ ■	⇧	07.00
08.00	■ ■	⇧	■ ■	⇧	■ ■	⇧	■ ■	⇧	08.00
09.00	■ ■	⇧	■ ■	⇧	■ ■	⇧	■ ■	⇧	09.00
10.00	■ ■	⇧	■ ■	⇧	■ ■	⇧	■ ■	⇧	10.00
11.00	■ ■	⇧	■ ■	⇧	■ ■	⇧	■ ■	⇧	11.00
12.00	■ ■	⇧	■ ■	⇧	■ ■	⇧	■ ■	⇧	12.00
13.00	■ ■	⇧	■ ■	⇧	■ ■	⇧	■ ■	⇧	13.00
14.00	■ ■	⇧	■ ■	⇧	■ ■	⇧	■ ■	⇧	14.00
15.00	■ ■	⇧	■ ■	⇧	■ ■	⇧	■ ■	⇧	15.00
16.00	■ ■	⇧	■ ■	⇧	■ ■	⇧	■ ■	⇧	16.00
17.00	■ ■	⇧	■ ■	⇧	■ ■	⇧	■ ■	⇧	17.00
18.00	■ ■	⇧	■ ■	⇧	■ ■	⇧	■ ■	⇧	18.00
19.00	■ ■	⇧	■ ■	⇧	■ ■	⇧	■ ■	⇧	19.00
20.00	■ ■	⇧	■ ■	⇧	■ ■	⇧	■ ■	⇧	20.00
21.00	■ ■	⇧	■ ■	⇧	■ ■	⇧	■ ■	⇧	21.00
22.00	■ ■	⇧	■ ■	⇧	■ ■	⇧	■ ■	⇧	22.00
23.00	■ ■	⇧	■ ■	⇧	■ ■	⇧	■ ■	⇧	23.00
24.00	■ ■	⇧	■ ■	⇧	■ ■	⇧	■ ■	⇧	24.00
01.00	■ ■	⇧	■ ■	⇧	■ ■	⇧	■ ■	⇧	01.00
02.00	■ ■	⇧	■ ■	⇧	■ ■	⇧	■ ■	⇧	02.00
03.00	■ ■	⇧	■ ■	⇧	■ ■	⇧	■ ■	⇧	03.00
04.00	■ ■	⇧	■ ■	⇧	■ ■	⇧	■ ■	⇧	04.00
05.00	■ ■	⇧	■ ■	⇧	■ ■	⇧	■ ■	⇧	05.00

Abb. 3 Miktion nach der Uhr
©Klinik für Geriatrische Rehabilitation Maria Frieden Telgte, modifiziert nach einer Vorlage der ©Kontinenzberatungsstelle, Geriatrisches Zentrum, Bethanien Krankenhaus Heidelberg

Nikolaus, Th., N. Specht-Leible: Das geriatrische Assessment. MMV Medizin-Verlag, München 1992

Pfisterer, M., E. Kuno, M. Müller, G. Schlierf, P. Oster: Harninkontinenz im Alter. Fortschritte der Medizin 116:17 (1998) 22–32

Runge, M., G. Rehfeld: Geriatrische Rehabilitation im Therapeutischen Team. Thieme, Stuttgart 1995

Sirls, L. T., Th. Rashid: Geriatric urinary incontinence. Geriatric nephrology and urology 9 (1999) 87–99

Wettstein, A. u. a.: Checkliste Geriatrie. Thieme, Stuttgart 1996

Kontinenzbogen

Name:			geb.:		Therapien		
Anamnese:					Datum		Kürzel
- ungewollter Urinabgang	ja □	nein □					
- bemerkter Urinabgang	ja □	nein □	Situation:				
- Hilfsmittel	ja □	nein □	seit wann: _____ wieviel: _____				
- Anzahl der Toilettengänge Tag ___		Nacht: ___					
- Handrangsymptomatik	ja □	nein □	Häufigkeit: _____				
- Restharngefühl	ja □	nein □					
- Nachträufeln	ja □	nein □					
- Dysurie	ja □	nein □					
- Katheter	DK □	SPK □					

Diagnostik:
□ Urinstatus Befund: _____
□ Miktionsprotokoll (siehe Anlage) Ergebnis: _____
  - Dauer: 24 48 72 Std. _____

□ Blasen - Nieren- Restharn– Sono-Befund: _____

Hilfsmittelversorgung

Symptome
□ einer Dranginkontinenz
□ einer Streßinkontinenz
□ einer Drang- und Streßinkontinenz
□ Überlaufinkontinenz
□ Managementinkontinenz: Störungen der Kognition, Motorik, Kommunikation

Entlassungsvorbereitung

Angehörige informiert   ja □   nein □
Hilfsmittel für zu Hause   ja □   nein □

Abb. 4   Kontinenzbogen
(©Klinik für Geriatrische Rehabilitation Maria Frieden Telgte)

Priv.-Doz. Dr. Barbara Elkeles, Chefärztin
der Klinik für Geriatrische Rehabilitation
Maria Frieden, Am Krankenhaus 1,
48291 Telgte

Der Rehabilitationsprozess und seine Prozessfaktoren – Qualitätssicherung für schwer behinderte Menschen in Schweden

Werner Jäger

I. Der Rehabilitationsprozess und seine Prozessfaktoren

Problem

An vielen Institutionen und Krankenhäusern Schwedens herrscht heute ein erbitterter Kampf zwischen den verschiedenen Interessensgruppen, Politikern und anderen Entscheidungsträgern. Das Problem ist nicht nur auf die verschlechterte finanzielle Situation zurückzuführen, sondern liegt auch am Erklärungsmangel, was eine gute Rehabilitation für den Menschen und die Gesellschaft bringt.

Dieser Mangel drückt sich vornehmlich in der Frage aus, wie viel eine qualifizierte Rehabilitation an Kompetenz und Ressource bedarf. Mangel an Wissen kann zu fehlerhaften Prioritäten führen und das Schlussresultat der Rehabilitation stimmt deshalb nicht mit den Forderungen in Bezug auf Struktur und Prozess überein.

Wie in den meisten europäischen Ländern ist eine langandauernde Debatte im Gange zwischen denen, die Rehabilitationsleistungen begrenzen, und jenen, die priorisieren wollen, um die Mittel- und Kräfteverteilung zu optimieren. Boulanger u. Pezzi vertreten die Auffassung: „Ist man wirklich interessiert zu priorisieren, so ist es angebracht, den Fokus auf den eigentlichen *Auswertungsprozess* (in Bezug auf den Rehabilitationsprozess) zu richten. Qualitätssicherung und Qualitätsentwicklung nehmen aus dieser Perspektive einen Vorrang ein.

Zweck

A. Ein Versuch, den Rehabilitationsprozess und die dazu gehörigen Prozessfaktoren zu definieren und zu beschreiben sowie Struktur in diesen Prozess zu schaffen (Modellversuch).
B. Am Beispiel von drei nationalen Datenbanken über den aktuellen Stand der Qualitätssicherung/Qualitätsentwicklung von schwerbehinderten Menschen in Schweden zu informieren.
C. Die europäische Zusammenarbeit innerhalb des Fachgebietes der medizinischen Rehabilitation zu stimulieren. Weiterhin sollen neue Möglichkeiten in der Zusammenarbeit angeboten werden.

Resultat[*]

Im Zusammenhang mit einer Krankheit oder einem Schaden ist der Rehabilitationsprozess ein dynamischer Prozess, der sich über Zeit und Raum erstreckt. Im Mittelpunkt steht die Ressourcenmobilisierung auf individueller, organisatorischer und gesellschaftlicher Basis. Anthony, W., M. Cohen u. M. Farkas definieren den Rehabilitationsprozess als einen Vorgang, in dem ein funktionsgeschädigter Mensch neue und erhöhte Möglichkeiten gewinnt, „wieder zu funktionieren" (Funktion) und „sich wohl zu fühlen" (Lebensqualität).

---

[*] Rehabiliteringsprocessen och dess processfaktorer. Jäger, W., 1999

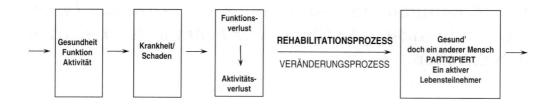

Abb. 1 Schematische Darstellung des Rehabilitationsprozesses, dargestellt auf einer Lebenslinie (Quelle: Jäger W., 1999, Rehabiliteringsprocessen och dess processfaktorer)

Abb. 1 zeigt den Rehabilitationsprozess auf einer Lebenslinie, in der ein bisher gesunder Mensch von einer schweren Krankheit (z. B Stroke) oder von einem akuten Schaden (z. B traumatische Hirnschädelverletzung) getroffen wird. Illustrativ ist hierbei der Prozess als eine Gerade gezeichnet. In der Praxis verläuft dieser Vorgang jedoch selten so geradlinig, sondern der Mensch pendelt zwischen Hoffnung und Verzweiflung, Rückschlägen und Fortschritten. Jede Krankheit hat hierbei ihre eigene Anamnese und Erklärung. Wie der Patient seine Rehabilitation beurteilt, hängt von der Qualität seines Vorlebens ab.

Die Krankheit oder der Schaden kann auf Grund des Autonomieverlustes extreme Schwierigkeiten mit sich bringen. Wegweisend ist hierbei das Denken der modernen Philosophie, in der der Mensch einen freien Willen hat und trotz einer extrem schwierigen Lebenssituation noch immer zwischen verschiedenen Handlungsmöglichkeiten wählen können sollte.

Im Unterschied zur missglückten (sprich halbherzigen) Rehabilitation fühlt sich der Mensch nach intraaktiver Rehabilitation wieder „gesund". Es kehrt die alte Eigendynamik mit den ihm eigenen Lebenszielen zurück. Er sieht sich selbst wieder als „gleichwertigen Teilnehmer" an der aktiven Gesellschaft (Integration im Gegensatz zu Marginalisierung). Es handelt sich hierbei um eine Identitätsveränderung. Er ist nicht mehr der gleiche, sondern ein veränderter Mensch. Es hat sich nicht nur der Mensch selbst verändert, sondern auch nahe Angehörige und selbst seine Umwelt sind verändert. Aus dieser Perspektive stellt der Rehabilitationsprozess einen Resozialisierungs- bzw. Veränderungsprozess dar.

Versucht man, die verschiedenen Prozessfaktoren, die für den Ablauf der Rehabilitation von Bedeutung sein können, zu identifizieren, muss dies auf Grund nicht zuverlässiger Daten mit größtmöglicher Sorgfalt und kritischer Beurteilung getan werden. Holst, H. u. O. Svensson vertreten hierbei die Auffassung, dass ein Grossteil der Rehabilitation an unseren Kliniken nicht wissenschaftlich ausgewertet ist. Es fehlt an prospektiv randomisierten Studien.

Im Zusammenhang mit der Definition des Rehabilitationsprozesses wird in dieser Arbeit der Versuch gemacht, die Prozessfaktoren, die für den Ablauf der gelungenen Rehabilitation von Bedeutung sein können, zu identifizieren (Abb. 2).

Insgesamt handelt es sich hierbei um fünf Prozessfaktoren auf verschiedenen Niveaus.

Prozessfaktor 1: Art der Krankheit/des Schadens und ihre/seine funktionellen Konsequenzen (Individualniveau)

Antonnovski findet hierbei einen Weg, schweren Rehabilitationsfällen entgegenzutreten. Zusammenfassend bietet er die Strategie einer salutogenen Verhaltensweise an. Die Art der Krankheit/des Schadens und ihre/seine funktionellen Konsequenzen sind aus dieser Perspektive nicht nur „entweder oder", sondern es gibt eine Vielzahl von Dimensionen, die Krankheit und das Leben zu sehen.

Prozessfaktor 2: Lebensressource (Individualniveau)

In der Beurteilung über die Prognose des Rehabilitationsprozesses stehen die physio-

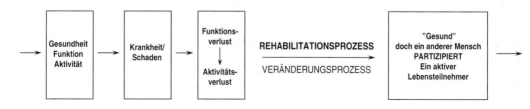

Abb. 2 Schematische Darstellung des Rehabilitationsprozesses und seiner Prozessfaktoren auf Individual-, Organisations- und Makroniveau
(Quelle: Jäger W., 1999, Rehabiliteringsprocessen och dess processfaktorer)

biologischen, intrapsychischen, intraintellektuellen und psychosozialen Lebensressourcen im Vordergrund. Zusammen – und in naher Relation zueinander – sind sie die Basis des menschlichen Seins. Dies kann unter dem Begriff Lebensressource oder Rehabilitationspotential gesammelt werden.

Prozessfaktor 3: Rehabilitationsteam (Organisationsniveau)

Rehabilitation erfordert zum Unterschied *von Behandlung*/en ein qualifiziertes Team, um Menschen in schweren Lebenssituationen helfen zu können. Mit dem Begriff Team ist hierbei eine Gruppe von Menschen gemeint, zusammengesetzt aus verschiedenen Professionen mit gemeinsamem und spezifischem Wissen sowie Arbeitsmethoden mit gemeinsamen Visionen und Zielen. Vordergründig ist nicht gefragt, was sich das Team wünscht. Vielmehr bestimmt der einzelne Patient das Ziel und die zur Anwendung kommende Methodik. Zusammenfassend sollte das Rehabilitationsteam sein:

– eine Untersuchungs- und Behandlungsressource
– eine Informations- und Wissensressource
– eine Motivations- und Wegweiserressource
– eine menschliche Ressource in schwerer Lebenssituation
– eine ideologische Ressource in Bezug auf Erklärung, was eine gute Rehabilitation bringt und an Mitteln bedarf.

Prozessfaktor 4: Zeit und Raum (Organisationsniveau)

Zeit und Raum (Platz der Rehabilitation) haben Einwirkungen auf den ganzen Rehabilitationsprozess. Zeit und Raum setzen für Patient und Rehapersonal gleichermaßen die Grenzen. Kraft zeigt mit seiner Forschung, dass die Zeit einen entscheidenden Einfluss auf das Rehabilitationspotential bewirkt. In der inaktiven Zeit, wie z. B. während der Arbeitsunfähigkeitsbescheinigung, fällt die Kurve des Rehabilitationspotentials in aller Regel bereits nach vier Monaten steil ab.

Prozessfaktor 5: Gesellschaft und Sozialpolitik (Makroniveau)

Integration ist ein zentraler Punkt in der medizinischen und beruflichen Rehabilitation. So lange der Mensch nicht wieder in seine Arbeit/Ausbildung und Gesellschaft integriert ist, muss der Rehabilitationsprozess als nicht geglückt bewertet werden. Der Frage „Umstrukturierung und optimalere Programmierung des ‚Sozialpaketes'" kommt in der Integration behinderter Menschen die größte Bedeutung zu.

Diskussion

Der Versuch galt, den Rehabilitationsprozess zu beschreiben und seine Prozessfaktoren zu identifizieren. Meine Absicht war es nicht, eine vollständige wissenschaftliche Analyse durchzuführen. Es gilt hierbei mehr, die identifizierten Prozessfaktoren mit quantitativen Forschungsmethoden zu ergänzen und sicherzustellen.

II. Qualitätssicherung für schwer behinderte Menschen in Schweden

Auf die Frage „Warum Qualitätssicherung im Rehabilitationsprozess" gibt es viele Antworten. Eine der Antworten ist: „Solange wir unsere Arbeit nicht auswerten und kritisch beurteilen, kann ein Großteil aller Rehabilitationseinsätze teilweise oder ganz ohne Effekt sein." Qualitätssicherung und Qualitätsarbeit sind damit eng miteinander verbunden. Das schwedische Gesundheitsministerium vertritt dabei die Auffassung: „Es steht weniger die Kontrolle im Mittelpunkt der Qualitätssicherung als mehr eine stets flexible Anpassung der individuell gewonnenen Erfahrungen und Erkenntnisse während eines fließenden Rehaprozesses für den schwer behinderten Mitmenschen.

Der aktuelle Stand der Qualitätssicherung/ Qualitätsarbeit zeigt sich an drei nationalen Datenbanken:

Datenbank 1: Qualitätssicherung
Rehabilitation rückenmarksgeschädigter Patienten
Oberarzt Dr. med. Pall Ingvarsson
Universitätskrankenhaus Sahlgrenska/
Ryggmärgsskadeavdelning
(SE) 41345 Göteborg
Pall.Ingvarsson@neuro.gu.se

Datenbank 2: Qualitätssicherung
Rehabilitation von Patienten mit neurologischen Krankheitsbildern und Hirnschädelverletzungen
Professor emeritus Gunnar Grimby
Universitätskrankenhaus Sahlgrenska/
Avdelning för rehabiliteringsmedicin
(SE) 41345 Göteborg
Gunnar.Grimby@rehab.gu.ser

Datenbank 3: Qualitätssicherung
Rehabilitation von Patienten mit muskoskeletalen Schmerzsyndromen
Chefarzt Dr. med. Harald Sanne
Arbetsrehabcentrum
St. Sigfridsgatan 85
412 67 Göteborg
Roland.a.hammelland@vg.region.se

Nähere Informationen sind erhältlich über die oben genannten Personen oder über den Autor.

Literatur

Anthoni, W., M. Cohen, M Farkas: Psychiatric rehabilitation. Boston university, 1990

Antonovsky, A.: Hälsans mysterium. Svenska utgåvan: Bokförlaget Natur och kultur. Stockholm 1991

Boulanger u. Pezzi: Nähere Information ist über den Autor erhältlich

Holst, H. u. O. Svensson : Nähere Information ist über den Autor erhältlich

Kraft, S. O.: Aktiv rehabilitering. Almqvist förlag, Stockholm 1991

Schwedisches Gesundheitsministerium/Socialstyrelsen (länkande997): Patienten har rätt. SOU 1997: 154

Delbetänkande av HSU 2000. Fritzes 106 47 STOCKHOLMion. **Bosto**

Werner Jäger, Studiendirektor, ReArb Institut, Sekretariat: Hedenbrovägen/Luleå tekniska universitet, (SE) 96136 Boden/Nordschweden
E-mail: werner.jaeger@rearb.s

Erwartungen an das neue Gesetz zur Sicherung der Qualität in der Pflege

Uwe Brucker

Qualitätsdefizite in der Pflege sind keine Einzelfälle

Zum 1. Januar 2002 ist das Pflegequalitätssicherungsgesetz (PQsG) in Kraft getreten, das eine Reihe von Änderungen für die in der Pflege mit Qualitätsfragen befassten Verantwortlichen bringen wird. Der Gesetzgeber verspricht sich mit dieser SGB-XI-Novelle eine Stärkung des Verbraucherschutzes, eine Stärkung der Selbstverwaltung in der Pflege sowie insbesondere einen Schub in Richtung interner Qualitätsentwicklung und systematisch betriebenen umfassenden Qualitätsmanagement in den ambulanten Diensten und (teil-)stationären Pflegeeinrichtungen. Der Gesetzgeber hat nicht zuletzt aufgrund der Ergebnisse von Qualitätsprüfungen der Medizinischen Dienste der Krankenkassen Handlungsbedarf in Richtung einer Verbesserung der Qualitätsanstrengungen im Bereich der Pflege gesehen.

Die Gutachter des Medizinischen Dienstes der Krankenkassen (MDK) haben auf der Basis von mittlerweile über 7.600 (bis 31.12.2000) durchgeführten Qualitätsprüfungen nach § 80 SGB XI erhebliche Defizite in ambulanten Diensten und stationären Einrichtungen festgestellt. Abzüglich der Wiederholungsprüfungen sind damit ca. 6.700 Pflegeeinrichtungen Gegenstand einer Qualitätsprüfung nach § 80 SGB XI gewesen. Das entspricht einem Anteil von über 30 % aller zugelassenen ambulanten und stationären Pflegeeinrichtungen. Die bisherigen Erfahrungen des MDK zeigen, dass Qualitätssicherung nicht die Sicherung des derzeitig ambulant wie stationär vorzufindenden Qualitätsniveaus sein darf. Ziel muss vielmehr die kontinuierliche Weiterentwicklung der häufig hoch engagierten, aber in Teilen nicht ausreichend qualifizierten Pflege sein. Daher sind an vielen Stellen strukturelle Veränderungen, die die Bedingungen der Arbeit in der Altenpflege verbessern, dringend notwendig.

Diese Situationsbeschreibung wird durch zahlreiche Experten bestätigt und durch jüngste Initiativen (z. B. „Handeln statt misshandeln") plakativ untermauert. Es bleibt daher festzuhalten, dass es sich bei den durch die Medien aufgezeigten Missständen nicht etwa nur um bedauerliche Einzelfälle handelt, sondern dass dadurch in der Fachöffentlichkeit längst bekannte strukturelle Defizite der Pflege als pflegerische Mängel vom MDK dokumentiert werden.[1]

Eine sachgerechte Ablauforganisation sowie Pflegeplanung und -dokumentation sind Dreh- und Angelpunkt für eine kontinuierliche, fachgerechte und somit qualitätsgeleitete Pflege. Bei den MDK-Prüfungen wurden in fast allen geprüften Einrichtungen Defizite bei der Pflegedokumentation festgestellt. Der Pflegeprozess wird in den Einrichtungen und Diensten nur selten in all seinen Schritten konsequent umgesetzt. Die Ablauforganisa-

---

[1] Vgl. U. Brucker: Qualitätssicherung im stationären Bereich aus der Sicht des Medizinischen Dienstes der Spitzenverbände der Krankenkassen (MDS). In: Forschungsinstitut der Friedrich-Ebert-Stiftung, Abt. Arbeit und Sozialpolitik (Hrsg.): Qualitätssicherung in der Pflege; Nr.92; Bonn 1999; S. 53–62.

tion ist häufig völlig unzureichend geregelt mit der Folge, dass die pflegerische Versorgung nicht mehr sicher gestellt werden kann.

Insbesondere im ambulanten Bereich zeigen sich nicht selten Defizite in der Qualifikation der verantwortlichen Pflegekraft. Zudem lässt die Fortbildung der pflegerischen Mitarbeiter zu wünschen übrig, wodurch es an der notwendigen Aktualisierung des pflegerischen Wissens mangelt. In manchen Fällen reicht das vorhandene Personal nicht, um eine adäquate Versorgung sicherzustellen. So trifft der MDK auf nicht besetzte Stellen, insbesondere bei Fachkräften.

Häufige Pflegedefizite

Wenn diese fundamentalen, strukturellen Grundlagen für die Qualität in der Pflege jedoch ganz oder teilweise fehlen, kommt es immer wieder zu erheblichen Pflegedefiziten. Diese Defizite werden im Folgenden etwas ausführlicher dargelegt, weil oft sehr plakativ und wenig fachbezogen über pflegerische Unzulänglichkeiten im Heim diskutiert wird.

- *Defizite im Bereich der Ernährung und Flüssigkeitsversorgung*
  Zu Pflegende, die Einschränkungen in der Fähigkeit haben, ihren Nahrungs- und Flüssigkeitsbedarf selbständig zu decken, werden häufig unzureichend mit Flüssigkeit und Nahrung versorgt. Die Folge dieses aus mangelnder Fachkenntnis, mangelnder Planung oder/und ungeeigneter Ablauforganisation resultierenden Defizits ist nicht selten Unterernährung bzw. Austrocknung, die wiederum eine Akutversorgung notwendig machen.

  Bei Qualitätsprüfungen entsteht vielfach der Eindruck, dass Bewohnern Sondenkost verabreicht wird, obwohl sie durchaus mit Unterstützung des Pflegepersonals in der Lage wären, ausreichend zu essen und zu trinken. In solchen Fällen scheint die Gabe von Sondenkost nicht als pflegefachliche ultima ratio zur Aufrechterhaltung der notwendigen Flüssigkeits- und Kalorienversorgung des Pflegebedürftigen zu geschehen, sondern in der Absicht, die Pflege für das Pflegepersonal zu erleichtern.

- *Defizite beim Umgang mit Medikamenten*
  Aufgrund von Übertragungsfehlern durch Doppeldokumentationen in Pflegedokumentation und verschiedenen Medikamentenplänen werden die falschen Medikamente oder falsche Dosierungen verabreicht. Darüber hinaus kommt es oft zu nicht ärztlich verordneten „Bedarfsgaben" von Beruhigungsmitteln. Dies führt zu einer erheblichen Einschränkung der Lebensqualität der Bewohner bis hin zu Gesundheitsschädigungen.

- *Defizite bei der Inkontinenzversorgung*
  Dabei handelt es sich um den nicht sachgerechten Einsatz von Inkontinenzhilfen (Einlagen, Inkontinenzslips), die häufig als pflegeerleichternde Maßnahmen eingesetzt werden, ohne dass die vorhandenen Ressourcen des Pflegebedürftigen ausgeschöpft und unterstützt werden. Vielfach ist festzustellen, dass Inkontinenzhilfen gegen den Willen der Pflegebedürftigen eingesetzt werden, obwohl die Pflegeheimbewohnerin bei entsprechendem Training und personeller Unterstützung die Toilette aufsuchen kann und will. Einrichtungsträger erliegen in zunehmendem Maße den Verheißungen der Inkontinenzmittelhersteller und bringen immer großvolumigere Inkontinenzeinlagen zum Einsatz, die oft unangemessen lang nicht gewechselt werden („Fassungsvermögen bis zu 3,8 Liter"). Abgesehen von den hautschädigenden Wirkungen dieser extensiven Hilfsmittelversorgung wird in solchen Fällen der würdevolle, fürsorgliche Umgang mit pflegebedürftigen, erwachsenen Menschen rein wirtschaftlichen Gesichtspunkten nachgeordnet.

- *Defizitäre Dekubitusbehandlung*
  Der MDK trifft bei Qualitätsprüfungen immer wieder auf Bewohner, bei denen ein Dekubitus besteht, ohne dass dieser der Pflegeeinrichtung bekannt war und ohne dass erforderliche Maßnahmen geplant und durchgeführt wurden.

- *Freiheitseinschränkende bzw. freiheitsberaubende Maßnahmen*
  Nicht selten werden bei den Qualitätsprüfungen auch freiheitseinschränkende bzw. unterbringungsähnliche Maßnahmen fest-

gestellt, obwohl weder eine Einwilligung des Betroffenen oder seines gesetzlichen Betreuers, noch ein rechtfertigender Notstand oder eine richterliche Genehmigung vorliegt.

Konsequenz dieser Qualitätsdefizite ist, dass eine passivierende Pflege Platz greift. Dadurch werden die Ressourcen der Bewohner nicht erhalten oder aktiviert, sondern im Interesse eines schnellen Arbeitsablaufes oder wegen nicht vorhandener konkreter Planungsvorgaben unreflektiert deaktiviert.

Die Folgen sind eine Gefährdung bzw. Schädigung des Pflegebedürftigen, eine Verursachung unnötiger Kosten und eine Verletzung der persönlichen Integrität und Würde des Pflegebedürftigen bis hin zur Freiheitsberaubung. Damit wird die Zielsetzung des Gesetzgebers verfehlt, dem Pflegebedürftigen trotz seines Hilfebedarfs ein möglichst selbständiges und selbstbestimmtes Leben zu ermöglichen, das der Würde des Menschen entspricht.

Intensivierung der Qualitätssicherung

Aus den exemplarisch zusammengestellten Ergebnissen der Qualitätsprüfung ergibt sich m. E. die dringende Notwendigkeit zur Intensivierung der Qualitätssicherung. Im Mittelpunkt aller Qualitätsaktivitäten steht die Verpflichtung zur internen Qualitätssicherung. In Übereinstimmung mit der Bundesregierung, den Pflegekassen und den Leistungserbringern sehen die Medizinischen Dienste die Qualitätssicherung zunächst als ureigenste Aufgabe der Pflegeeinrichtungen an. Von fundamentaler Bedeutung ist dabei, dass Qualitätssicherung als Führungsaufgabe von Heim- und Pflegedienstleitung wahrgenommen wird. Allerdings kann die verantwortliche Pflegefachkraft ihre Fähigkeiten und Kenntnisse nur im Rahmen der gegebenen strukturellen Bedingungen, d. h. der konzeptionellen und personellen Vorgaben des Trägers sowie der materiellen und baulichen Ausstattung zielführend einsetzen. Die dargestellten internen Qualitätsbemühungen können durch Angebote der Trägerverbände und anderer Institutionen unterstützt werden. Insofern stützen und fördern die im PQsG vorgesehenen Regelungen die vorrangig zu etablierenden einrichtungsinternen Qualitätsentwicklungsanstrengungen.

Auch bei Etablierung eines umfassenden internen Qualitätsmanagements müssen gerade angesichts des jetzigen Qualitätsniveaus in der Pflege weiterhin externe Qualitätsprüfungen durch MDK und Heimaufsicht aufrecht erhalten werden, die dem Schutz des Pflegebedürftigen dienen. Angesichts der Erfahrungen aus den bisherigen Prüfungen ist es sachgerecht, dass das PQsG die Prüfrechte des MDK umfassend im Gesetz absichert. Dies beinhaltet, dass dem MDK ein umfassendes Zutrittsrecht zu Pflegeheimen und ambulanten Pflegeeinrichtungen eingeräumt wird. Prüfungen können angemeldet und unangemeldet durchgeführt werden. Bei entsprechendem Anlass ist auch eine Prüfung und Besichtigung zur Nachtzeit denkbar. Das Betretungsrecht des MDK zur Wohnung des Pflegebedürftigen bzw. zu Räumen, die einem Wohnrecht der Heimbewohner unterliegen, wird im Gesetz geregelt. Nur durch ein umfassendes Prüfrecht lassen sich Missstände in der Pflege aufdecken und die nötigen Korrekturen einleiten.

Die sowohl im PQsG als auch im Heimgesetz verpflichtend vorgesehene verbesserte Zusammenarbeit zwischen MDK und Heimaufsicht wird über die gegenseitige Information und Beratung sowie Terminabsprachen für eine gemeinsame oder arbeitsteilige Überprüfung von Heimen und die Verständigung über die im Einzelfall notwendigen Maßnahmen zur Qualitätssicherung zu einer Effektivitätssteigerung der externen Qualitätssicherung führen. Dies wird auch dazu führen, vorhandene Daten und Erkenntnisse aus der Prüfung von Pflegeheimen anders als bisher wechselseitig auszutauschen.

Einwände gegen die gesetzlichen Neuregelungen und deren Diskussion

1. „Das Gesetz weitet ohne Not die Kontrollinstrumentarien aus"

An verschiedenen Stellen unterstreicht das PQsG, dass es gerade im Gegenteil Ziel sei, die Eigenverantwortung der Einrichtungsträger zu stärken. Überwachung und Kontrolle basieren auf der Idee, dass die

Einrichtungen in erster Linie aus eigener Verantwortung und Initiative konzeptgestützt Qualität von innen heraus entwickeln. Die Implementation interner Qualitätssicherungskonzepte steht im Bereich der Pflege erst am Anfang. Daher ist es – das bestätigen Ergebnisse der MDK-Qualitätsprüfungen in ernüchternder Weise – unabdingbar, dass ein wirksames externes Beratungs- und Kontrollinstrumentarium flankierend zu den internen Anstrengungen bereit stehen und konsequent angewendet werden muss. Diese Zweigleisigkeit wird zumindest so lange aufrechterhalten werden müssen, bis die einrichtungsinternen Systeme zur Qualitätssicherung etabliert sind und Kontinuität von guter Pflegequalität garantieren. Anders sind beim derzeitigen Entwicklungsstand und Verbreitungsgrad der internen Qualitätssicherung in der Pflegebranche die Bedürfnisse und Interessen der Pflegebedürftigen nicht ausreichend abzusichern.

Es geht dem Medizinischen Dienst um das sinnvoll sich ergänzende Nebeneinander von interner Qualitätsentwicklung und externer Qualitätsprüfung. Die sich aus dem zweigleisigen Modell des PQsG ergebenden qualitätsstiftenden Impulse für die Einrichtungen werden von diesem Argument völlig ignoriert.

2. „Pflegequalität kann nicht von außen in die ... Pflegeheime und -dienste hinein kontrolliert werden"

Die MDK-Prüfung ist Versicherten- und Verbraucherschutz:

„Pflegequalität kann – dauerhaft wirksam – nicht von außen in die ... Pflegeheime und ... Pflegedienste hinein kontrolliert werden." Diese Formulierung ist als Wortspiel und Sprachbild zwar griffig und plastisch, wird allerdings in keiner Weise der bisher vom MDK festgestellten von innen gewachsenen Pflegequalität in den Einrichtungen gerecht. Die Erfahrungen der Qualitätsprüfungen des MDK zeigen bei allen Trägerorganisationen, dass es bislang den wenigsten Einrichtungen alleine auf der Grundlage ihrer internen Anstrengungen gelungen ist, die Pflege-qualität auf das von ihren Trägerverbänden auf Bundesebene vereinbarte, niedrige Niveau zu bringen.

Häufig und in zunehmendem Masse stellen die Medizinischen Dienste fest, dass viele stationäre Einrichtungen noch nicht einmal imstande sind, eine ausreichende Nahrungs- und Flüssigkeitsversorgung für die ihnen zur Pflege überantworteten Bewohner sicherzustellen. Vielfach ist demnach nicht einmal eine Satt- und Sauber-Pflege gewährleistet. Die externen Qualitätsprüfungen machen Vorgänge und Unterlassungen in der ambulanten wie stationären Pflege transparent, die einige Trägerverbände nicht wahrhaben wollen und über die sie keine offene Auseinandersetzung führen wollen. Die Diskussionen um die Ausgestaltung der Leistungs- und Qualitätsnachweise, die im Rahmen des PQsG durch unabhängige Sachverständige als eine Art Zertifikat erteilt werden können, lassen vermuten, dass diesen neu ins SGB XI aufgenommenen externen Qualitätsaudits seitens einiger interessierter Verbände von vornherein die branchenübergreifende Akzeptanz streitig gemacht werden soll. Die ausschließliche Fixierung solcher Trägerverbände auf die interne Qualitätssicherung erscheint als Rhetorik und zielt auf die Status-Quo-Sicherung.

Es stellt sich die Frage, wer oder was die Träger in den vergangenen Jahrzehnten daran gehindert hat, ihre Einrichtungen auf das immer wieder von ihnen behauptete Qualitätsniveau zu bringen. Angesichts der vorfindlichen prekären Lebensumstände von Heimbewohnern sollten sich gerade Trägerverbände, die sich selbst zur Speerspitze der Qualitätsbewegung zählen, für die Ergänzung der internen durch wirksame externe Qualitätssicherungsmaßnahmen, wie sie die Prüfungen des MDK darstellen, einsetzen.

Gerade in Pflegeeinrichtungen, die eine suboptimale Pflegequalität aufweisen, haben die MDK-Prüfungen eine Anschubfunktion für die Entwicklung der Pflegequalität. Nicht selten erhalten die Mitarbeiter der Pflegeeinrichtungen von den MDK-Prüfungen die entscheidenden Impulse zur notwendigen Verbesserung in einzelnen Bereichen. Die eigene *Betriebsblindheit* steht oft der Einsicht im Weg, und verhindert eine selbständige Aufdeckung und eigenverantwortliche Bearbeitung defizitärer Arbeitssituationen. Darüber hinaus bieten die Prüfberichte des MDK den leitenden Mitarbeitern geprüfter Pflegeeinrichtungen Argumente gegenüber dem Träger, um erforderliche Ressourcen (z. B. Fortbildungen) für qualitätsgeleitete Pflege fordern zu können.

3. *„Qualitätssicherung unter Trägerverantwortung oder Trägerverband vs. Einzelnes Pflegeheim"*

Durch die neu ins Pflegeversicherungsgesetz aufgenommene Vertragsschiene der Leistungs- und Qualitätsvereinbarungen besteht neben Risiken für die einzelne Einrichtung auch die Chance, dass sie mit ihrem Konzept, ihrer fachlichen Ausrichtung einschließlich ihres Personals eine Leistungsvereinbarung schließen kann, in der auch das zu erbringende Qualitätsniveau gleich mitformuliert wird.

Bekannt ist, dass die wohlmeinenden Vorstellungen mancher Trägerverbände zum internen Qualitätsmanagement ihrer Mitgliedseinrichtungen mangels direkter Einfluss- und Durchgriffsmöglichkeiten auf die einzelne Einrichtung häufig ins Leere laufen. Hingegen ist nicht bekannt, dass Trägerverbände das Arbeiten nach ihren Qualitätsmanagementkonzepten zur auflösenden Bedingung für die Verbandsmitgliedschaft gemacht hätten.

„Pflegeeinrichtungen wollen nicht unangemeldet geprüft werden"

Aus Beispielen von Qualitätsprüfungen des MDK in Bayern geht hervor, dass Einrichtungen z. T. ihre eigene schlechte Qualität bewusst ist und dass einige Einrichtungen sich sehr kreativ auf Qualitätsprüfungen „vorbereiten". Bisher sind nur in Bayern nächtliche und unangemeldete Prüfungen möglich. Waren bei angekündigten Qualitätsprüfungen die personellen und hygienischen Anforderungen weitgehend erfüllt, so zeigte sich in den gleichen Einrichtungen bei späteren unangemeldeten Prüfungen eine katastrophale personelle und hygienische Situation – auf Kosten der Lebensqualität und der Gesundheit der Bewohner.

Fazit

Die Erwartung ist groß, dass die Ausgestaltung der Rechtsverordnung nach § 118 SGB XI von den zuständigen Ministerien dazu genutzt wird, die Pflege auf ein hohes Niveau zu verpflichten. Das bedeutet, dass die für die Qualitätsprüfungen nach § 80 SGB XI zuständigen Qualitätsprüfer wie auch die neu hinzukommenden unabhängigen Sachverständigen und Prüfstellen von ihrer Qualifikation geeignet sein müssen, sich als externe Prüfagenturen eine hohe Reputation in der Pflege zu erwerben. Das Verfahren der Akkreditierung der Sachverständigen wie auch das zur Zertifizierung mittels Leistungs- und Qualitätsnachweis (LQN) müssen ebenso wie die zu auditierenden Inhalte für die Einrichtungen eine wirksame Unterstützung in ihrem Bemühen nach stetiger Qualitätsverbesserung darstellen. Der Erfolg des gesetzlichen Anliegens, die Qualität in der Pflege zu verbessern, hängt entscheidend davon ab, wie es gelingt, dass die Kostenträger und Leistungserbringerverbände die internen Qualitätsentwicklungen mit den externen Qualitätsnachweisen und Qualitätsprüfungen verbinden.

Uwe Brucker, Fachgebietsleiter Pflege II, Medizinischer Dienst der Spitzenverbände der Krankenkassen, Lützowstraße 53, 45141 Essen

Ergebnisbericht Arbeitsgruppe 3:
Sicherstellung der erforderlichen Struktur- und Prozessqualität in Rehabilitation und Pflege

Eckart Schnabel

Bestimmendes Thema in der Arbeitsgruppe war die Qualität in der Versorgung pflegebedürftiger Menschen mit besonderem Fokus auf stationäre Pflegeeinrichtungen. Angesichts der großen Herausforderungen, vor denen die Pflege derzeit steht, zum einen bedingt durch den Strukturwandel der Einrichtungen (zunehmende Hochaltrigkeit, Multimorbidität, chronische Erkrankungen), zum anderen durch die offenkundige Diskrepanz von Anspruch und Wirklichkeit der Qualitätssicherung in der Pflege, erstaunte es nicht, dass sich ein großer Teil der Vorträge und anschließenden Diskussionen zunächst einer umfassenden Bestandsaufnahme aus unterschiedlichsten Perspektiven widmete. Diese Bestandsaufnahme war zum Teil ernüchternd, offenbarte sie doch aus den unterschiedlichen Blickwinkeln der Beteiligten zunächst einmal Versorgungsdefizite, immer wieder bezogen auf den stationären Bereich, aber auch im Hinblick auf die Schnittstellen gesundheitlicher und pflegerischer Versorgung.

Besonders hervorgehoben wurden dabei in der unmittelbar bewohnerbezogenen Pflege Mängel im Hinblick auf eine angemessene Ernährung und Flüssigkeitsversorgung, den Umgang mit Medikamenten, Inkontinenzversorgung, Dekubitusversorgung sowie insgesamt eine unzureichende Berücksichtigung und Förderung der individuellen Ressourcen der Pflegebedürftigen. Aber auch die Organisation von Pflege war deutlicher Kritikpunkt, wobei insbesondere Managementprobleme in vielen Einrichtungen konstatiert wurden. Zudem wurden auch Defizite im Hinblick auf die adäquate Planung, Dokumentation und Evaluation des Pflegeprozesses thematisiert, die im Pflegealltag häufig planvolles Handeln verhindern und die Tendenz zur Reaktion auf akute Hilfebedarfe verstärkt. Nicht zuletzt wurde auch auf Qualifikationsprobleme hingewiesen, die nicht nur in quantitativer Hinsicht bestehen, was etwa die adäquate Ausstattung der Einrichtungen mit Fachpersonal anbetrifft, sondern auch in qualitativer Hinsicht. Hierbei wurde vor allem die adäquate Betreuung Demenzkranker angesprochen, die eine der zentralen Herausforderungen auch für die (Weiter-)Qualifizierung des Personals in der Pflege darstellt.

Die genannten Defizite sind jedoch, auch dies wurde in der Diskussion deutlich, nicht einseitig den Diensten und Einrichtungen anzulasten. Auch im Hinblick auf konzeptuelle Grundlagen sowie die generelle Diskussion in der Fachöffentlichkeit wurde deutlich hervorgehoben, dass

a) angesichts unterschiedlicher und z. T. konkurrierender Akteursinteressen noch nicht von einem einheitlichen Qualitätsbegriff als auch den entsprechenden Qualitätskonzepten ausgegangen werden kann,
b) in diesem Zusammenhang noch nicht deutlich ist, wie und mit welchen Instrumenten eine angemessene Einbeziehung der Nutzerperspektive stattfinden soll,
c) noch nicht bzw. erst in Ansätzen Instrumente vorliegen, die den individuellen Pflegebedarf nachvollziehbar abbilden, um damit auch eine rationale Grundlage für die Personalbemessung zu schaffen,
d) wir noch nicht in ausreichendem Maße über die entsprechenden Qualifikationen verfügen, um den oben genannten u. a.

durch den Strukturwandel der Einrichtungen motivierten Veränderungen angemessen begegnen zu können. Dies umfasst zum einen die fachlich-inhaltliche Dimension, wobei die in der Praxis manifeste Annäherung alten- und krankenpflegerischer Inhalte verdeutlicht, dass gängige Ausbildungskonzepte nicht mehr zeitgemäß erscheinen und der Novellierung bedürfen. Zum anderen muss vor dem Hintergrund der vielfältigen körperlichen und psychischen Belastungen in der Pflege und angesichts einer im Vergleich zu anderen Berufsbildern geringeren Verweildauer dem Bereich der Schlüsselqualifikationen in der Aus-, Fort- und Weiterbildung verstärkt Rechnung getragen werden,

e) sich die Segmentierung und Fragmentierung, die wir im Bereich der Finanzierung von Leistungen vorfinden, auch auf der Ebene der Leistungserbringung zeigt. Mangelnde Kooperation und Vernetzung, insbesondere an den Schnittstellen gesundheitlicher und pflegerischer Versorgung, etwa beim Übergang vom Krankenhaus in eine vollstationäre Pflegeeinrichtung, führen nach wie vor zu Reibungsverlusten zu Lasten der Pflegebedürftigen.

Ungeachtet dieser kritischen Bestandsaufnahme wurde in den verschiedenen Beiträgen deutlich, dass die Forderungen nach Qualitätsentwicklung, stärkerer Nutzerorientierung, Partizipation, Selbstbestimmung und Lebensqualität nicht bloßes Lippenbekenntnis bleiben muss, in der Umsetzung aber deutliche und kontinuierliche Anstrengungen aller Beteiligten in den Diensten und Einrichtungen bedarf, um zu nachhaltigen Veränderungen zu gelangen, verbunden mit der teilweisen Abkehr von tradierten Verhaltensweisen, klaren Konzepten und Zuständigkeiten sowie die Bereitschaft zu berufsgruppenübergreifender Zusammenarbeit. Dabei wurde deutlich, dass bereits vorhandenes Wissen viel stärker als bisher systematisiert und transparent gemacht sowie für den entsprechenden Transfer in die Einrichtungen gesorgt werden muss. In diesem Zusammenhang wurde auch kritisch angemerkt, dass die in diesem Zusammenhang notwendige Akademisierung der Pflege in Deutschland nach wie vor nicht hinreichend entwickelt sei und zudem eine Marginalisierung der Geriatrie in der Pflegewissenschaft stattfinde.

Strategien der Qualitätsentwicklung müssen sich neben den genannten internen Bereichen in der Zukunft stärker den genannten Schnittstellen widmen als auch mögliche Versorgungsalternativen in den Blick nehmen. „Patient im Mittelpunkt", so lautete ein Vortragstitel – in der Gesamtschau der Bewertungen wurde deutlich, dass die Versorgungssysteme von der Umsetzung dieses Ziels z. T. noch weit entfernt sind. Das nun vorliegende Gesetz PQsG sowie die Novellierung des Heimgesetzes haben hier deutliche Akzente gesetzt. Inwieweit die damit verbundenen Ansprüche umgesetzt werden können, wird neben den oben genannten Erfordernissen auch davon abhängen, inwieweit es gelingt, eine bessere Verzahnung und Abstimmung der Prüfinstitutionen untereinander herzustellen und im Sinne eines mehr beratenden Ansatzes den Anspruch an eine „kooperative Qualitätssicherung" einzulösen.

Dr. Eckart Schnabel, Institut für Gerontologie an der Universität Dortmund, Evinger Platz 13, 44339 Dortmund

Arbeitsgruppe 4:

Case-Management im Spannungsfeld zwischen Rehabilitation und Pflegebedürftigkeit

Leitung: Norbert Gödecker-Geenen, Mainz
Berichterstattung: Dr. Lothar Lürken, Wittenberg

Donnerstag, 4. Oktober 2001

Case Management und seine Bedeutung an der Schnittstelle Rehabilitation/Pflege

Wolf Rainer Wendt

In der Rehabilitation und in der Pflege ist die notwendige Versorgung in ihren Zusammenhängen und in ihren Abläufen mit allen Beteiligten zu steuern und zu gestalten, und zwar zweckmäßig, effektiv und effizient. Das biopsychosoziale Modell von Pflege und einer weitgefassten Rehabilitation, die auf Teilhabe (Partizipation) an Lebensbereichen und Herstellung von Funktionsfähigkeit aus ist, erfordert die Berücksichtigung des ganzen Lebenskontextes und der Lebensführung von Menschen und darauf die Abstimmung von Behandlungen und anderen erforderlichen Maßnahmen, also des humandienstlichen Handelns im Einzelfall insgesamt. Diese Umsicht ist nicht zuletzt geboten, wenn man dem Vorrang der Prävention und Rehabilitation vor Pflege und bei Pflege nachkommen will (§ 5 SGB XI).

Zur Steuerung und Gestaltung der Versorgung sind individuell Entscheidungen zu treffen, Wege zu klären und Maßnahmen zur Absicherung des Erfolgs vorzusehen. Insgesamt ist bei der komplexen Aufgabenstellung in der Weise des Vorgehens ein Management angebracht, in dem die Funktionen der Situationseinschätzung und Planung, des Entscheidens, Organisierens, Sicherstellens und Kontrollierens wahrgenommen werden. Einzelfallbezogen sprechen wir in Humandiensten vom *Case Management*. Es kommt „im Spannungsfeld zwischen Rehabilitation und Pflegebedürftigkeit" in concreto einem individuellen *Rehabilitationsmanagement* gleich, das von der Prüfung und Feststellung eines Bedarfs ausgeht, das soziale Umfeld und den Lebenskontext einer Person einbezieht und sich nicht etwa darauf beschränkt, den Ablauf von Pflege, einzelner Therapien oder sonstiger gebotener Maßnahmen zu managen.

Die Aufgabe besteht insbesondere in einem *Schnittstellenmanagement*, da im Feld der Pflege und der Rehabilitation eine Reihe von Leistungsträgern und eine Vielzahl von Leistungserbringern nebeneinander agieren und nicht schon von sich her Kontinuität und Passgenauigkeit in den erforderlichen Maßnahmen und gebotenen Hilfen herstellen. Deshalb verlangt das SGB IX in § 10, „dass die beteiligten Rehabilitationsträger im Benehmen miteinander und in Abstimmung mit den Leistungsberechtigten die nach dem individuellen Bedarf voraussichtlich erforderlichen Leistungen funktionsbezogen feststellen und schriftlich so zusammenstellen, dass sie nahtlos ineinander greifen. Die Leistungen werden entsprechend dem Verlauf der Rehabilitation angepasst und darauf ausgerichtet, den Leistungsberechtigten unter Berücksichtigung der Besonderheiten des Einzelfalls ... umfassende Teilhabe am Leben in der Gesellschaft zügig, wirksam, wirtschaftlich und auf Dauer zu ermöglichen." Im Prozess sollen die Leistungen zusammenwirken (§ 11 SGB IX) und zu diesem Zweck die Rehabilitationsträger (§ 12) und die Rehabilitationsdienste und -einrichtungen (§ 18) kooperieren.

Wir haben davon auszugehen, dass ein Rehabilitationsprozess viele Vorgänge, viele beteiligte Dienste und Stellen und personenbezogen verschiedene Momente der Wiederherstellung, der Eingliederung und der persönlichen Lebensführung einschließt. Die Steuerung und Ausgestaltung des Prozesses mit dem Ziel, im Einzelfall bei möglichst ganzheitlicher Förderung und Unterstützung die Gesundheit wiederherzustellen oder zu stabilisieren, mit Behinderungen zurechtzukommen, selbständige Lebensführung im eigenen Haushalt zu ermöglichen, soziale Teilhabe und gegebenenfalls berufliche Integration zu erreichen, ist eine anspruchsvolle Aufgabe.

Die nötige Zielstrebigkeit und Kooperation setzt eine Versorgungsgestaltung und Verlaufsorganisation voraus, in der vom ersten Zugang eines Menschen mit Beeinträchtigungen zum System der Rehabilitation über die Abstimmung von Bedarf und planmäßiger Bedarfsdeckung bis zur Beobachtung und Feststellung des Erfolgs eine kontinuierliche Fallführung vorhanden ist. Sie ist auf die *Dynamik* des Prozesses abgestellt, darauf, *dass sich etwas ändert* – in der persönlichen Situation und der Selbstbestimmung, in den Umständen, in der Beteiligung anderer Personen, im Verlauf der Leistungserbringung. Die Bundesarbeitsgemeinschaft für Rehabilitation (BAR) setzte sich deshalb seit längerem für eine „Sicherstellung des Rehabilitationsverlaufs durch Fallmanagement" ein, wie es in einem Positionspapier zur Weiterentwicklung der medizinischen, beruflichen und sozialen Rehabilitation vom 15.12.1998 heißt. Das Rehabilitationsmanagement hat als eine trägerübergreifende Aufgabe nun Eingang in das SGB IX gefunden. Die örtlichen gemeinsamen *Servicestellen* der Rehabilitationsträger sollen die Steuerung der Rehabilitation behinderter Menschen übernehmen. Den Servicestellen (§§ 22 f. SGB IX) wird eine umfassende Beratungs- und Unterstützungsfunktion zugeschrieben. Per Information, Bedarfsklärung und Entscheidungsvorbereitung soll erreicht werden, dass der Ablauf der Maßnahmen den sachlichen Erfordernissen und den persönlichen Bedürfnissen entspricht. Für den Bereich der Pflegebedürftigkeit sind im gleichen Sinne Clearing- und Koordinierungsstellen tätig, die aber mangels hinreichender Zuständigkeit gerade im Schnittbereich von Rehabilitation und Pflege kaum funktionieren. Es gibt allerdings die nachahmenswerten Beispiele der Berliner Koordinierungsstellen (Wissert et al. 1996) und des Hamburger Modells PACT (Döhner, Mutschler u. Schmöcker 1998). Hier wie dort bedient man sich explizit des Case Managements.

Überblick über das Verfahren

Case Management bezeichnet eine differenzierte aufgabenbezogene Verfahrensweise in Humandiensten. Mit ihr soll eine integrierte Leistungserbringung erreicht werden. Case Management ist dazu da, eine vielseitige Problematik möglichst rationell mit verfügbaren Ressourcen (z. B. mit einer Reihe von Integrationshilfen) zu bewältigen. Für eine statische Betreuungs- oder Versorgungsaufgabe kommt ein Case Management dagegen nicht in Betracht. Lebt jemand im Heim und soll er dort bleiben, gibt es keinen Ansatz für dieses Verfahren. Arbeitet jemand in einer Werkstatt für behinderte Menschen und soll er dort bleiben, kommt kein Unterstützungsprozess zustande, der als Case Management zu bezeichnen wäre. Das systematische Vorgehen ist entstanden, als man in den 70er Jahren die *ambulante* Versorgung von hilfebedürftigen Menschen gestalten und sichern wollte. Ohne ein Case Management erschien sie fragmentiert, der Handlungsprozess unstrukturiert, die Hilfestellung von Zufällen abhängig, ohne Plan und Zusammenhang (vgl. zur Entwicklung von Case Management Wendt 2001, S. 14 ff.).

Angestrebt wird mit dem Case Management eine kontinuierliche, integrierte Bearbeitung einer person- und situationsbezogenen Problemstellung auf ausgemachte Ziele hin. Das Verfahren wird als ein *Management* bezeichnet, weil ein Prozess der Unterstützung, Behandlung und Bewältigung nacheinander zu organisieren und in Koordination des Ressourceneinsatzes sowie in Kooperation mehrerer Beteiligter nebeneinander durchzuführen ist. Es wird *fallbezogen* gehandelt, das heißt sachwaltend in Beziehung auf die Lage (und Probleme) eines Menschen und auf Problemlösungen, die in seiner Situation angezeigt sind. Nicht der Mensch wird „gemanagt", sondern ein Handeln miteinander, das auf die Bewältigung und Besserung einer Lebenslage bzw. auf Daseinserweiterung gerichtet ist. Gegenstand des Managements insgesamt ist die individuelle Rehabilitation als ein in Kooperation erfolgender komplexer Prozess.

Um seinen Zweck erfüllen zu können, gehören zum Case Management stets die Komponenten

- Feststellung einer Aufgabe,
- Einschätzung der Lage,
- eine Zielvereinbarung,
- die Planung des Vorgehens,
- eine kontrollierte Ausführung vereinbarten Handelns,
- die Prüfung und Bewertung seines Erfolgs
- sowie eine Rechenschaftslegung.

Es bleibt zunächst offen, wer für welche Momente im Case Management zuständig ist bzw. die Fallführung übernimmt. Aber die Natur des Verfahrens impliziert, dass von der Ausgangssituation im Hilfeprozess bis zu seinem (vorläufigen) Abschluss ein Zusammenhang besteht und überblickt werden kann. Case Management vermeidet eine bruchstückhafte Leistungserbringung.

In den eingeführten Begriffen des Verfahrens sind damit, egal wo es zum Einsatz kommt, die folgenden Dimensionen oder Phasen im Case Management angesprochen:

- Vorfeldklärung und Engagement in einem Fall (Zugang zum Dienst, Fallaufnahme),
- Assessment (Situationseinschätzung und Bedarfsfeststellung),
- Planung (Zielvereinbarung und darauf bezogene Absprachen zum Vorgehen),
- Monitoring (kontrollierte Umsetzung bei koordinierter Leistungserbringung),
- Evaluation (Prozess- und Ergebnisbewertung),
- Accountability (verantwortliche Berichterstattung).

Wenn diese Dimensionen nicht vorhanden sind, kann fachlich nicht von einem Case Management gesprochen werden. Ich höre oft das Argument: Was im Case Management vorgesehen sei, das mache man doch schon längst. Man prüfe eine Leistungsberechtigung, stelle den Hilfebedarf fest, plane, koordiniere die Arbeit und bewerte die Ergebnisse. Nur geschieht das eben meistens nicht *systematisch* in einem durchgängigen, auf seine Zielstrebigkeit und Wirksamkeit hin reflektierten Prozess, der als ganzer die Bezeichnung Case Management verdient. Es *organisiert* den Zusammenhang von Handlungen. Deshalb kann mit deren vereinzeltem Vorkommen nicht gut argumentiert werden.

Auf eine ausführliche Darstellung des Case Managements in der Verkettung seiner einzelnen Dimensionen sei hier verzichtet (siehe dazu Wendt 2001). Es gibt inzwischen eine Menge an internationaler Erfahrung mit seinem Einsatz, nachgerade in Arrangements der (ambulanten) Pflege (siehe hierzu Engel u. Engels 2000, 2001). Gleichgültig in welchen Bereichen ein Case Management durchgeführt wird: es organisiert und strukturiert den Ablauf des Handelns in den genannten Dimensionen. Es bestimmt nicht inhaltlich über die Art der Hilfe, Unterstützung oder Behandlung, stellt somit auch keine Behandlungs- oder Unterstützungsweise dar und ist nicht auf eine bestimmte Pädagogik, Psychologie oder Heilkunst festgelegt. Oft kann ein Fachdienst für sich allein kein Case Management durchführen, weil das spezielle Versorgungsangebot eine behandlungs- und hilfenübergreifende Steuerung ausschließt.

Diese Aussage ist sehr bedeutsam für das Verständnis von Case Management. Es leistet *nicht direkt*, hier und jetzt und bei akutem Bedarf einen Dienst am Menschen, sondern organisiert und steuert fallbezogen für eine Person den Prozess einer länger dauernden Problembewältigung. An ihr können nacheinander und nebeneinander mehrere Personen (Angehörige und Fachkräfte), Dienststellen und Einrichtungen beteiligt sein. Case Management organisiert einen Versorgungszusammenhang (*continuum of care*), koordiniert den Einsatz der Beteiligten in ihm, so dass eine zielgerichtete und zielwirksame Zusammenarbeit erfolgt. Dabei bietet sich je nach Blickrichtung ein anderes Bild.

Drei Perspektiven

Für den professionellen Helfer bedeutet das Prinzip der koordinierten Kooperation, auf die Einheit von helfender Beziehung und Fallzuständigkeit zu verzichten und die eigene Leistung in die im Versorgungszusammenhang zu erbringende Gesamtleistung einzuordnen. Zum Beispiel ist persönliche Assistenz nicht mit dem Case Management gleichzusetzen; vielmehr wird in dessen Rahmen

Art und Umfang der Assistenz bestimmt. Die direkte „Arbeit am Menschen" und die Fallführung sind zweierlei. Der Professionelle kann zwar beides übernehmen, sollte aber für sich und für sein Gegenüber jeweils klarstellen, welche Rolle er gerade spielt: Managt er die Kooperation der Beteiligten, vermittelt er und trifft er sachwaltend Absprachen – oder „operiert" er als Therapeut, Pfleger oder persönlicher Assistent? Mit einer einzelnen Aufgabenstellung darf das Case Management auch deshalb nicht gleichgesetzt werden, weil es die einzelnen Aufgaben gerade in die (oben genannte) Ordnung von Bedarfsklärung, Planung, Vereinbarung, Durchführung und Prüfung bringt. Erbringt ein Helfer eine Dienstleistung, wäre zu fragen, ob sie planmäßig vorgesehen und vereinbart ist und wie sie mit anderen Aufgaben verbunden ist.

Case Management funktioniert in *Vernetzung*. Es ist in dem Maße angebracht, in dem in und mit einem Netzwerk von Diensten und Einsatzstellen gearbeitet wird. Fallweise kommuniziert ein Case Manager intern mit beteiligten Fachkräften und koordiniert die Leistungserbringung. Extern kooperiert er mit anderen Einrichtungen, ambulanten Diensten, Sozialamt, Arbeitsamt usw. Case Management ist ein Management im Netz der Versorgung, Unterstützung oder Behandlung. Was in dem (örtlich und zeitlich) verteilten Geschehen erfolgt, bedarf der *Dokumentation* – als Anforderung auch an informationstechnologische Unterstützung. Ohne ein Datenmanagement mit einem leistungsfähigen EDV-System wird sich ein Case Management in der Rehabilitation heutzutage nicht realisieren lassen.

Für den Nutzer (Klienten, Patienten) fordert ein Case Management zur aktiven Beteiligung am Prozess der Problembewältigung auf. In allen Phasen wird das Engagement des Betroffenen „in eigener Sache" verlangt, Angehörige oder Betreuer eingeschlossen. Prinzipiell ist von der Zuständigkeit einer Person für ihre selbstverantwortliche Lebensführung und Problembewältigung auszugehen. Der Einzelne kann mithin, soweit er zu einem „Selbstmanagement" (besser: *life management*) imstande ist, auch sein eigener Case Manager sein. Die Verwendung des Begriffs macht allerdings, wenn kein Bedarf an formeller Unterstützung besteht, außerhalb eines Versorgungssystems keinen Sinn. Case Management beginnt für einen Nutzer mit der Abstimmung von Zuständigkeiten und seinem Eintritt in das formelle Versorgungssystem.

Zum Case Management gehört die Aufgabe, die Funktion von Nutzern in eben diesem Management zu stärken. Damit ein Betroffener „in eigener Sache" selbstbestimmt und selbstverantwortlich entscheiden kann, bietet das Case Management dem Nutzer *Transparenz*: Klärung von Zuständigkeit (als Vorklärung bei Zugang in ein Leistungsgeschehen), Durchsichtigmachen des Vorgehens, Klarstellung durch Absprache und in Abmachungen, Einsicht in die Dokumentation (z. B. per Aushändigung einer „Gesundheitsmappe", vgl. Döhner u. Kofahl 2000), begleitende Prozess- und Ergebnisevaluation (Wo stehen wir und was ist erreicht?). *Transparenz* bezieht sich hier in erster Linie auf die Prozeduren – nicht auf berufliche Einstellungen (von Ärzten, Sozialarbeitern oder anderen Behandlern).

Aus der übergeordneten Sicht von Dienstleistern oder Leistungsträgern konkretisiert das Case Management die Gestaltung eines *Versorgungsmanagements* (care management). Dieses hat auf der Ebene einer Organisation oder eines Verbundsystems eine effektive und effiziente Leistungserbringung zu verantworten – und kann sich dazu personenbezogen des Case Managements bedienen. Weil es auf ein *Netzwerk* der Versorgung angewiesen ist, gehört zu einem erfolgreichen Case Management auf der individuellen Ebene eine entsprechende Systemsteuerung, mithin die Einführung des Konzepts Case Management in der Organisation der Versorgung. Die Umsetzung des Konzepts wird erleichtert, wenn im System Versorgungspfade und Behandlungswege gebahnt sind, die als Leitlinien überindividuell angeben, wie Schritt für Schritt und von Stelle zu Stelle vorgegangen werden kann; Durchlässigkeit im System vorausgesetzt. Aus den Erfahrungen mit Einzelfällen erfolgen andererseits Rückmeldungen aus dem Case Management an das übergeordnete Management der Versorgung (als „Reha-Management") zu dessen Verbesserung, zur Versorgungsplanung und zur Sicherung von Qualität.

Koordinierte Versorgungsplanung ist eine der Absichten, die mit dem SGB IX verbunden sind. Sie hat Auswirkungen auf die Struktur des Angebots, weil die Planung bei Defiziten, die sich fallweise zeigen, eine Bedarfsdeckung in die Wege leiten kann und eine Überversorgung in anderen Bereichen verhindern hilft. Koordinierung bedingt Verbundlösungen, und sie wiederum verlangen nach vertikal herbeizuführender und horizontal zu unterhaltender Koordination. Nicht selten wird wegen dieser fallübergreifend notwendigen Steuerung (nach britischem Vorbild) das Case Management mit einem Care Management identifiziert (vgl. Wendt 2001, S. 17 ff.).

Ohne strukturelle Bahnung in einer Organisation und zwischen Organisationen kommt ein Case Management kaum zustande. Eine einzelne Fachkraft oder eine teilzuständige Dienststelle kann es nicht einführen, weil der Hilfeprozess anderswo angefangen, durch- und fortgeführt oder zu einem Abschluss gebracht wird. In der beruflichen Rehabilitation von behinderten Menschen beispielsweise hat die Maßnahme einer Unterstützten Beschäftigung einen Vorlauf; es macht wenig Sinn, am Arbeitsplatz bzw. in der Arbeitsassistenz ein Case Management einführen zu wollen, wenn bis dahin keine dokumentierte Situationseinschätzung und Hilfeplanung erfolgte und wenn in vorhandenen Einrichtungen und Diensten überhaupt ohne Rücksicht auf (die Handlungsmöglichkeiten von) Integrationsfachdienst und Arbeitsassistenz verfahren wird. Wird in der Altenhilfe ein Pflegedienst tätig, hat man die Schnittstelle, an der Entscheidungen über Rehabilitation und/oder Pflege offen sind, bereits hinter sich gelassen.

Dimensionen von Case Management im Rehabilitationsprozess

Betrachten wir den Einsatz von Case Management in der Rehabilitation und an ihrer Schnittstelle mit Pflege näher, so tritt seine Bedeutung im Versorgungszusammenhang bzw. in der Überbrückung von Diskontinuität in der Versorgung hervor. In vielen Fällen ist keine Rehabilitation „am Stück" angebracht, und der Devise „Rehabilitation vor Pflege" kann man besser nachkommen, wenn auch an Rehabilitation neben, während, durch und nach Pflege gedacht wird. *Flexibilität* ist gefragt. Eine Wiedereingliederung erfolgt stufenweise; die Behandlungsdichte kann ganz unterschiedlich sein; vielleicht ist eine Intervallbehandlung und eine zeitliche Streckung von einzelnen rehabilitativen Maßnahmen angemessen.

Das SGB IX sieht eine umfassende Auskunft und Beratung von Menschen mit Behinderung durch eine örtliche Servicestelle vor, die trägerübergreifend und anbieterneutral arbeitet. Ein Hilfeprozess sollte frühzeitig und nach Möglichkeit präventiv einsetzen. Man wird deshalb nicht abwarten, ob sich jemand zur Beratung meldet und wer es ist. Gerade besonders Bedürftige finden von alleine oft nicht den Weg in eine Clearingstelle. Das von ihr einzuleitende Case Management kommt dann dem Versorgungsauftrag nur unzureichend nach, denn man weiß nicht, in welchem Umfang es mit der Auswahl der versorgten Personen den Bedarf deckt. Deshalb ist in der Dimension

Zugang

zu beachten: Um Menschen, die einer Rehabilitation und Eingliederung bedürfen, rechtzeitig zu erreichen und somit dem Grundsatz „Rehabilitation vor Pflege" zu entsprechen, wird im Rahmen des Case Managements eine Vorfeldklärung betrieben. Die zuständigen Stellen (z. B. eine Koordinierungsstelle) machen sich bei den Bürgern bekannt, aber auch bei den anderen Diensten und Einrichtungen, die bereits mit Betroffenen zu tun haben. Die Zielgruppe muss definiert sein (Wird bereits zum Abschluss einer Krankenhausbehandlung bei einer bestimmten Patientengruppe der Alternative Pflege oder Rehabilitation nachgegangen? Welche Kinder sollen zur Frühförderung wo erfasst werden? Kümmert sich ein Integrationsfachdienst auch um Personen mit einer Erwerbsunfähigkeitsrente?). Ist geklärt, wie die Zielgruppe erreicht wird, und sichergestellt, dass sie erreicht wird, kann in der Zugangsphase eine Auslese (*screening*) stattfinden. Ein Dienst verfügt nur über ein beschränktes Arbeitspensum und das sollte möglichst effektiv genutzt werden. Für eine berufliche Rehabilitation sind bestimmte Arbeitsplätze vorhanden: es macht keinen Sinn, dafür von vornherein ungeeignete Personen auszusuchen. Andererseits sollten schwerer Behinderte vorrangig versorgt werden. Hier sind Auswahlentscheidungen zu treffen, statt den Zielkonflikt zu vertuschen. Viele Sozialdienste überlassen überweisenden Stellen die Auswahl (und verschieben damit nur das Problem) oder sie betreiben eine heimliche Auslese nach ihnen vielleicht nicht einmal bewussten Kriterien.

Case Management setzt auf Transparenz. Beim Zugang zur Rehabilitation ist eine umfassende Information und Beratung angebracht. Auch vor jeder Rehabilitationsmaßnahme klärt ein Aufnahmegespräch, was ein Rehabilitand von ihr erwartet – und was ihm geboten und von ihm erwartet wird in Hinblick auf Gegebenheiten seines Selbstmanagements und seines sozialen Umfelds. Rechtsbeziehungen sind zu verdeutlichen. Es gibt viele Fälle, in denen ein regelrechtes Case Management nicht angebracht ist. Sei es, dass ein Klient (noch) nicht motiviert ist, sei es, dass es an geeigneten Ressourcen fehlt. Im überindividuellen Management der Versorgung (*care management*) durch einen Dienst wird aber die Erfassung aller Leistungsberechtigten oder Hilfesuchenden gebraucht. Der Auswahlprozess trägt zum Case Management Daten bei, die für die Leistungserfassung und den Leistungsnachweis nötig sind.

Assessment

Das Assessment (Einschätzung, Abklärung) ist als ein wiederholter, mehrdimensionaler Vorgang zu verstehen. Fachliche Feststellungen zur Lebenssituation und zum Veränderungsbedarf sind, soweit möglich, mit der eigenen Sicht und Lebensweise des Menschen abzustimmen, um dessen Rehabilitation und/oder Pflege es geht. Zu erkunden sind seine (funktionalen) Fähigkeiten und die deren Ausübung behindernden Faktoren (in der Person und in ihrer Umgebung) sowie seine Motivation. Die Perspektiven, die ein Mensch hat und für sich wahrnimmt, sind eine wesentliche subjektive Bedingung der mit jeder – gerade auch zu der alternativ zu Pflege möglichen – Rehabilitation verbundenen Erfolgserwartung. Darauf sind auch die objektiven Feststellungen hin auszulegen. Eine umfangreiche Diagnosestellung kann zuweilen hinderlich sein, weil sie Entscheidungen hemmt.

Planung

Bei von Anfang an bestehender Behinderung sollte der Prozess der Planung von Hilfen schon mit der Frühförderung beginnen und den Lebensweg der Person in seiner Teilhabe und zu einer Integration begleiten. Dementsprechend wäre die Gesamtplanung nach § 46 BSHG anzulegen. In der Praxis wird sie oft unterlassen oder bleibt fragmentarisch, so dass man bei Beginn einer Maßnahme ad hoc einen Plan macht, der sich dann auf die Ausführung der Maßnahme beschränkt. Dabei bietet sich die Gesamtplanung als Grundlage für Entscheidungen über die Gewährung von Leistungen an. Die Hilfeplanung ist im Sozialwesen der häufigste Einstieg in ein „Fallmanagement", weil sie erstmalig zu einer systematischen Bestandsaufnahme und Analyse der Situation nötigt und weil die Zielvereinbarung und Planung zu Entscheidungen über Leistungen führt, deren Erbringung dann zu koordinieren, zu kontrollieren und zu evaluieren ist.

Planung als Prozess erlaubt ein schrittweises Vorgehen, um den Menschen nicht zu überfordern. Es ist z. B. nicht angebracht, gleichzeitig eine Wohnungsanpassung und eine Umstellung der pflegerischen Betreuung bei einem behinderten Menschen vorzunehmen. Die Planung hat einen Zeithorizont und ist insbesondere dazu da, Übergänge zu gestalten. So sind spezielle Förderpläne und Betreuungsvereinbarungen geeignet, einzelne Schritte in zielgerichteten Prozess der Rehabilitation bzw. in Übergängen von vorsorgender zu aktivierender und rehabilitativer Pflege (vgl. Matthes 1993) darzustellen.

Kontrollierte Durchführung (Monitoring)

An der Durchführung von Rehabilitationsmaßnahmen sind verschiedene Stellen und Personen beteiligt. Es ist darauf zu sehen, dass die vereinbarten Leistungen von allen erbracht werden, und zwar so verzahnt, dass die gewünschte Synergie entsteht. Häufig kommt es darauf an, Umsetzungshindernisse auszuräumen. In gewissen Zeitabständen hat man die Planung zu überprüfen und bei Neueinschätzung der Situation das vereinbarte Vorgehen zu modifizieren. Auch im „Monitoring" stellen sich Zuständigkeitsfragen. Vom Kostenträger bzw. beim Dienstleister kann die Fallführung nach Absprache verteilt oder von einer Stelle aus wahrgenommen werden. Auf jeden Fall sollte ein Leistungsnehmer wissen, wohin er sich mit Beschwerden wenden kann.

Evaluation und Berichterstattung

An Rehabilitation hat die Solidargemeinschaft der Versicherten ein Interesse und sie ist eine gesellschaftliche Aufgabe. Sie investiert in die Erfüllung dieser Aufgabe und kann daher beanspruchen, dass über den Erfolg der Rehabilitation, auch und gerade in Fällen von Pflegebedürftigkeit, Rechenschaft abgelegt wird. Diesen Anspruch haben die Leistungsträger, die mit den Leistungserbringern eine Prüfvereinbarung treffen. Zur Evaluation sind im Einzelfall verschiedene Bewertungen zu treffen und in der Berichterstattung zusammenzuführen: die subjektive Zufriedenheit eines behinderten Menschen und seiner Angehörigen mit der Förderung und der erreichten Wiederherstellung und Teilhabe, deren Einschätzung aus fachpflegerischer, ergotherapeutischer, sozialarbeiterischer, psychologischer und medizinischer Sicht. Natürlich setzt eine objektive Evaluation voraus, dass Erfolge und Misserfolge in Relation zur Ausgangslage erfasst werden, was wiederum auf die Wichtigkeit einer guten Eingangs- und Verlaufsdokumentation hinweist.

Integration und Fallführung

Integrierte Versorgung im Einzelfall, so könnte man die Aufgabenstellung von Case Management mit einem Schlagwort der Gesundheitsreform bezeichnen. Das Fallmanagement überbrückt den fragmentarischen Charakter einzelner Behandlungen, Hilfen, formeller und informeller Dienstleistungen, stellt den Zusammenhang mit der persönlichen und familiären Lebensführung eines Betroffenen her und bewerkstelligt mit ihm zusammen einen effektiven Behandlungs-, Unterstützungs- und Eingliederungsverlauf.

Dem stehen nun allerdings strukturelle Hindernisse im Weg. Die Zuständigkeiten für Rehabilitation sind unter verschiedenen Leistungsträgern und verschiedenen Leistungserbringern breit gestreut, und keiner gibt gerne eine Zuständigkeit ab. Schnittstellenregulation auf der Ebene der Versorgungsorganisation erscheint hier als besondere Aufgabe. Das SGB IX sieht in § 12 zu diesen Zweck eine Zusammenarbeit der Rehabilitationsträger und die Bildung regionaler Arbeitsgemeinschaften vor. Die Koordination und Integration der dienstlichen Leistungserbringung im Rehabilitationsverlauf verlangt aber mehr. Kommt hinzu, dass das Verfahren die Kooperation von Fachkräften fordert, die nicht der gleichen Berufsgruppe angehören und ihr Handeln nur begrenzt aufeinander abzustimmen verstehen. Ein Case Manager kann mit seinem eigenen fachlichen Hintergrund diese Abstimmung nicht selber leisten. International ist deshalb die Einführung von Case Management in vielen Bereichen (z. B. der Altenhilfe, der Bewährungshilfe, der Jugendhilfe) nicht fachlich betrieben, sondern nach politischen, juristischen und ökonomischen Vorgaben durchgesetzt worden. Für Koordination und Zusammenarbeit bietet Case Management kein Erfolgsrezept; es setzt vielmehr eine geregelte Zusammenarbeit voraus.

Bleibt das Problem der *Fallführung* im koordinierten und kooperativen Vorgehen, also die Frage „Wer ist der Case Manager?" (vgl. Wendt 2001, S. 140 ff.). Grundsätzlich lässt sich die Fallführung bei einer der folgenden Akteure verankern:

– beim Leistungsträger nach dem Motto „wer zahlt, bestimmt",
– beim Leistungserbringer, sofern er per Leistungsvereinbarung die Koordination verschiedener erforderlicher Maßnahmen übernimmt,
– bei einer selbständigen (neutralen) Stelle, die Case Management als ihre Dienstleistung den Leistungsträgern anbietet,
– bei einer Vertrauensperson, die als Begleiter und Anwalt des Nutzers fungiert.

In der Praxis der Rehabilitation und/oder Pflege kommen für die Fallführung in Betracht:

– die Versicherer bzw. die Pflegekasse in ausgewählten Fällen,

- Gesundheitsdienstleister, die eine integrierte Versorgung bieten, nicht aber der einzelne Pflegedienst,
- eine Koordinierungsstelle nach Berliner Muster (Wissert et al. 1996),
- der Hausarzt, ein gesetzlicher Betreuer.

Unter dem Gesichtspunkt der Zusammenarbeit und Vernetzung schließt das eine das andere nicht aus. In der dreiseitigen Beziehung von Leistungsträger, behindertem/pflegebedürftigem Menschen und Leistungserbringer(n) kann auch eine teilweise und sich ergänzende Fallführung abgesprochen werden. Etwa so, dass in der Eingangsphase (Anfangssteuerung, Zugangseröffnung und Bedarfsfeststellung) eine Stelle, für die Hilfeplanung, Koordination und Überwachung der Leistungserbringung ein anderer Dienst zuständig ist. Für die Zusammenarbeit, z. B. in der geriatrischen Rehabilitation, sind regelmäßige *Fallkonferenzen* angebracht, in denen sich die Beteiligten über den Fortgang der Rehabilitation abstimmen. Und es kommt auch hier wieder auf eine fortlaufende *Falldokumentation* an, die auch die Verteilung der Verantwortung festhält und Übergänge in der Fallführung protokolliert. Die Feinsteuerung im Case Management wird immer unterschiedlich sein; das Konzept dient in seiner Neutralität gegenüber den Besonderheiten des Anwendungsgebiets als durchsichtige Vorlage, die für die Ablauforganisation des humandienstlichen Handelns ein allgemeines Muster abgibt.

Literatur

Dangel-Vogelsang, B., et al. Rehabilitation Pflegebedürftiger. EB-Verlag, Hamburg 2001

Döhner, H., R. Mutschler, M. Schmöcker (Hrsg.):Kooperation, Koordination und Vernetzung in der Altenarbeit. Lit, Münster 1998

Döhner, H, Ch. Kofahl (Hrsg.): Versorgungsmanagement – eine Angelegenheit nur für Profis? Die Gesundheitsmappe in der Hand des Patienten. Asgard-Verlag, St. Augustin 2000

Engel, H., D. Engels (Bearb.): Case Management in verschiedenen nationalen Altenhilfesystemen. Schriftenreihe des Bundesministeriums für Familie, Senioren, Frauen und Jugend Band 189.1. Kohlhammer, Stuttgart 2000

Engel, H., D. Engels (Hrsg.): Case Management – Erfahrungen aus neun Ländern. Materialband und Workshop-Diskussion. Schriftenreihe des Bundesministeriums für Familie, Senioren, Frauen und Jugend Band 189.3. Kohlhammer, Stuttgart 2001

Kleiner, G.: Ambulante Rehabilitation im Alter. Mabuse, Frankfurt am Main 2001

Matthes, W.: Pflege als rehabilitatives Konzept. Grundlagen aktivierend rehabilitativer Pflege. 2. Aufl., Vinzentz, Hannover 1993

Wendt, W. R.: Case Management im Sozial- und Gesundheitswesen. 3. erw. Aufl., Lambertus, Freiburg i. Br. 2001

Wissert, M., et al.: Ambulante Rehabilitation alter Menschen. Beratungshilfen durch das Unterstützungsmanagement. Lambertus, Freiburg i. Br. 1996

Prof. Dr. Wolf Rainer Wendt, Knödlerstraße 5, 70597 Stuttgart
E-Mail: wendt@ba-stuttgart.de

Konzepte der Fallsteuerung bei den Kostenträgern unter besonderer Berücksichtigung pflegebedürftiger Menschen – aus Sicht der Krankenkassen

Christian Schmitz

Wenn heute über Fragen des Versorgungsmanagements in der gesetzlichen Krankenversicherung gesprochen wird, so steht unweigerlich die Auseinandersetzung mit der spezifischen Versorgungslage alter Menschen im Mittelpunkt. Chronisch Kranke, multimorbide, geriatrische Patienten erfordern ein Umdenken des immer noch zu sehr auf Akutversorgung und Kuration fokussierten Gesundheitswesens. Die von der Bundesregierung geplante Einführung sog. Disease-Management-Programme zur Verbesserung der Versorgung von chronisch Kranken und die damit einhergehende Reform des Risikostrukturausgleichs setzt insofern richtige Zeichen, als die Bemühungen einiger Krankenkassen um eine Optimierung der Versorgung von chronisch kranken Menschen finanziell unterstützt und der bestehende, ausschließlich um den günstigsten Beitragssatz für gesunde Versicherte geführte Wettbewerb beendet wird. Die spezifische Versorgungslage geriatrischer und häufig pflegebedürftiger Patienten stellt jedoch weitergehende Anforderungen, die über die Möglichkeiten einer „evidenzbasierten" Medizin und Prävention hinausgehen. Sozial-pflegerische Unterstützungsangebote, die im Sinne von Case-Management an den individuellen Erfordernissen des Betroffenen und dessen Angehörigen ausgerichtet sind, bilden insoweit eine wichtige Ergänzung, um Kostenoptimierung und Steigerung der Lebensqualität für die Patienten zu erreichen.

Mit dieser Zielrichtung hat die BARMER seit ca. 3 Jahren Ansätze des Versorgungsmanagements rund um die Krankenhausbehandlung – als höchste Versorgungsstufe und kostenträchtigster Leistungssektor – entwickelt und beständig ausgeweitet. Im Hinblick auf das neue Krankenhausentgeltsystem „G-DRG" steht nicht mehr nur die Optimierung der Verweildauer im Krankenhaus, sondern die umfassende Versorgungskoordination vor, während und nach einer Krankenhausbehandlung mit dem Ziel einer Reduzierung vermeidbarer Krankenhauseinweisungen im Vordergrund. Denn rund 30 % der Fallzahlen und Kosten im Krankenhaus entstehen durch immer wiederkehrende Krankenhauseinweisungen bestimmter Patienten, die trotz vielfach vorhandener ambulanter und sozial-pflegerischer Leistungsangebote oftmals nicht den Zugang zu der individuell optimalen und zugleich wirtschaftlichen Versorgungslösung finden. Das individuelle Versorgungsmanagement dieser Patienten setzt dabei auf Kooperation mit allen am Versorgungsprozess Beteiligten – insbesondere Krankenhäusern, Hausärzten, Pflegediensten, Sozialdiensten und Angehörigen –, um gemeinsam zu einer langfristig stabilen Versorgung des Patienten zu gelangen.

Die sozial-pflegerischen Aspekte des Versorgungsmanagements Krankenhaus lassen sich anhand dreier Handlungsfelder – vor, während und nach einer stationären Behandlung – aufzeigen. Die spezifische Problematik der Überleitung pflegebedürftiger Patienten aus dem Krankenhaus ist nur ein Aspekt, der trotz aller Komplexität im Einzelfall auch durch verstärkte Initiativen der Krankenhäuser optimiert werden könnte. Die Abklärung des voraussichtlichen Versorgungs- und Pflegebedarfs nach einer Krankenhausbehandlung muss so früh wie möglich – idealerweise schon bei der Aufnahme dieser Patienten – einsetzen, um notwendige Maßnahmen wie z. B. die Vermittlung eines Pflegeheimplatzes oder die Einleitung eines Betreuungsverfahrens ggf. rechtzeitig in die Wege leiten zu können. Die BARMER übernimmt hier die administrative Unterstützung des Klinikpersonals, von der Antragsstellung über die Vermittlung bis hin zur Terminkoordination notwendiger Leistungen, z. B. Hilfsmittel, Rehabilitation, häusliche oder stationäre Pflege.

Nach der Entlassung setzt – wenn nötig – das individuelle Beratungs- und Vermittlungsangebot gegenüber Patienten und deren Angehörigen ein. Zahlreiche Fallbeispiele zeigen, wie viele Detailfragen gelöst werden müssen, um eine stabile häusliche Versorgung sicherzustellen – von der Einbindung entsprechender Fachärzte, der Koordination von Hausbesuchen, der Ermutigung und Unterstützung von Patienten und Angehörigen bei der zeitnahen Inanspruchnahme bedarfsgerechter Pflegeleistungen nach dem SGB XI, der Vermittlung ergänzender Leistungs- und Beratungsangebote jenseits der Kostenträgerschaft der GKV/PV bis hin zur Qualitätssicherung und dem engen Kontakt, z. B. mit den beteiligten Pflegediensten oder Angehörigen.

Vielfach beginnt die Sicherstellung einer optimalen häuslich-pflegerischen Versorgung schon vor einer eventuell drohenden Krankenhauseinweisung, indem Anträge auf Pflegeleistungen nach dem SGB XI nicht nur formal auf den „sektoralen Leistungsanspruch" (Pflegestufen I, II, III) geprüft werden, sondern auch rechtzeitig Versorgungslücken erkannt und ggf. durch ergänzende Maßnahmen geschlossen werden. Zu diesem Zweck wird u. a. ein „individueller Versorgungsbogen" eingesetzt, der es den Antragstellern ermöglicht, freiwillige Angaben zur aktuellen Versorgungssituation insgesamt zu machen und im Bedarfsfall aktive Hilfestellungen durch die Versorgungsmanager der BARMER zu erhalten.

Die Erfahrungen zeigen, dass durch die Betreuung vor, während und nach einer Krankenhausbehandlung im Einzelfall Probleme der Antragstellung spezifischer Versorgungs- und Pflegeleistungen, der fehlenden Transparenz bedarfsgerechter Hilfemöglichkeiten sowie psychosoziale Überforderung der Beteiligten aufgespürt und wirksam vermieden werden können. Im Sinne der Ottawa Charta werden die originären Instrumente der Gesundheitsförderung – Vermitteln/Vernetzen (mediate), anwaltschaftliche Interessenwahrnehmung (advocate), Stärkung der Selbsthilfekompetenzen (empowerment) – somit dort eingesetzt, wo sie am dringendsten gebraucht werden: bei chronisch kranken, alten und pflegebedürftigen Menschen.

Dr. Christian Schmitz, BARMER Ersatzkasse, Abt. Gesundheitsmanagement und Controlling, Lichtscheider Straße 89–95, 42289 Wuppertal

Anfangssteuerung – der Schlüssel zum Erfolg der Rehabilitation von Menschen an der Schwelle zur Pflegebedürftigkeit

Hans Nau

Warum ist die Anfangssteuerung so wichtig?

„Grundsätzlich sind die Klientinnen und Klienten durch das Casemanagement zu befähigen, selbstständig Hilfen und professionelle Dienste zu suchen und in Anspruch zu nehmen" (Kleve, S. 258). Die Wahrnehmung dieser anwaltlichen Funktion in der Anfangssteuerung bewegt sich zwischen den Polen, mögliche Richtungen vorschlagen zu müssen, weil die Selbstständigkeit tatsächlich sehr eingeschränkt ist und den Betroffenen in die Lage zu versetzen, selbst entscheiden und handeln zu können. Viele Patienten und deren Angehörige brauchen in der Konfrontation mit Pflegebedürftigkeit Orientierungshilfen, insbesondere wenn die Situation plötzlich auftritt, wie nach einem Schlaganfall. Sie kennen weder die Möglichkeiten rehabilitativer Maßnahmen, noch die Palette an Angeboten pflegerischer Versorgung. Sie sind in der ersten Phase mit dem Erleben von Krankheit, Pflege bzw. Hilflosigkeit beschäftigt.

Die Maßnahmen der Rehabilitation beginnen im Krankenhaus, in der Phase der Akutversorgung. In SGB IX und XI wird als Ziel formuliert, alle Möglichkeiten auszuschöpfen, um Pflegebedürftigkeit zu mindern oder zu vermeiden. Um dies verwirklichen zu können, muss sichergestellt sein, dass die im Akutkrankenhaus begonnene Aktivierung weitergeführt wird. Dazu gehört, nicht irgendeine Maßnahme einzuleiten, sondern die *richtige*. Im Krankenhaus werden die Weichen gestellt. Die Gefahr besteht, dass dies ohne die Ausschöpfung möglicher rehabilitativer Maßnahmen erfolgt, weil es einfacher ist. Solche Versäumnisse sind nur schwer oder überhaupt nicht mehr auszugleichen. Wenn ein Patient direkt in ein Pflegeheim verlegt wird, ist die Chance einer Rehabilitierung kaum mehr gegeben.

Wichtig ist, dass innerhalb der Institution Krankenhaus ein Dienst die Federführung übernimmt, der die Brücke zwischen Krankenhaus und nachstationären Versorgungssystemen baut. Dazu ist die Sozialarbeit mit ihrem Casemanagement-Konzept bestens geeignet.

Wie muss die Steuerung aussehen, damit sie erfolgreich sein kann?

Der Erfolg von Maßnahmen wird geschmälert, wenn Steuerung ausschließlich auf der Grundlage von im Akutkrankenhaus erhobenen medizinischen und pflegerischen Fakten beruht. Eine Vorgehensweise nach dem Schema, aus der Diagnose folgt die Therapie, funktioniert häufig, da die Betroffenen in einer Ausnahmesituation sind und sich nicht wehren können. Die mangelnde Wirksamkeit eingeleiteter Maßnahmen zeigt sich jedoch erst nach der Entlassung aus der Akutversorgung (vgl. Wendt). Medizinische Aspekte sind wichtig, da eine Bewertung von behandelnden Ärzten und Pflegekräften Aussagen zulassen, wie die weitere Entwicklung sein könnte, doch entscheidend sind auch personenbezogene und soziale Aspekte.

Ressourcenorientierung

Mitwirkung des Patienten fördern

Konfrontiert mit Pflegebedürftigkeit scheinen Betroffene weder Kraft noch Mut zu haben, sich aktiv an Überlegungen über ihre Zukunft zu beteiligen. Gedanken kreisen häufig um Verlust und Sterben.

In der Auseinandersetzung mit der neuen Situation brauchen Patienten Unterstützung (vgl. Nau). Unterstützend sind Gespräche, in der die Betroffenen ihre Gedanken und Ängste zum Ausdruck bringen können. Über diesem Weg besteht die Chance, sie aus der Talsohle des Gefühls von Hilflosigkeit zu führen. Da Rehabilitation nur gelingen kann, wenn die Bereitschaft des Betroffenen zur aktiven Mitwirkung besteht, ist die Förderung des Lebenswillens Voraussetzung.

Aktivierung des Umfelds

Bei der Frage, welche Maßnahmen bezogen auf die Situation des Patienten passend sind, spielt das soziale Umfeld eine zentrale Rolle. Gibt es Angehörige und sind diese bereit, an der Reintegration des Patienten mitzuarbeiten?

Beratung und Unterstützung im Kontext der Frage der Erfolgsaussichten von Rehamaßnahmen zur Vermeidung oder Verminderung von Pflegebedürftigkeit schließt Angehörige somit grundsätzlich ein. Auch ihnen muss zunächst Gelegenheit eingeräumt werden, sich zu orientieren und Gedanken zu äußern, die mit den für Familiensysteme oft sehr einschneidenden Veränderungen in Zusammenhang stehen. Sofern eine Aktivierung der Angehörigen möglich ist, kann dies erheblich zum Gelingen von Rehamaßnahmen beitragen.

Vernetzung

Das Casemanagement-Konzept, das der Arbeit der Krankenhaussozialarbeit zu Grunde liegt, lässt sich wie folgt zusammenfassen: Verknüpfung der individuellen Lebenssituation und dem subjektiven Erleben der Krankheit und deren Folgen, zum einen mit medizinischen Fakten, vorhandenen Funktionsstörungen und sozialen Beeinträchtigungen, zum anderen mit dem Leistungsangebot der Rehabilitation und Nachsorge.

Bezogen auf den behandelten Personenkreis schließen Lösungen folgende Aspekte ein:

– Mitwirkungsmöglichkeiten des Patienten; was kann und will er
– Einbeziehung des familiären Bezugssystems und deren Möglichkeit der aktiven Mitgestaltung
– medizinische Fakten, z. B. Prognose, Umfang der Pflegeleistungen bzw. der Einschränkungen
– Leistungsangebot der Rehabilitation und der Pflege

Vernetzung bedeutet, unter Berücksichtigung *aller* Aspekte Hilfen abzustimmen und einzuleiten. Auf die Analyse der individuellen und sozialen Situation wurde bereits eingegangen. Das allein ist aber nicht ausreichend. Der Berater muss darüber hinaus Angebote sowohl der Rehabilitation als auch der Versorgung in der Region genau kennen und nützen können.

Welche Hindernisse gibt es?

Bisher gibt es kein Konzept, das sich auf den gesamten Prozess der Behandlung und Versorgung bezieht. Es gibt verschiedene Institutionen mit unterschiedlichen Interessen und Bewertungsmaßstäben. Dies hängt auch mit der Situation zusammen, dass unser Sozialversicherungssystems zwar vom Grundsatz her die notwendigen Maßnahmen zur Vermeidung oder Minderung von Pflegebedürftigkeit absichert, das Hindernis zur Inanspruchnahme aber manchmal kaum überwindbar erscheint. Ob das neue SGB IX, das Gesetz zur Rehabilitation und Teilhabe von Behinderten oder von Behinderung Bedrohten, diese Hemmnisse abbauen kann, erscheint momentan sehr fraglich.

Problematisch ist auch, dass die Versorgungssysteme nicht aufeinander abgestimmt sind. Das Krankenhaus muss im Notfall Patienten aufnehmen und behandeln. Nachfolgende Einrichtungen der Behandlung und Versorgung, wie beispielsweise geriatrische Rehakliniken, entscheiden autark, wen sie aufnehmen. Es zeigt sich, dass besonders Patienten weniger in den Genuss von Rehamaßnahmen kommen, bei denen noch in hohem Umfang Hilfebedürftigkeit besteht und ein längerer Prozess der Rehabilitierung mit unsicherem Ausgang zu erwarten ist. Dies hängt zum einen mit den notwendigen Ressourcen zusammen, welche die Rehaklinik zur Verfügung stellen müsste, zum anderen mit dem Problem der Anschlussversorgung nach Beendigung der Maßnahme. Für die Rehaklinik muss klar sein, wer die weitere Betreuung übernimmt. Sofern professionelle Dienste in Anspruch genommen werden müssen, im ambulanten wie im stationären Bereich, ist unsicher, ob diese Hilfen fristgerecht angeboten werden, wenn die Behandlung abgeschlossen ist bzw. der Kostenträger die Kostenübernahme einstellt.

Da es kein Finanzierungskonzept gibt, das die gesamte Behandlungszeit abdeckt, sind die einzelnen Institutionen, z. B. das Krankenhaus, gezwungen, in ihr Vorgehen eigene wirtschaftliche Erwägungen einzubeziehen. So erscheint die Verlegung eines Patienten in eine Einrichtung der Rehabilitation manchmal willkürlich. Entscheidend ist in der Regel, ob in einer entsprechenden Einrichtung unmittelbar nach Beendigung der Akutbehandlung ein Platz zur Verfügung steht. Mit der Einführung des neuen Fallabrechnungssystems wird das Krankenhaus noch mehr gezwungen sein, wirtschaftlich zu handeln und Eigeninteressen über Interessen zu stellen, die eine bestmögliche Gesamtversorgung in den Mittelpunkt stellen.

Des weiteren ist festzustellen, dass Sichtweisen der Akutmedizin und der Rehabilitationsmedizin nicht in Einklang sind. Die Bewertung von Rehabilitationspotenzial ist unterschiedlich. Sofern nur durch länger dauernde Rehaprozesse Fortschritte zu erwarten sind, werden Akutmediziner eher dazu neigen, einen Dauerpflegefall zu attestieren.

Fazit

Bei drohender Pflegebedürftigkeit ist die Anfangssteuerung von wegweisender Bedeutung. Die Weichen müssen von Anfang an richtig gestellt werden, wie zuvor dargestellt. Davon profitiert der Patient und es trägt zur Reduzierung von Kosten des Gesundheits- und Sozialwesens bei. Mit der Einführung der neuen Fallabrechnungssysteme müssen die Versorgungssysteme angepasst werden. Anfangssteuerung kann nur erfolgreich sein, wenn Angebotsstrukturen vorhanden sind, die eine bedarfsgerechte Vernetzung der Hilfen möglich machen.

Literatur

Kleve, H.: Case Management in den Ambulanten Hilfen. Sozialmagazin 7 (2000) 254–260

Nau, H.: Casemanagement zu stationären Hilfen bei Pflegebedürftigkeit. Krankenhaussozialarbeit Forum 4 (1999) 36–42

Wendt, R.: Hilfe nach Plan. Blätter der Wohlfahrtspflege 5 (1995) 101–105

Hans Nau, Dipl. Sozialarbeiter,
2. Vorsitzender der Deutschen Vereinigung
für den Sozialdienst im Krankenhaus,
Thüringer Waldstraße 44, 70469 Stuttgart
E-Mail: nau-stuttgart@t-online.de

Mediziner als Case-Manager in der ambulanten Geriatrie

Jens Kroner

Die historisch gewachsenen Institutionen Akutkrankenhaus, Pflegeheim, Akutgeriatrie, stationäre sowie teilstationäre (geriatrische) Rehabilitation, ambulante ärztliche und pflegerische Betreuung werden in der Zukunft mit immer neuen Aufgaben bzw. Herausforderungen bei gleichzeitig immer weniger zur Verfügung stehenden Geldmitteln konfrontiert werden.

Die demografische Entwicklung erfordert eine Weiterentwicklung dieses Versorgungssystems, um dem wachsenden Anspruch und dem Bedarf der Bevölkerung in diese Institutionen auch in Zeiten knapper werdender Ressourcen weiterhin adäquat gerecht zu werden. Eine bessere Verzahnung zwischen stationärer Akutmedizin, stationärer und teilstationärer Rehabilitation, verbunden mit den Möglichkeiten der ambulanten und stationären pflegerischen Versorgung, kann durch eine spezialisierte allgemeinmedizinische geriatrische Schwerpunktpraxis effektiv und kostengünstig erfolgen.

Ein solches Casemanagement wird direkte sinnvolle Zuweisung in stationäre akutmedizinische oder pflegerische Abteilungen bzw. direkte Organisation von ambulanter rehabilitativer oder ambulanter pflegerischer Versorgung ermöglichen. Dadurch wird der bisher noch fast immer übliche vorgeschaltete teure und für den Patienten belastende stationäre Aufenthalt vermieden.

Sinnvollerweise sollte sich eine solche auf Casemanagement spezialisierte geriatrische Schwerpunktpraxis in unmittelbarer Umgebung zu einem Akutkrankenhaus, möglichst mit angeschlossener Pflegeeinrichtung und Rehabilitationsabteilung, befinden. Von den sich hieraus ergebenden Synergieeffekten können alle beteiligten Institutionen sowie die Patienten profitieren.

Die generelle Zielsetzung bzw. das Leistungsspektrum einer geriatrischen Schwerpunktpraxis mit ambulanter rehabilitativer Komponente ist im Prinzip deutlich definiert:

- Vermeidung/Verkürzung von Krankenhausaufenthalten
- Vermeidung und Minderung von Pflegebedürftigkeit
- allumfassende Versorgung (auch sozialmedizinisch) durch bedarfsgerechte geriatrische hochqualifizierte und spezialisierte Medizin (auch Prävention)
- Patientenzufriedenheit durch Verbesserung der Lebensqualität
- dem alten Menschen angepasste Medizin der kurzen Wege (alles unter einem Dach)

Ein abgestuftes Versorgungssystem sollte dem alten und behinderten Menschen entsprechend dem unterschiedlichen Grad an Hilfebedürftigkeit bzw. Behinderung angepasst sein und könnte folgende Versorgungsstufen umfassen:

- Krankenhaus (mit hochspezialisiertem Leistungsspektrum)
- geriatrische Rehabilitationsklinik mit entsprechendem therapeutischen Angebot
- Tagesklinik (teilstationäre Versorgung)
- Pflegeheim/Tagespflege/Kurzzeitpflege
- ambulante geriatrische Versorgung über eine allgemeinmedizinische Praxis

Die ambulante Versorgung sollte die Möglichkeit der Vernetzung und Nutzung sämtlicher Einrichtungen eines Krankenhauses (Therapeuten, Radiologie, Labor, Räumlichkeiten, Sozialdienst etc.) als sinnvolles Drehkreuz bzw. Kompetenzzentrum für die bedarfsgerechte Versorgung beinhalten. Die Zusammenarbeit beginnt bei der Zuweisung von Patienten durch die geriatrische Praxis in die Akutmedizin sowie die direkte Zuweisung zur stationären und teilstationären Rehabilitation bzw. bei der Vermittlung von Kurzzeit- und Langzeitpflegepatienten. Hier würde in bestimmten Fällen eine akutmedizinische Einweisung (Krankenhaus) bereits im Vorfeld durch die ambulant durchgeführte Diagnostik verhindert und ggf. zu einer direkten Zuweisung z. B. in eine rehabilitative Einrichtung führen und Doppeluntersuchungen (EKG, Röntgen, Labor etc.) verhindern, was zu einer erheblichen Effizienzsteigerung führen würde. Umgekehrt werden einige ehemalige stationäre Patienten nach Entlassung die angeschlossene ambulante Versorgung bereits am Entlassungstag nutzen (z. B. Rezepte) und auch die evtl. notwendige Organisation und Fortführung ambulanter Therapiemaßnahmen über eine solche Praxis wünschen (längerfristiger Verbleib beim Therapeuten und Therapiekonzept, Zugang zu den Untersuchungsergebnissen/Patientendaten). Diese würde bei vielen Patienten zu einer Sicherung ggf. zu einer Verbesserung des in der stationären Versorgung Erreichten führen und in vielen Fällen eine Rehospitalisierung verhindern.

Die Nutzung von Synergieeffekten kann nach derzeit bestehendem Abrechnungsmodus stationär/ambulant nur teilweise sinnvoll umgesetzt werden. So stellt beispielsweise das Nutzen von im Akutkrankenhaus bestehenden Großgeräten (CT/MR) bei Untersuchungen ohne Notfallindikation (Demenzdiagnostik) durch die fehlenden ambulanten Abrechnungsmöglichkeiten nur eines von vielen Hindernissen bei einer bedarfsgerechten Versorgung dar. Dies führt zu einer Zergliederung des „Falles" und somit auch der Patientendaten und zu einer zusätzlichen Patientenbelastung. So kommt es bei vielen hier nicht im Einzelnen zu erläuternden Bereichen zu Konflikten bei den sektoralen Budgets.

Die heute schon bestehende intensive stationäre abteilungsübergreifende Zusammenarbeit sollte nun durch die *ambulante* medizinische und therapeutische Versorgung ergänzt werden.

Jens Kroner, Facharzt für Allgemeinmedizin, Melanieweg 26, 52072 Aachen

Vorstellung des Verzahnungsmodells: Pflege-Überleitung „Die Brücke nach Hause"

– Modell einer erfolgreichen Vernetzung: „Die Brücke" am Gemeinschaftskrankenhaus Herdecke

Marly Joosten

Entstehung des Modellprojekts „Pflege-Überleitung"

Während meiner 10-jährigen Tätigkeit als Krankenschwester auf verschiedenen inneren Stationen erlebte ich unzählige Male folgendes Problem: die Aufrechterhaltung einer kontinuierlichen und qualitativ angemessenen pflegerischen Versorgung chronisch Kranker, Schwerkranker und präfinaler Patienten wurde nach ihrer Entlassung aus dem Krankenhaus nicht angemessen gewährleistet. Fehlende Informationen und mangelhafte Kooperationsmöglichkeiten stehen einer kontinuierlichen Versorgung gegenüber. Bei dem Wechsel von einer ambulanten häuslichen Betreuung oder aus einem Altenheim in ein Krankenhaus und umgekehrt gehen viele notwendige Informationen über Pflegestatus, pflegerische Erfahrungen und Pflegezustand des Patienten verloren. Um diese Daten zu erhalten, müssen die Kliniken und ambulanten Bereiche viel Zeit und Geld aufbringen. Die Folge ist jedoch leider oftmals eine Qualitätsminderung.

Pflegekräfte empfinden häufig bei der Entlassung von schwerkranken und finalen Patienten ein pflegerisches Amputationsgefühl, da durch die pflegerische *Interaktion* sich gerade zu der o. g. Patientengruppe ein besonderes Vertrauensverhältnis entwickelt. Dieses führt dazu, dass das Pflegepersonal sich verstärkt Sorgen um das Wohlergehen dieser Patienten macht, sobald diese in die eigene Häuslichkeit oder ein Pflegeheim entlassen werden.

Ein zweites Problem, das direkt damit zusammenhängt, ist die Unterstützung und Begleitung von Angehörigen bei der Pflege zu Hause. Es kommt häufig zur stationären Wiederaufnahme aus Unsicherheit und mangelnden Kenntnissen der Angehörigen in der häuslichen Pflege. Die Möglichkeiten, sich für die Pflege zu Hause pflegerische Fähigkeiten anzueignen, wurden bis zur Einführung der Pflegeversicherung wenig gefördert und sind immer noch nicht ausreichend vorhanden.

Im Oktober 1990 bewilligte der Trägerverein des Gemeinschaftskrankenhauses Herdecke meinen Antrag zur Durchführung einer Pflegeforschung. Meine bis dahin ganze Stelle als Krankenschwester wurde auf die Hälfte reduziert. Die andere Hälfte, die der Trägerverein finanzierte, konnte ich der Erforschung der oben beschriebenen Probleme widmen und versuchen, pflegespezifische Lösungen dafür zu finden.

Ich suchte nach einer Möglichkeit, um die Koordinations- und Managementprobleme zu lösen, die bei dem Pflegetransfer aus der stationären in die ambulante Betreuung entstehen. Während dieser Forschungsphase lernte ich mehrere Projekte in den Niederlanden und in Deutschland kennen. Langsam reifte ein Begriff in mir, der der Schlüssel zum gesuchten Bindeglied sein sollte, nämlich die „Pflege-Überleitung".

Unter der Fragestellung „Ist Pflege-Überleitung am Gemeinschaftskrankenhaus Herdecke nötig?" wurde eine *Ist-Analyse* durchgeführt. Dazu wurden Interviews mit 54 Vertretern der betroffenen Berufsgruppen geführt und ausgewertet. Um nun Lösungen für die dokumentierten Lücken zu finden, wurde das Modellprojekt „Pflege-Überleitung" ins Leben gerufen. Dieses Modell wird durch zwei Säulen getragen:

- es wurde eine neue Stelle innerhalb der Pflege konzipiert, die Krankenschwester/der Pfleger für Pflege-Überleitung (siehe Information zum Infopaket AG PÜ NRW)
- das Institutionalisieren von Hauspflegekursen für pflegende Angehörige am Gemeinschaftskrankenhaus Herdecke

Die in der Pflegeforschung entstandene Idee zum Modellprojekt „Pflege-Überleitung" wurde im November 1991 von den Krankenkassen anerkannt und als Projekt finanziert. Seit April 1992 wird dieses erfolgreich durchgeführt.

Zusammenfassung der Lücken am Gemeinschaftskrankenhaus Herdecke

Defizite im Informationstransfer und in der frühzeitigen Sicherstellung der poststationären Betreuung, der erforderlichen personellen und sachlichen Ressourcen können zu schwerwiegenden Nachteilen für den Patienten führen. Unter anderem muss die Krankenhausentlassung hinausgezögert werden, weil die häusliche Pflege oder andere Versorgungsleistungen nicht rechtzeitig berücksichtigt worden sind. Die erforderlichen Dienstleistungen und Hilfsmittel sind durch Planungs- und Koordinationsdefizite nach der Entlassung häufig nicht in vollem Umfang zu bekommen. Oft ist die Fortführung der pflegerischen Maßnahmen nach der Krankenhausentlassung bei gleicher Qualität auf Grund von Informationsdefiziten nicht gewährleistet. Die individuellen Bedürfnisse und die Selbsthilfekapazität des Patienten werden häufig nicht genügend berücksichtigt, was im Einzelfall zu erheblichen Kosten und zu einem erhöhten Pflegebedarf führen kann.

In der 1990 durchgeführten *Ist-Analyse* wurden folgende Defizite und Lücken sichtbar:

- mangelndes Bewusstsein für die Einführung der Pflege-Überleitung
- Abgabe der Pflege in berufsfremde Hände
- die Pflegetätigkeit wird nicht als Ganzes betrachtet, sondern in ambulante und stationäre Bereiche getrennt
- im Moment existiert weder bei der Aufnahme noch bei der Entlassung des Patienten eine einheitliche Methode zur Weitergabe seines Ist-Zustandes
- aus Zeitmangel werden noch zu wenig Pflegeentlassungsberichte geschrieben und es findet auch keine Koordination mit anderen Berufsgruppen statt
- die Anleitung und Vorbereitung von Angehörigen auf eine Pflege zu Hause (Laienpflege) ist erst in Ansätzen vorhanden
- das Besorgen von Pflegehilfsmitteln, wie z. B. Krankenbett, Sauerstoff, verläuft oft sehr umständlich und bürokratisch, wodurch die Verweildauer verlängert wird
- Stationsärzte kennen die Möglichkeiten der Sozialstation nicht genügend, daher werden Verordnungen für häusliche Krankenpflege falsch ausgefüllt
- Hausärzte haben das Monopol beim Verschreiben von Pflegemitteln, bekommen aber keinen Einblick in die Krankenpflege, weil sie keine Pflegeentlassungsberichte erhalten. Sie sind an ein System gebunden, welches sie im Verschreiben von Pflegemitteln einschränkt. Dadurch entstehen Materialdefizite bei der ambulanten Pflege
- es vergeht zu viel Zeit, bevor ausführliche Entlassungsberichte vom Krankenhaus zum Hausarzt kommen. Der Kontakt zwischen Stationsarzt und Hausarzt ist noch sehr entwicklungsbedürftig

Ziele des Projekts „Pflege-Überleitung"

1. Die Pflege-Überleitung möchte eine weitere kontinuierliche Qualität in der Pflege gewährleisten – beim Übergang vom Krankenhaus zur ambulanten Pflege oder Pflegeheimversorgung – durch die Vernetzung von häuslichen, stationären und ambulanten Pflegebereichen.
2. Patienten in geeigneten Fällen frühzeitig aus der stationären Behandlung entlassen – durch schnelle Problemerfassung und Problemlösung.

3. Aufnahmen, entstanden aus pflegerischen Defiziten zu reduzieren und Fehlbelegungen vorzubeugen.
4. Der Patient und seine Angehörigen sollen ermutigt werden, die soziale Hilfe der ambulanten Pflege vermehrt und frühzeitig in Anspruch zu nehmen.
5. Die Angehörigen sollen bei der Hauspflege durch Einrichtung von Hauspflegekursen am Gemeinschaftskrankenhaus Herdecke und durch das Entwickeln eines Systems von Nachbarschaftshilfe unterstützt werden.
6. Der Sozialdienst soll bei der Überleitung von Patienten in die häusliche Pflege durch eine pflegerische Fachkraft ergänzt werden. Die ambulanten Pflegedienste, Altenheime und Angehörigen sollen einen Ansprechpartner für Probleme bei der Pflegeüberleitung aus dem Krankenhaus erhalten.

Zielgruppe des Projekts „Pflege-Überleitung"

Zielgruppe sind alle Patienten von fünf Inneren Stationen des Gemeinschaftskrankenhauses Herdecke, die nach der Entlassung aus dem Krankenhaus die pflegerische Weiterbetreuung brauchen, welche gewährleistet werden soll durch:

- Hilfe zur Selbsthilfe (Anleitung, Beratung)
- Anleitung und Beratung von pflegenden Angehörigen
- Einschalten ambulanter Pflege (Grund- und Behandlungspflege nach §§ 37.1, 37.2 oder Pflegeversicherung SOB XI, §§ 36, 37, 38)
- Organisation von Pflegehilfsmitteln
- Vermittlung in stationäre oder teilstationäre pflegerische Betreuung (Tagesstätten, Kurzzeitheime, Hospiz, Altenheim Pflegeheim)

Praktische Durchführung der Pflege-Überleitung

Patientenerfassung

Die Krankenschwester/der Pfleger für Pflege-Überleitung informiert sich täglich auf den Stationen der Klinik über die Patienten, die zur Aufnahme kommen, um abzuklären, welche für die Pflege-Überleitung in Frage kommen. Die Einstufung von Patienten in Pflegekategorien ist dann eine erste Hilfe. Im gemeinsamen Gespräch mit dem Pflegeteam und dem Arzt klären wir, ob eine Pflegebedürftigkeit nach der Entlassung zu erwarten ist. Die inhaltliche Beschreibung der Zielgruppe ist dabei unser Leitfaden.

Außerdem sollen alle Patienten, die aus Pflege-/Altenheime kommen, für die Pflege-Überleitung vorgesehen werden. Wenn ein Patient durch die Krankenschwester für Pflege-Überleitung betreut wird, bekommt dieser ein Brückensymbol an der Magnettafel.

Zwei Tage nach der Aufnahme, wenn der Patient dem Stationsteam bereits bekannt ist, erstellt die Pflege-Überleitung eine Anamnese, die sich aus Informationen von Patienten, Angehörigen, Bezugspflegenden, Ärzten und evtl. Hausbesuchen ergeben. So werden frühzeitig Pflegeprobleme erfasst, die erfahrungsgemäß nach der Entlassung auftreten. Dieses beugt dem immer wieder auftretenden Bruch in der Pflegekontinuität und der Verschiebung von Entlassungen vor. Die Krankenschwester für Pflege-Überleitung dokumentiert die erkannten Probleme auf einem dafür entwickelten Bogen (siehe Anhang 1 Pflegeüberleitungsbericht, S. 202 ff.).

Während des ganzen Klinikaufenthaltes finden täglich Besprechungen im Pflegeteam statt, damit Änderungen im Pflegeprozess verfolgt werden und an aktuellen Lösungen, die relevant sind für die Entlassung, gearbeitet werden kann (siehe Tab. 1 sowie auch Information zum Infopaket AG PÜ NRW).

Entlassungsvorgang

Entlassungstermine von Patienten, die übergeleitet werden, müssen der Krankenschwester für Pflege-Überleitung 3–6 Tage vorher bekannt sein, damit rechtzeitig definitive Maßnahmen in die Wege geleitet werden können (verbindliche Absprachen mit Angehörigen, ambulanter Pflege, Krankenkassen, Hausärzten, Sanitätshäusern).

Es sollen keine Entlassungen von Pflege-Überleitungspatienten am Freitag stattfinden, weil die Anfangsversorgung am Wochenende

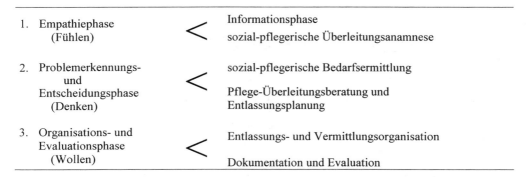

Tab. 1 Der Pflege-Überleitungsprozess (siehe Jürgen Haake, AG PÜ NRW 2001)

häufig schwierig ist (nicht rechtzeitig Medikamente bekommen, Unterbesetzung ambulanter Pflege usw.).

Da Mittwochs die Hausarztpraxen geschlossen sind, ist es dringend notwendig abzuklären, ob der entlassene Patient die erforderlichen Medikamente noch bekommen kann.

Bei jedem Pflege-Überleitungspatienten soll ein Entlassungsbericht durch die Bezugspflegenden geschrieben werden:

a) zur Information an die ambulant Weiterpflegenden, damit eine Kontinuität in der Pflegequalität erhalten bleibt
b) zur Information an den Hausarzt über den aktuellen Pflegebedarf, damit benötigte Pflegemittel (Verbände, Salben, Spritzen etc.) ohne Verzögerung rezeptiert werden können
c) eine Kopie für die Krankenhausakte zur Information bei einer eventuellen Wiederaufnahme

Der *Hausarzt* bekommt eine Durchschrift des Pflegeberichts zusammen mit dem Kurzarztbrief in einem Umschlag am Entlassungstag.

Sowohl der *Stationsarzt* als auch das *Pflegeteam* bekommen jeweils eine eigene Checkliste, die zu erfüllen ist, und die per Kreuzchen anzeigt, was erledigt bzw. noch getan werden muss.

Die *Krankenschwester*/der *Pfleger* für Pflege-Überleitung unterstützt bei eventuell auftretenden Lücken und ist für die Koordination der Entlassungsmaßnahmen verantwortlich. Sie kontrolliert am Entlassungstag oder einen Tag danach, ob die in die Wege geleiteten Maßnahmen tatsächlich durchgeführt worden sind.

Jede Überleitung wird auf einem statistischen Begleitbogen zur Jahresauswertung dokumentiert.

Die Einführung der Pflege-Überleitung wird mit Eingang der DRGs in den Krankenhäusern verstärkt an Aktualität zunehmen.

Literatur

Infopaket AG PÜ NRW 2001 zur Stellenbeschreibung und zum Pflege-Überleitungsprozess kann bei der Autorin angefordert werden.

Marly Joosten, Projektleitung „Pflege-Überleitung", Gemeinschaftskrankenhaus Herdecke, Gerhard-Kienle-Weg 2, 58313 Herdecke

Anhang 1

GEMEINSCHAFTSKRANKENHAUS HERDECKE
Krankenhaus des Gemeinnützigen Vereins zur Entwicklung von Gemeinschaftskrankenhäusern e.V.

PFLEGEBERICHT ZUR PFLEGEÜBERLEITUNG

Station: _____ Bei weiteren Fragen ☎: 0 23 30/62- _____ Datum: _____

Bezugspflegende/r: _____

Große Adressette

Diagnose: _____

Abteilung Pflege - Überleitung   Stand Dez 98
Joosten / Pötting / Haake

Krankenhausaufenthalt

vom _____ bis _____

1. ESSEN, TRINKEN

- ○ Vollkost   ○ Diät   ○ Schluckstörungen
- ○ vorbereiten ○ anreichen
- ○ besondere Vorlieben _____
- ○ parenteral ○ PEG seit _____
- ○ Sondennahrung tgl. _____

Trinken: max. _____ ml; min. _____ ml

2. Mobilität

- ○ selbständigt   ○ ständige Begleitung/Aufsicht
- ○ bettlägerig   ○ Lagerung: _____ stdl.

Benötigt Hilfe beim:
- ○ Treppen steigen
- ○ gehen
- ○ WC benutzen
- ○ Transfer vom/ins Bett
- ○ Transfer auf Hilfsmittel

3. KÖRPERPFLEGE, AN- UND AUSKLEIDEN

	selb- ständig	z.T. selb- ständig	anleiten	unselb- ständig
Im Bett				
Bad/Dusche				
Wasch- becken				
Mundpflege				
Zahnprothese				
Haarpflege				
Rasur				
Nagelpflege				
An- und Auskleiden				

Hautzustand: _____

○ Ausführliche Wund-/Decubitus-Beschreibung und Behandlung (s. Blatt 4)

4. RUHEN, SCHLAFEN, SCHLAFGEWOHNHEITEN

○ Einschlafstörungen   ○ Durchschlafstörungen

5. VITALE FUNKTIONEN

Kreislauf Puls: ○ normal   ○ Tachycardie
                ○ Bradycardie ○ Arrhythmie

           RR: ○ normal
                ○ Hypotonie   ○ Hypertonie
                ○ Herzschrittmacher _____

Atmung   ○ normal ○ Dyspnoe _____

Temperatur: _____
Gewicht: _____ kg vom _____

Blatt - weiß - Für die Pflegenden von Sozialstation/Pflege-/Altenheim
Blatt - gelb - Für den Hausarzt
Blatt - rosa - Für die Krankenhausakte

1

Vorstellung des Verzahnungsmodells: Pflege-Überleitung

GEMEINSCHAFTSKRANKENHAUS HERDECKE
Krankenhaus des Gemeinnützigen Vereins zur Entwicklung von Gemeinschaftskrankenhäusern e.V.

6. AUSSCHEIDEN

Stuhl: O normal   O Diarrhoe   O Obstipation
O Abführmittel _____
O Stuhlinkontinenz _____
O Abführrhytmus _____
O Letzter Stuhlgang am: _____

O Toilette   O Toilettenstuhl   O Steckbecken
O Stomaträger/in _____

_____

Urin: O normal   O Toilettenstuhl
O Urinflasche/Steckbecken
O Urininkontinenz
  O gelegentlich   O tags   O nachts
O Windelhose Urinal, Gr. _____
O Dauerkatheter Ch. _____
  gelegt am _____
O Suprapubischer Fistelkatheter (SFK),
  gelegt am _____

_____

7. KOMMUNIKATION, WAHRNEHMUNG

O normal   O Aphasie _____

_____
_____

O schwerhörig   O Hörgerät   O taub
O sieht schlecht   O Brille   O blind

8. BEWUSSTSEIN, ORIENTIERUNG

O klar   O somnolent   O komatös
O desorientiert
  O gelegentlich   O tags   O nachts
  O zeitlich   O örtlich   O persönlich   O situativ

_____
_____

9. STIMMUNG, VERHALTEN, ANTRIEB

O unauffällig   O Motivation erforderlich

_____
_____
_____

10. SOZIALES
(Umfeld, Wohnung, Arbeit, Familie, Religion)

O lebt allein
O lebt mit _____

_____
_____

O eigene Wohnung   O Alten-/Pflegeheim

_____
_____
_____

11. BEHANDLUNGSPFLEGE

O VW -- ZVK _____   O VW -- SFK _____
O VW -- PEG _____   O BZ-Messung _____
O RR- u. Pulskontrolle _____
O Injektionen _____
O Medikamente stellen/verabreichen _____
O Sonstiges _____

_____

12. PFLEGE-THERAPIE
(z.B. Wickel, Einreibungen, Ölbäder, Bobath)

_____
_____
_____

IM KRANKENHAUS DURCHGEFÜHRTE THERAPIEN

O Krankengymnastik   O Ergotherapie
O Physikalische Therapie O Logopädie
O Heileurythmie   O Maltherapie
O Musiktherapie   O Plastizieren
O Sprachgestaltung   O Hippo-Therapie

O Sonstiges: _____

_____
_____

GEMEINSCHAFTSKRANKENHAUS HERDECKE

Krankenhaus des Gemeinnützigen Vereins zur Entwicklung von Gemeinschaftskrankenhäusern e.V.

BENÖTIGTE PFLEGEMITTEL, VERBANDSMATERIAL UND ZUSATZBEMERKUNGEN

_____
_____
_____
_____
_____
_____
_____
_____
_____

MEDIKATION, SPRITZEN IM KRANKENHAUS
(endgültige Klärung mit behandelndem Arzt erforderlich):

Medikament/Spritzen	morg.	mitt.	abds.	z.N.

PFLEGECHECK ZUR QUALITÄTSSICHERUNG

O ist gelber Durchschlag dem Arztbrief beigefügt?
O Ist das Alten-/Pflegeheim über die Entlassung informiert?
O Arztbericht ist beigefügt.
O Medikation vorhanden.
O Medikation noch besorgen (Arztsprechstunden beachten).

Datum: _____

_____
Unterschrift Bezugspflegender

PFLEGEÜBERLEITUNG (wird von der Pflegeüberleitung ausgefüllt) Telefon: 0 23 30 - 62 39 37

O nach Hause   O Sozialstation   O Kurzzeitpflege
O Betreutes Wohnen   O Hospiz   O Alten-/Pflegeheim
O Reha-Klinik   O Andere Klinik

Anschrift: _____

_____

O Essen auf Rädern durch: _____

O Hauswirtschaftl. Hilfe (Putzen, Kochen, Waschen, Einkauf)

HILFSMITTEL	vorhanden	bestellt	geliefert
Gehstützen/-stock	O	O	O
Rollator	O	O	O
Rollstuhl	O	O	O
Toilettenstuhl	O	O	O
Krankenbett	O	O	O
Antidekubitusmatratze	O	O	O
Notrufsystem	O	O	O
Badewannenlifter	O	O	O
Inhalator	O	O	O
O2-Gerät	O	O	O

Sonstiges: _____

_____

PFLEGESTUFE   O I   O II   O III

Antrag gestellt: _____

O Verordnung § 37-1/2 mitgegeben

Datum: _____

_____
(Unterschrift Pflegeüberleitung)

Blatt - weiß - Für die Pflegenden von Sozialstation/Pflege-/Altenheim
Blatt - gelb - Für den Hausarzt
Blatt - rosa - Für die Krankenhausakte

3

GEMEINSCHAFTSKRANKENHAUS HERDECKE

Krankenhaus des Gemeinnützigen Vereins zur Entwicklung von Gemeinschaftskrankenhäusern e.V.

WUND- UND DECUBITUSBEHANDLUNG

Große Adressette

Diagnose: _____

_____

_____

_____

_____

WUNDBESCHREIBUNG

_____

_____

_____

_____

_____

_____

_____

_____

WUNDBEHANDLUNG

_____

_____

_____

_____

_____

_____

BENÖTIGTE PFLEGEMITTEL

_____

_____

_____

_____

_____

_____

Blatt - weiß - Für die Pflegenden von Sozialstation/Pflege-/Altenheim
Blatt - gelb - Für den Hausarzt
Blatt - rosa - Für die Krankenhausakte

4

Das schwierige Verhältnis von Pflege und Rehabilitation – aus gutachterlicher Sicht

Lothar Lürken

Die (geriatrische) Rehabilitation wird nach Einschätzung vieler Experten in Deutschland nicht in dem Maße genutzt, wie es aufgrund der Morbiditäts- und Altersstruktur der Bevölkerung zu erwarten und gesundheitspolitisch zu wünschen wäre. Eine der vielen vermuteten Ursachen hierfür ist die nicht ausreichende Beachtung der Präventions-/Rehabilitationspotentiale der Betroffenen im Rahmen der Begutachtung von Pflegebedürftigkeit nach dem SGB XI durch die Gutachter der medizinischen Dienste.

Eine der Zielvorgaben des SGB XI ist der „Vorrang von Prävention und Rehabilitation" vor der Pflege. Die GutachterInnen der medizinischen Dienste führen pro Jahr ca. 1,2 Mio. Begutachtungen zur Einschätzung der Pflegebedürftigkeit nach SGB XI durch. Aber nur bei ca. 12 % der Betroffenen werden dabei gezielt Rehabilitationsmaßnahmen für notwendig erachtet. Es ist auf den ersten Blick kaum vorstellbar, dass nur so wenige Patienten eine solche Maßnahme benötigen sollen.

Ist der Anspruch des Gesetzgebers mit dem Vorrang von Prävention und Rehabilitation vor Pflege nicht sachgerecht oder lassen die derzeitigen sozialpolitischen und medizinischen Umstände eine höhere Empfehlungsrate nicht zu?

Die Problemfelder, die bei der Begutachtung von Pflegebedürftigkeit nach SGB XI offensichtlich werden und die direkt oder indirekt Auswirkungen auf die Empfehlung von Maßnahmen der (geriatrischen) Rehabilitation für die Betroffenen haben, sind intensiv zu diskutieren.

Als Ergebnis der Problemdiskussion ergeben sich folgende Konsequenzen:

- Die Betroffenen und ihre Angehörigen, aber auch die behandelnden Ärzte müssen über die diagnostischen und therapeutischen Möglichkeiten einschließlich rehabilitativer Maßnahmen mehr und bedarfsgerechtere Informationen erhalten.
- Motivation und Kompetenz des Hausarztes als „Gatekeeper" müssen gestärkt werden.
- Alle Beteiligten müssen schnellstmöglich konsensfähige Konzepte, Modellprojekte und Lösungsmöglichkeiten gemeinsam erarbeiten und umsetzen.
- Die Veralterung der Bevölkerung in der Bundesrepublik muss als gesamtgesellschaftliches Problem erkannt und die Bewältigung ihrer Folgen als prioritäre Aufgabe unseres Gemeinwesens verstanden werden.
- Die Geriatrie als eine der zukunftswichtigsten Bereiche unserer Medizin und die Prävention/Rehabilitation als Kostenverhinderer/-senker müssen endlich die notwendige Aufmerksamkeit in der (politischen) Öffentlichkeit erlangen.

Dr. med. Lothar Lürken, Sozialmedizinischer Direktor, Paul-Gerhardt-Stiftung in der Lutherstadt Wittenberg, Paul-Gerhardt-Straße 42–45, 06886 Lutherstadt Wittenberg

Mobile Dienste als Partner des Case-Managements in der ambulanten Rehabilitation

Anne Troester

Der Paritätische Wohlfahrtsverband Baden-Württemberg kann auf eine fast zehnjährige Erfahrung von Case-Management in der ambulanten, speziell in der mobilen Rehabilitation zurückblicken. Er bietet neben der mobilen Rehabilitation und der ambulanten Rehabilitation alle mobilen Dienste, wie Essen auf Rädern, Haushaltshilfen, Pflegedienst, Seniorenfachberatung, Angehörigengruppe, Seniorentreffs, Wohnberatung u.a..

Entwicklung und Rechtsgrundlage

Die Pflegeversicherung hat wesentlich zur Entwicklung der Mobilen Dienste beigetragen. Dazu gehört auch die Entwicklung neuer Formen der ambulanten Rehabilitation. Neue Dienste und Angebote entstanden durch das Modellprojekt „Verbesserung der Versorgung der Pflegebedürftigen" vom Bundesministerium für Arbeit und Sozialordnung aufgelegt, das heute vom Bundesgesundheitsministerium weitergeführt wird. In diesem Rahmen entstanden in der ganzen Bundesrepublik Modellprojekte zur ambulanten Rehabilitation und vor allem zur mobilen Rehabilitation. Hier wurden wichtige Erfahrungen für das Case-Management gewonnen.

Ambulante Rehabilitation ist im Leistungsrecht § 40 SGB V zwar vorgesehen, aber bis heute nicht als Regelleistung wohnortnah vorzufinden. Die Erprobung der ambulanten geriatrischen Rehabilitation in Baden-Württemberg ist abgeschlossen; der Abschlussbericht wird zurzeit von den Krankenkassen als Kostenträger dieses Modellprojektes bewertet.

Die gemeinsame Rahmenempfehlung für ambulante und stationäre Vorsorge- und Rehabilitationsleistungen auf der Grundlage des § 111 a SGB V zwischen den Kostenträgern und den Vertretern der Leistungserbringer trat am 01.07.1999 in Kraft. Auf dieser Grundlage sind einige Projekte zur ambulanten Rehabilitation entstanden, die bisher nicht als flächendeckende, wohnortnahe Regelversorgung angeboten werden. Hier wird sich in der Zukunft sicher noch einiges verändern. Nur einzelne Modellprojekte sind bisher Bestandteil der Regelversorgung durch die Krankenkassen geworden. Als Beispiel dafür nenne ich Bad Kreuznach mit seinem Projekt der mobilen Rehabilitation.

Die Bundesarbeitsgemeinschaft Mobile Rehabilitation hat auf der Basis der o. g. Rahmenempfehlungen eine Rahmenkonzeption entwickelt (www.bag-more.de). Ziel dieser Rahmenkonzeption ist es, eine Grundlage für die Entwicklung weiterer Angebote zur mobilen Rehabilitation zu schaffen.

Die ambulante/mobile Rehabilitation

Ziel der ambulanten Rehabilitation ist, die maximale Selbständigkeit des Patienten in seiner Lebenswelt zu erreichen. Dazu gehört vor allem, die Nachhaltigkeit der Kompetenzzuwächse des Patienten durch die ambulante Rehabilitation zu sichern. Die Rehabilitation ist eine zeitlich begrenzte Komplextherapie. Mobile Rehabilitation beinhaltet ein umfassendes medizinisches und soziales Unterstützungsmanagement.

Das Case-Management

Ich zitiere aus der Rahmenkonzeption Mobile Rehabilitation der Bundesarbeitsgemeinschaft Mobile Rehabilitation:

„Das Case-Management übernimmt die Aufgabe, die erforderlichen Leistungen zu koordinieren.

Es umfasst regelhaft die folgenden Arbeitsschritte:
Assessment,
Zieldefinition und Unterstützungsplanung,
Umsetzung / Durchführung,
Kontrolle / Überwachung,
Evaluation und nachgehende Kontrolle.

Mobile Rehabilitation gewährleistet eine zusammenhängende und umfassende Krankheits- und Problembewältigung. Auch wenn dies die Aufgabe des gesamten Teams ist, kommen einzelnen Teammitgliedern besondere Funktionen zu: Der Arzt ist für ein umfassendes medizinisches Konzept und die Gesamtschau verantwortlich. Zusätzlich ist für die Dauer der Rehabilitation die Bestimmung eines Case-Managers aus dem Team heraus notwendig, der die patientenbezogenen Maßnahmen koordiniert und die Gesamtmaßnahme gegenüber dem Patienten persönlich vertritt. Er ist auch zuständig für die Klärung finanzieller und sozialrechtlicher Ansprüche sowie die Vernetzung mit anderen Diensten und organisiert die Überleitung. Konzeptionell kann das Case-Management sowohl bei therapeutischen Mitgliedern des Teams als auch bei der Sozialarbeit oder der Leitung angebunden sein.

Die fallbezogene Arbeit nach dem Prinzip des Case-Managements ist Ausdruck der Verantwortung, die die Mobile Rehabilitation für den Patienten übernimmt. Während der Patient im ambulanten Setting normalerweise selbst das Management übernehmen muss, wie z. B. die Wahrnehmung der Termine, ist in der Mobilen Rehabilitation das Team für die Prozesssteuerung verantwortlich. Es bringt die durch die Behandlung gewonnenen Erfahrungen und Erkenntnisse ein und unterstützt die Patienten entsprechend ihrer individuellen Defizite."

Das Case-Management in der ambulanten Rehabilitation startet mit dem multiprofessionellen Assessment, an dem Ärzte, Therapeuten, Pflegekräfte und Sozialarbeiter beteiligt sind. Dieses Assessment kann in der Klinik erfolgen, ist jedoch im häuslichen Umfeld des Patienten aussagekräftiger. Das häusliche Umfeld zeigt den Patienten mit seinen Fähigkeiten in seiner Lebenswelt. Auf der Basis der Ergebnisse des Assessments wird das Rehaziel vom Arzt mit dem Rehateam und dem Patienten festgelegt und ein Rehaplan erstellt.

Die Umsetzung des Planes ist Aufgabe der verschiedenen Leistungserbringer. Die verschiedenen Leistungserbringer oder Berufsgruppen können aus unterschiedlichen mobilen Diensten stammen. Diese Leistungen müssen jedoch gut geplant und koordiniert werden. Genau hier beginnt die logistische Herausforderung für den Case-Manager.

Praktisch sieht dieses so aus: Wird im Rahmen der ambulanten Rehabilitation ein Anzieh-, Wasch- oder Esstraining notwendig, wird dieses von den Therapeuten mit dem Pflegedienst und der hauswirtschaftlichen Fachkraft abgestimmt. Dieser Abstimmungsbedarf bezieht sich auf

– die zeitliche Platzierung dieser Trainingseinheiten im Patientenalltag,
– die Abstimmung oder Modifizierung von Standards der verschiedenen Trainingseinheiten wie Transfertraining vom Rollstuhl zur Toilette oder einfaches Gehtraining im Gelände,
– gemeinsame interdisziplinäre Fallbesprechungen im Laufe einer ambulanten Rehamaßnahme. (mindestens 3)
– die transdisziplinäre Abstimmung beim Training der Alltagsaktivitäten
– die Entwicklung gemeinsamer Qualitätsstandards in der therapeutischen und pflegerischen Versorgung der Patienten
– eine gemeinsame Dokumentation der Maßnahmen und deren Wirkung
– Beratung der Patienten und seiner Angehörigen

Case-Mangement im Patientenalltag

Im Alltag des Patienten sieht die vernetzte Arbeit wie folgt aus: Herr Klein erlitt einen

Schlaganfall und ist nach dem Aufenthalt im Akutkrankenhaus nach Hause entlassen worden. Hier erhält er mobile Rehabilitation. Verschiedene Berufsgruppen werden aktiv:

- beim morgendlichen Waschtraining wird er durch die *Pflegekraft* unterstützt
- beim Frühstückrichten unterstützt ihn die *Ergotherapeutin*
- das Gehtraining erfolgt durch die *Krankengymnastin*
- die *Sozialarbeiterin* berät Frau Klein bei der „Pflege" ihres Mannes. Gemeinsam mit Frau Klein sucht sie Entlastungsmöglichkeiten für ihre neue Aufgabe als pflegende Angehörige
- die *Beratungsstelle* für alters- und behinderungsgerechtes Wohnen wird eingeschaltet, um das Bad auf die Handicaps von Herr Klein anzupassen

Nach ca. 3–4 Wochen wird von der Case-Managerin die nächste Fallbesprechung organisiert. Ein neues Assessment, das Zwischenassessment ist die Grundlage und dient der Qualitätssicherung der Maßnahmen. Das Team überprüft, ob mit der durchgeführten Maßnahme das Rehabilitationsziel erreicht werden kann. Bei Bedarf werden die Maßnahmen oder auch der Zeitplan verändert. Beispielsweise steigert die Ergotherapie zusätzlich mit Hirnleistungstraining die Therapieanzahl und die Pflege reduziert ihren Einsatz, da diese von der Ehefrau in größerem Umfang übernommen wird.

Vor Abschluss der Rehabilitationsmaßnahmen ist die Case-Managerin zuständig für eine evtl. erforderliche Weiterversorgung des Patienten, z. B. durch die Weiterführung der Einzeltherapie in der niedergelassenen Praxis, der Hilfsmittelversorgung und der Erprobung dieser.

Nach Abschluss der Rehabilitationsmaßnahmen ist sie ebenfalls zuständig für die Abschlussberichte und deren Weiterleitung an den Hausarzt und die beteiligten Dienste, z. B. an Therapiepraxen, Pflegedienste.

Fazit

Zusammenfassend ist zu sagen, dass der Case-Manager/die Case-Managerin ein umfassendes Wissen über alle ambulanten Leistungsangebote haben muss, um den Patienten umsichtig durch die Rehabilitation zu begleiten und seine Integration in der gewohnten Umgebung erfolgreich und nachhaltig zu organisieren.

Anne Troester, Vorsitzende der Bundesarbeitsgemeinschaft Mobile Rehabilitation, Geschäftsführerin Der Paritätische im Hardtwaldzentrum, Kanalweg 40–42, 76149 Karlsruhe

Berliner „Netzwerk im Alter" zur Optimierung der Versorgung und Rehabilitation älterer Bürgerinnen und Bürger

Gisela Grunwald

Es ist eine sozialpolitische Kernfrage, wie die kommunale Verantwortung der Daseinsfürsorge für Bürgerinnen und Bürger im höheren Lebensalter bei zunehmender Hilfs- und Pflegebedürftigkeit wahrgenommen werden kann, ohne dass die Kommune selbst Träger von Gesundheits- und Pflegeeinrichtungen ist. Meine Erfahrungen als Sozialdezernentin (bis Ende 2000) besagen, dass die Kommune Verantwortung für effektive Versorgungsstrukturen trägt und dabei eine koordinierende Funktion wahrnehmen muss. Diese ist darauf gerichtet, die Kommunikation zwischen sozialen Anbietern zu fördern und verbindliche Verfahrensweisen zu vereinbaren.

- Wohin wenden sich ältere Bürger/innen, die plötzlich infolge einer gesundheitlichen Krisensituation auf fremde Hilfe angewiesen sind?
- Wie können sie sich in einem großen Bezirk mit einer Fülle von Anbietern orientieren?
- Wie können Einrichtungen, die aus Wirtschaftlichkeitsgründen immer ausgelastet sein müssen, trotzdem akut auftretenden Versorgungsbedarf entweder selbst decken bzw. Klienten an eine spezialisierte Stelle weiter vermitteln?

Als geeignete Instrumente, diese Fragen für den Berliner Bezirk Pankow mit ca. 110.000 Einwohnern besser beantworten zu können, erwiesen sich

- eine zum Sozialamt gehörige Kontakt- und Beratungsstelle für Senioren im Sinne einer vermittelnden Erstanlaufstelle,
- eine Koordinierungsstelle für ambulante Rehabilitation älterer Menschen, verantwortlich für das Case-Management für Menschen in besonderen Problemlagen des Trägers Albatros e. V. sowie die
- Arbeitsgemeinschaft Altenhilfe, in der die Arbeitsgruppen stationärer, teilstationärer und ambulanter Anbieter, Interessenvertretungen sowie das Bezirksamt vertreten waren.

Aus der Arbeit wurde deutlich, dass die Sicherstellung einer rehabilitativen Ansprüchen genügenden geriatrischen und gerontopsychiatrischen Versorgung einer weiteren Qualifizierung der Abstimmung und Steuerung bedurfte. Dazu kam die mit dem Jahreswechsel 2000/2001 bevorstehende Gebietsreform der Berliner Verwaltung mit der Fusion der Berliner Bezirke Pankow, Prenzlauer Berg und Weißensee zu einem Bezirk mit mehr als 320.000 Einwohnern, von denen 43.000 älter als 65 Jahre sind. Diese neue Dimension erforderte ebenfalls neue Arbeitsstrukturen sowohl innerhalb des Bezirksamtes als auch für die Kooperationsgremien.

Die Koordinierungsstelle für ambulante Rehabilitation älterer Menschen musste bei gleichbleibender finanzieller Zuwendung ein Konzept für das dreimal so große Versorgungsgebiet entwickeln, da nicht mehr jede notwendige Einzelfallhilfe von ihr zu leisten war. Sie konzentrierte sich mehr auf ein vermittelndes Case-Management mit Hilfe des Datenbanksystems HILFE-LOTSE, der Wohnraumberatung und -anpassung sowie der verbraucherorientierten Unterstützungs- und Beratungsarbeit. Beibehalten blieb das Neutralitätsprinzip, dass der Träger der Koordinierungsstelle selbst keine anderen Leistungen der Altenhilfe in der Region anbietet.

Nach einer längeren konzeptionellen Diskussion innerhalb multiprofessioneller, trägerübergreifender Arbeitsgruppen des Bezirkes stellte der Verein Albatros den Antrag auf Förderung des Bundesmodellprojekts „Netzwerk im Alter."

Die Förderung wurde für drei Jahre vom BMFSFJ genehmigt. Seit dem 01.05.2000 können zwei Projektkoordinatorinnen den konsens- und ergebnisorientierten Arbeitsprozess vieler Netzwerkpartner der Altenhilfe des aus drei Teilbezirken gewachsenen Großbezirks moderieren.

Wer sind diese Netzwerkpartner?

– Anbieter der Sozial- und Gesundheitsversorgung, also Träger, die im Bezirk ältere Menschen insbesondere mit geriatrischen, gerontopsychiatrischen Erkrankungen pflegen, behandeln, betreuen und beraten
– Interessenvertretungen älterer Menschen, pflegender Angehöriger, Nutzer bzw. Kunden gesundheitlicher Dienstleistungen
– Träger kultureller, sozialer Bildungs- und Forschungsangebote, die auch an ältere Menschen gerichtet sind
– kommunale Stellen (Bezirksamt)
– Kostenträger (Kranken- und Pflegekassen, Sozialhilfeträger, Zuwendungsgeber)

Ziel des Netzwerkes ist es, die Lage und Situation älterer Menschen und derer, die mit ihnen leben, die sie begleiten, betreuen und versorgen, zu verbessern. In diesem Sinne verfolgt das Netzwerk folgende Teilziele:

– Schaffung eines verbindlichen Abstimmungs- und Steuerungssystems ambulanter, teilstationärer und stationärer Hilfen
– Entwicklung von Angeboten zur Stärkung der Betroffenen- und Angehörigenkompetenz
– Entwicklung eines Informationssystems und dessen praktische Umsetzung
– Entwicklung eines Qualifizierungsprogramms zur vernetzten Arbeit sowie dessen Realisierung

Aufgrund der Komplexität des Vorhabens braucht das Netzwerk im Alter ein stringentes Projektmanagement, das durch die beiden Koordinatorinnen m. E. überzeugend realisiert wird. Obliegt es ihnen doch, die verschiedenen Organisationsebenen zu entwickeln, zu organisieren, zu dokumentieren und letztendlich auf eigene Füße zu stellen.

Letzteres soll dadurch realisiert werden, dass die Netzwerkpartner am 17.10.2001 auf einer Netzwerkkonferenz zu einer verbindlichen Kooperationsvereinbarung gelangen. Die Netzwerkkonferenz ist das Beschlussgremium, in das die Netzwerkpartner autorisierte Vertreter/innen entsenden, um Ergebnisse der Arbeitsgruppen verbindlich zu vereinbaren.

Im Folgenden wird das Herzstück des Netzwerkes, nämlich die Arbeit in Gruppen, inhaltlich erläutert, bezogen auf ein von den Koordinatorinnen erarbeitetes Arbeitsmaterial, das den derzeitigen Arbeitsstand aller Arbeitsgruppen widerspiegelt, so wie es auf der zweiten Arbeitstagung am 26.09.2001 allen Netzwerkpartnern vorlag und inhaltlich diskutiert wurde.

Die **AG „Fallmanagement"** richtet ihre Bemühungen zur Optimierung der Klientenversorgung im Wesentlichen in zwei Richtungen:

Zum einen soll die *Zielgruppe* genauer definiert werden. Da unter der Zielgruppe Personen höheren Lebensalters in Krisensituationen verstanden werden, wurde ein Raster zur Erkennung dieser Krisensituationen unter Beachtung personenbezogener Faktoren und umfeldbezogener Indikatoren erarbeitet. Um sicherzustellen, dass alle Beteiligten unter den einzelnen Kategorien auch dasselbe verstehen, wurde dazu eine verbindliche Legende erarbeitet.

Zum anderen wurde ein *Verfahrenskatalog* mit folgenden Standards erarbeitet:

– In der *Fallkonferenz* kommen alle an Hilfe/Pflege/Therapie Beteiligten eines einzelnen hilfsbedürftigen älteren Menschen zusammen, um eine individuelle Hilfeplanung mit dem Ziel zu erstellen, den Klienten so lange wie möglich in seiner gewohnten häuslichen Umgebung zu unterstützen und zu versorgen.
– Das *Case-Management* ist der Prozess der Hilfestellung für Menschen in Problemsituationen, die zugleich die Unterstützung

von mehreren Helfern zur Folge haben. Der/die Casemager/in ist zugleich Koordinator/in, Anwalt/Anwältin und Berater/in.
- Die *Systemkonferenz* macht anhand der anonymen Besprechung schwieriger Fälle auf Versorgungslücken in der Netzwerkregion aufmerksam, um gemeinsam nach adäquaten Lösungsmustern zu suchen. Sie wird vierteljährlich durch das Bezirksamt mit einem festen Teilnehmerkreis aus dem Netzwerk einberufen.
- Das *Belegungsgremium Psychiatrie* ist eine Arbeitsgruppe von Mitarbeiter/innen freier Träger der gemeindepsychiatrischen Pflichtversorgung unter Federführung der Psychiatriekoordinatorin des Bezirks, die für gerontopsychiatrisch veränderte Personen das geeignete Wohn- und Therapieangebot sucht.

Die **AG „Überleitungssystem"** hat sich zum Ziel gesetzt, insbesondere an der Schnittstelle zwischen dem ambulanten, stationären und teilstationären Versorgungsbereich die kontinuierliche Pflege, Behandlung und Versorgung der Klienten des Netzwerkes durch den Einsatz von verbindlichen Leitlinien und Standards zu verbessern. Es wurden ein *Überleitungsbogen* sowie *Struktur-, Prozess- und Ergebniskriterien* für ein von allen zu praktizierendes Verfahren erarbeitet, das nunmehr zwischen den Netzwerkpartnern Verbindlichkeit erfahren und in die Praxis umgesetzt werden muss.

Maßstab für die Erreichung dieses Ziels wird zukünftig sein, inwieweit pflegebedürftige, behinderte und kranke Menschen höheren Lebensalters spüren, dass notwendige Schritte ihrer Versorgung rechtzeitig mit ihnen besprochen und unter Beachtung ihrer persönlichen Wünsche eingeleitet werden.

Die **AG „Information und Öffentlichkeitsarbeit"** erarbeitete die Kriterien für die Sicherstellung der Informationen der Netzwerkpartner untereinander sowie für die Darstellung nach außen, die bereits durch vielfältige Informationsmaterialien praktiziert werden.

Die **AG „Qualifizierung"** konzipierte bisher zwei Netzwerk-Symposien. Zu den Schwerpunkten Schlaganfall und Gerontopsychiatrie wurden von Netzwerkpartnern Möglichkeiten der vernetzten Versorgung aufgezeigt. Des Weiteren geht es um

- Ressourcenbündelung im Bereich der Qualifizierung von Mitarbeiter/innen,
- Qualifizierung für Netzwerkpartner untereinander,
- Empfehlungen für Qualifizierungsstandards sowie
- Fortbildungsangebote für Angehörige.

Die **AG „Stärkung der Verbraucherrolle und Beschwerdemanagement"** hat einen Konzeptentwurf für eine Infozentrale mit regelmäßig telefonisch abrufbaren Informationen über Hilfs-, Unterstützungs- und Dienstleistungsangebote erarbeitet, mit dem Ziel, Hilfe suchenden Bürgerinnen und Bürgern eine niedrigschwellige Auskunftsstelle anzubieten, sie zu beraten und an die geeignete Stelle zu vermitteln. Die Datenbank HILFELOTSE in der Koordinierungsstelle ist dafür ein geeigneter Ausgangspunkt.

Die **AG „Kooperationsvereinbarung"** hat, wie bereits ausgeführt, eine unterschriftsreife Kooperationsvereinbarung und eine Geschäftsordnung der Netzwerkkonferenz vorgelegt.

Damit schließt sich der Kreis des Berichtes, in dem zur Halbzeit des Bundesmodellprojektes festzustellen ist, dass die vom Bundesministerium finanzierten Projektkoordinatorinnen offensichtlich rechtzeitig ihren Auftrag, selbständig arbeitende Netzwekstrukturen zu entwickeln, erfüllen.

Rechtzeitig ist aber auch die Frage zu stellen, welche sozialpolitischen Schlussfolgerungen aus der modellhaften Vernetzungsarbeit zu ziehen sind.

Auch wenn im Idealfall allen sozialen Anbietern des Netzwerkes am Ende der Modellphase die gegenseitige Abstimmung ihrer Arbeit zum Wohle des einzelnen Klienten sowie der eigenen Einrichtung zum Bedürfnis geworden ist (das sie sich auch etwas kosten lassen) und die Interessenvertretungen an Selbstbewusstsein gewonnen haben, bleibt die Frage an kommunale Stellen – gemeint sind hier kommunalpolitisch Verantwortliche – und an die Kostenträger, ob eine Steuerung der Angebote der Altenhilfe zugunsten ihrer

Zielgruppe nicht eine dauerhafte Aufgabe ist nach dem Grundsatz: „Es ist besser, sich die Steuerung effektiver Versorgungsstrukturen etwas kosten zu lassen, anstatt Versorgungslücken durch kostenaufwendige Krisenintervention im Sinne von Feuerwehraktionen kompensieren zu müssen."

Kontaktadresse

Netzwerk im Alter
Projektmanagement: Gabriela Seibt und Juliane Pfeffer
Amalienpark 7, 13187 Berlin
Tel. 030 /4748877-1/
Email kontakt@netzwerkimalter.de

Literatur

Projektantrag „Netzwerk im Alter", Albatros e. V., Breite Straße 2, 13187 Berlin

Wißmann, P.: Koordination ambulanter wohnortnaher Rehabilitation am Beispiel der Koordinierungsstellen für ambulante Rehabilitation älterer Menschen, Berlin. In: Schmidt-Ohlemann, M., et al.: Ambulante wohnortnahe Rehabilitation – Konzepte für Gegenwart und Zukunft. 32. Kongress der Deutschen Vereinigung für die Rehabilitation Behinderter e. V. (DVfR). Interdisziplinäre Schriften zur Rehabilitation, Band 7, Universitätsverlag Ulm, 1997, 92–95

Dr. Gisela Grunwald, Siegfriedstraße 13,
13156 Berlin
GisGrunwald@aol.com

Case-Management im Netzwerk der integrierten Versorgung
– Möglichkeiten der interdisziplinären Zusammenarbeit

Hildegard Hegeler

Für die Sozialarbeit im Krankenhaus bietet in Nordrhein-Westfalen der Gesetzgeber im Krankenhausgesetz § 6 eine Minimalvorgabe zur Schmalspurversorgung für endgültige und lebensentscheidende Weichenstellung im Leben von Menschen/Patienten.

Vor diesem Hintergrund hatte die Sozialarbeit im Krankenhaus lange Zeit als vermeintliches Kostendämpfungsinstrument eine Alibifunktion im Gesundheitswesen. Sie hat auch lange nicht verstanden, ihre Kompetenzen gegenüber der naturwissenschaftlich-therapeutisch orientierten Medizin klar zu benennen.

„Während sich Medizin im ‚therapeutischen Raum' bewegt, knüpft Sozialarbeit primär an den ‚Lebenslagen und -welten' des kranken Menschen an. Sie hat dessen Erlebnisfähigkeiten und Lebensmöglichkeiten über die Klinik hinaus bei allen Überlegungen, Beratungen und Interventionen einzubeziehen" (Reinicke 1994, S. 74).

Das heißt, die medizinorientierten Dimensionen müssen um klinikexterne Kriterien erweitert werden, die die soziale Situation des Patienten und sein individuelles Erleben qualitativ erfassen. Für den Betroffenen stehen der individuelle Bedeutungszusammenhang seines Krankseins mit den Auswirkungen auf die Bewältigung des Alltags und die damit verbundenen psychischen und sozialen Veränderungen im Zentrum eines alltags- und lebensorientierten Handlungsansatzes.

Die Aufgabenstellung für die Sozialarbeit definiert sich über eine multidimensionale Wahrnehmung:

„Sozialarbeit
- hilft den Menschen, ihre Fähigkeiten zur Problemlösung und Lebensbewältigung zu erweitern und wirksamer einzusetzen
- stellt erste Verbindungen zwischen Menschen und Ressourcensystemen her
- erleichtert die Interaktion und modifiziert bestehende bzw. errichtet neue Beziehungen zwischen Menschen und den gesellschaftlichen Ressourcensystemen
- erleichtert die Interaktion und modifiziert bestehende bzw. begründet neue Beziehungen zwischen den Menschen innerhalb der Ressourcensysteme
- trägt zur Förderung und Modifikation sozialpolitischer Maßnahmen bei"
(Thierau 1998, S. 1002–1005)

Diese sozialarbeiterischen Interventionsmöglichkeiten bekamen in unserem Klinikzusammenhang ab dem Zeitpunkt des Aufbaus der geriatrischen Rehaklinik mehr und mehr Gewicht durch die Arbeitsstruktur im interprofessionellen Team. Aus dieser Position heraus ließen sich die sozialarbeiterischen Möglichkeiten mehr und mehr in den Bereich des Akuthauses einbringen.

Während der Ansatz der geriatrischen Schwerpunktpraxis von Dr. Jens Kroner (siehe Beitrag in diesem Band) zu einer Vernetzung im naturwissenschaftlich-therapeuti-

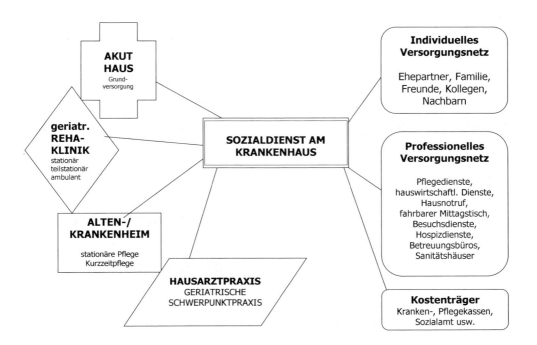

Abb. 1   Sozialdienst am Krankenhaus

schen Raum führen soll, wird die Sozialarbeit im Lebenswelt- und Lebenslagenbezug vernetzende Wahrnehmungs- und Interventionsansätze nutzen, Vernetzungsaufgaben also zwischen Klinikbereichen, Hausarztpraxis und Lebensumwelt des Patienten.

An dieser Stelle soll versucht werden, modellhaft sozialarbeiterische Tätigkeit und medizinische Maßnahmen produktiv miteinander zu verbinden:

In einem *Sozialdienst am Krankenhaus* kann mit der Methode des Case-Managements ein gezielter Hilfeplan für den in einem Lebensumbruch sich befindenden Menschen im Netzwerk Akutklinik, Rehaklinik, Pflegeeinrichtungen, Hausarztpraxis erstellt und im sozialen sowie im individuellen Netzwerk umgesetzt werden (siehe Abb. **1**). Durch die integrative Verzahnung der einzelnen Netzwerkbestandteile wird die Sozialarbeit für ihren Beratungs- und Hilfeplan auf die jeweils adäquaten medizinischen und medizinisch-therapeutischen Möglichkeiten zugreifen und deren Angebotsspektrum und Diagnoseergebnisse mit einbeziehen können.

Auf der Grundlage des Case-Management-Verfahrens wird ein biopsychosoziales Assessment (siehe Abb. **2**) durchgeführt, d. h. eine Analyse der derzeitigen Lebens- und Gesundheitssituation des Patienten/Menschen. In diese Analyse fließen vor allem die Einschätzung des Patienten selbst und wenn möglich die der direkten Bezugspersonen mit ein. Dabei werden nicht nur Defizite und Schwächen, sondern auch die noch vorhandenen eigenen Ressourcen und Kompetenzen des Patienten und seines individuellen und sozialen Umfeldes mit berücksichtigt. Das heißt: „In das Assessment werden die äußeren Lebensbedingungen (Umwelt), die inneren Lebensbedingungen (psychischer und physischer Status), die Lebensperspektiven (Ambitionen) und Teilbereiche der Lebensgeschichte (Biografie) des Patienten miteinbezogen" (Wissert u. a. 1996, S. 141) (siehe Abb. **3**).

Im Anschluss an das Assessment erfolgt die Hilfeplanung. Hier muss vereinbart werden, zum einen *was* erreicht werden soll, zum anderen *wie*, z. B. anhand einer Prioritätenliste. Aufgrund umfassender Inhalte ist ein

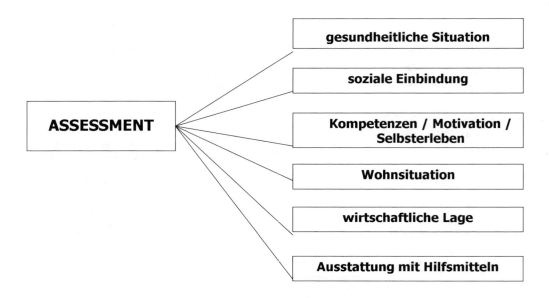

Abb. 2 Biopsychosoziales Assessment (Wissert u. a. 1996)

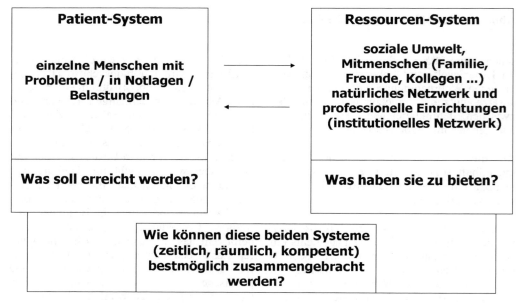

Abb. 3 Biopsychosoziales Assessment unter Einbezug der Ressourcen und Kompetenzen des Patienten

solcher Plan weitreichender als der Behandlungsplan des (Haus-)Arztes oder der Sozialstation. Deren Pläne sind wiederum Bestandteil des Case-Management-Hilfeplanes. Für diesen gilt gemäß dem Assessment, dass er sich an der Lebensplanung des Patienten orientiert, dass der Patient die Verantwortung für sein Leben behält, auch in der jetzigen von Krankheit und von evtl. Behinderungen bestimmten Situation.

Bei der Umsetzung des Hilfeplanes wird die Sozialarbeit darauf achten, dass vorhandene individuelle Netzwerke berücksichtigt werden, dass professionelle Hilfsdienste die Wünsche des Patienten berücksichtigen können, dass diese Hilfsdienste zusammen mit dem Patienten in ihrem zeitlichen und strukturellen Bezug zur Gesamtversorgung entsprechend koordiniert und die erbrachten Dienstleistungen beobachtet werden.

Dieses Assessment kann in der oben beschriebenen Konstellation der Einrichtungen im Akuthaus, in der Rehaklinik, in der Kurzzeitpflege und der Hausarztpraxis durchgeführt werden. Ein Assessment im Rahmen der Behandlung in der Hausarztpraxis kann/ sollte zur Vermeidung eines Krankenhaus- oder Pflegeheimaufenthaltes führen. Ist diese Hausarztpraxis – wie im Modell von Dr. Kroner – direkt mit der Klinik verbunden, kann hier im Vorfeld jeglicher Hospitalisierung mit Hilfe der sozialarbeiterischen Interventionsstrategien ein „Krisenmanagement" geleistet werden.

Selbst wenn nach medizinisch-therapeutischem Ermessen ein Krankenhausaufenthalt notwendig wird, ist im Aufnahmeprozess bzw. schon vorher das nachstationäre Prozedere in der Planung. Dieses Vorgehen gibt dem Patienten Sicherheit, nicht auf einem Verschiebebahnhof in eine ungewisse Zukunft zu stehen, gibt den Bezugspersonen Sicherheit, in Zukunft nicht vor einem Berg unlösbarer Probleme zu stehen, sondern einen festen Ansprechpartner in dem zur Verfügung stehenden Case-Manager zu haben.

Durch die Verankerung des Soziadienstes *am Krankenhaus* wird es auch möglich, Kooperationen mit Hausärzten im Stadtteil einzugehen, die diese Case-Management-Dienste in Anspruch nehmen können. Ebenso kann der Sozialdienst für im Stadtteil tätige professionelle Dienste Kontakt zu deren Patienten/Klienten aufnehmen und entsprechend dem Case-Management intervenieren. Die Freiwilligkeit und Autonomie der Betroffenen muss jeweils gewährleistet sein.

Eine integrierte Versorgung in interdisziplinärer und stadtteilbezogener Zusammenarbeit stellt an die MitarbeiterInnen des Sozialdienstes höchste Anforderungen in Bezug auf Berufserfahrung, Kenntnis der Dienste und der Strukturen im Stadtteil und Kenntnis der Finanzierungsmöglichkeiten von Hilfen. Ebenso müssen Kenntnis von kulturellen Hintergründen (z. B. in der Beratung von Aussiedlern oder ausländischen Mitbürgern) sowie Kompetenz im klinischen Rahmen vorhanden sein. Nur vor einem solchen fachlichen Hintergrund lässt sich ein individuell abgestimmtes Hilfekonzept aufstellen und umsetzen.

Diese beschriebene Vorstellung von *Sozialdienst am Krankenhaus* existiert noch genauso wenig wie das von Dr. Kroner beschriebene Modell der geriatrischen Schwerpunktpraxis. Es ist jedoch eine Idee, die in zukünftig veränderten Bedingungen des Sozialdienstes im Krankenhaus eine Möglichkeit der Verzahnung von „drinnen" und „draußen" eröffnet.

Literatur

Barth, St.: Die sozialräumliche Netzwerkperspektive – eine Herausforderung für die Sozialarbeit?. Theorie und Praxis der Sozialen Arbeit 4 (2001) 142–147
Forum Krankenhaussozialarbeit 2 (2001) 63
Raiff, N. R., B. K. Shore: Fortschritte im Case-Management. Lambertus, Freiburg i. Br. 1997
Reinicke, P.: KrankenHaus. Beltz, Weinheim 1994, 74
Thierau, D.: Vernetzung als Beitrag der Sozialarbeit im Gesundheitswesen. Die Schwester/Der Pfleger 37:12 (1998) 1002–1005
Wissert, M. u. a.: Ambulante Rehabilitation alter Menschen. Lambertus, Freiburg i. Br. 1996, 138 u. 141

Hildegard Hegeler, Ltd. Sozialarbeiterin, Luisenhospital Reha-Klinik Haus Cadenbach, Boxgraben 99, 52064 Aachen

Disability Organizations Demand for Case Management for People with Disabilities

Stefan Trömel

The European Disability Forum, EDF, is the umbrella organisation of disability organisations representing the interests of disabled people towards the European Union institutions. EDF members are the national disability councils from the 15 EU Member States plus Norway and Iceland. Also, national disability councils from accession countries, where these councils exist, are starting to join the EDF. Moreover, about 60 European disability NGOs, specialised by type of impairment or area of activity are also members of EDF.

EDF's reason of existence can be defined based on the slogan **"Nothing about disabled people without disabled people"** – meaning the right of disabled people through their representative organisations to be consulted in all policy making that affects disabled people.

EDF is working in a wide range of areas: transport, social policy, information society, development co-operation are some of the areas in which we are active.

EDF's work is based on the rights of disabled people. The EU Charter of Fundamental Rights adopted by the EU at the Nice Summit in December 2001 approached the issue of rights of disabled people in a correct way. Article 21 of the Charter prohibited the discrimination of people on the basis of their disability while article 26 stated the right of disabled people to benefit from specific measures to ensure their full social inclusion. Both articles form part of the Equality section. With this, it is shown that equality of disabled people can only be achieved through a combination of non discrimination and positive action.

Currently, for EDF the main priority is to obtain a comprehensive EU directive combating discrimination of disabled people in all areas of EU competence. This directive would be based on article 13, the non discrimination article. Some of the areas covered would be accessible transport, accessibility to buildings, education, goods and services.

Disabled people throughout the EU suffer high unemployment rates, compared with their non disabled peers. Unemployment is one of the key factors that lead to social exclusion, both of disabled people and of their families. This is an unacceptable situation, both for disabled people but also for the society in general.

To improve this situation, a combination of measures is required in the field of training, employment, rehabilitation and benefit systems and these measures must complement each other and must be coherent to achieve the desired result: the integration of disabled people in the labour market.

The importance of the NGOs representing disabled people in the design of this framework is vital.

One area of insufficient attention is job retention. Most disabled people acquire their disability during working age and not enough efforts are being made to maintain these people in employment. An interesting scheme is being applied in the UK, called disability leave, which works similarly to the maternity leave.

The rehabilitation systems in the different Member States vary between each other and it is no easy task to establish comparisons. The EU is more and more using a methodology which could also be applied to this field. The open method of co-ordination based on the establishment of EU objectives, the establishment of indicators and benchmarks which will allow a cross-country comparison and learning from each other.

If this were applied to the field of rehabilitation systems, the indicators should be outcome indicators, that is, what counts is the end result.

It is obvious that the challenges and objectives are the same in all countries, but the solutions applied are different. A comparison between Member States on who is doing best and why, could prove useful for all, in particular disabled people, who would need to be in the core of the evaluation.

2003 will be the European Year of People with Disabilities and it could be a good idea to undertake this exercise in 2003 for the first time and then to repeat it every two to three years.

Stefan Trömel, Director of the European Disability Forum, EDF, Square Ambiorix 32 – Bte 2/A, B-1000 Brussels, Belgium E-Mail: director@edf-feph.org, Internet: www.edf-feph.org

Ergebnisbericht Arbeitsgruppe 4:
Case-Management im Spannungsfeld zwischen Rehabilitation und Pflegebedürftigkeit

Lothar Lürken

Die Arbeitsgruppe setzte sich aus Vertreten von Politik, Krankenkassen, Einrichtungsträgern und Leistungserbringern zusammen. Alle Arbeitsgruppenteilnehmer betrieben bereits Case-Management in verschiedenen Anwendungsformen oder planten solche. Auf der Grundlage von Inputreferaten verschiedener Experten und Interessenvertreter wurden die einzelnen Facetten des Themas intensiv diskutiert und die folgenden Ergebnisse erarbeitet:

Case-Management verlangt einen multifaktoriellen Ansatz. Case-Management ist

- *systemzentriert* – das Management der Versorgungsstrukturen im Rahmen der jeweiligen Zuständigkeit
- *personenzentriert* – im Sinne von Begleitung und Unterstützung des einzelnen Betroffenen in seiner individuellen Situation

Case-Management ist die kontinuierliche, effektive Unterstützung und Verknüpfung von indidvuellen und systemischen Ressourcen im Sinne einer Patienten_begleitung_.

Auf die Frage: *Was ist eigentlich der CASE, der FALL?*

- die Krankheit?
- die Behinderung?
- der Mensch?

einigte sich die Arbeitsgruppe auf folgende Definition: *Der CASE ist eine kurz- oder langfristig gemeinsam mit dem Betroffenen zu bearbeitende und unter aktiver Mitwirkung des Betroffenen zu lösende, sich ständig ändernde (Problem-)Situation.*

Dieser komplexe Ansatz zum Begriff CASE erklärt die von der Arbeitsgruppe gestellten Anforderungen an einen Case-Manager. Er muss

virtuell oder real,
objektiv oder subjektiv

agieren können.

Allein die jeweilige Situation und der betroffene Patient bestimmen, welches der jeweils richtige Management-Ansatz ist. In einem *funktionierenden* Team von Helfern z. B. übernimmt *jeder* Tei_laufgaben des Case-Managements. In manchen Situationen ist aber die sehr enge Führung des Prozesses z. B. durch einen *interessengesteuerten* Case-Manager notwendig.

Die Arbeitsgruppe formulierte die Anforderungen an ein effektives Case-Management:

- zeitnah
- zugehend
- vertrauenschaffend
- objektiv (neutral?)
- prozessorientiert
- medizinisch kompetent
- pflegerisch kompetent
- psychosozial kompetent
- systemkompetent
- kurze Entscheidungswege
- Hilfe zur Selbst- und Angehörigenhilfe

– transparent (gezielter Informationstransfer)
– strategische, nicht interessengeleitete Prozess<u>beratung</u>

Daraus ergab sich zwangsläufig die Frage:
Wer ist der ideale Case-Manager?

– Hausarzt?
– Stationsmanager?
– Sozialarbeiter?
– KV-Sachbearbeiter?

Eine abschließende Antwort konnte nicht gefunden werden; die Anforderungen an einen Case-Manager sind situations- und klientelabhängig zu differenziert, als dass eine (Helfer-)Profession für alle denkbaren Konstellationen die idealen Voraussetzungen bieten könnte. Deshalb formulierte die Arbeitsgruppe die wichtigsten Forderungen an einen effektiv, kompetent und patientenorientiert arbeitenden Case-Manager:

1. Der Case-Manager darf keine (institutionellen) Eigen-Interessen im/am Prozess haben
2. Die Finanzierung des Case-Managers muss zwischen den einzelnen Kostenträgern für alle Beteiligten transparent geregelt sein
3. Die Tätigkeit des Case-Managers muss für den Betroffenen kostenneutral sein

Aus diesen Forderungen ergab sich die Antwort auf die Frage nach dem idealen Case-Manager zwangsläufig:

Der ideale Case-Manager ist das multiprofessionelle Team, in dem jede Profession zur richtigen Zeit ihre Kompetenz gezielt und ohne Konkurrenzgedanken zum Wohle des Betroffenen einbringt.

Aber nicht nur ein multiprofessionelles Team an Helfern ist notwendig, um den Betroffenen bei der Wiedererlangung seiner körperlichen und geistigen Selbstständigkeit gezielt und erfolgreich zu unterstützen.

Die Arbeitsgruppe 4 formulierte deshalb abschließend ihre **Forderungen** zur Umsetzung eines effektiven Case-Management im Spannungsfeld zwischen Rehabilitation und Pflegebedürftigkeit:

- Alle Beteiligten müssen in den Problemlösungsprozess nach ihrer jeweiligen Kompetenz mit wechselnder Intensität und Verantwortlichkeit aktiv eingebunden werden – Bildung *interdisziplinärer Teams*
- Die Kostenträgerschaft für Pflege, Rehabilitation und psychosoziale Betreuung muss auf eine Institution, z. B. die Pflegeversicherung, konzentriert werden, um so ökonomische Anreize zu setzen
- Unter allen in Frage kommenden Kostenträgern müssen strukturierte, konsentierte Vorgehensweisen abgesprochen und umgesetzt werden
- Es müssen Zielvereinbarungen mit messbaren Ergebnisvorgaben für Rehabilitation und Pflege getroffen werden
- Die Prozesssteuerung muss an Vorgaben der „Good practice" für die einzelnen Bereiche ausgerichtet werden – *Aufnahmegespräch, Sozialvisite*
- Systemische Voraussetzungen wie Netzwerke oder Kompetenzzentren für einzelne „Volkskrankheiten" wie Diabetes, Schlaganfall etc. sind zu schaffen
- Modellprojekte müssen gefördert und kritisch konstruktiv mit langem Atem begleitet werden – *Pflegeüberleitung, mobile Reha u. ä.*
- Alle Prozessbeteiligten müssen einen vergleichbaren Kenntnisstand erreichen
- Alle Beteiligten müssen ein einheitliches Vokabular (ICIDH) nutzen
- Systemimmanente Schnittstellenproblematiken müssen abgebaut werden, dabei dürfen auch Überlegungen bis hin zur vollständigen Änderung des derzeitigen Sozialversicherungssystems nicht tabuisiert werden.

Dr. med. Lothar Lürken, Sozialmedizinischer Direktor, Paul-Gerhardt-Stiftung in der Lutherstadt Wittenberg, Paul-Gerhardt-Straße 42–45, 06886 Lutherstadt Wittenberg

Arbeitsgruppe 5:

Rehabilitation und Pflege bei schwer chronisch kranken und behinderten Kindern, Jugendlichen und Erwachsenen

Leitung: Dr. Matthias Schmidt-Ohlemann, Bad Kreuznach
Berichterstattung: Dr. Christian G. Lipinski, Neckargemünd

Donnerstag, 4. Oktober 2001

Rehabilitation bei Kindern und Jugendlichen – Möglichkeiten, Pflegebedürftigkeit auf Dauer zu reduzieren

Matthias Schmidt-Ohlemann

Kinder und Jugendliche bedürfen in Abhängigkeit vom Alter und ihrer Entwicklung auch ohne Behinderung der Pflege. Die Pflege gestaltet sich bei Kindern und Jugendlichen aber in Art und Umfang anders, wenn zusätzlich chronische Krankheiten und/oder Behinderungen hinzukommen. Ausdruck der Behinderung, die auf Grund von körperlichen, geistigen, seelischen oder Sinnesschädigungen entstehen kann, kann ein erhöhter Pflegebedarf sein. Pflege kann umfassend als die Bereitstellung von persönlicher Hilfe verstanden werden, die im Bereich der Aktivitäten des täglichen Lebens benötigt wird, um Gesundheit zu fördern, Krankheit zu verhüten, Gesundheit wiederherzustellen und Leiden zu lindern. Dabei soll sie helfen, dass der Pflegebedürftige trotz des Hilfebedarfes ein möglichst selbständiges und selbstbestimmtes Leben führen kann und die körperlichen, geistigen und seelischen Kräfte wiedergewonnen oder erhalten werden(vgl. § 2 SGB XI).

Rehabilitation zielt darauf ab, unabhängig von der Ursache die Behinderung abzuwenden, zu beseitigen, zu mindern, ihre Verschlimmerung zu verhüten oder ihre Folgen zu mildern, Einschränkungen der Erwerbsfähigkeit oder Pflegebedürftigkeit zu vermeiden, zu überwinden, zu mindern oder eine Verschlimmerung zu verhüten sowie den vorzeitigen Bezug anderer Sozialleistungen zu vermeiden oder laufende Sozialleistungen zu mindern und die persönliche Entwicklung ganzheitlich zu fördern und die Teilhabe am Leben in der Gesellschaft sowie eine möglichst selbständige und selbstbestimmte Lebensführung zu ermöglichen oder zu erleichtern (vgl. § 4 Abs. 1 SGB IX).

Leistungen der Rehabilitation sind für behinderte oder von Behinderung bedrohte Kinder so zu planen und zu gestalten, dass nach Möglichkeit Kinder nicht von ihrem sozialen Umfeld getrennt und gemeinsam mit nicht behinderten Kindern betreut werden können. Dabei werden behinderte Kinder alters- und entwicklungsentsprechend an der Planung und Ausgestaltung der einzelnen Hilfen beteiligt und ihre Sorgeberechtigten intensiv in Planung und Gestaltung der Hilfen einbezogen (vgl. § 4 Abs. 3 SGB IX).

Bereits im Gesetz ist klargestellt, dass Rehabilitation bei Kindern und Jugendlichen immer auch darauf zielt, ggf. für das Alter untypische Pflegebedürftigkeit und ihre Folgen zu reduzieren. Die Persistenz von Pflegebedürftigkeit wirkt sich auf die gesamte Entwicklung von Kindern und Jugendlichen aus: sie bedeutet prolongierte Abhängigkeit von den Eltern und verspätete und/oder verminderte Selbständigkeit, u. U. auf Dauer.

Reduktion von Behinderung und Pflegebedürftigkeit zielt insofern wesentlich auf den Erwerb von Kompetenzen für größtmögliche Selbständigkeit und Unabhängigkeit im Sinne einer möglichst normalen Entwicklung von Kindern und Jugendlichen. Dabei kommt der Mobilität und der Fähigkeit zur Selbstversorgung in den Bereichen der Aktivitäten des täglichen Lebens wie Hygiene, Ausscheidungen, Kleidung und Ernährung und anderen grundlegende Bedeutung insofern zu, als ohne diese Fähigkeiten eine gewisse Selbständigkeit schon gar nicht möglich ist. Deshalb ist dieser Bereich der Rehabilitation besonders wichtig und steht im Zentrum der Rehabilitation von Kindern und Jugendlichen.

Die Verminderung von Pflegebedürftigkeit ist natürlich nicht isoliert zusehen: Ziel und Gegenstand der Rehabilitation wie aller Erziehung ist die ganze Lebenssituation als Kind und die Entwicklung zum Erwachsenen. Rehabilitation bei Kindern und Jugendlichen ist deshalb in besonderem Maße ganzheitlich zu gestalten und die verschiedenen Aspekte der Rehabilitation im Sinne der medizinischen, sozialen, pädagogischen, schulischen und beruflichen Rehabilitation sind jeweils zu berücksichtigen. Untrennbar sind Entwicklung der Kommunikationsmöglichkeiten, die seelische Entwicklung, die Entwicklung sozialer Beziehungen, das Erleben ihrer Stabilität und die Erfahrung von Anerkennung, das Lernen einschließlich des Erwerbs von Kulturtechniken und Schlüsselqualifikationen und die Vorbereitung auf das Arbeitsleben oder eine Tagesgestaltung mit Mobilität und alltäglicher Handlungskompetenz miteinander verbunden.

Besondere Kompetenzen müssen behinderte Kinder und Jugendliche insofern erwerben, als sie mit ihrer Behinderung umgehen lernen müssen, auch mit den Umgangsweisen ihrer Umwelt. Sie müssen die erlebten Einschränkungen ertragen lernen, die Auswirkungen der Behinderung managen und mit Helfern angemessen umgehen lernen und nicht zuletzt das besondere Gesundheits-/Krankheits- und Behinderungsmanagement beherrschen. Sie müssen die Kompetenz erwerben, sich die notwendigen Hilfen ggf. organisieren oder auch erstreiten zu können.

Natürlich kommt es bei der Rehabilitation von Kindern und Jugendlichen bei bestehender Behinderung bzw. Pflegebedürftigkeit auch darauf an, diese durch verschiedene Maßnahmen zu verringern, z. B. durch personenbezogene oder personenunabhängige Hilfsmittel, durch Gestaltung der sozialen und materiellen Umwelt, durch Anpassung der Lebensvollzüge, ferner durch angemessene Gestaltung des Pflegeprozesses. Nicht zuletzt gilt es, die Pflege und die sonstigen Hilfen zu organisieren und zu sichern und die Pflegenden und Helfer ggf. zu unterstützen, um letztlich eine konstante Lebenssituation einschließlich der Sicherung der Pflege und anderer Hilfen zu schaffen, in der auch alle anderen Bedürfnisse des Kindes altersgemäß erfüllt werden können.

Rehabilitation von Kindern und Jugendlichen hat also mehrere Interventionsebenen, die analog der ICF folgendermaßen charakterisiert werden können:

- Die Schädigungsebene mit den Dimensionen der Körperfunktionen und -strukturen
- Die Ebene der Aktivitäten
- Die Ebene der Teilhabe (Partizipation)
- Die Umwelt mit den materiellen, sozialen und einstellungsbezogenen Kontextfaktoren

Keine Ebene darf fehlen, kein Aspekt aus der kindlichen Gesamtentwicklung herausgelöst werden.

Zugleich gilt aber auch, dass das Vorhandensein von Pflegebedürftigkeit, auch in extremen Maße wie bei schwerer Mehrfachbehinderung, kein Ausschlusskriterium für Rehabilitation und die Teilhabe am gesellschaftlichen Leben sein darf und auch nicht sein muss: immer ist es notwendig und möglich, Kinder und Jugendliche zu fördern und sie teilhaben zu lassen am gesellschaftlichen Leben im Sinne von Normalität und Integration, auch indem sie Bedeutung für andere haben, sie anderen Bedeutung geben und andere für sie Bedeutung gewinnen.

Für Kinder und Jugendliche mit Behinderung und Pflegebedürftigkeit steht wie für andere auch das praktische Leben im Alltag im Vordergrund und im Zentrum aller Aktivitäten. Diesen also gilt es zu gestalten und als Feld der Rehabilitation selbst ernst zu nehmen. Hier herrschen nicht Professionalität, Spezialisierung und einzelne gezielte Interventionen, sondern die eigentümliche Ganzheitlichkeit der alltäglichen praktischen Lebensvollzüge, also der Alltag.

Diese Sphäre bedarf des Schutzes vor Übergriffen und zugleich doch auch der Prägung durch den Gedanken der Rehabilitation in

Form praktischen, alltäglichen Handelns und Umganges miteinander. Vielfach benötigen Familien gerade hier Hilfe, um die Besonderheiten von Kindern und Jugendlichen mit Behinderungen in der Familie angemessen berücksichtigen zu können. Hier haben z. B. mobile Hausfrühförderung, Hauskinderkrankenpflege, pädagogische Familienhilfe, Beratung, familienentlastende Dienste, ehrenamtliche und nachbarschaftliche Hilfen, persönliche Assistenz u. a. ihren Platz.

Kinder und Jugendliche benötigen darüber hinaus jedoch auch fachliche und professionelle Hilfen. Diese sollten alltagsnah und niedrigschwellig angeboten und in den Alltag mehr oder weniger integriert werden, z. B. Therapien in Kindergarten oder Schule oder als mobile Rehabilitation in der eigenen häuslichen Umgebung. Meist aber sind diese Hilfen in eigenen Sphären organisiert:

- *Medizinisch:* in der Arzt- oder Therapeutenpraxis, im sozialpädiatrischen Zentrum, in der Rehabilitationseinrichtung, im Krankenhaus etc.
- *Pädagogisch:* im Förderkindergarten, in der Sonderschule, im Internat, im Wohnheim etc.
- *Beruflich:* im Berufsbildungswerk, in der Werkstatt für Behinderte, in der Tagesförderstätte etc.
- *Sozial:* im Wohnheim, in der Außenwohngruppe, im betreuten Wohnen etc.

Zunehmend wird versucht, die verschiedenen Elemente der Rehabilitation in Regeleinrichtungen oder in eigenes Wohnen zu integrieren, Sondereinrichtungen zu vermeiden und so von vornherein die Teilhabe am Leben in der Gesellschaft tatsächlich zu realisieren. Dabei kommt der Bewältigung von Pflegebedürftigkeit große Bedeutung zu.

Die Maßnahmen der medizinischen Rehabilitation umfassen insbesondere:

- Physiotherapie in verschiedenen Methoden (Bobath, Vojta, PNF, Castillo-Morales, myofasciale Techniken u. v. a.)
- Ergotherapie in verschiedenen Methoden (Affolter, Bobath, Frostig, ADL-Training u. v. a.)
- Logopädie in verschiedenen Methoden (FOT u. v. a.)
- Psychomotorik
- Psychotherapie und psychologische Beratung ggf. einschl. Familientherapie und Neuropsychologie
- Unterstützte Kommunikation einschließlich elektronischer Hilfen
- Spieltherapie, Musiktherapie, Hippotherapie, Kunsttherapie
- Versorgung mit technischer Orthopädie, orthopädischer Schuhmacherei und Hilfsmitteln einschließlich Pflegehilfsmitteln

Hinzu kommen Rehabilitationspflege, Heilpädagogik und Sozialberatung.

Die ärztliche Behandlung, Beratung und Begleitung umfasst kinderärztliche, neuropädiatrische und rehabilitationsmedizinische Versorgung sowie die Betreuung bei verschiedenen Spezialisten verschiedener Fachgruppen mit entsprechenden Spezialkenntnissen, z. B. in den Bereichen der Orthopädie, Urologie, Augenheilkunde, HNO-Heilkunde und viele andere.

Es kommt darauf an, diese verschiedenen Hilfsangebote optimal aufeinander abzustimmen und so in die Praxis umzusetzen, dass die Lebenswelt des Kindes möglichst wenig und auch möglichst nur kurzdauernd medizinisch geprägt wird, dass vielmehr soviel wie möglich an Entwicklung und Förderung sich im normalen Alltagsleben ereignen kann.

Rehabilitation und soziale Eingliederung zielen auf die Verminderung der Behinderung und damit automatisch auf die Verminderung der Pflegebedürftigkeit. Kompetenzgewinne manifestieren sich fast immer auch in einer verminderten Abhängigkeit von pflegerischer Hilfe. Bisweilen kommt dieser Gesichtspunkt zu kurz: wenn immer an den Grundlagen der motorischen Entwicklung gearbeitet wird, um später – vielleicht – bessere motorische Leistungen zu erzielen und das Üben der Alltagskompetenz durch praktische Ausübung hintangestellt wird, bleiben durchaus vermeidbare Abhängigkeiten des Kindes bestehen. Auch wird der praktischen Bewältigung der Pflegeprobleme auch im Rahmen der Therapie, der ärztlichen und er Sozialberatung nicht immer ausreichend Aufmerksamkeit geschenkt; nicht selten scheinen sogar in den Einrichtungen für Kinder mit Behinderungen entsprechende Kenntnisse zu fehlen. Dies gilt erst recht für Regeleinrichtungen, in denen nur einzelne Kinder mit Behinderung untergebracht sind. Hier scheint deshalb, ohne dies empirisch untersucht zu haben, ein Nachholbedarf zu bestehen.

Die Wirkung all dieser Hilfen auf die Vermeidung von Pflegebedürftigkeit ist nicht immer empirisch gesichert, allerdings auf hohem Niveau plausibel und durch zahlreiche Kasuistiken und Untersuchungen gut belegt und deshalb sehr wahrscheinlich. Hier bedarf es umfangreicher Untersuchungen zu den Wirkungen von Rehabilitation im Sinne der Evaluation, wobei die Pflegebedürftigkeit besonders wichtig mit zu untersuchen ist.

Bei Entscheidungen für oder gegen Maßnahmen der Rehabilitation ist nämlich zu beachten, dass medizinische und pädagogische Interventionen nicht nur erwünschte Wirkungen, sondern auch unerwünschte Nebenwirkungen haben können. So ist vor Übertherapie und unreflektierter Medikalisierung zu warnen, ebenso jedoch vor einer schematischen Ablehnung von Mehrfachtherapien oder gar von Therapie überhaupt. Dies gilt auch für gut gemeinte pädagogische und psychologische Interventionen. Die Erfahrung zeigt, dass Familien sehr unterschiedliche Kompetenzen haben, ihr Kind zu fördern und deshalb oft unterschiedliche Hilfen in unterschiedlichem Ausmaß brauchen: das Hilfekonzept muss immer individuell gestaltet sein und dabei auch die speziellen Vorstellungen und Erwartungen der Familie berücksichtigen.

Offene Fragen sind u. a.:

- Wann sollen/dürfen Behandlungen oder Rehabilitationsmaßnahmen enden?
- Wie wird die Behandlung zeitlich am besten gestaltet?
- Sind Pausen angezeigt?
- Werden Phasen der Intensivbehandlung benötigt?
- Wann sollen welche Maßnahmen miteinander kombiniert werden?
- Gibt es besonders geeignete Methoden der Behandlung? (für welches Kind und welche Behinderung welche Behandlung)

Zusammenfassend ist festzuhalten:

1. Rehabilitation kann Pflegebedarf in vielen Fällen verhindern, beseitigen oder zumindest vermindern
2. Rehabilitation ermöglicht Teilhabe am Leben trotz Pflegebedürftigkeit. Auch schwerste Pflegebedürftigkeit schließt heute Rehabilitation und Teilhabe keinesfalls mehr aus
3. Rehabilitation hat die Aufgabe, die Versorgungssituation besonders auch der Schwerpflegebedürftigen zu verbessern, u. a. durch Beeinflussung der sozialen und materiellen Umweltfaktoren, durch Unterstützung, Beratung und Anleitung der Bezugspersonen und durch Hilfsmittelversorgung sowie Bereitstellung entsprechender personeller Assistenzen
4. Rehabilitation und Pflege lassen sich nicht exakt voneinander trennen. Fachlich muss sich die Pflege stärker als bisher rehabilitativ orientieren, die Rehabilitation die Pflege stärker berücksichtigen. Die Arbeitsweise muss gerade für Kinder alltagsnah und transdisziplinär sein
5. Rehabilitation muss gerade bei Kindern und Jugendlichen, aber auch bei Erwachsenen alltagsnah organisiert werden
6. Rehabilitationsmaßnahmen von Kindern und Jugendlichen haben sich durch Evaluation zu legitimieren

Dr. Matthias Schmidt-Ohlemann, Rehabilitationszentrum Bethesda, kreuznacher diakonie, Waldemarstraße 24, 55543 Bad Kreuznach

Sozialpädiatrische Zentren – Möglichkeit der Habilitation und Rehabilitation von entwicklungsgestörten, behinderten und chronisch kranken Kindern und Jugendlichen

Helmut Hollmann

Sozialpädiatrie umfasst im Rahmen der Kinderheilkunde das wissenschaftliche Fachgebiet, das sich für die Gesundheitsförderung bei Kindern und Jugendlichen und für die Prävention von Gesundheits- und Entwicklungsstörungen einsetzt. Als Ergänzung und Gegengewicht zur klinischen Pädiatrie, die sich vor allem mit der Erforschung und Behandlung von Krankheiten befasst, versteht sich die Sozialpädiatrie als Gesundheitswissenschaft (public health). Sie ist Bestandteil des kinderärztlichen Handelns in Klinik und Forschung, in hohem Maß aber kennzeichnend für die Tätigkeit niedergelassener oder im öffentlichen Gesundheitsdienst arbeitender Ärzte für Kinder- und Jugendmedizin.

An der Schnittstelle von stationärer und ambulanter Behandlung wurde in Deutschland ein flächendeckendes Netz Sozialpädiatrischer Zentren aufgebaut. Auf der Grundlage der 1988 erfolgten gesetzlichen Verankerung im § 119 SGB V sind diese speziellen Institutionen der ambulanten Krankenbehandlung dazu vorgesehen, solche Kinder und Jugendliche in Diagnostik und Therapie zu betreuen, bei denen ein Aufwand notwendig ist, der das in der Praxis mögliche Leistungsspektrum übersteigt. In einem Sozialpädiatrischen Zentrum arbeiten Fachmitarbeiter der Bereiche Psychologie, Physiotherapie, Ergotherapie, Logopädie, Heilpädagogik und Sozialpädagogik interdisziplinär zusammen. Die Leitung obliegt einem Facharzt für Kinderheilkunde und Jugendmedizin mit Zusatzqualifikation in Neuropädiatrie sowie Psychotherapie. Das multiprofessionelle Team umfasst mindestens 5 Fachkräfte; ein Sozialpädiatrisches Zentrum muss über mindestens zwei solcher Teams verfügen, um eine ausreichende fachliche Differenzierung und gegenseitige Vertretbarkeit zu gewährleisten. Somit ergibt sich ein Personalbedarf im Bereich der Fachmitarbeiter von mindestens 10 Vollzeit-Planstellen. Hinzu kommen ggf. Mitarbeiter anderer Therapiebereiche sowie Funktions- und Verwaltungskräfte. Sozialpädiatrischen Zentren sind häufig an Kinderkliniken angeschlossen, um insbesondere die technischen Möglichkeiten sowie den Rückgriff auf eine stationäre Behandlung zur Verfügung zu haben.

Die spezielle interdisziplinäre Arbeitsweise der Sozialpädiatrischen Zentren stellt eine konzeptionelle Stärke dar. Aus diesem Grund kommen vielfältige und verschiedene Krankheitsbilder für die Vorstellung und Behandlung in Betracht (Tab. **1**). Dieses Spektrum kann selbstverständlich nicht in jedem Sozialpädiatrischen Zentrum vollständig abgedeckt werden. Abhängig von örtlichen Gegebenheiten und dem Versorgungsbedarf haben sich Schwerpunkte gebildet. Die Prävalenz sozialpädiatrisch relevanter Krankheitsbilder ist groß; insgesamt kann auch bei zurückhaltender Auslegung der Statistiken davon ausgegangen werden, dass mindestens 15 % aller Kinder und Jugendlicher grundsätzlich für die Behandlung in einem Sozialpädiatrischen Zentrum zumindest im Zuge der Mitbetreuung in Betracht kommen (Tab. **2**). Nachfolgend wird eine Einteilung unter inhaltlichen Gesichtspunkten vorgenommen.

Entwicklungsstörungen treten bei 15–20 % aller Kinder auf. Sozialpädiatrische Zentren

Neuropädiatrische Krankheiten
- zerebrale Anfallsleiden (Epilepsie)
- zerebrale Bewegungsstörungen und andere Körperbehinderungen
- Muskel- und neurodegenerative Erkrankungen
- Spina bifida und Hydrocephalus
- globale Entwicklungsstörungen und Syndrome
- Intelligenzminderung (geistige Behinderung)
- und andere

Psychiatrische Krankheiten
- emotionale Störungen
- Störungen des Sozialverhaltens
- Aufmerksamkeits-Defizit-Hyperaktivitäts-Syndrom
- Enuresis, Enkopresis
- und andere

Umschriebene Entwicklungsrückstände
- Teilleistungsstörungen
- sekundäre Folgen chronischer Krankheiten
- Langzeit-Begleitung (Follow up) nach Früh- und Risikogeburt

Störungen des sozialen und familiären Umfeldes
- familiäre Interaktionsstörungen
- Vernachlässigung
- Misshandlung, sexueller Missbrauch

Tab. 1 Sozialpädiatrische Zentren – potentielles Behandlungsspektrum

haben hierbei die Aufgabe, im Verbund mit niedergelassenen Fachärzten für Kinder- und Jugendmedizin, Therapeuten und Einrichtungen der pädagogischen Frühförderung eine frühzeitige diagnostische Klärung herbeizuführen, den erforderlichen, oftmals sich über mehrere Jahre erstreckenden Behandlungsplan aufzustellen und Therapiemaßnahmen selbst zu übernehmen oder zu koordinieren. Im günstigsten Fall einer gelingenden Zusammenarbeit, was allerdings häufig möglich ist, wird so unter Berücksichtigung der Familien- und Elternsituation mit Analyse der Ressourcen ein für das Kind „förderndes Milieu" geschaffen, das das weitere Erreichen von Entwicklungsschritten im Sinne einer Habilitation erleichtert. Der in den letzten Jahren stattgefundene Paradigmenwechsel von einer rein funktionsorientierten medizinisch begründeten Intervention hin zur umfassenden Berücksichtigung der Lebenssituation des betroffenen Kindes oder Jugendlichen bedingt eine im Prinzip kindheitslang mögliche Behandlungsdauer im Sozialpädiatrischen Zentrum. In Einzelfällen und bei speziellen Krankheitsbildern kann dies auch über das vollendete 18. Lebensjahr hinaus der Fall sein, derzeit allerdings beschränkt auf Modellprojekte. Vorteil in diesem langjährigen Prozess ist das in den Sozialpädiatrischen Zentren praktizierte Bezugspersonensystem mit hoher Kontinuität bei Behandlung und Begleitung von Patient und Familie.

Im Gegensatz zu primären Entwicklungsstörungen kommt es infolge unterschiedlicher Krankheitsursachen zum Verlust bereits erworbener Fertigkeiten mit der Notwendigkeit der Rehabilitation. Zu den Einzelheiten wird auf andere Fachbeiträge dieser Arbeitsgruppe verwiesen. Im Zusammenhang mit den Sozialpädiatrischen Zentren, wo in aller Regel eine ärztlich-neuropädiatrische Kompetenz vorhanden ist, spielen Zustandsbilder aus dem Bereich der Neurologie die größte Rolle. In Zusammenarbeit mit Neuropsychologen sowie den Therapeuten der verschiedenen Funktionsbereiche können so Folgen onkologischer Erkrankungen, z. B. Tumore des Gehirns oder anderer Lokalisation, Zustände nach anderen neuropädiatrischen Akutkrankheiten und insbesondere nach Unfällen mit Schädelhirntrauma betreut werden. Zahlenmäßig ist der letztgenannte Bereich mit Abstand am größten. Hier bieten Sozialpädiatrische Zentren die Möglichkeit, eine auch längerfristige ambulante Folgebehandlung wohnortnah im weiteren Verlauf nach Abschluss der stationären Rehabilitation zu leisten, wobei insbesondere auch die Reintegration in Kindergarten oder Schule eine wesentliche Rolle spielt.

Schließlich sind in anderen Bereichen kindlicher Lebenswelten Notwendigkeiten der Habilitation und auch Rehabilitation in einem umfassenderen Sinne gegeben. Hierzu zählen die Folgen chronischer pädiatrisch-internistischer Krankheiten, wobei aufgrund der gesundheitspolitischen Bedeutung das Thema der kindlichen Adipositas zunehmend Anstrengungen erfordert. Ebenso sind die Konsequenzen besonderer psychosozialer Lebensumstände zu nennen, die als „new epidemics"

Neuropädiatrische Krankheiten	
• Epilepsie	ca. 0,5–1 %
• Zerebralparesen (CP)	1–2 ‰
• Angeborene Fehlbildungen	ca. 5 %
davon schwere Defekte	ca. 1 %
• Intelligenzminderung (geistige Behinderungen)	
– ICD-10, F70.x (IQ 50-69; leicht)	1–3 %
– ICD-10, F71.x (IQ 35-49; mäßig)	0,5 %
– ICD-10, F72.x (IQ 20-34; schwer), zusammen mit ICD-10, F73.x (IQ < 20; schwerste)	0,25 %
Insgesamt in der Bevölkerung betroffen	ca. 3–4 %
• Unterdurchschnittliche Intelligenz (Lernbehinderung) ICD-10, F81.9 (IQ 70-84)	ca. 6–8 %
• Verkehrsunfälle	ca. 3,5 ‰
Psychiatrische Krankheiten	
Insgesamt	um 15–20 %
davon behandlungsbedürftig	ca. 5 %
Umschriebene Entwicklungsstörungen/Teilleistungsstörungen	ca. 4–7 %
Chronische pädiatrisch-internistische Krankheiten	
• Asthma bronchiale	ca. 7–8 ‰
• Onkologie	ca. 1,4 ‰
• Rheuma	ca. 1 ‰
• Diabetes mellitus	ca. 0,7 ‰
• Adipositas	ca. 5–25 %
Folgen psychosozialer Umstände	??? %

Tab. 2   Sozialpädiatrische Zentren – Prävalenz relevanter Krankheitsbilder

(Schlack) nach dem letzten Armutsbericht der Bundesregierung in steigendem Ausmaß die Entwicklungschancen einer erheblichen Zahl von Kindern und Jugendlichen negativ beeinflussen. Kulminationspunkt hiervon ist die Notwendigkeit einer umfassenden Behandlung und Rehabilitation nach Vernachlässigung, Misshandlung und Missbrauch, worauf sich einige Sozialpädiatrische Zentren in Deutschland spezialisiert haben.

Zentrales Thema für diesen Aufgabenbereich Sozialpädiatrischer Zentren ist allerdings die Langzeitbetreuung ehemaliger extremer Frühgeborener. Die punktuell durchgeführten Entwicklungsverlaufsstudien der letzten Jahre werfen zunehmend ein Schlaglicht darauf, dass bei drastisch gesunkener Mortalität die Mehrzahl dieser Kinder Entwicklungsstörungen in verschiedensten Bereichen aufweist und zusätzlich die familiäre Interaktion häufig stark belastet ist. Ein systematisches spezielles Nachsorgeprogramm fehlt jedoch bisher in Deutschland; erste Ansätze unter Einbeziehung des Netzwerkes Sozialpädiatrischer Zentren wurden in jüngster Zeit geschaffen. Dies muss aufgrund der hohen finanziellen, aber auch ethischen Verantwortung stringent weiterverfolgt werden.

Sozialpädiatrische Zentren bieten mit dem interdisziplinären Arbeitsansatz in einem multiprofessionellen Team hervorragende Voraussetzungen dafür, sinnvoll und ökonomisch in die Behandlung einer Vielzahl von Krankheiten und Störungen bei Kindern und Jugendlichen eingeschaltet zu werden (Abb. 1). Sie stellen eine Ergänzung und Erweiterung des stationären und ambulanten Behandlungsspektrums dar und können so dazu beitragen, die Chancen von entwicklungsgestörten, behinderten und chronisch kranken Kindern und Jugendlichen zu verbessern.

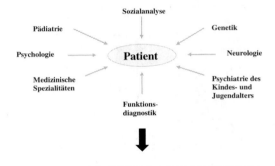

Abb. 1 Sozialpädiatrische Zentren – Profession in Diagnostik und Therapie

Dr. med. Helmut Hollmann, Facharzt für Kinderheilkunde und Jugendmedizin, Psychotherapie, Ärztlicher Leiter, Max-Bürger-Zentrum GmbH, Diagnose- und Behandlungszentrum für Kinder und Jugendliche, Platanenallee 23–25, 14050 Berlin
www.mbz-berlin.de/einrichtungen
Sprecher der Bundesarbeitsgemeinschaft Sozialpädiatrischer Zentren BAG SPZ, Deutsche Gesellschaft für Sozialpädiatrie und Jugendmedizin

Rehabilitations- und Pflegeleistungen der Sozialhilfeträger für junge Menschen – Stand und Perspektiven

Gerhard Haas

Zuständigkeit der Sozialhilfeträger für Leistungen zur Rehabilitation und zur Pflege

Im Rahmen der Hilfen in besonderen Lebenslagen (Abschnitt 3 BSHG) sind die Träger der Sozialhilfe Leistungsträger für Maßnahmen der Eingliederungshilfe für körperlich oder geistig behinderte junge Menschen. Maßnahmen der Eingliederungshilfe für seelisch behinderte junge Menschen werden durch die Träger der Jugendhilfe gewährt (§ 35a SGB VIII). Träger der Sozialhilfe sind sowohl örtliche als auch überörtliche Träger.

Das BSHG und verschiedene landesrechtliche Regelungen ordnen die Zuständigkeiten der örtlichen und der überörtlichen Träger der Sozialhilfe für Maßnahmen der Eingliederungshilfe für behinderte Menschen. Die Träger der Sozialhilfe wie auch die Träger der öffentlichen Jugendhilfe sind seit Inkrafttreten des SGB IX Rehabilitationsträger wie die gesetzlichen Krankenkassen, die Bundesanstalt für Arbeit, die Träger der gesetzlichen Unfallversicherung, die Träger der gesetzlichen Rentenversicherung und die Träger der Kriegsopferversorgung (§ 6 SGB IX).

Leistungen zur Rehabilitation der Träger der Sozialhilfe oder der öffentlichen Jugendhilfe sind aber steuerfinanziert und nicht beitragsfinanziert wie die Leistungen der angesprochenen gesetzlichen Sozialversicherungen. Leistungen zur Rehabilitation durch die Träger der Sozialhilfe und der öffentlichen Jugendhilfe sind nachrangig gegenüber entsprechenden Leistungen anderer Sozialleistungsträger (§ 2 BSHG). Dies gilt gleichermaßen für Leistungen der Hilfe zur Pflege (§ 68 ff. BSHG), die von den Trägern der Sozialhilfe gewährt werden kann.

Behinderungsbegriff

Als behindert betrachtet werden Menschen, wenn ihre körperliche Funktion, geistige Fähigkeit oder seelische Gesundheit mit hoher Wahrscheinlichkeit länger als sechs Monate von dem für das Lebensalter typischen Zustand abweichen und daher ihre Teilhabe am Leben in der Gesellschaft beeinträchtigt ist. Sie sind von einer Behinderung bedroht, wenn eine solche Beeinträchtigung zu erwarten ist (§ 2 Abs. 1 SGB IX).

Über diese allgemeine Beschreibung des SGB IX hinaus, die für alle Rehabilitationsträger gilt, wird der Personenkreis, der Anspruch auf Leistungen der Eingliederungshilfe für behinderte Menschen nach dem BSHG hat, in § 39 BSHG und der Eingliederungshilfe-Verordnung näher beschrieben. Demnach ist Personen, die durch eine Behinderung im Sinne von § 2 Abs. 1 SGB IX *wesentlich* in ihrer Fähigkeit, an der Gesellschaft teilzuhaben, eingeschränkt oder von einer solchen Behinderung bedroht sind, Eingliederungshilfe zu gewähren. Personen mit einer anderen (d. h. nicht wesentlichen) Behinderung kann Eingliederungshilfe gewährt werden. Als von einer Behinderung bedroht gelten Menschen, bei denen der Eintritt einer Behinderung nach fachlicher Erkenntnis mit hoher Wahrscheinlichkeit zu erwarten ist.

Zusätzlich zu dieser wiederum allgemeinen Beschreibung des Personenkreises, der Anspruch auf Leistungen der Eingliederungshilfe hat, definiert die Eingliederungshilfe-Verordnung in den §§ 1–3 den Personenkreis körperlich, geistig und seelisch wesentlich behinderter Menschen. Verkürzt wiedergegeben, liegt eine wesentliche *körperliche* Behinderung vor, wenn wegen einer

- erheblichen Einschränkung der Bewegungsfähigkeit,
- erheblich entstellenden Fehlbildung,
- erheblichen Einschränkung des körperlichen Leistungsvermögens,
- Blindheit oder erheblichen Sehbehinderung,
- Gehörlosigkeit oder erheblichen Schwerhörigkeit,
- erheblichen Einschränkung der Sprechfähigkeit

die Teilhabefähigkeit wesentlich eingeschränkt ist (§ 1 Eingliederungshilfe-VO).

Geistig wesentlich behindert sind Personen, die infolge einer Schwäche ihrer geistigen Kräfte in erheblichem Umfang in ihrer Fähigkeit zur Teilhabe am Leben in der Gesellschaft eingeschränkt sind (§ 2 Eingliederungshilfe-VO). In der Praxis hat es sich bewährt, in Abgrenzungsfragen die entsprechenden Kriterien der medizinischen Nomenklaturen (ICD 10 oder DSM IV) anzuwenden oder schulische Entscheidungen – im Sinne der Notwendigkeit des Bildungsgangs für geistig behinderte Schülerinnen und Schüler – zu berücksichtigen.

Eine wesentliche seelische Behinderung liegt vor, wenn aufgrund seelischer Störungen die Teilhabefähigkeit wesentlich eingeschränkt ist. Seelische Störungen in diesem Sinne (§ 3 Eingliederungshilfe-VO) sind:

- körperlich nicht begründbare Psychosen
- hirnorganisch bedingte Psychosyndrome
- Suchtkrankheiten
- Neurosen und Persönlichkeitsstörungen

Leistungen der Eingliederungshilfe

Leistungen zur Eingliederungshilfe sind – nicht abschließend – im § 40 BSHG beschrieben. Im Hinblick auf die Belange junger Menschen mit Behinderungen sind vor allem folgende Leistungen von Bedeutung:

- Leistungen zur medizinischen Rehabilitation
- Versorgung mit Körperersatzstücken und Hilfsmitteln
- Hilfen zur angemessenen Schulbildung
- Hilfen zur schulischen Ausbildung für einen angemessenen Beruf einschließlich des Besuchs einer Hochschule
- Hilfe zur Ausbildung für eine sonstige angemessene Tätigkeit und
- Leistungen zur Teilhabe am Leben in der Gemeinschaft nach § 55 SGB IX

Dazu gehören:

- heilpädagogische Leistungen für Kinder, die noch nicht eingeschult sind
- Hilfen zum Erwerb praktischer Kenntnisse und Fähigkeiten, die erforderlich und geeignet sind, behinderten Menschen die für sie erreichbare Teilnahme am Leben in der Gemeinschaft zu ermöglichen sowie
- Hilfen zur Förderung der Verständigung mit der Umwelt

Leistungen der Eingliederungshilfe sind also im Hinblick auf die lebensphase-spezifischen Belange junger Menschen weitreichend und umfassend. Dies bedeutet aber nicht, dass die Träger der Eingliederungshilfe auch Maßnahmen oder Leistungen finanzieren müssen, deren Erfolgsaussichten nach praktischer Erfahrung gering sind oder deren Wirksamkeit nicht bewiesen ist. Denn Maßnahmen der Eingliederungshilfe werden nur dann gewährt, solange die Aussicht besteht, dass die Aufgabe der Eingliederungshilfe, v. a. Milderung der Behinderung und Förderung der Teilhabefähigkeit, erfüllt werden kann und im Hinblick auf Leistungen zur medizinischen Rehabilitation durch die Träger der Eingliederungshilfe gilt, dass sie den entsprechenden Leistungen der Krankenversicherung gleichen (§ 40 Abs. 1 BSHG) und deshalb auch die dort vorhandenen Erkenntnisse zur Wirksamkeit anwenden.

Wesentlich bei der Hilfeplanung für behinderte junge Menschen ist auch der Auftrag, der in § 4 Abs. 3 SGB IX formuliert ist: Leistungen für behinderte oder von Behinderung bedrohte Kinder werden so geplant und gestaltet, dass nach Möglichkeit Kinder nicht von ihrem sozialen Umfeld (d. h. vor allem von ihrer Familie) getrennt und gemeinsam mit nichtbehinderten Kindern betreut werden können. Dabei werden behinderte Kinder alters- und entwicklungsentsprechend an der Planung und Ausgestaltung der einzelnen Hilfe beteiligt und ihre Sorgeberechtigten intensiv in Planung und Gestaltung der Hilfen einbezogen.

Praktische Bedeutung

Nach praktischer Erfahrung sind Leistungen der Eingliederungshilfe für behinderte oder von Behinderung bedrohte junge Menschen vor allem in folgenden Leistungsbereichen erforderlich:

– Frühförderung im Alter bis zur Schulpflicht
– Erziehung im Kindergarten oder in Kindertagesstätten
– schulische Bildung und im Rahmen einer
– schulischen Berufsausbildung
– Betreuung und Förderung im Heim

In nahezu allen angesprochenen Leistungsbereichen sind die Träger der Eingliederungshilfe in der Regel aber nicht alleine Leistungsträger für die entsprechenden Rehabilitationsleistungen. In diesem Zusammenhang bestehen auch landesspezifisch unterschiedliche Regelungen und Situationen. Die im Folgenden dargestellte Situation bezieht sich auf die derzeit im Land Baden-Württemberg gegebenen Verhältnisse.

Frühförderung

Ziel der Frühförderung ist es, drohende oder manifeste Behinderungen bei Kindern so früh als möglich zu erkennen und durch ambulante Förderung den Eintritt einer Behinderung zu vermeiden oder eine Behinderung zu mildern sowie Familien mit einem behinderten Kind in ihrer Betroffenheit zu unterstützen und zu begleiten. Beteiligt daran sind niedergelassene Ärzte, insbesondere Kinderärzte, niedergelassene therapeutische Fachkräfte, heilpädagogische Fachkräfte, sonderpädagogische Beratungsstellen sowie interdisziplinäre Frühförderstellen. Leistungen niedergelassener Ärzte und Therapeuten werden in der Regel durch die Krankenversicherung, sonderpädagogische Leistungen mit Mitteln der Schulverwaltung des Landes, heilpädagogische Leistungen durch die Träger der Sozialhilfe finanziert. Kosten der interdisziplinären Frühförderstellen werden durch Personalkostenzuschüsse des Landes und durch Leistungen der Krankenversicherung und der Eingliederungshilfe getragen.

Kindergarten

Die teilstationäre Betreuung behinderter Kinder in Sonderkindergärten in privater Trägerschaft erfolgt teilweise zu Lasten der Eingliederungshilfe, gleiches gilt für eine ggf. notwendige vollstationäre Betreuung behinderter Kinder in Sonderkindergärten bzw. Schulkindergärten mit Internat. Bei gemeinsamer Erziehung behinderter mit nichtbehinderten Kindern in Kindergärten gewähren die Träger der Sozialhilfe Kostenpauschalen für allgemeine Assistenzleistungen und/oder für zusätzliche pädagogische Förderung.

Schulische Bildung

Im Hinblick auf die Förderung behinderter Kinder und Jugendlicher in Sonderschulen beteiligen sich die Träger der Sozialhilfe an den Kosten für teil- oder vollstationäre Maßnahmen wie in Sonderkindergärten. Bei gemeinsamer Bildung behinderter und nichtbehinderter Kinder in Schulen übernehmen die Träger der Sozialhilfe Kosten für allgemeine Assistenzleistungen, nicht aber für zusätzlich notwendige pädagogische oder sonderpädagogische Leistungen im Rahmen der Schule.

Schulische Berufsausbildung

Sofern behinderte junge Menschen die vorhandenen Angebote zur Berufsausbildung der Arbeitsverwaltung nicht in Anspruch nehmen (können) und stattdessen eine Maßnahme zur beruflichen Ausbildung in einer schulischen Institution beanspruchen, übernimmt der Träger der Sozialhilfe zum Teil die dabei entstehenden Kosten.

Betreuung und Förderung im Heim

Eher selten und am ehesten beim Personenkreis der schwer mehrfach behinderten Kinder werden vollstationäre Maßnahmen zur Betreuung und Förderung dieser Kinder im Heim notwendig. Die hierfür geeigneten Einrichtungen sind in der Regel nicht Pflegeeinrichtungen sondern Einrichtungen der Eingliederungshilfe.

Entwicklungsperspektiven

Charakteristisch bei nahezu allen angeführten Leistungskomplexen zur Rehabilitation junger Menschen ist, dass in der Regel mehrere Leistungs- bzw. Kostenträger beteiligt sind. Dies ist nach unserer praktischen Erfahrung sowohl im Hinblick auf Aspekte der Einzelfallsteuerung als auch hinsichtlich sozialplanerischer Aufgaben nicht unproblematisch. Denn einerseits stützen sich verschiedene Leistungsträger auf unterschiedliche Behinderungsbegriffe und andererseits bestehen nicht selten auch unterschiedliche Überzeugungen zur Angemessenheit und Eignung bestimmter Leistungen bei den verschiedenen Leistungsträgern. Schließlich haben verschiedene Leistungsträger auch nicht unbedingt dieselben Ansichten zur Notwendigkeit der Weiterentwicklung von Rehabilitationsleistungen in inhaltlicher als auch struktureller Hinsicht.

Diese schon lange bestehende Situation ist hinderlich für die betroffenen Menschen bzw. Leistungsempfänger und auch hinderlich im Hinblick auf eine Steigerung der Effizienz rehabilitativer Leistungen. Leider hat der Gesetzgeber die Chance, diese ungünstige und hinderliche Aufsplittung der Zuständigkeiten im Bereich der Rehabilitation im Rahmen des Gesetzgebungsverfahrens zum SGB IX aufzulösen, nicht genutzt.

Erfreulich hingegen ist, dass im SGB IX, wie schon erwähnt, deutlich gemacht wird, dass Rehabilitationsleistungen für Kinder so erfolgen sollen, dass Kinder nicht aus ihren sozialen Beziehungen gelöst und sie nicht von nichtbehinderten Kindern getrennt werden sollen. Solange allerdings die Träger der Sozialhilfe als Rehabilitationsträger keinen Einfluss auf die inhaltliche und strukturelle Entwicklung des Schulsystems ausüben können, wird es im Bereich der schulischen Bildung behinderter Kinder nicht einfach sein, diesen in die Zukunft gerichteten gesetzlichen Auftrag umzusetzen und zu erfüllen. Es muss allerdings in diesem Zusammenhang auch erwähnt werden, dass diesbezüglich in den verschiedenen Bundesländern derzeit durchaus unterschiedliche und nicht nur ungünstige Verhältnisse bestehen.

Schließlich ist anzumerken, dass bei rehabilitativen Leistungen der Eingliederungshilfe bislang nur selten Aspekte der Effektivität und der Effizienz systematisch untersucht und bearbeitet worden sind, obwohl auch Leistungen der Eingliederungshilfe unter dem Gebot der Wirtschaftlichkeit stehen und sie auch nur solange erbracht werden sollen, solange die begründbare Aussicht besteht, dass die Ziele der Eingliederungshilfe erreicht werden können. Es wird somit erforderlich sein, dass sich die Träger der Sozialhilfe im Rahmen der individuellen Hilfeplanung und Fallsteuerung mehr engagieren müssen, als dies bislang geschehen ist.

Es gibt somit für die Träger der Sozialhilfe als Leistungsträger der Rehabilitation, aber auch für den Gesetzgeber, eine Reihe von Aufgaben, um Verfügbarkeit, Wirksamkeit und Effizienz der Eingliederungshilfe für behinderte junge Menschen zu steigern und damit deren Möglichkeiten zur Teilhabe am Leben in der Gemeinschaft mit nichtbehinderten Menschen zu verbessern.

Prof. Dr. Gerhard Haas, Medizinisch-pädagogischer Fachdienst der Landeswohlfahrtsverbände Baden und Württemberg-Hohenzollern, Postfach 10 60 22, 70049 Stuttgart

Public Support for Children Born With Disabilities

Frode Svendsen

Danish policies on handicap/disability matters are based on the principle of sector responsibility. That means that all political and administrative sectors have an obligation to contribute to solving the problems for people with disabilities. Danish policies on handicap are also founded upon the principle of solidarity, which means that the services provided are given without taking into consideration the economic situation of a person to receive support.

Concerning children born with disabilities and children with acquired disabilities, contributions from the health sector, the educational sector and the social sector will first and foremost be in focus. The services from the social and the educational sector will be the main perspective in this lecture.

The first contact with the public system and the supports provided for children with disabilities will often start in the health sector, arising for example in connection with hospitalization or the home nurse system provided to all newborn children in Denmark during their first year of life.

Most children with disabilities will have their handicap described through the diagnosis. From this the family will learn what sort of treatment the child should have or which sort of care might be necessary, and often it can be said which sort of problems the family and the child must be prepared to face. The health system, and often the family doctor and the home nurse, should inform the family and the local social authorities of the child's requirements for specific support and care – both mentally and practically.

When the local authorities come to know of a family with a disabled child, the social authorities have an obligation to make contact with the family and give information on the services the municipality can provide for the family and the child, and these services will often be within the framework of the social and educational legislation.

However, a specific diagnosis is not necessary to obtain support to children with disabilities. Support should be given according to the child's lack of functional abilities and in accordance with the specific needs this lack of abilities might engender.

It is characteristic for the services provided by the social and educational systems that the services are described in a legal framework and carried out by local and regional authorities. The legislation and the central guidance to the legal framework are constructed in such a way that it is possible, depending on actual circumstances and the local conditions, to create different solutions to problems which seem quite the same.

Also, it is characteristic that services provided to compensate for disabilities are offered without taking the beneficiary's income or fortune into account.

The Danish public administration is divided into 275 municipalities and 14 counties, i. e., regional authorities. The local authority – in general – is responsible for the services offered to all children in the municipality. The services offered by the municipalities are the primary support to families with a handicapped child, and therefore essential.

If a child has severe difficulties or severe disabilities, the municipality has an obligation to discuss the situation with the regional authority, the county. The counties will have the expertise to handle the problems for children with severe or perhaps rare handicaps, and the counties have an obligation to support local authorities and parents with knowledge, guidance and counselling about the specific handicap and the knowledge about the treatment available. Furthermore the counties themselves shall provide a wide range of highly specialized services in which the municipalities would normally not be expected to have sufficient expertise.

To facilitate comprehensive and coordinated efforts, very close collaboration is required among all the authorities involved in supporting a disabled child – from the health, educational as well as social sectors, and from both the local and regional levels. It is considered of utmost importance that the knowledge concerning the child and the specific treatment that could be provided is available to those who will actually be responsible for treatment and care of the child.

The main purpose of the public support and efforts for children with disabilities is to create the frame for a life and childhood as near the normal as possible, both for the child and his or her family. It is a clear aim that the child can stay with his or her family and in the family's normal surroundings as long as possible. Necessary supports therefore are to be provided in the home but can also be made available in, or perhaps take the form of, day care facilities and in the school. This means that a child with disability as far as possible should be integrated in mainstream society.

To maintain this superior aim of integration, guidance and counselling to the family and to the child are essential. And a main focus will be to explain to the family how to manage future life with a family member with a disability. In this respect, availability of qualified guidance and counselling to both the family and the professionals involved in treatment and care of a handicapped child is a key point in the comprehensive and coordinated efforts.

Support Under Social Legislation

Because the aim is to integrate the handicapped child in mainstream society, the local authority, i. e., the municipality, will be essential in providing the needed support to families with children with disabilities. The support can include a very wide range of items, and can have several aims.

Technical aids can be given to make the child, and perhaps the family, mobile – for example a wheelchair, perhaps support to a car, technical aids such as hearing aids, a special bed, orthopaedic shoes, computers with specialized features or customized devices, specially constructed toys, etc. etc.

Day care facilities are provided by the municipalities, and these day care facilities, like kindergartens etc., as a rule are accessible for children with disabilities in order to secure the possibility of integration. To facilitate integration, special pedagogical and physical supports can be provided in the day care facilities. Special efforts can be made to make a kindergarten physically accessible in accordance with the demands of a child with a specific handicap. In day care, this special support could be personal support to take care of the handicapped child, e. g., support concerning sign language, support to develop the spoken language, psychological support to the child, supervision to the staff, and so forth.

If the child needs special pedagogical support, this will be provided under the education-related legislation even if the child does not attend school. In Denmark, day care facilities etc. for children under age 6 are a matter for social legislation.

As said above, the responsibilities for handicapped children with severe handicaps can be a matter for the counties. And the counties organize special day care facilities for those children who need highly specialized care and treatment to secure their best possible development. Day care facilities run by the counties are also available for children who attend schools.

Another very important way of supporting families with a handicapped child can be by paying for the extra costs resulting from the handicap. Parents taking care of a handicapped child in their own home can obtain economic support to pay for the necessary extra expenditures arising due to the child's handicap. Such extra costs could be: costs for the parents' participation in sign language courses, courses in punctuation writing, extra cost for clothing, shoes, glasses, transportation, perhaps special costs for the child's participation in leisure activities, and so on. The point is that necessary extra costs because of a child's handicap can be paid under this scheme.

Almost 35,000 children and their parents did benefit from this scheme in 1999, expenditures amounting to around 1,100 million kr.

The Danish legislation incorporates a possibility to obtain compensation for lost working income to parents who are leaving their job in order to take care of a severely handicapped child in their home. Such arrangements will often replace a round the clock or special day care institution or give the parents the possibility to accompany the child to special treatments, hospitalisations, etc. These arrangements can be full time or part time. And the parents are paid as much as they loose in the salary from their job. Before going into such arrangements the family should have the necessary counselling and guidance on the conditions – and in connection with that, guidance of what the situation could be when the arrangement ends, that is, when the child turns 18 at the latest. – In 1999 parents of more than 11,000 handicapped children took advantage of this scheme.

Parents who are taking care of their handicapped child at home, might sometimes need, and wish, to spend some time without the handicapped child – perhaps for taking care of other children. In such situations, the social system can provide help to enable the parents to take several hours or days off. The help can be given by a person in the home or can be offered as a round the clock institution for the period needed.

It even is a goal to facilitate possibilities for children with disabilities to live a life as near to normal as possible, some children having so severe physical or mental disabilities that their parents cannot look after them at home. In these circumstances, children may be placed in a round the clock institution, where the aim will be to manage the basic needs for care and treatment and to facilitate the child with pedagogical support and stimulation in order to give the child the best possible conditions for development. The institutions cooperate with the family concerning any plans for treatment and rehabilitation as well as developmental measures, both concerning daily life functions and more formal skills. Also, school education will be provided after special plans as an integrated part of the child's living in the institution.

These types of twenty four hour institutions are managed under the social laws for children under age 6, while institutions for children above that age can be managed both under school laws and under social laws. The estimated number of round the clock institutions for children with severe disabilities is less than 2,000 – not least because of a very strong wish and policy of integration.

Even when a child lives separated from his or her parents in a 24 hour institution the family might need some support in the home – in view of the holidays, weekends and so on when the child will stay with the family. The family therefore can obtain the needed support, often taking the form of technical aids.

As outlined above, guidance and counselling are important tools in supporting families with a disabled member. Guidance and counselling can have many faces, e. g. concerning economic conditions, housing, technical aids, education, future planning etc., and it can be highly specialized concerning the specific handicap the actual person faces. Counselling and guidance can be aimed at the disabled individual and her or his family but can also be provided to professionals and staff members who are in charge of caring for a handicapped person, such as the social worker involved in the case. Specialized counselling and guidance are organized by the counties, while counselling and guidance on more general matters are provided by the municipality.

For teenagers with disabilities the transition from child to youngster can be a difficult period, a period which may demand specific attention from the support system. As an adult, the handicapped young girl or boy should be considered personally and economically separate from the parents – and the parents don't have any legal obligation to take care of their son or daughter. The special supports which up till then had been directed to the parents will stop, and will now be given directly to the young boy or girl.

Steps may have to be taken to find out and plan for the disabled person's future. Will formal education be possible, will it be possible for the individual to earn an income from regular or supported work, or should the income come from a social pension? Will the young man or woman continue living together with the parents or have a flat of his or her own, and if so, what practical and personal supports and care would be needed? Therefore the authorities in due time have to consider – together with the family – what steps should be taken when the child turns 18 years of age.

As mentioned before, efforts directed towards children with disabilities should be taken in close cooperation among the social and educational sectors, other authorities involved and the child's parents.

When a child is supported by living in an institution or attending a specialized day care institution, collaboration with the family is essential and it is important to make sure that the parents are able to understand and – hopefully – accept the steps the authorities are taking concerning the care and plans for the development of a child with disabilities.

Support Given Under the Education Laws

When a child is 6 years or older, it's an obligation for the parents to ensure his or her formal education. In practice almost all children attend schools, only very few are educated at home by their parents. The framework of education includes all children – also children with severe physical or mental disabilities. Education must be offered in such a way that all pupils can make use of it.

The schools have to provide education in a way that is appropriate to the child, including provision of the personal, practical and pedagogical supports necessary for the child to follow the education. Along with specialized teachers, it may be necessary to have extra educational hours for the child, perhaps technical aids, computers with specialized features, and often a specialized educational programme.

According to the principle of sector responsibility, all the supports needed at school and connected with education should be provided by the school system, and what is needed in the child's leisure time should be provided under the social legislation. As mentioned before the special supports needed for a handicapped child are provided without regard to the parents' income.

It is the municipalities which have the main obligation to cater for the needs of education and schools – also in children with disabilities. Also, with regard to schooling, the main aim is to integrate handicapped children in the normal school system, and therefore the municipalities have an obligation to employ teachers with special skills in educating children with disabilities.

For some, though quite few, children, more specialized efforts than could be expected from the municipalities are however needed, and in these situations the counties have an obligation to make available what is needed to educate the children with handicap. So the counties organize education for children with severe physical or mental handicaps and, for example, schools for deaf and blind children.

Occasionally, the specialized offers for education are unavailable in the area or region where a child has his or her home, so a number of schools for handicapped pupils are organized as round the clock institutions or as boarding schools.

Sector responsibility, solidarity and compensation are important principles in the policies for handicapped people in Denmark. The welfare system sees it as an obligation to create possibilities for children with disabilities to live a life as near the normal as possible. The modern way of defining handicap is focusing at the environment of disabled persons, in the sense that handicap is not a failure of the person but a limitation or barrier in the society!

Frode Svendsen, Deputy Head of Department, Ministry of Social Affairs, Holmens Kanal 22, 1060 Copenhagen
E-Mail: Frode.Svendsen@Socialministeriet.dk

The Danish Policy on Support for Families with Children and Young People with Seriously Reduced Physical and Mental Functioning

Jette Pio Trampe

In Denmark it is a public obligation to support families and children/young people in order that all children and young people grow up under the best possible conditions – and that they, irrespective of individual problems and handicaps, have the same opportunities of personal development and health as others of the same age.

The efforts for all children and young people are based on general provisions – however with consideration of individual need for a specially planned effort. For example, a special effort to support the chances of each individual to be as independent of help as possible; special efforts to facilitate daily life – and avoid making the everyday life empty. The efforts are based on individual needs, and they are planned in collaboration with the individual and her or his parents.

In Denmark we think it is important that children grow up with their parents, and their sisters and brothers. This also applies to children and young people with the most serious kinds of handicap. The public sector provides different kinds of support so that parents with a handicapped child can manage everyday life. A few examples of the support: compensation for loss of earnings, payment of extra expenses, municipal or county day-care, relief.

If living in one's own home is no longer the best for the child/youth or the parents, the municipality collaborates with the parents in locating a suitable 24-hour care facility, preferably as close to the home as possible.

How do we define disability?

The Danish scheme for persons with serious and lasting physical and mental handicaps is based on the United Nations Standard Rules on the Equalization of Opportunities for Persons with Disabilities which say that the handicapped shall have the same opportunities as the non-handicapped.

Handicap is considered a dynamic concept. This indicates that the limit which a handicap sets to the handicapped person's living a normal life – integrated in the society – is expanded concurrently with the development of society. An example: a blind person has a handicap if information has to be seen but no handicap if the information can be heard.

Handicap has often been identified by means of a medical diagnosis, which focuses on deviations from what is supposed to be normal. In order to abandon the term „handicap" as being exclusively connected with diagnoses the Danish legislation extends the UN Standard Rules using a new handicap concept, namely „reduced functioning". This is to indicate the relationship between the reduced physical and cognitive functions of an individual and the possibilities in her or his environment. The cause of the reduced functioning is likely to be a disorder determined by a medical diagnosis, but the change of target group name means that weight is attached to the actual conditions – of the individual and the society – which determine the reduced functioning, and not to the diagnosis.

Thus it is not the diagnosis as such but the degree of reduced functioning which is decisive for the right to provisions that compensate for the handicap.

The overall and transverse objectives which form the basis of the efforts for people with lasting reduction of physical and mental capacities – not only in the social field – are:

– availability
– a comprehensive effort
– control of one's own life

The efforts include more specific aims:

– equal treatment
– equality
– as normal a life as possible
– prevention

Legislation

The important legal rights for children, young people and adults with reduced functioning (formerly named extensive physical and mental handicap) are contained in

– The Social Service Act
– The Legal Rights and Public Administration Act
– The Active Social Policy Act
– The Social Pensions Act

These laws supplement each other in a wide range of fields. Along with these social laws, there are school laws prescribing compulsory education, special education and socio-educational provisions for pre-school children.

Organization of the efforts

The efforts for children/young people with reduced functioning and their families are organized jointly by municipality and county (the latter being responsible for the hospitals) and other stakeholders:

1. Direct reaching-out family counselling is a municipal service whereas the county is to provide municipalities and families with specialized counselling, such as social guidance, educational/psychological guidance, physiotherapy, etc.

2. The counties are also to provide for example special kindergartens, 24-hour institutions, relief, out-patient treatment, etc.

It is a municipal duty to offer free counselling to anybody who needs it because of special conditions. Counselling may be given to anonymous persons. The municipality has a special obligation of providing early-stage counselling to children and young people with reduced physical and mental functioning regarding general family affairs, economic support, and other municipal and county provisions. If special efforts or knowledge are needed the municipality is to involve county advisers or other specialized advisers.

The county, too, has to provide free counselling. The principal rule says that the county shall manage areas where the municipality does not have sufficient specialist knowledge.

The new Social Service Act has made user involvement and user influence a central part of the effort for persons with reduced functioning. This means that the child/youth and the family are involved in the organization of the efforts and in all important decisions in connection with the provisions agreed upon. It also means that the needs of the family/child/youth form the basis of the provisions – the family/child/youth are considered experts when it comes to the organization of their own life, so that there is coherence of needs and provisions.

Heavy demands are made on authorities and families and their teamwork if this is to succeed.

Support provisions

Besides **counselling and guidance** the family with a child with seriously reduced physical and mental functioning who lives in her/his home is entitled to the following kinds of support:

• **Compensation for necessary additional expenses** in connection with the maintenance of the child/youth in the home. The additional expenses must be due to the reduced capacity and comprise expenses which the family would not have incurred if the child had normal health. The compensation does not depend on the overall economic situation of the family.

The purpose of the support is to help

- children and young people to stay with their family and thereby avoid living in 24-hour care centres etc.,
- the family live as normal a life as possible,
- prevent that the reduced functioning or chronic disorder becomes worse or has other and more serious consequences.

• **Compensation for lost earnings** can be granted if one of the parents stays at home to take care of the child and this is necessary as a consequence of the reduced functioning or disorder of the child.

• **Day-care provisions** – Like most other parents, parents with a handicapped child have a job and therefore require day care for the child. Day care may also be needed for educational, social or treatment reasons. The child's special need for treatment may necessitate its going to a special kindergarten, which is run by the county. Normally the parents do not have to pay for the special kindergarten. Other day-care provisions for children with reduced functioning are a municipal kindergarten with an auxiliary remedial teacher or a municipal special group attached to an ordinary day-care centre.

• **Relief** – Most parents of children with reduced functioning need daily relief, to different extents. Relief provisions can facilitate the parents' keeping the child at home longer than would otherwise be possible. Relief is free and granted according to the needs of the family.

Relief is provided in the form of 24-hour stays, family care, care in the home, or excursions which are specially arranged in weekends and holidays – especially for young people. Frederiksborg County currently provides an average of 60 times 24-hour relief per year. Parents do not pay for the relief.

• **24-hour care** – When the child's staying in the home is no longer the best arrangement for the child and her or his family, the family and municipality can jointly decide on finding 24-hour care for the child. The most common thing is for the parents to begin thinking about a 24-hour centre at the time of the child's pubescence. The period between the decision and the availability of 24-hour care is very difficult for the parents – they need much support and attention. 24-hour care is free of charge; however the parents are no longer eligible for the social provisions which they had received so far.

• **School** – All children have the right to education from the age of seven, irrespective of their functional level. Children who require special care or support get special education. The education is provided in ordinary primary/lower secondary schools or special schools run by the counties. Preschool children are also entitled to special educational support, for example a speech therapist.

• **Leisure time provisions** – All municipalities have general leisure time provisions, for example school leisure-time schemes, leisure clubs, youth clubs, and sports. It is up to the individual municipality to provide special leisure activities for young people with reduced functioning; or county and municipalities can jointly establish special leisure-time provisions for this group of young people.

• **Special communication and technical aids** designed to relieve the consequences of reduced functioning and make daily life easier are provided irrespective of the economic situation of the family. Technical aids can be granted in different ways: they can be borrowed, have the form of aid in kind, or be a social grant. The Social Service Act provides for support to purchase a car as an aid if the child has great difficulty moving about or cannot move about at all without a car, and this is a consequence of her/his reduced functioning.

• **Physiotherapy** – children with serious and lasting physical handicaps are entitled to free physiotherapy.

In Denmark – as you have heard – we provide much support for parents with a handicapped child. This does not mean that our service is perfect – we get complaints from dissatisfied parents. Therefore, the public efforts for parents and children with a handicap will always be subject to development and improvement. In this process the parents are our most important partner – the parents are a resource. They know most about the needs of their children.

Jette Pio Trampe, Director, Frederiksborg Amt, Amtsgarden, Kongens Vænge 2, 3400 Hillerød

Stationäre und ambulante Versorgung in der Rehabilitation pflegebedürftiger junger Menschen aus Sicht einer betroffenen Mutter

Gudrun Streit

Beschreibung des Unfalls

Ich bin Mutter von drei Kindern. Mein ältester Sohn Hugo ist neun Jahre, die Zwillingsgeschwister Lisa und Oskar sind fünf Jahre alt. Vor dreieinhalb Jahren, im April 1998, sind Lisa und Oskar im Zierteich unserer Nachbarn ertrunken und beide sind erfolgreich wiederbelebt worden.

Lisa hatte einen sehr glücklichen Krankheitsverlauf. Obwohl sie wegen steigendem Herz-Lungenversagen von Berlin nach Mannheim verlegt werden musste (und ich auf diese Weise drei verschiedene Intensivstationen kennen gelernt habe), lief und sprach sie nach drei Wochen wieder, hatte nach vier Wochen alle neurologischen Defizite überwunden und war aus dem Krankenhaus entlassen.

Oskar war in dieser Zeit bereits im Wachkoma, im sog. apallischen Durchgangssyndrom mit Strecktonus der Beine und Beugetonus der Arme. Trotzdem konnten wir Oskar in diesem Zustand sechs Wochen nach dem Unfall zu Hause weiterbetreuen.

Was befähigt Eltern zur ambulanten Rehabilitation und warum sie schon in der Akutphase miteinbezogen werden müssen

Es gibt in Berlin keine wohnortnahe, stationäre Rehabilitationseinrichtung für Kinder und Jugendliche. Eine lange Trennung erschien uns nach dem Doppelunfall für die Familiensituation untragbar. Wir hatten vom ersten Moment des Unfalls an eine hohe Motivation, unsere Kinder im Leben wie im Sterben zu begleiten. Mit dem Feuerwehreinsatz war für uns gleichzeitig ein *Notfallseelsorger* angefordert worden, der diesen Wunsch nach Begleitung für uns in den beiden verschiedenen Krankenhäusern organisierte. Er begleitete mich nach dem Unfall 6 Stunden lang und sorgte dafür, dass wir unsere Kinder sehen konnten.

Im Kinderkrankenhaus kam täglich eine *Seelsorgeschwester*, die sich um Essen für uns kümmerte und uns eine Liege in Oskars Zimmer stellen ließ. Sie hieß auch unseren älteren Sohn mit Saft und Salzstangen am Intensivbett seines Bruders willkommen. Dieses *Willkommensein*, der Platz am Intensivbett war für uns – Eltern und Großeltern – in allen drei Krankenhäusern spürbar. Als Oskar und Lisa weniger Apparate brauchten, wurden wir ermuntert, mehr und mehr *Betreuung und Pflege* zu übernehmen. Dadurch gab es trotz Oskars ernstem Zustand keine Entfremdung oder Berührungsangst.

Eine Schwester gab uns ein Heft über basale Stimulation, ein Arzt eine Gerstenbrandtabelle über die Komaaufwachphasen. *Fachliche Informationen* durch das Krankenhaus, aber auch durch eigene Bekannte halfen uns, Kompetenz und Entscheidungskraft für die Organisation der ambulanten Rehabilitation von Oskar zu entwickeln.

Oskar mit nach Hause nehmen ...

Wir brauchten dazu *Ermutigung*, aber auch *fachlich kompetente Beratung* und erhielten Unterstützung von einer selbstbetroffenen

Mutter und Bobathlehrtherapeutin. Wir fanden ein *Sozial-Pädiatrisches-Zentrum – SPZ*, das die neurologische Betreuung und Begutachtung in regelmäßigen Abständen zusicherte und mit dem Kinderkrankenhaus absprach. Wir fanden eine *Krankengymnastin* mit einer Bobathausbildung und Erfahrung in der Kinderbehandlung, die bereit war zu täglichen Hausbesuchen. Sie sprach sich mit der behandelnden Kollegin im Krankenhaus ab und erhielt später Beratung durch das SPZ. Wir organisierten zu Hausbesuchen eine *Logopädin* mit Ausbildung nach Castillo Morales für unsere Beratung zu Eß- und Schluckproblemen. Sie kam am Anfang häufig, später gelegentlich auf Anfrage. Unsere behandelnde *Kinderärztin* sagte zweimal wöchentlich ihren Hausbesuch zu, um mit uns zusammen Oskars Allgemeinzustand, Ernährung, Gewicht, Medikamente usw. zu kontrollieren. Unser klassischer *Homöopath*, früher praktizierender Kinderarzt, hatte auch neurologische Ausbildung und durfte in Absprache mit dem Kinderkrankenhaus seine Arzneien zusätzlich zur medikamentösen Behandlung geben. Er war für uns 24 Stunden täglich (auch am Wochenende) telefonisch zu erreichen.

So wurde Oskar im Einvernehmen mit dem Krankenhaus entlassen. Diese Helfer hätten uns im Alltag aber nicht gereicht. Wir hatten zusätzlich Haushaltshilfe und Babysitter. Dies wurde uns von der Krankenkasse finanziert. Später erhielten wir über die Behindertenhilfe eine *Tagesmutter* für Oskar.

Das erste Jahr bedeutete für uns offenes Haus, wenig Privatsphäre, viel Pflege, Koordination und Organisation, d. h. Arbeit bis zur Erschöpfung. Als Oskar einen starken Schiefhals entwickelte, fanden wir Hilfe für Tonusregulation, Kopfkontrolle und Wachheit durch einen Orthopäden, der eine Kinderausbildung in Atlastherapie nach Arlen hatte und Oskar zunächst zweimal wöchentlich behandelte. Was uns aufrecht hielt waren Oskars zunehmendes Erwachen und seine Fortschritte.

Als alles leichter wurde ...

Oskar hatte nach einigen quälenden Rückschlägen viele positive Entwicklungen durchlaufen und die ersten Komaaufwachphasen überwunden. Nun langweilte er sich offensichtlich immer mehr mit uns Erwachsenen. Er war stabil und belastbar, inzwischen vier Jahre alt. So fanden wir einen tagesklinisch orientierten Kindergarten, eine anthroposophische, heilpädagogische Einrichtung, auch mit einem Neurologen im Haus. Oskar besucht diesen Kindergarten seit zwei Jahren halbtags. Er ist in einer Gruppe mit neun Kindern, wird heilpädagogisch hervorragend betreut, erhält dort zweimal wöchentlich Heileurhythmie und Musiktherapie und wegen seines hohen Bedarfs kommt seine eigene Krankengymnastin in die Einrichtung.

Zusätzlich bekommt er seit zweieinhalb Jahren einmal wöchentlich Hippotherapie. Die atlastherapeutischen Behandlungen braucht Oskar noch alle drei Wochen. Zweimal im Jahr bekommt er für zwei Wochen während ambulantem Kuraufenthalt serielle Behandlungen mit manueller Medizin. Die Pflege ist leichter geworden, wenn auch nicht viel weniger, die Therapieorganisation und Koordination dagegen ist mehr geworden.

Inzwischen werden von der Krankenkasse viele der Therapien abgelehnt, die im Einzelfallentscheid zeitlich begrenzt übernommen wurden, was für uns bedeutet: einen Widerspruch formulieren, ärztliche Gutachten erneut beibringen, Therapieverlaufsberichte erbitten. Nicht nur für uns, sondern auch für behandelnde Ärzte und Therapeuten viel mehr Büroarbeit. Für uns auch langwierige Klageverfahren und Verschärfung der finanziellen Situation.

Warum sich ambulante Rehabilitation mit allen Schwierigkeiten lohnen kann

Die Vorteile sind ebenso vielfältig wie die Schwierigkeiten. Die Familie bleibt zusammen und hat nach Unfall und Schock nicht auch noch mit räumlicher Trennung zu kämpfen. Jeder für sich und alle zusammen haben nach dem Unfallereignis die Chance, Schmerz und Schock inmitten der Rehabilitation zu wandeln und zu verarbeiten. Die Ehe wird nicht durch Trennung belastet, die Geschwister bleiben zusammen, die Kinder können die Entwicklungen miteinander machen.

So z. B. haben die beiden gesunden Geschwister jede Komaaufwachphase mit perfektem Mimikri nachspielen können. Sie haben sich selbst nach Bobath gelagert, „weil das so gemütlich aussieht." Sie haben die leere Mimik und den fehlenden Mundschluss nachgespielt, so dass drei Kinder ihren Joghurt rauslaufen ließen, statt zu schlucken. Bei der vestibulären Stimulation in der Hängematte war Oskar nicht allein, sondern inmitten seiner Geschwister mit Freund, wenn auch nicht optimal gelagert. Als Blicke und Kopfkontrolle einsetzten, lernten die Kinder so zu spielen, dass Oskar sie beobachten konnte. Sie lernten mit ihm zu spielen, als er begann sich zu bewegen. Sein erstes stimmhaftes Lachen erlebten wir zusammen. Dreirad mittreten ist anders, wenn die Schwester nebenher fährt; wenn ein Kind schiebt, ist es wilder und lustiger.

An allen Entwicklungen können wir und die Geschwister teilhaben, mitmachen und mithelfen, Oskar gesunden zu lassen. All das hat unsere Liebe und Fürsorge untereinander gestärkt, hat die gesunden Geschwister wach gemacht für das Andere, Schwächere, dem sie – wie auch wir – so selbstverständlich einen Platz in unserem Leben einräumen konnten.

Der Schmerz um den verlorenen gesunden Bruder, unser gesundes Kind, wurde nicht durch seine Abwesenheit vergrößert, sondern durch tägliches Annehmen der neuen Situation allmählich zu etwas Positivem und vielleicht auch zu etwas Konstruktivem gewandelt, denn diesen Beitrag sehe ich als einen Teil davon.

Gudrun Streit, Wolframstraße 2,
12105 Berlin

„Reha vor Pflege" aus Sicht der Behindertenpädagogik

Dagmar Kuhle

Rehabilitation umfasst berufliche, medizinische, pädagogische und soziale Maßnahmen. Ausgangspunkt ist die Betrachtung des Menschen mit Behinderung bzw. des von Behinderung bedrohten in seinem Gesamt von Körperfunktionen und -strukturen, Aktivitäten, Umweltfaktoren und seinen Möglichkeiten der Partizipation (Schuntermann 1999). Dabei ist auch die Spezifik der Altersgruppe zu beachten. Für die Kinder und Jugendlichen ist dieser Ansatz wichtig, da sich hier Schwerpunkte anders gewichten. Im Kinder- und Jugendalter sind dies Diagnostik, Frühförderung und Lernen, also medizinische, pädagogische und soziale Faktoren.

Die Ausschöpfung des Entwicklungspotenzials eines Kindes gelingt auf der Grundlage einer guten, umfassenden und stetig fortzuschreibenden Diagnostik und der entsprechenden Eingliederung, Förderung und dann auch Beschulung an der individuell auszuwählenden Schule. Dazu bedarf es Sonderschullehrer, die schulformübergreifend denken und auch koordinierende Grundkenntnisse über den Rahmen der pädagogischen Seite hinaus besitzen. Ein Kind, das Anspruch auf sonderpädagogische Förderung hat, muss diese auch entsprechend dem Förderschwerpunkt erhalten (Elternberatung, rechtzeitige Antragstellung, Abgrenzung Förderschwerpunkt lt. Empfehlungen der Kultusministerkonferenz und der jeweiligen Verordnung über die sonderpädagogische Förderung der Länder).

Das Thema des Referates „Reha vor Pflege" führt vordergründig zur Gruppe der Schülerinnen und Schüler mit schwerer Mehrfachbehinderung. Auch für diese Kinder besteht das Recht auf einen zweiten Lebensraum und eine breitere Teilhabe am Leben. Anhand der Abb. 1 weise ich auf einige Aspekte hin, die sich aus der Situation eines Kindes mit schwerer Mehrfachbehinderung und seinem Umfeld ergeben. Grundlage war das persönliche Erlebnis der Begleitung eines gern lachenden, schäkernden Jungen, der auf seinem Weg von der Pflegestation in die Familie, in die Schule zu einem erfüllten Leben gefunden hat und auch sein Umfeld mit Trauer, aber auch einer positiven inneren Zufriedenheit zurückgelassen hat als sein Leben gerade „besonders toll" war. Eingeflossen sind auch weitere Erfahrungen und Gespräche mit Menschen in ähnlichen Situationen.

- Ausgangs- und Übergangssituation

Das Kind ist zu Hause. Es wird umsorgt, behütet und versorgt. Auch wenn einzelne Dienste, Therapeuten einbezogen sind, bleibt die Hauptarbeit und Verantwortung auch als recht einseitige Last bei den Eltern. Je nach Belastbarkeit des Kindes kann sich die Ausrichtung des Alltags sehr nach dessen Bedürfnissen richten und vom Radius her auf das engere Umfeld oder gar nur auf das Haus beziehen. Dies kann auch zu einer Isolation des Kindes und der Familie führen.

Mit dem Besuch einer Einrichtung heißt es loslassen, zutrauen und annehmen. Dabei sind die Reaktionen nicht unbedingt von freudiger Neugier geprägt. Panik, Angst, Schreien und Ablehnung gehören auch dazu.

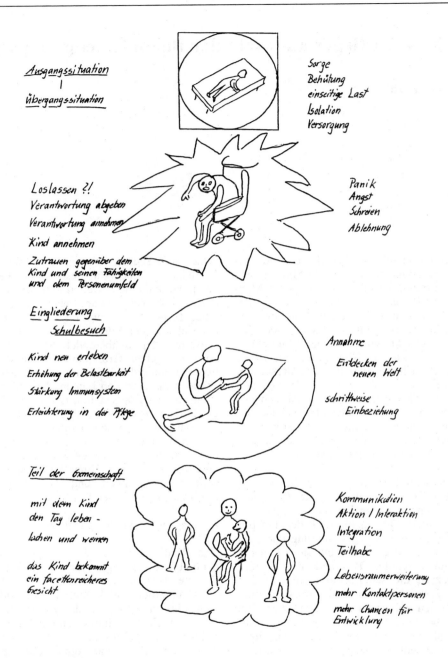

Abb. 1 Situationen auf dem Weg in eine Gemeinschaft

Trotzdem heißt es für die Eltern loslassen, dem Kind etwas Zutrauen und auch den Menschen, die sich um das Kind bemühen, zutrauen die Verantwortung anzunehmen, auch in lebensbedrohlichen Situationen und auch mit den Grenzen, die die Bedingungen mit sich bringen. Für Lehrer, pädagogische Mitarbeiter und Betreuer heißt es, sich dem Kind zu öffnen, es anzunehmen, es zu fördern, es zu integrieren und auch sich der Verantwortung zu stellen.

- Eingliederung/Schulbesuch

Mit der Annahme des Kindes beginnt das gemeinsame Entdecken der Welt. Schrittweise ist eine Einbeziehung möglich. Man erlebt das Kind neu. Man spürt, wie es belastbarer wird in Situationswechseln und durch die Stärkung des Immunsystems. Auch die Pflege kann erleichtert werden, weil das Kind reagiert, vielleicht auch mehr mithilft, wenn es die Behinderung erlaubt.

- Teil der Gemeinschaft

Man lebt mit dem Kind den Tag – mit Lachen und Weinen. Mit dem Kennen lernen, Beobachten und gemeinsamen Agieren bekommt das Kind ein facettenreicheres Gesicht. Es kommt zu einer differenzierteren Kommunikation, Aktion und Interaktion. Mit der Integration wächst die Teilhabe am Leben. Mit der Lebensraumerweiterung wird der Kreis der Kontaktpersonen erweitert, was wiederum mehr Chancen für Entwicklung eröffnet, da die einzelne Person durch ihre Persönlichkeit einen sehr individuellen Zugang zum Kind hat und Fähigkeiten entwickeln kann, die nur in dieser Beziehung entwickelbar sind. Kind und Familie erfahren mehr Öffentlichkeit, mehr aktive und passive Teilhabe durch die Menschen der Umgebung. Das Kind ist nicht mehr dieses Kind von ..., es hat jetzt einen Namen und ein Gesicht, es gibt intensivere Bindungen. Für die Menschen, die mit dem Kind arbeiten, gibt es mehr Bestätigungen.

Im Alltag einer Sonderschule für Geistigbehinderte greifen Förderung, Therapie und Pflege eng ineinander und können auch nur schwer einer bestimmten Personalgruppe zugeordnet werden. In der Förderung Schwerstbehinderter sind verschiedene Ansätze und Konzeptionen bekannt. Sie sollten die Grundlage für ein individuell zu erstellendes kombiniertes Konzept der Förderung bilden. In einem solchen Konzept kann z. B. neben basaler Stimulation, basaler Kommunikation, Krankengymnastik, integriertem Lernen auch Förderpflege stehen – Förderpflege, die im Vitalbereich ansetzt, Bedürfnisse aufgreift, entwickelt, differenziert und damit eine positive Ausgestaltung einfachster Lebensnotwendigkeiten zum Ziel hat (Dank 1992). Rehabilitation ist von Pflege nicht zu trennen, auch nicht schulische, pädagogische Rehabilitation. Rehabilitation sollte nicht nur punktuell stattfinden, sondern ganzheitlich mit dem Ziel der breitmöglichsten Teilhabe am Leben.

Rahmenbedingungen für die Rehabilitation im Schulalter

Sie sind durch die Empfehlungen der Kultusministerkonferenz, die Schulgesetze und Verordnungen über die sonderpädagogische Förderung der Länder gegeben.

Kultusministerien und staatliche Schulämter sind gefordert, diesen Bedingungsrahmen zu nutzen und zu halten; u. a. auch das Qualifizierungsniveau des Personals durch entsprechende Einstellungen und Fort- und Weiterbildungen zu gewährleisten.

Es darf keine Ausschulungen oder unverhältnismäßigen Ausgrenzungen vom Klassenunterricht geben.

Sonderschulen für Geistigbehinderte bieten zurzeit die besten Bedingungen für die Beschulung von Schülerinnen und Schülern mit schwerer Mehrfachbehinderung, da sie meist über die entsprechenden personellen, räumlichen, sächlichen und organisatorischen Gegebenheiten verfügen.

Für die Sozialämter tritt die Population der Kinder im Schulalter mehr ins Aufgabenfeld (im Sinne der Eingliederungshilfe und des Nachteilsausgleichs nach Grundanerkennung einer schweren Behinderung).

Des Weiteren wird die Zusammenarbeit mit Jugend- und Gesundheitsämtern, Sozialpädiatrischen Zentren, behandelnden Ärzten, Kranken- und Pflegekassen eine wesentliche Rolle spielen – Schule ist hier auch eine Schnittstelle und Berater für Eltern: Grundlage für eine sonderpädagogische Förderung ist deren Feststellung in einem sonderpädagogischen Gutachten, das Ausgangspunkt für die Arbeit in der Schule ist und eine regelmäßige Fortschreibung erfährt. Es beinhaltet Aussagen zu Art und Umfang körperlicher, geistiger, sprachlicher, sozialer und seelischer Beeinträchtigungen, die Bedingungen der Lernsituation, das Lernumfeld, die individuelle Lern- und Leistungsfähigkeit, den schulischen Leistungsstand, den sonderpädagogischen Förderbedarf und die sich damit verbindenden Voraussetzungen der Förderung (Verordnung über die sonderpädagogische Förderung 2001). Dazu benötigt der begutachtende Lehrer neben seinen eigenen Beobachtungen auch die Zuarbeiten der Eltern und von Fachkräften und muss auch mit einer nach den gegebenen Umständen fortzuführenden Zusammenarbeit rechnen können.

Literatur

Dank, S.: Individuelle Förderung Schwerstbehinderter. verlag modernes lernen, Dortmund 1992

Empfehlungen zum Förderschwerpunkt emotionale und soziale Entwicklung. Beschluss der Kultusministerkonferenz vom 10.3.2000. SVBL LSA Nr. 11/2000, 268 ff.

Empfehlungen zum Förderschwerpunkt geistige Entwicklung. Beschluss der Kultusministerkonferenz vom 26.6.1998. SVBL LSA Nr. 4/1999, 61 ff.

Empfehlungen zum Förderschwerpunkt körperliche und motorische Entwicklung. Beschluss der Kultusministerkonferenz vom 20.3.1998. SVBL LSA Nr. 4/1999, 69 ff.

Empfehlungen zum Förderschwerpunkt Lernen. Beschluss der Kultusministerkonferenz vom 1.10.1999. SVBL LSA Nr. 3/2000, 55 ff.

Empfehlungen zum Förderschwerpunkt Sprache. Beschluss der Kultusministerkonferenz vom 26.6.1998. SVBL LSA Nr. 4/1999, 78 ff.

Empfehlungen zur sonderpädagogischen Förderung in den Schulen der Bundesrepublik Deutschland, Beschluss der Kultusministerkonferenz vom 6.5.1994. SVBL LSA Nr. 12/1994, 397–403.

Schuntermann, M. F.: Behinderung und Rehabilitation: Konzepte der WHO und des deutschen Sozialrechts. Die neue Sonderschule 44:5 (1999) 342–363

Verordnung über die sonderpädagogische Förderung vom 9.9.2001. Gesetz- und Verordnungsblatt für das Land Sachsen-Anhalt Nr. 42/2001, 368–375

Dagmar Kuhle, Dipl.-Lehrerin, Schule am Heidetor, Sonderschule (G), Zerbst, Friedrich-Ludwig-Jahn-Straße 7, 39261 Zerbst

Integrierte Pflegehilfen im Berufsbildungs- und Rehabilitationskonzept eines Berufsbildungswerkes (BBW)

Ines Nitzschke

1. Vorstellung des Berufsbildungswerkes Potsdam im Oberlinhaus

Ziel

Ausbildungseinrichtung für behinderte Jugendliche und Erwachsene, die noch keinen Ausbildungsabschluss erworben haben

Struktur

- *Kostenträger:*
  Arbeitsamt, Berufsgenossenschaften

- *interne Abteilungen:*
A) Abteilung Ausbildung mit Berufsvorbereitung
B) Dualpartner Sonderpädagogische Berufsschule Theodor Hoppe
C) Sozialpädagogischer Bereich mit Internaten und Sozialdienst
D) Psychologischer Dienst mit heilpädagogischer Förderung
E) Ärztlicher Dienst mit integrierter Pflegestation, Physiotherapieabteilung sowie arbeitsmedizinischer Diagnostikabteilung
F) Verwaltung

- *Mitarbeiter:*
  254 Beschäftigte im BBW intern
  54 Teilzeitmitarbeiter

Teilnehmer

634 Rehabilitanden in Förderlehrgang und Ausbildung im September 2001

165 Teilnehmer FL
   ZG 1 Vorbereitung auf Berufsausbildung
   ZG 2 Anlerntätigkeit/Berufsausbildung
   nach § 48/42 Eingliederung in WfB
 70 Teilnehmer BA neu
399 Teilnehmer BA 2.–4. Lehrjahr

Ausbildungsberufe

- *gewerblich-technische Berufe:*
  – Orthopädietechnik
  – Holztechnik: Tischler/Holzbearbeiter
  – Metalltechnik: Metallbauer/Zerspanungsmechaniker/Werkzeugmaschinenspaner/Metallbearbeiter
  – Drucktechnik: Drucker/Druckfachwerker/Buchbinder/Fertigmacher im Buchbindehandwerk/Mediengestalter für Werbe- und Printmedien

- *Berufe im Dienstleistungsbereich:*
  – Ernährung/Hauswirtschaft:
    Hauswirtschafter/Hauswirtschaftshelfer
    Koch/Beikoch
    Fachgehilfe im Gastgewerbe/Helfer im Gastgewerbe

- *Büroberufe:*
  – Informatikkaufmann
  – Kaufmann in der Grundstücks- und Wohnungswirtschaft
  – Bürokaufmann/Bürokraft

- *Teleausbildung:*
  – Bürokaufmann (nach Paragraph 25)

Rehabilitanden

Alter: 16 Jahre bis 33 Jahre
keinen Berufsabschluss

- *aus welchen Einrichtungen?*
  - Förderschule
  - Hauptschule
  - Realschule
  - aus Rehabilitationseinrichtung Phase II
  - aus berufsvorbereitender Maßnahme in einem anderen BBW/aus anderer Einrichtung

- *Behinderung:*
  - körperbehinderte Jugendliche
  - Jugendliche mit Lernbehinderungen
  - Jugendliche mit Sinnesbehinderungen

- *Beispiele:*

  - Neurologische Erkrankungen
    - ☐ Friedreichsche Ataxie
    - ☐ MS
    - ☐ Spina bifida
    - ☐ spastische Zerebralparese aller Formen
    - ☐ Epilepsie

  - Stoffwechselstörungen:
    - ☐ Diabetes mellitus
    - ☐ Galaktosämie
    - ☐ Phenylketonurie

  - Systemerkrankungen:
    - ☐ Erkrankungen des rheumatischen Formenkreises
    - ☐ Osteogenesis imperfekta
    - ☐ Arthrogryposis multiplex congenita

  - Interne Erkrankungen:
    - ☐ Niereninsuffizienz/Dialysezentrum/NTX
    - ☐ Asthma bronchiale
    - ☐ chronische Darmerkrankungen
    - ☐ congenitale Vitien / Patienten nach HTX

  - Rehabilitanden nach Polytraumen:
    - ☐ SHT
    - ☐ hohe Querschnittslähmung
    - ☐ Amputationen/Teilamputation der Extremitäten

2. Veränderungen im BBW nach in Kraft treten des SGB IX

Ziel

... Menschen mit Behinderungen die *gleichberechtigte Teilhabe am Leben in der Gemeinschaft* zu ermöglichen ...

Selbstbestimmung

... dass Menschen mit Behinderung selbstbestimmt, d. h. ihr Leben nach eigenen Vorstellungen ausrichten und bestimmen können

Wunsch- und Wahlrecht stärken

- Rehabilitationsträger entsprechen Wünschen der Betroffenen
- Wunsch- und Wahlrecht auch bei Auswahl eines geeigneten Dienstes oder einer geeigneten Einrichtung

Berücksichtigung
A) persönliche Lebenssituation
B) Alter
C) Geschlecht
D) Familie
E) religiöse und weltanschauliche Bedürfnisse

Ziel: Integration von jungen Müttern mit Kindern in Rehabilitationsmaßnahmen

... Wenn eine Maßnahme nicht zwingend in einer Einrichtung durchgeführt werden muss, hat in Zukunft der Leistungsberechtigte die *Wahl zwischen einer Sach-, oder Geldleistung* (d. h. anstelle einer Sachleistung ist ein bestimmter Geldbetrag auszahlbar, mit dem die entsprechende Leistung dazugekauft wird/persönliches Budget)

Rasche Zuständigkeitserklärung

- vorgegebener Zeitraum, in welchem der Rehabilitationsträger entscheiden muss
- zwischen Beantragung einer Leistung und Leistungsbescheid *maximale Frist 7 Wochen*
- klare Regelung, welcher Rehabilitationsträger zuständig ist
- nach Ablauf der Frist (7 Wochen) selbständige Beschaffung der Leistung durch

den Betroffenen und Erstattungspflicht durch Kostenträger
- Einschränkung Einkauf der Leistung nach den Grundsätzen von Wirtschaftlichkeit und Sparsamkeit

Weiterentwicklung des Rechts der Rehabilitation und Teilhabe

- Anerkennung der Gebärdensprache (Kosten für Gebärdendolmetscher von Rehabilitationsträger übernommen)
- Möglichkeit der Finanzierung von Arbeitsassistenz für Menschen mit Behinderung

Persönliches Budget

- Rehabilitationsträger können Leistungen als persönliches Budget erbringen
- Gesamtverantwortlichkeit bleibt bei dem Leistungsträger

3. Übersicht über die ab 1.9.2001 neu aufgenommenen Rehabilitanden im BBW

Quantitative Übersicht

Insgesamt:
165 Teilnehmer <u>Förderlehrgang</u>
   davon
110 Teilnehmer 1. FL ZG 1
21 Teilnehmer 2. FL ZG 1
23 Teilnehmer 1.FL ZG 2
11 Teilnehmer 2.FL ZG 2

70 Teilnehmer <u>Berufsausbildung</u>

Gliederung nach der Grunderkrankung

A) Sinnesbehinderung
B) Behinderung des ZNS
C) Psychische Behinderung
D) Behinderung des Stütz- und Bewegungssystems
E) Behinderung der inneren Organe
F) Lernbehinderung

Gliederung nach der Grunderkrankung quantitativ
(ersichtlich aus den nachfolgenden sechs Abbildungen)

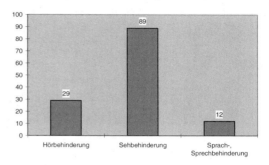

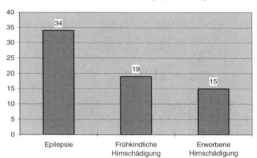

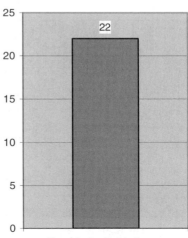

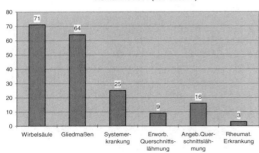

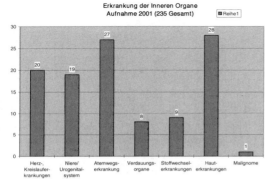

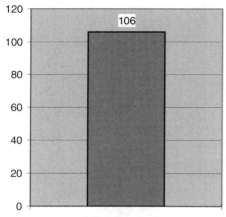

4. Rehabilitationskonzept im BBW Potsdam

Diagnostik

Allgemeines: Zusammenarbeit mit
- Konsiliarärzten
- Fachärzten in Niederlassung
- Dialysezentrum
- Krankenhäusern der Akutversorgung
- Rehabilitationskliniken bei Betreuung der Rehabilitanden Phase II

Diagnostische Verfahren im BBW:
- Apparativ
- EKG
- Audiogramm mit Luft- u. Knochenleitung
- Spirometrie
- Visiotestgerät
- Langzeit-Blutdruckmessung
- Sonographie Abdomen/ Schilddrüse

- Nichtapparativ
- Funktionsdiagnostik in den Bereichen
- Pflege
- Physiotherapie
- Ergotherapie
- Hilfsmittelversorgung/technische Arbeitshilfen

Therapie

Ziel

- Ärztlich-therapeutische Maßnahmen
- Arbeitsmedizin
- Rehabilitationsmedizinische Betreuung

- Aktivierende Pflege
- Selbstkathederismus bei Spina bifida Patienten

- Physiotherapie

- auf neurophysiologischer Grundlage
  - Bobath
  - Vojta
  - Gruppentherapie: Haltungsturnen orthopädisches Schwimmen
  - Lymphdrainage
  - manuelle Therapie/weiche Techniken

☐ Physikalische Therapie
  - Massagen
  - Kälte-, Wärmepackung
  - Einzeltherapie im Bewegungsbad
  - Saunanutzung

☐ Selbständiges Training
  - Laufband
  - aktive und passive Radergometer

• Sporttherapie

• Ergotherapie/Technische Arbeitshilfen

• Diätetische Therapie

5. Fallbeispiel Frau Anke B.:

17-jährige Patientin
9/2000 Aufnahme im BBW Förderlehrgang ZG1

Diagnose: Phenylketonurie
Betreuung: Stoffwechselzentrum der Charité Berlin

1–3 monatliche Kontrolle des Phenylalaninspiegels

9/2000 bis 9/2001 Förderlehrgang
– Testung verschiedener Berufsfelder
– Motivation: Ernährung/Hauswirtschaft
– Fachgehilfin im Gastgewerbe
– Diätplan/Ausbildungsplan mit Einschränkungen Verkostung
– erweiterter Hauptschulabschluß

6/2001 Klassenfahrt 14 d mit selbstbilanzierter Diät

9/2001 Beginn der Ausbildung als Fachgehilfin im Gastgewerbe

Dr. Ines Nitzschke, Fachärztin für Allgemeinmedizin, Leitung Ärztlicher Dienst, Berufsbildungswerk Potsdam im Oberlinhaus, Steinstraße 80–84, 14480 Potsdam

Assistenz für behinderte Menschen – Chancen zur Selbstbestimmung

Elke Bartz

Rehabilitation vor Pflege ist ein Halbsatz, der vielen behinderten und chronisch kranken Menschen Probleme bereitet. Natürlich ist es richtig und sinnvoll, durch gezielte Rehabilitationsmaßnahmen Pflegebedürftigkeit vorzubeugen, sie damit zu vermeiden oder zu verringern.

Doch häufig sind der Rehabilitation Grenzen gesetzt, die es zu akzeptieren gilt. Nicht selten berichten behinderte und chronisch kranke Menschen, dass sie sich als Versager fühlen. Versager, weil sie die in sie gesetzten Erwartungen und Hoffnungen von Ärzten, Therapeuten, aber auch Angehörigen auf (weitestgehende) Heilung und die damit verbundene Selbständigkeit nicht erfüllen können.

Trotz bestmöglicher Rehabilitation wird es immer eine Anzahl von Menschen geben, die ihr Leben lang auf personelle Hilfeleistungen angewiesen sind. Für diese Menschen, gleich mit welcher Art der Behinderung lebend, bedeutet das, sich irgendwann nicht mehr als „Patient" zu fühlen. Die Behinderung oder chronische Krankheit bedeuten normales Alltagsleben – nur eben verbunden mit der Notwendigkeit von Hilfeleistungen zur Bewältigung dessen.

Und eine immer größer werdende Anzahl dieser Menschen wollen ein selbstbestimmtes Leben in der Gemeinschaft führen. Dazu eignen sich die seit vielen Jahren etablierten stationären, teilstationären und ambulanten Hilfsangebote oft nicht. Dies gilt insbesondere bei hohem bzw. sehr hohem Hilfebedarf. Das Leben in Anstalten, aber auch die Hilfsangebote ambulanter Anbieter sind in der Regel von Fremdbestimmung und Bevormundung geprägt. Verbunden sind damit häufig eklatante Einschnitte in die Lebensqualität.

„Ich weiß, was gut für dich ist!". Ein Satz, den die meisten von uns schon zu hören bekamen, der jedoch schon lange nicht mehr akzeptiert wird. Denn wir wissen selbst, was gut und richtig für uns ist.

Kein Wunder, dass vor rund zwanzig Jahren behinderte Menschen begannen, ein neues Selbstbewusstsein zu entwickeln und sich von professionellen Hilfeanbietern „abzunabeln". Begriffe wie Betreuung oder gar Wartung wurden (und werden) abgelehnt, denn sie suggerieren Hilflosigkeit und Passivität der Betroffenen. Abgelöst wurden diese Bezeichnungen durch den Begriff der Assistenz. Dieser verdeutlicht viel zutreffender, welche Art der Hilfenahmen angemessen, gewünscht und in der Regel auch notwendig sind.

Assistenz beinhaltet nicht nur die Hilfe zur Pflege, sondern sämtliche Hilfeleistungen, die ein behinderter und chronisch kranker Mensch in seinem Alltag benötigt. Dies gilt ebenso für Hilfeleistungen im Haushalt, als auch bei der Ausübung der Berufstätigkeit und im Freizeitbereich.

Assistenz eignet sich für Menschen mit geringem, aber auch mit hohem oder sogar sehr hohem Hilfebedarf bis hin zur Rund-um-die-Uhr-Assistenz.

Immer mehr behinderte und chronisch kranke Menschen – derzeit sind es ca. 1.500 bis 2.000 – organisieren ihre Assistenz nach dem sog. Arbeitgebermodell. Dabei beschäftigen sie ihre Assistenten in einem „Betrieb im eigenen Haushalt" (Bartz 1997). Damit verfügen sie über die Kompetenzen und Möglichkeiten, ein selbstbestimmtes Leben zu führen. Kein anderes Hilfsangebot kann dies in einem solchen Umfang gewähren.

Es handelt sich bei diesen Kompetenzen um die Personal-, die Anleitungs-, die Organisations-, die Orts- und die Finanzkompetenz. Das bedeutet, die behinderten Arbeitgeber suchen die Assistenten selbst auf dem freien Arbeitsmarkt. Sie schließen Arbeitsverträge mit ihnen, lernen sie selbst an, gestalten Dienstpläne und erstellen Lohnabrechnungen. Weiterhin bestimmen sie, wie, wann und wo die notwendigen Assistenzleistungen erbracht werden. Außerdem haben sie selbst die Kontrolle über die ihnen zustehenden Leistungen und Finanzmittel wie die der Pflegeversicherung etc.

Das Delegieren von einzelnen Kompetenzen, wie die Beauftragung eines Steuerbüros oder Zentrums für selbstbestimmtes Leben mit der Erstellung der monatlichen Lohnabrechnungen, bedeuten hingegen keine Aufgabe der Selbstbestimmung.

Auf die Kostenfrage bleibt nur kurz festzuhalten, dass persönliche Assistenz – bei gleicher Quantität und der Bezahlung von Tariflöhnen – in der Regel kostengünstiger ist als die Leistungen professioneller Anbieter.

Nicht selten verkörpern gerade diese professionellen Anbieter regelrechte Widersacher der persönlichen Assistenz. Das ist sicher berechtigt – und auch wieder nicht. Berechtigt ist die Furcht vor Konkurrenz, da die Anbieter schon die allein strukturell bedingten Grenzen ihrer Angebote kennen. Unberechtigt ist sie hingegen, da es immer behinderte und chronisch kranke Menschen geben wird, die sowohl die Eigenverantwortung als auch den Organisationsaufwand – die persönliche Assistenz mit sich bringen – nicht übernehmen können und/oder wollen. Sie werden immer als Kunden auf herkömmliche Angebote zurückgreifen.

Zum Schluss bleibt anzumerken: Nicht alles, was als Assistenz bezeichnet wird, ist Assistenz. Natürlich hat die Selbstbestimmt-Leben-Bewegung kein Privileg auf diesen Begriff. Dennoch werden immer mehr herkömmliche, fremdbestimmende Hilfeleistungen „modern" und Kundenfreundlichkeit suggerierend als Assistenz bezeichnet. Damit wird ein Begriff, der für den Paradigmenwechsel in der Politik für assistenznehmende Menschen steht, geradezu inflationär missbraucht.

Literatur

Bartz, E.: Broschüre „Ratgeber für behinderte ArbeitgeberInnen und solche, die es werden wollen". 10. überarb. Aufl., Mulfingen 2002

Elke Bartz, Vorsitzende des Forum selbstbestimmter Assistenz behinderter Menschen, ForseA, Nelkenweg 5, 74673 Mulfingen-Hollenbach

Ergebnisbericht Arbeitsgruppe 5:

Rehabilitation und Pflege bei schwer chronisch kranken und behinderten Kindern, Jugendlichen und Erwachsenen

Christian G. Lipinski

Die Arbeitsgruppe konnte praxisnah arbeiten, da neben den Rehabilitationskräften vier Betroffene, Mütter und Erwachsene, miteinander diskutierten.

Die im Plenum vorgestellte Trennung von Pflege und Rehabilitation wurde ausnahmslos als willkürliche Zweiteilung angesehen, die sich nicht inhaltlich begründen lässt; vielmehr kommt sie durch die unterschiedliche Zuständigkeit der Kostenträger zustande. Pflege ist ein Kontinuum in Abhängigkeit vom Rehabilitationsstand und Rehabilitationsziel. Abstufungen in Qualität und Quantität der Pflege sind an differenzierten Begriffen erkennbar: Behandlungspflege, Grundpflege, Förderpflege, Unterstützung, Assistenz und Hauswirtschaft, um nur eine Auswahl zu nennen. Letztlich ist ein ganzheitliches Angebot aus Pflege und Rehabilitation erforderlich.

Säugling und Kleinkind sind in besonders hohem Masse von Pflege, Aufsicht, Erziehung und umfassender Versorgung abhängig – die Aufgaben einer Mutter in Einzeltätigkeiten zu unterteilen ist somit unsinnig. Aus der Sicht betroffener Mütter und deren Familien ist die eingangs erwähnte Unterteilung problematisch, da sich darauf ein System verschiedenster Dienste aufbaut und immer wieder neue Ansprechpartner gefunden werden müssen.

Notwendig ist *eine konstante Anlaufstelle* für Familien mit behinderten oder von Behinderung bedrohten Kindern, wie es jetzt im SGB IX festgelegt ist. Dabei ist ein flächendeckendes Netz in der BRD zu fordern, welches die Infrastruktur der Sozialpädiatrischen Zentren nutzen könnte (trägerübergreifendes System).

In diesem Kontext ist auch noch die Zuständigkeit der Pflegeversicherung im Kindes- und Jugendalter zu klären. Auffälligerweise ist die Pflegeversicherung kein Kostenträger der Eingliederungshilfe.

Entsprechend den Forderungen der ICF müssen *Partizipation* und *Kontextfaktoren* auch im Kindesalter beachtet werden. So ist für jedes Kind mit Behinderung oder Mehrfachbehinderung ab Kindergartenalter auch ein zweiter Lebensraum zu fordern. Dieser kann einer Tagesstätte aber auch einer eingearbeiteten Tagesmutter entsprechen. Neben ambulanten Diensten der Therapien und Frühförderung sind ergänzende *mobile* Therapie-/Förderungsangebote und auch ambulante Kinderkrankenpflege vorzuhalten. Gefordert wird auch die finanzielle Unterstützung bei der Teilnahme an Selbsthilfegruppen.

Akutbetreuung

Die betroffenen Eltern zeigen auf, dass auch bei schweren Rehabilitationsfällen (Zustand nach Ertrinken, Schädelhirntrauma, Enzephalitis, Hirntumor u. a. m.) bei gegebenen häuslichen Bedingungen eine frühzeitige Entlassung aus dem Krankenhaus möglich ist, um die Rehabilitation mit ambulanten und mobilen Therapiediensten durchzuführen unter zu Hilfenahme von Babysitter, Haushaltshilfe, Tagesmutter, ambulanter Kinderkrankenpflege und anderer familienentlastender Dienste.

Schon in den Akutkrankenhäusern wollen Eltern mit weiterführender Rehabilitationsliteratur und Adressen von Selbsthilfegruppen versorgt werden.

Langzeitbetreuung

Jedes Kind hat einen Anspruch auf Förderung und Rehabilitation während seiner gesamten Entwicklung. Die individuellen Bedürfnisse müssen beachtet werden. Begleitende Pflege und Förderung, auch Heilpädagogik, sind ambulant oder stationär zu gewährleisten. Neben den Fachdiensten sind die *Betreuer* in den verschiedenen Institutionen von großer Wichtigkeit, weil sie eine Fülle von Aufgaben übernehmen. In Kindergarten und Schule sollen immer die Möglichkeiten einer integrativen Förderung ausgeschöpft werden, bevor eine Sondereinrichtung ausgewählt wird. Dabei sind – wie schon gesagt – persönliche und familiäre sowie Umfeld relevante Faktoren zu beachten.

Wann Therapie aufhören kann, ist immer im Einzelfall und in Abhängigkeit vom Verlauf von Kinderneurologen, Orthopäden oder Kinder- und Jugendpsychiater zu entscheiden. Ein gestuftes Modell erscheint sinnvoll:

1. Vergrößerung des Intervalls zwischen den Therapien
2. Wechsel zwischen den einzelnen Therapieformen, je nach erreichtem Entwicklungsstand, Paralleltherapien nur mit klarer Indikationsstellung
3. blockweise Therapieeinheiten bei Wachstumsschub oder akuter Verschlechterung
4. zustandserhaltende Therapien
5. Übernahme einzelner Therapie-Elemente durch Eltern, Betreuer, Pädagogen, Assistenten usw.
6. Wiederaufnahme in der Rehabilitationseinrichtung zur Therapie- und Rehabilitationsevaluation oder zur Intensivtherapie

Auf die tatsächliche Teilhabe am alters- bzw. entwicklungsadäquaten sozialen Leben (Partizipation) ist nicht nur zu Anfang, sondern während des Gesamtförderzeitraums zu achten, ggf. auch aktiv einzuwirken. Auch muss geklärt werden, wer für solche partizipationsfördernden Leistungen die Kosten übernimmt, z. B Begleitung beim Kirchgang.

Finanzielle Entlastungen für die betroffenen Familie gibt es im vorgestellten dänischen Modell: Ein bis dahin berufstätiger Elternteil kann bis zum 18. Lebensjahr die Pflege und Betreuung seines behinderten Kindes übernehmen und erhält dafür vom Staat ein Gehalt. Danach erhält der Jugendliche selbst das Geld. Es ist zu prüfen, inwieweit dieses Modell auch für die BRD interessant ist.

Für die Eingliederung in *Schule, Berufsvorbereitung und Berufsausbildung* sind immer mehrere Kostenträger zuständig und anzusprechen. Günstiger wäre hier ein integrativer Ansatz mit nur einem übergeordneten Kostenträger. So könnte vermieden werden, dass z. B. in einem BBW externe schwerbehinderte Rehabilitanden ihren Pflegedienst mitbringen müssen.

Als interessanter Sonderweg ist das *Arbeitgebermodell* zu nennen, das für schwerbehinderte junge Erwachsene (auch ältere) mit der Fähigkeit zu vernünftigem, selbstbestimmten Planen und Handeln in Frage kommt: Der Betroffene stellt als Arbeitgeber einen Assistenten seiner Wahl ein, der auf seine Weisung hin tätig wird je nach Erfordernis in Pflege, Betreuung, Support oder Assistenz. Die Refinanzierung obliegt dem Betroffen. Dieses Modell ist beispielhaft für den Paradigmenwechsel in der Rehabilitation:

- weg vom Defizit-Modell
- hin zum Kompetenz-Modell

Allgemeines

Dringend notwendig sind einheitliche, regionale und überregionale *Adresssammlungen* für Betroffene und Spezialisten von Diensten, Institutionen, Hilfsangeboten, Selbsthilfegruppen, Freizeitangeboten, Behindertensportgruppen, ausländischen Partnereinrichtungen u. v. a. m. Dies ist heute mit CD-Rom-Technik einfach umzusetzen.

Als langfristige Entwicklung in der Ausbildung von Rehabilitationsfachkräften ist eine Verschiebung vom interdisziplinären Handeln zu einem *transdisziplinärem Handeln zu wünschen*, d. h. Vereinigung verschiedener Fachkompetenzen in *einer* Person, damit eine größere Konstanz der Bezugspersonen erreicht wird.

THESEN

1. Jedes Kind hat Anspruch auf Förderung und Rehabilitation während seiner gesamten Entwicklung
2. Pflege ist ein Kontinuum mit Schwerpunkten wie Behandlungspflege, Grundpflege, Förderpflege, Unterstützung, Assistenz und Hauswirtschaft
3. An der Ganzheitlichkeit des Alltagslebens müssen sich die Hilfsangebote orientieren und dürfen nicht aus leistungsrechtlichen Gründen unangemessen aufgesplittert werden
4. Assistenz heißt: Hilfe wird angefordert und geht von einer umfassenden Kompetenz des Arbeitgebers aus unter Voraussetzung des Interesses des Helfers (im Kindesalter nur partiell realisierbar) – Arbeitgeber-Modell
5. Für Erwachsene muss das Arbeitgeber-Modell zu einem festen Baustein der Beratung und Versorgung werden
6. Pflege und Rehabilitation sind nicht zu trennen: Pflegebedürftigkeit zu vermindern heißt auch Mobilität geben, Kommunikation ermöglichen, einen zweiten Lebensraum eröffnen und Pflege optimieren
7. Pflege ist in der Langzeitversorgung (longterm care) nicht zwingend an professionelle Pflegequalifikation gebunden (s. a. Arbeitgeber-Modell)
8. Rehabilitation kann den Pflegebedarf vermindern. Rehabilitation ist auch dann sinnvoll, wenn dadurch Pflegebedürftigkeit *nicht* vermindert wird
9. Therapeutische Maßnahmen müssen sich auch im Langzeitbereich an definierten Zielen orientieren. Eine kritische Evaluation des Benefits der erfolgten Maßnahmen ist anzustreben
10. Familien benötigen verlässliche Strukturen im Sinne von konstanten Anlaufstellen zur Hilfe und Entlastung
11. Unterstützung der Familien in Zeiten starker Belastung ist durch Beratung und Begleitung erforderlich, z. B. seelsorgerischer Beistand
12. Die Systeme Frühförderung und SPZ haben sich in der Rehabilitation von behinderten Kindern bewährt. Eine Ergänzung durch das Angebot von Sozialarbeit und Kinderkrankenpflege ist sinnvoll
13. Die Möglichkeit einer ambulanten (Früh-)Rehabilitation sind im Kindesalter flächendeckend, ggf. auch mobil anzubieten
14. Auch bei Vorliegen von schwerer Pflegeabhängigkeit ist ein zweiter Lebensraum anzubieten
15. Die ambulante Pflege von Kindern ist im Pflegeversicherungsgesetz eindeutig zu regeln

Dr. Christian G. Lipinski, Chefarzt i. R.,
Kinderklinik im Fachkrankenhaus Neckargemünd
priv: Saarstraße 68, 69151 Neckargemünd

Arbeitsgruppe 6:

Rehabilitation und Pflege bei älteren Menschen

Leitung: Dr. Regina Ernst, Frankfurt
Berichterstattung: Dr. Klaus Leistner, Essen

Donnerstag, 4. Oktober 2001

Geriatrisches Gesundheitsmanagement als Investition in die Selbständigkeit älterer Menschen in einem vernetzten Versorgungssystem

Rainer Neubart

Einleitung

Der tiefgreifende Wandel der Bevölkerungsstruktur hat auch die Medizin vor völlig neue Aufgaben gestellt. Hierzu kommen wesentliche Verwerfungen im sozialen Gefüge, begleitet von nach wie vor schwer abschätzbaren Auswirkungen auf die Wirtschaft. Während die Anzahl jüngerer Menschen abnimmt, ist nach den letzten Prognosen beispielsweise im Land Brandenburg mit einem Anstieg der Zahl der älteren Menschen über 65 Jahre von heute 350.000 über 395.000 im Jahr 2005 bis auf 480.000 im Jahr 2010 zu rechnen. Besonders hoch wird der Zuwachs der ältesten Bevölkerungsgruppen erwartet.

Den angesprochenen ökonomischen Veränderungen werden auch die Strukturen der medizinischen Versorgung unterworfen sein. In dieser Bedrohung des Gesundheitssystems liegt jedoch eine Chance zum Wandel. So wird die Änderung der so starren medizinischen Strukturen, die den Bedürfnissen ihrer Klientel immer weniger gerecht wird, verstärkt in Angriff genommen werden müssen. Es besteht kaum ein Zweifel daran, dass die Ressourcen, die in dem Wunsch der Patienten liegen, trotz Krankheit ein möglichst selbständiges Leben in ihrer originären Umgebung führen zu können, Kosteneinsparungen in erheblichem Ausmaß enthalten. Zu diesen Konzepten vermag die Geriatrie (Altersmedizin) wesentliche Beiträge zu leisten.

In diesem Spannungsfeld zwischen einer immer älter werdenden Bevölkerung mit der entsprechenden Multimorbidität und knappen Ressourcen im Gesundheitssystem wird die Medizin den großen Herausforderungen nur gerecht werden können, wenn sie ein vernetztes System entwickelt, das sich immer mehr von starren Versorgungsformen löst. Unter den Leitlinien

– ambulant vor teilstationär,
– teilstationär vor vollstationär und
– Rehabilitation vor Pflege

muss es jedem Patienten die (und nur die!) Therapie und Unterstützung gewähren, die er zur Erreichung einer größtmöglichen Selbständigkeit, trotz Krankheit und Behinderung, benötigt. Dabei müssen die Ressourcen aus seinem persönlichen Umfeld, die bis jetzt selten genügend berücksichtigt werden, in das individuelle Konzept einbezogen werden. Eine enge Verzahnung mit den Strukturen der sozialen Unterstützung ist hierbei unverzichtbar.

Moderne geriatrische Konzepte, wie z. B. auch das Geriatriekonzept Brandenburg, formulieren für komplex kranke, multimorbide, ältere Menschen eine Reihe von Strategien, die sich von der herkömmlichen Medizin deutlich unterscheiden. Am wichtigsten für die Patienten ist dabei das Prinzip der „Alltagstauglichkeit des Gesundheitsmanagements". Das bedeutet, dass alle medizinischen und sozial flankierenden Maßnahmen und Aktivitäten sich daran messen lassen müssen, ob sie sich in der originären Lebensumgebung des Patienten bewähren. Auch und gerade die geriatrische Klinik sieht sich dieser Forderung ausgesetzt. Entscheidend ist die Lebensrealität des Patienten in der Zeit nach dem Krankenhaus. Umfassendes Gesundheitsmanagement statt Organreparatur auf hohem Niveau lautet die Forderung. Das bedeutet, dass alle Aktivitäten – von der Herzoperation über das Kontinenztraining bis zur Verordnung der Hilfsmittel – in ein Gesamtkonzept zu integrieren sind, wenn sie für die Selbständigkeit und Lebensqualität des Patienten wirksam werden sollen.

Ein weiteres Prinzip betrifft die Gleichzeitigkeit von medizinischen Aktivitäten in verschiedenen Bereichen. Während in bestimmten Teilgebieten der Medizin eine sequentielle Abfolge der Maßnahmen, z. B. bei einer Kniegelenksverletzung mit der Handlungskette Diagnostik – Operation – Akutbehandlung – Rehabilitation, sinnvoll und bewährt sind, müssen in der Geriatrie bei den ungleich komplexer erkrankten Patienten Maßnahmen aus den genannten Bereichen individuell kombiniert gleichzeitig erfolgen. Geriatrische Medizin bezieht sich also grundsätzlich immer gleichzeitig auf folgende Bereiche:

– Akutmedizin (ggf. Intensivmedizin)
– Rehabilitation
– Palliativmedizin
– Sekundärprävention
– Optimierung der Hilfsmittelversorgung und
– sozial flankierende Maßnahmen

Bewährt haben sich auf diesem Weg einige Strukturelemente, die aus geriatrischen Strategien nicht mehr wegzudenken sind:

1. die umfassende Analyse aller die Krankheit und deren Beeinflussungsmöglichkeiten betreffenden Umstände (multidimensionales geriatrisches Assessment) und daraus abgeleitete Behandlungsziele
2. eine konsequente Delegation von Teilbereichen der Arbeit am Patienten an Spezialisten und die Koordination ihrer Aktivitäten (Teamarbeit) sowie
3. ein Management der Versorgung in vernetzten Strukturen (siehe oben) nach dem Motto: „Soviel Institution (Klinik) wie nötig und soviel häusliche Umgebung wie möglich".

Besonders der dritte Punkt stößt in unserem Gesundheitssystem immer wieder an starre Grenzen. Fallpauschalengesetz und DRGs scheinen diesen Konflikt eher noch zu verschärfen. Während unter den Experten die Gleichzeitigkeit der verschiedenen Handlungsebenen unbestritten ist, bilden beispielsweise die im Krankenhausbereich für die zukünftige Honorierung entscheidenden DRGs (Diagnosis Related Groups) lediglich akutmedizinische Leistungen ab und sind für moderne geriatrische Konzepte damit kontraproduktiv. Auch neue, für bestimmte Problemkonstellationen kaum verzichtbare Strukturelemente wie Tagesklinik, mobile Teams und Informations- und Koordinierungsstellen für ambulante Therapie kommen in den bestehenden Systemen nicht vor. Die Einführung solcher modernen Konzepte scheitert immer wieder an Beharrungsvermögen, dem Denken in vorgefertigten starren Strukturen und Besitzstandswahrung.

Im Folgenden soll ein System skizziert werden, das unter Integration verschiedener Strukturelemente eine umfassende, für die Selbständigkeit der Patienten wirksame und möglichst lebensraumnahe Therapie ermöglicht. Es umfasst folgende Strukturelemente:

– die geriatrische Klinik
– die geriatrische Tagesklinik
– die mobile Rehabilitation
– die Geriatrie im Bereich der ambulanten Versorgung
– das Anlauf- und Beratungscenter (ABC)
– die Service- und Informationsstelle zur Wohnraumanpassung (SIWA) sowie
– präventive Maßnahmen für ältere Menschen

Diese Bereiche sollen im Folgenden einzeln vorgestellt werden. Sie sind am Standort Woltersdorf vorhanden, teils in der regulären Versorgung, teils in Landes- und Bundesmodellprojekten.

Besonders dargestellt werden die spezifischen Vor- und Nachteile jeder Institution, um die Bedeutung der differentialtherapeutischen Optionen zu unterstreichen. Die einzelnen Komponenten dieses Systems haben zum Teil ihre Wirksamkeit in Bezug auf die Verbesserung der Selbständigkeit der Betroffenen und eine daraus resultierende Kostenreduktion pro Fall in wissenschaftlichen Untersuchungen überzeugend nachgewiesen.

Für die Modellprojekte erfolgt eine wissenschaftliche Begleitung, die nach jetzigem Kenntnisstand die insgesamt sehr positiven Erfahrungen bestätigt.

Dabei ist zu bedenken, dass das Gesamtsystem mit seiner Vernetzung und der guten Kommunikation und Kooperation untereinander noch effektiver ist als die ohnehin schon wirksamen Einzelkomponenten. Diese Effekte sind u. a. von der Kompetenz der Nutzer abhängig, jeden Patienten in der jeweiligen Behandlungsphase in der Institution zu therapieren, der

1. am ehesten geeignet ist, die Behandlungsziele zu erreichen,
2. so wohnungsnah wie möglich agiert,
3. möglichst kostengünstig arbeitet.

Die geriatrische Klinik bzw. Abteilung (vollstationäre Versorgung)

Die akut auftretende schwere Krankheit geriatrischer Patienten macht häufig eine vollstationäre Therapie in der geriatrischen Klinik initial erforderlich. Um die Vorteile einer komplexen geriatrischen Therapie vollständig ausschöpfen zu können, sollte die Aufnahme in eine geriatrische Klinik möglichst rasch erfolgen. Dieses kann als Direktaufnahme erfolgen, wenn schon bei der Klinikeinweisung die geriatrische Problematik (Multimorbidität) erkennbar ist, oder als Verlegung aus einer anderen Abteilung, sobald die Notwendigkeit geriatrischer Kompetenz erkennbar wird.

Nicht geeignet für eine Direktaufnahme in der Geriatrie sind Patienten, bei denen mit gewisser Sicherheit eine chirurgische Intervention notwendig ist (z. B. Schenkelhalsfraktur oder akutes Abdomen). Auch bei erkennbarem intensivmedizinischen Handlungsbedarf sind die Möglichkeiten der in Frage kommenden geriatrischen Abteilung zu beachten. Ansonsten sind geriatrische Kliniken grundsätzlich in der Lage, alle relevanten medizinischen und flankierenden Maßnahmen für die Gesundheitsversorgung multimorbider Patienten anzuwenden. Dies ergibt sich aus dem Patientenbild und der breiten Ausbildung geriatrischer Ärzte, die insbesondere über medizinische Kompetenz aus den Bereichen der Inneren Medizin, der Neurologie, der Psychiatrie und der Orthopädie verfügen.

Außerdem gehört der vertraute Umgang mit geriatrischen Syndromen, wie Inkontinenz, Schwindel, Verwirrtheitszuständen, chronischen Hautgeschwüren (Dekubitus) und Exsikkose zum Standard jeder geriatrischen Abteilung. Für besondere Probleme steht ein Stab von konsiliarisch tätigen Spezialisten zur Verfügung, die kurzfristig hinzugezogen werden können.

In vielen Fällen zeigt sich nach der Akuteinweisung des Patienten in eine andere Abteilung (z. B. internistisch, chirurgisch oder neurologisch), dass die Therapie auf einer Geriatrie angezeigt ist. In diesen Fällen sollte möglichst frühzeitig die Verlegung in die geriatrische Klinik erfolgen. Ein solches Vorgehen senkt die Verweildauer und damit auch die Kosten. Unbedingt vermieden werden sollte ein längerer Aufenthalt hochbetagter Patienten in konventionellen Kliniken, wenn eine systematische aktivierende Pflege nicht gewährleistet ist. Die Folgeprobleme (z. B. Kontrakturen, muskuläre Schwäche, Dekubitalgeschwüre, Apathie) bedingen einen in der Regel längeren Aufenthalt in der geriatrischen Klinik, als dies ohne die Vorbehandlung notwendig gewesen wäre.

Schon in der geriatrischen Klinik sind alle Maßnahmen konsequent an dem „Leben nach dem Krankenhaus" orientiert. Größtmögliche Lebensqualität und Selbständigkeit trotz Krankheit und Behinderung lautet das oberste Gebot, das gerade in den ersten Tagen und Wochen der Behandlung eine entscheidende Weichenstellung erfährt. Aufbauend auf der exakten Problemanalyse des geriatrischen Assessments erfolgt eine ganzheitliche Therapie, die eine umfassende Gesundheits- und Lebensplanung beinhaltet. Der Patient erfährt eine „Anleitung zum Gesund-Werden", indem er selbst immer mehr die aktive Rolle übernehmen soll und die Mitglieder des therapeutischen Teams sich als seine fachkundigen Berater und Begleiter sehen. Das gesamte Krankenhaus wird zum therapeutischen Faktor, in dem 24 Stunden am Tag das Training für den Ernstfall, nämlich für die Entlassung in die häusliche Umgebung, stattfindet. Deshalb ist auch ein möglichst realitätsnaher Tagesablauf erforderlich, wenn nicht medizinische Notwendigkeiten zu Kompromissen zwingen. Gerade die Mitarbeiter der geriatrischen Kliniken dürfen niemals vergessen, dass sich ihr Krankenhaus für den Patienten so schnell wie möglich überflüssig machen muss.

Geriatrische Medizin bedeutet allerdings auch immer gleichzeitig den Umgang mit Rückschlägen, Verlust von Gesundheit und Funktionen sowie manchmal auch den Tod von Patienten. Das Mittragen von Leid, das Spenden von Trost und die Begleitung der Patienten in allen Situationen gehört zum Rüstzeug aller Berufsgruppen in geriatrischen Einrichtungen. Für viele Patienten bedeuten diese Prinzipien eine größere Hilfe als die optimale medizinische Therapie, der sich die geriatrische Medizin ebenfalls verpflichtet fühlt. Allein wegen des Alters darf keinem Patienten eine bestimmte Behandlung vorenthalten werden. Jedem Mitarbeiter in der Geriatrie sollte aber bewusst sein, dass es Grenzen gibt, die den gesamten Einsatz der modernen Medizin nicht mehr sinnvoll erscheinen lassen.

Von großer Bedeutung ist eine besonders enge Kooperation und Kommunikation der geriatrischen Klinik mit ihrer medizinischen und sozialen Umgebung. Anzustreben sind vernetzte Systeme der Patientenversorgung sowie Kooperationsverträge mit anderen Kliniken und ambulanten Institutionen. Geriatrische Abteilungen innerhalb von größeren Kliniken benötigen definierte Kooperationsregeln in einem klinikinternen Geriatriekonzept. Tab. 1 gibt eine Übersicht über die Vor- und Nachteile eines solchen vernetzten Systems.

Das bedeutet, dass eine optimale Entlassungsvorbereitung mit u. a. folgenden möglichen Maßnahmen stattfand:

- diagnostisch-therapeutischer Hausbesuch
- Probeentlassung („Belastungsurlaub")
- Angehörigen-Beratung und -Schulung
- Hilfsmitteloptimierung
- Wohnraumanpassung
- ausführliche Kommunikation u. a. mit
  - Hausarzt
  - Sozialstation
  - niedergelassenen Therapeuten

Geriatrische Klinik
Einschätzung der Vor- und Nachteile in einem vernetzten System der Patientenversorgung
(+) Vorteile
– umfassende medizinische Behandlung – gute therapeutische Ausstattung – kritische Situationen können jederzeit beherrscht werden
(–) Nachteile
– Entfremdung von der häuslichen Umgebung – relativ Kostenintensiv

Tab. 1 Vor- und Nachteile in einem vernetzten System der Patientenversorgung in einer geriatrischen Klinik

Eventuell notwendige weitere Hilfen, wie z. B. Essen auf Rädern, Hausnotruf, individuelle Betreuung, wurden vermittelt und tragen wesentlich dazu bei, die Folgekosten zu minimieren. Ein weiter notwendiges Case-Management wird bei Bedarf vermittelt. Kann hierfür keine geeignete Institution gefunden werden, steht das Anlauf- und Beratungscenter (ABC) zur Verfügung.

Im Idealfall sind alle vorhersehbaren Probleme in der komplexen Strategie berücksichtigt. Bei dem geschilderten Vorgehen sind folgende Effekte zu erwarten:

- Die Zahl der Wiedereinweisungen ins Krankenhaus (Drehtürmedizin") wird dramatisch sinken. In vielen Fällen gibt es zurzeit auch durch die ultimativen Forderungen der Krankenkassen nach schneller Klinikentlassung ein „stillschweigendes Agreement" zwischen Krankenhausarzt und Sachbearbeiter der Kasse, dass eine kurzfristige Wiederaufnahme erfolgen kann. Hier bewirkt der Druck der Kassen zum Teil auch eine Kostensteigerung!
- Der Hausarzt bekommt wertvolle Hilfen an die Hand, wie die langfristige Patientenführung optimiert werden kann. Gerade auf dem Gebiet der Rehabilitationsmedizin, der Heilmittelverordnung und der Hilfsmittelversorgung sind viele ambulant

tätigen Ärzte nicht optimal informiert und ausgebildet.
- Die mitbetroffenen Angehörigen („primäres Netzwerk") werden informiert, gestützt („Empowerment") und geschult. Die Funktionsfähigkeit dieser Unterstützungssysteme trägt maßgeblich zur erfolgreichen Krankheitsbewältigung bei.
- Die Hilfsmittelversorgung wurde als Gesamtleistung eines Spezialistenteams durchgeführt, der Patient im Gebrauch geschult, und das „System Patient – Hilfsmittel – Angehöriger" in die häusliche Umgebung integriert. Über- und Unterversorgung können so vermieden werden.

Insgesamt zeigen sich immense Potentiale, die durch diese Vorgehensweise erschlossen werden können. Die beschriebenen Prinzipien werden auch bei den anderen Komponenten des Systems berücksichtigt.

Die geriatrische Tagesklinik

In einem modernen geriatrischen Konzept ist eine Tagesklinik unverzichtbar. Im Gegensatz zur vollstationären Arbeit gibt es hier keine regulären Patientenzimmer, lediglich Ruhemöglichkeiten. Ein von der Tagesklinik organisierter Transportdienst holt den Patienten morgens aus seiner Wohnung ab und bringt ihn nachmittags (16:00 Uhr) wieder zurück. Während des Aufenthaltes steht dem Patienten nahezu das gesamte klinische Spektrum zur Verfügung. Dazu gehören alle diagnostischen Möglichkeiten des Krankenhauses, Visiten, ärztlich therapeutische Interventionen und, soweit erforderlich, eine komplexe Rehabilitationsbehandlung.

Der große Vorteil dieser Therapie besteht in der Verflechtung mit der häuslichen Umgebung der Patienten, da sie sich nachts und am Wochenende zu Hause aufhalten. Auf diese Weise kann das soziale Netz neu geknüpft werden, bei einer Einweisung in die Tagesklinik durch den Hausarzt bleibt der soziale Bezug primär erhalten.

Ein weiterer Vorteil der Tagesklinik besteht in der prinzipiell möglichen Auswahl der Therapietage, da die Patienten nicht unbedingt an allen Wochentagen behandelt werden müssen. Diese Vorgehensweise macht eine besonders individuelle Behandlung des einzelnen Patienten möglich.

Folgende Maßnahmen und Behandlungen können in der Tagesklinik besonders effektiv erfolgen:

- eine komplexe Diagnostik bei unübersichtlicher Symptomatik, Multimorbidität und mehrdeutigen geriatrischen Syndromen, z. B. auch bei Demenz, Inkontinenz oder nach ungeklärten Stürzen
- die Einstellung eines Diabetes mellitus oder eines Hypertonus unter alltagsnahen Bedingungen und besonderer Berücksichtigung der Begleiterkrankungen
- eine komplexe Rehabilitation mit Bezügen zur häuslichen Umgebung (z. B. nach Schlaganfall oder Amputationen)

Insgesamt lässt sich einschätzen, dass eine erhebliche Anzahl vollklinischer Therapien viel sinnvoller in der Tagesklinik durchgeführt werden könnten. „Wenn eine Behandlung in der Tagesklinik durchgeführt werden könnte, ist ein Klinikaufenthalt kontraindiziert" (Wetzstein). Tab. 2 gibt eine Einschätzung der Vor- und Nachteile.

Geriatrische Tagesklinik

Einschätzung der Vor- und Nachteile in einem vernetzten System der Patientenversorgung

(+) Vorteile

- alle Möglichkeiten des Krankenhauses sind vorhanden
- gute räumliche und technische Ausstattung für die Therapien
- das gesamte Team steht zur Verfügung
- die Therapien können eng koordiniert werden
- es besteht eine starke Interaktion der Patienten

(-) Nachteile

- das Selbsthilfetraining findet nur in der idealisierten Klinikatmosphäre statt
- eine gute Unterstützung durch die Familie muss gewährleistet sein

---

Tab. 2 Vor- und Nachteile in einem vernetzten System der Patientenversorgung in einer geriatrischen Tagesklinik

Die mobile Rehabilitation

Kurzbeschreibung

Als weiterer Schritt der konsequenten Umsetzung des Prinzips ambulant vor stationär haben sich mobile Teams („Mobile Rehabilitation") in Modellprojekten bewährt. Diese Behandlungsform vereinigt Vorteile stationärer Therapie (koordiniertes, im Team organisiertes Vorgehen) mit der angestrebten Wohnortnähe.

Mobile Rehabilitation ist eine gerade für geriatrische Patienten besonders geeignete Form der Rehabilitation im ambulanten Bereich, da diese in häuslicher Umgebung des Rehabilitanden unter Einbeziehung seines persönlichen Umfeldes unter besonderer Berücksichtigung seiner sozialen und persönlichen Lebensumstände und seines konkreten Wohn- und Lebensumfeldes durchgeführt wird. Die Probleme werden dort gelöst, wo sie auftreten. Alltagsnähe, unmittelbar praktische Umsetzung des Erlernten im Alltag (Aktivitäten des täglichen Lebens), Anleitung und Beteiligung des primären sozialen Netzwerkes, Wohnraumgestaltung und Förderung der Eigeninitiative, der Selbsthilfe und Vernetzung sind einige Charakteristika dieser Angebotsform. Durch diese Form der Reintegration in die häusliche Umgebung wird mit einer besonders hohen Wahrscheinlichkeit die von Patienten und Kostenträgern gleichermaßen gefürchtete Rehospitalisierung („Drehtürmedizin") vermieden und damit Kosten gespart.

Mobile Rehabilitation versteht sich als zeitlich begrenzte Komplexleistung zur Reintegration des Patienten in die häusliche Umgebung. Nach Abschluss der Rehabilitationsbehandlung erfolgt die Übergabe an das Team in der ambulanten Versorgung. Tab. 3 stellt die Vor- und Nachteile zusammen.

Geriatrie im Bereich der ambulanten Medizin

Die langfristige Versorgung geriatrischer Patienten fällt in den Bereich des Hausarztes. Anzustreben ist eine besondere Kompetenz für geriatrische Arbeitsweisen und Strategien („Geriatrische Schwerpunktpraxis"). Zusammen mit den anderen an der ambulanten Versorgung Beteiligten (niedergelassene Therapeuten, Hauskrankenpflege) ist er für die Perioden der Patientenversorgung zuständig, in denen keine akuten Probleme die Inanspruchnahme einer geriatrischen Klinik erfordern. Unverzichtbar ist hierbei allerdings ein Nachweis der notwendigen Kenntnisse und Fertigkeiten für den geriatrisch spezialisierten Hausarzt. Erforderlich ist eine strukturierte Weiterbildung mit einer entsprechenden Zertifizierung.

Zum „Team der ambulanten geriatrischen Versorgung" gehören im Einzelnen:

– Hausarzt
– Physiotherapeuten
– Ergotherapeuten
– Sprachtherapeuten
– Psychologen
– ambulante Beratungsstellen für die Gesundheits- und Sozialversorgung,
– Beratungs- und Servicestellen für die Wohnraumanpassung

Mobile Rehabilitation

Einschätzung der Vor- und Nachteile in einem vernetzten System der Patientenversorgung

(+) Vorteile

– die Therapien finden in der gewohnten Umgebung statt
– die Probleme werden dort therapiert, wo sie auftreten
– enge Einbeziehung der Angehörigen in die Problemlösungen
– kein Ausschluss von der Therapie durch eingeschränkte Transportfähigkeit
– die Therapie des Patienten kann optimal auf die Hilfsmittel und den Wohnraum abgestimmt werden

(−) Nachteile

– nicht einsetzbar bei medizinisch instabilen Patienten
– niedrigere Therapiefrequenz als in der Klinik und Tagesklinik

Tab. 3 Vor- und Nachteile in einem vernetzten System der Patientenversorgung in der mobilen Rehabilitation

Als weitere wichtige Mitglieder in der vernetzten geriatrischen Versorgung sind die Institutionen der Langzeitgeriatrie und Altenhilfe zu nennen:

- stationäre Pflege (Alten- und Pflegeheime)
- Tagespflege
- Kurzzeitpflege
- Verhinderungspflege
- andere Pflegeinstitutionen

Die Lücke zwischen klinischer und ambulanter Versorgung könnte auch durch geriatrische Institutsambulanzen geschlossen werden, die den geriatrischen Kliniken zuzuordnen wären.

Einschätzung der Vor- und Nachteile in einem vernetzten System der Patientenversorgung

Der Vorteil einer von der geriatrisch kompetenten Arztpraxis organisierten Gesundheitsversorgung liegt auf der Hand. Die Patientennähe wäre durch die ambulante Orientierung des Arztes sichergestellt, der jeweils die Komponenten des Systems in seine Konzepte einarbeiten könnte, die für die Bewältigung der individuellen Aufgaben gebraucht würden. Wichtig wäre die Einbeziehung aller für die Patientenversorgung notwendigen Dimensionen, also akutmedizinische, rehabilitative, sekundär-präventive Leistungen, dazu auch eine sozialmedizinische Flankierung.

In der Forderung nach diesen umfassenden Kompetenzen zeigen sich aber auch die Schwierigkeiten in diesem Bereich. Das notwendige umfassende geriatrische Wissen – insbesondere in Bezug auf die Leistungen der anderen Mitglieder des therapeutischen Teams – geriatrisches Assessment, komplexe Therapiemodelle, Hilfsmittelversorgung, rehabilitationsmedizinische Kenntnisse sowie Detailwissen der Gesetzesgrundlage und der Sozialmedizin sind nicht oder nur lückenhaft Inhalt der medizinischen Grundausbildung oder auch der Facharztweiterbildung. Dies gilt leider auch, wenn auch mit gewissen Einschränkungen, für die neue Weiterbildungsordnung Allgemeinmedizin.

Niedergelassene Ärzte mit der Schwerpunktweiterbildung Geriatrie oder der fakultativen Weiterbildung „Klinische Geriatrie" gibt es bislang leider nur selten. Allerdings konnten deutschlandweit mehrere hundert Ärzte in dem Seminarprogramm „Ambulante Geriatrische Rehabilitation" geschult werden, die in einem 160-Stunden-Kurs Grundlagen der o. a. Qualifikation vermittelt.

In Brandenburg übernimmt diese Ausbildung die Geriatrische Akademie Brandenburg in Zusammenarbeit mit der Landesärztekammer. Der erste Kurs konnte im Jahr 2000 erfolgreich mit acht Teilnehmern abgeschlossen werden.

Anlauf- und BeratungsCenter (ABC)

Das Anlauf- und Beratungscenter (ABC) für ältere Mitbürger mit gesundheitlichen und begleitenden sozialen Problemen soll prinzipiell für alle Betroffenen zur Verfügung stehen, seien es die Patienten selber, Freunde oder Angehörige. Es soll als Wegweiser dienen durch die Gesundheits- und Soziallandschaft, die selbst für Insider inzwischen schwer überschaubar geworden ist. Über die Kommunikationskanäle

- persönliche Kommunikation (Sprechstunde),
- telefonische Kommunikation,
- postalische Kommunikation und
- EDV-Kommunikation (E-Mail)

sollen möglichst alle Fragen kurzfristig und kompetent beantwortet werden. Sinnvoll ist die Anbindung an ein medizinisches und soziales Kompetenzzentrum, wie es in Woltersdorf oder – nach einer entsprechenden Entwicklung – in anderen Zentren des Landkreises verfügbar ist.

Unverzichtbar ist eine unbedingte Verlässlichkeit der beschriebenen Kommunikationskanäle.

Eine hohe Akzeptanz ist nur zu erreichen, wenn bestimmte Sprechstunden angeboten werden, während denen in jedem Fall ein Ansprechpartner angetroffen wird. Diese unbedingte personelle Präsenz ist durch eine Anbindung an ein bestehendes System zu realisieren.

Zurzeit wird erprobt, ob durch das ABC ein spezielles Case-Management für bestimmte komplizierte Fälle durchgeführt werden kann, in denen Probleme absehbar sind. Dazu gehört insbesondere eine mangelnde Koordination der Hilfesysteme mit der Gefahr der Wiedereinweisung ins Krankenhaus oder der prinzipiell vermeidbaren Aufnahme in ein Pflegeheim. Tab. 4 gibt eine Übersicht über die Vor- und Nachteile.

Anlauf- und Beratungscenter (ABC)

Einschätzung der Vor- und Nachteile in einem vernetzten System der Patientenversorgung

(+) Vorteile

- verbesserte Ressourcennutzung durch zielgerichteten Einsatz bestehender Institutionen
- Steigerung der Effektivität bestehender Einrichtungen
- Steigerung der Effizienz des Gesamtsystems
- Analyse von Mängeln in den sozialen und medizinischen Strukturen („Löcher im sozialen Netz")

(-) Nachteile

- Schwierigkeiten in der Vernetzung wegen unterschiedlicher Akzeptanz und Furcht vor Konkurrenz bei einer Reihe von Institutionen
- mangelnde Wirksamkeit bei verschiedenen Zuständigkeiten („Schubladendenken")

Tab. 4 Vor- und Nachteile in einem vernetzten System der Patientenversorgung in einem Anlauf- und Beratungscenter (ABC)

Service- und Informationsstelle zur Wohnraum Anpassung (Siwa)

Wie nicht zuletzt in einer Umfrage im Landkreis Oder-Spree ergab, ist es der Wunsch von ca. 80 % der älteren Bürger (> 60 Jahre), möglichst lange in der häuslichen Umgebung zu leben. Dies trifft prinzipiell auch für diejenigen zu, die von chronischen Krankheiten betroffen und behindert sind.

Das bedeutet für die Altenhilfe und die geriatrische Medizin, dass die Wohnung des Patienten in alle therapeutischen Überlegungen einbezogen werden muss. In vielen Fällen ist es möglich, mit kleinen Veränderungen, wie zum Beispiel dem Umstellen von Möbeln, der Entschärfung von Gefahrenstellen und das Anbringen von Haltegriffen, die Probleme zu lösen. In anderen Fällen sind größere Umbauten notwendig, um den Patienten eine möglichst große Selbständigkeit bei den Alltagsaktivitäten zu erhalten. In noch komplizierter gelagerten Fällen ist häufig ein Wohnungswechsel nicht zu vermeiden, da viele Wohnungen auch mit großem Aufwand nicht behindertengerecht ausgestattet werden können. Die Beratung für diese Wohnraumanpassung erfordert große Kompetenz und Erfahrung.

Die Auswirkungen der Krankheit, insbesondere auf die Bewegungsfähigkeit und die Alltagsaktivitäten, müssen den Beratern geläufig sein, darüber hinaus sind Kenntnisse der vielen verschiedenen Hilfsmöglichkeiten, die Art der Realisierung und Finanzierungsmodelle in die Überlegungen einzubeziehen.

Wie schon im geriatrischen Krankenhaus ist diese Aufgabe von einer einzelnen Berufsgruppe kaum zu bewältigen. Insbesondere werden drei Professionen benötigt:

1. *Ergotherapie*
   Das Training der Aktivitäten des täglichen Lebens mit behinderten Patienten fällt in den Bereich der Ergotherapie. Bewegungseinschränkungen als auch neuropsychologische Einschränkungen des Patienten müssen berücksichtigt werden, außerdem sind Kenntnisse für Hilfsmittel und die behindertengerechte Wohnraumausstattung erforderlich.
2. *Architekt*
   Die auf das individuelle Behinderungsprofil abgestimmte Wohnungsanpassung erfordert in vielen Fällen Umbauten. Ein in behindertengerechter Wohnungsausstattung erfahrener Architekt, der außerdem die einschlägigen Empfehlungen und Normen kennt (z. B. DIN 18025 „Barrierefreies Wohnen"), sollte an der Erarbeitung des individuellen Konzeptes mitarbeiten, die Realisierbarkeit der Empfehlungen prüfen und ggf. die Umbaumaßnahmen leiten.
3. *Sozialarbeit*
   Viele ältere behinderte Menschen sind nicht in der Lage, die teilweise recht umfangreichen Wohnungsveränderungen zu

finanzieren. Es gibt verschiedene Unterstützungsmöglichkeiten, die aber von den Laien kaum überschaut werden können. Hier kennt sich die Sozialarbeiterin bestens aus, sie fungiert auch als Ansprechpartner für Mitbewohner und Familienangehörige und koordiniert die Wohnraumveränderungen mit allen anderen sozial flankierenden Maßnahmen.

Da im Krankenhaus die Professionen Sozialarbeit und Ergotherapie repräsentiert sind, wurde für den Modellversuch SIWA eine Innenarchitektin eingestellt, die inzwischen eine Reihe von Weiterbildungen in Richtung geriatrische Arbeitsweise, Wohnen im Alter und barrierefreies Wohnen absolviert hat. Durch ihre Arbeit konnte für eine Reihe von Patienten und älteren Bürgern eine erheblich verbesserte Lebensqualität sichergestellt werden. In vielen Fällen wurde außerdem ein Einzug in ein Pflegeheim vermieden. Nach wissenschaftlichen Erhebungen lässt sich die Einsparung in einem solchen Fall mit 15.000 DM abschätzen.

Die Service- und Informationsstelle zur Wohnraumanpassung soll prinzipiell für alle Betroffenen zur Verfügung stehen, seien es die Patienten selber, Freunde oder Angehörige.

Das Team der Service- und Informationsstelle zur Wohnraumanpassung organisiert sich selbst und entwickelt die Effektivität seiner Arbeit im vernetzten System ständig weiter. Die Arbeit umfasst insbesondere folgende Tätigkeiten:

- Beratung der Klienten in Fragen der Wohnraumanpassung
- Planung und Durchführung von Maßnahmen der Wohnraumanpassung
- Kontakt zu den nationalen und internationalen Arbeitsgruppen, die auf diesem Gebiet tätig sind
- Kontakt zu den anderen Teams, die auf dem Gebiet der Geriatrie und Altenpflege arbeiten
- Medienarbeit und Marketing, um das System und die Möglichkeiten der Wohnraumanpassung in breiten Kreisen der Bevölkerung und anderen Institutionen in der medizinischen und sozialen Versorgung bekannt zu machen

Obwohl eine sehr enge Verbindung mit der Klinik, mit der Tagesklinik und dem Anlauf- und Beratungscenter erforderlich sind, kann der Stützpunkt zur Wohnraumanpassung prinzipiell von jedem ratsuchenden Bürger für sich selbst oder für Angehörige direkt in Anspruch genommen werden. Neben einer grundsätzlich kostenlosen Information über die Möglichkeiten des Stützpunktes wird dann der Umfang der notwendigen Maßnahmen abgeschätzt. Anschließend erfolgt dann die Klärung der Finanzierungsmöglichkeiten (siehe unten). Im Anschluss daran erfolgt ein Hausbesuch und die Beratung der Betroffenen. Nach der Abstimmung des Konzeptes mit allen Beteiligten erfolgen die Anpassungsmaßnahmen, die in Ausnahmefällen als Eigenleistung, meistens aber als Auftrag an Handwerksbetriebe vergeben werden. Zur Auswertung der Effektivität erfolgen eine genaue Dokumentation und ein Abschlussbericht. Tab. 5 zeigt die Vor- und Nachteile auf.

Service- und Informationsstelle zur Wohnraum-Anpassung (SIWA)

Einschätzung der Vor- und Nachteile in einem vernetzten System der Patientenversorgung

(+) Vorteile

- verbesserte Ressourcennutzung im Bereich der häuslichen Umgebung
- Selbständigkeit statt Pflegeabhängigkeit
- Vermeidung unnötiger Pflegeheimeinweisungen
- Aufbau komplementärer Strukturen zu den anderen Institutionen, die die Selbständigkeit der geriatrischen Patienten stärken
- Hilfestellung bei der Planung und Realisierung alters- und behindertengerechten Wohnraums

(-) Nachteile

- unklare Zuständigkeiten bei der Finanzierung
- Interessenkollisionen mit Vermietern oder Wohnungsbaugesellschaften
- teils extrem langwierige und bürokratische Genehmigungsverfahren

---

Tab. 5 Vor- und Nachteile in einem vernetzten System der Patientenversorgung in einer Service- und Informationsstelle zur Wohnraum-Anpassung (SIWA)

Präventive Maßnahmen

Die Rolle der Prävention innerhalb der geriatrischen Medizin wird häufig unterschätzt. Sicherlich spielt auch die in diesem Bereich unverzichtbare Eigeninitiative sowie auch eine Beteiligung an den Kosten durch die Betroffenen eine erhebliche Rolle.

Einem bekannten Aphorismus zufolge beginnt die optimale Therapie für einen Schlaganfall 30 Jahre vor dessen Auftreten. Dies ließe sich auch auf viele andere äußerst wichtige geriatrische Krankheitsbilder übertragen, wie beispielsweise arterielle Verschlusskrankheit, Herzinfarkt, Demenz oder Osteoporose. Doch auch nachdem eine Krankheit manifest geworden ist, gilt es durch präventive Maßnahmen einer Verschlimmerung sowie den Krankheitsfolgen vorzubeugen.

Wir haben deshalb präventive Angebote in unsere Palette aufgenommen, die weiter ergänzt werden. Die Angebote gelten vor allem für Senioren mit Berücksichtigung ihres Risikoprofils:

– Rückenschule
– Osteoporosegymnastik
– Fit ab 60
– Wassergymnastik

Die Akzeptanz ist bislang nicht befriedigend. Doch gerade bei innovativen Angeboten, die auch eine Eigenbeteiligung erforderlich machen, ist ein langer Atem gefragt.

Effekte der Kostenreduktion

Wie schon erwähnt liegt der Schlüssel auch zum wirtschaftlichen Erfolg unseres Gesundheitssystems, insbesondere im Bereich der geriatrischen Medizin, in der „Investition in die Selbständigkeit der Betroffenen" und einer wesentlichen Verbesserung der Nutzung vorhandener Ressourcen. Diese liegen sowohl im Erkrankten selber als auch in seiner sozialen Umgebung. Der Wunsch zum Helfen ist dort fast überall zu finden, wird aber viel zu wenig unterstützt. Wichtigster Orientierungspunkt schon während des Klinikaufenthaltes wird das Gesundheitsmanagement für die Zeit nach dem Krankenhaus. Wenn es gelingt, vielen Patienten trotz chronischer Krankheiten ein weitgehend selbständiges Leben in ihrer originären Umgebung zu ermöglichen, steigert dies ihre Lebensqualität und führt gleichzeitig zu erheblichen Kosteneinsparungen. Dass solche Effekte auch in der breiten Versorgung erreichbar sind, konnte in wissenschaftlichen Untersuchungen wie zum Beispiel der Schleswig-Holstein-Studie eindrucksvoll nachgewiesen werden. In einem vernetzten geriatrischen System wurde gegenüber der konventionellen Versorgung für die entsprechenden Patienten neben einer deutlichen Verbesserung der Selbständigkeit und Lebensqualität eine Kosteneinsparung von 12 % erzielt. Dazu wurde die aus Tab. 6 ersichtliche Modellrechnung aufgestellt:

Die Kostenreduktion erfolgte nicht etwa obwohl, sondern weil sich der Selbsthilfestatus dramatisch verbesserte. Hier zeigt sich der Effekt der oben beschriebenen Investition in die Selbständigkeit der Betroffenen.

Betrachtung des Gesamtsystems

Nach mehrjähriger Erfahrung mit einem vernetzten geriatrischen System wird immer deutlicher, dass die dringend erforderlichen ganzheitlichen geriatrischen Konzepte ohne neue Strukturelemente nicht auskommen. Die Forderung nach einer möglichst wohnortnahen Therapie gerade bei älteren multimorbiden Menschen ist aus verschiedenen Gründen evident.

1. Der Effekt der Entfremdung von der häuslichen Umgebung
Patienten im Bereich der Geriatrie werden durch eine plötzliche Verschlimmerung oder das Neuauftreten einer schweren Erkrankung aus ihrem täglichen Leben herausgerissen. Ganz gesund waren sie in den meisten Fällen auch vorher schon nicht. Oft wird das grenzkompensierte soziale System durch das Akutereignis völlig aus der Balance gebracht. Unter dem Eindruck einer meist mehrwöchigen Abwesenheit von der eigenen Wohnung und mit zusätzlichen bleibenden Behinderungen (z. B. nach Schlaganfall oder durchblutungsbedingter Amputation eines Beines) erscheint dem Patienten die Reintegration in den häuslichen Bereich undenk-

Ergebnisse der Schleswig-Holstein-Studie		
N = 3292 Patienten		
Vergleich der hochgerechneten – Gesamtkosten und – relative Verbesserung des Selbsthilfestatus nach 24 Monaten		
	„Herkömmliches" System ⇔ (Akutmedizin ⇨ Hausarzt)	Geriatrisches System (Klinik + Tagesklinik)

① Kosten/Fall
   stationär
   nachstationär
	
	14.223,63 DM
	40.082,85 DM
		
		17.235,81 DM
		31.421,26 DM

Summe	54.306,48 DM	48.657,07 DM
Einsparung: 11,6 % nach 24 Monaten		
② relative Verbesserung des Selbsthilfestatus	 25 %	 45 %

Tab 6 Ergebnisse der Schleswig-Holstein-Studie

bar. Hier hilft beispielsweise eine Tagesklinik, das zerrissene soziale Netz wieder zu knüpfen, denn nachts und am Wochenende ist der Patient zu Hause. Auftretende Probleme können dann am nächsten Tag in der Klinik „nachgebessert" werden. Auch bei Einweisungen in die Klinik sollte abgewogen werden, ob nicht ein teilstationärer Aufenthalt mit der Vermeidung von Hospitalisierungseffekten ausreicht. Das Wissen um die Therapiemöglichkeiten in der Tagesklinik bei den niedergelassenen Ärzten in der Umgebung sowie eine gute Kommunikation sind entscheidende Faktoren für das Funktionieren dieses Systems.

Wahrnehmungsgestörte und demente Patienten sind dagegen von den Notwendigkeiten zur Adaptation sowohl in der Klinik als auch der Tagesklinik oft überfordert. Hier kann sich eine rehabilitative Behandlung durch das mobile Team („Mobile Rehabilitation") als die einzig erfolgversprechende Strategie zur Wiederherstellung einer gewissen Selbständigkeit erweisen.

2. Effektivität
Die Übertragung der Behandlungserfolge in der geriatrischen Klinik oder Tagesklinik auf den häuslichen Bereich kann durch eine Reihe von Effekten behindert werden. Das Treppensteigen ist für viele ältere Menschen eine Voraussetzung, um wieder aktiv am sozialen Leben teilzunehmen. Hier zeigt sich in vielen Fällen, dass die entsprechenden Kompetenzen durch ein Training in der Klinik durchaus erworben wurden, aber die Verhältnisse im häuslichen Bereich ganz andere Anforderungen an die Motorik der Betroffenen stellen. Statt einer idealtypischen Treppe wie in der Klinik ist nur eine enge, steile und ausgetretene Stiege vorhanden, die auf der einen Seite einen wackeligen Handlauf besitzt, auf der anderen Seite gar keinen. Hier ist dann der Einsatz der mobilen Rehabilitation oft unverzichtbar, um das Scheitern der Reintegration zu vermeiden.

In anderen Fällen ist für eine wieder selbständige Lebensführung der Betroffenen die Wohnraumanpassung von entscheidender Bedeutung. Beispielsweise müssen Teppichkanten, Türschwellen und andere Hindernisse und Sturzgefahren vor einer Entlassung in den häuslichen Bereich entschärft werden. In wieder anderen Fällen ist eine komplexe Strategie bestehend aus Umbau des Bades und Training mit dem Betroffenen mit der neuen Dusche erforderlich, um die Selbständigkeit sicherzustellen.

3. Kostenreduktion
Die These, dass es durch Investition in die Selbständigkeit des Patienten mittelfristig zu einer erheblichen Kostenreduktion in der Gesundheitsversorgung des Betroffenen kommt, ist logisch und nachvollziehbar. Es gibt aber bis auf die oben erwähnte Schleswig-Holstein-Studie kaum Studien, die im Sinne der Versorgungsforschung Vernetzte Versorgungssysteme in ihrer Effektivität mit hinreichender Genauigkeit beschreiben. Ein Grund hierfür liegt sicherlich in dem segmentierten Versorgungssystem, das kreative Versorgungsformen, die nicht eindeutig dem ambulanten oder stationären System zuzuordnen sind, behindert oder völlig ausschließt.

Viele Beobachtungen in der Gesundheitsversorgung von älteren komplex erkrankten Menschen weisen darauf hin, dass ein Gesundheitsmanagement dieser Klientel in dem vorhandenen starren System oft nicht ausreichend zu gewährleisten ist. Erforderlich ist ein vernetztes System mit verschiedenen Strukturelementen, die im Einzelfall individuell kombiniert eingesetzt werden können. Dabei ist zu gewährleisten, dass die Patienten jeweils in der Institution behandelt werden, die in ihrer jeweiligen Erkrankungsphase die größte Effektivität in Bezug auf die Behandlungsziele verspricht. Eine mangelnde Durchlässigkeit mit dem oft beobachteten „Klammern" von Patienten ist dabei allerdings unbedingt zu vermeiden, wenn die erhofften positiven Effekte für die Selbständigkeit der Betroffenen und die Effektivität sowie Effizienz des Systems erreicht werden sollen.

Die Elemente des vorgestellten vernetzten Versorgungssystems haben gezeigt, dass sie jeweils ein wertvoller Anteil des Gesamtsystems sein können. Es ist unsere Aufgabe dafür zu sorgen, dass die Versorgungsstrukturen den Bedürfnissen unserer Patienten angeglichen werden und nicht etwa die Betroffenen in eine starres und ihren Bedürfnissen nicht adäquates System gezwängt werden.

Dr. Rainer Neubart, Chefarzt und Ärztlicher Leiter, Ev. Krankenhaus Woltersdorf, Schleusenstraße 50, 15569 Woltersdorf

Ergotherapie in der geriatrischen Rehabilitation
– Weiterführende Rehabilitation oder Pflege?
Aufgaben der Ergotherapie im Vorfeld dieser Entscheidung

Connie Koesling

Der Mensch ist ein handelndes Wesen. In der frühen Kindheit werden die Ursprünge der konkreten Handlungsfähigkeit anhand von Erfahrungen ausgebildet, um dann mit zunehmender Reife in die eigenständige Planung, Organisation, Gestaltung und Ausführung aller anfallenden Tätigkeiten im Alltags- und Berufsleben und im Freizeitgeschehen zu münden. „Es entspricht dem Wesen des Menschen, sich selber Ziele zu setzen und diese ‚selbstregulierend' ohne besondere Vorschriften und Anweisungen ‚von außen' zu erreichen" (aus: Scheepers et al. 1998, S. 325, nach Schüpach zit. nach Scheiber 1995, S. 129).

Altern bringt für viele Menschen neben dem „normalen" Rückgang mancher Fähigkeiten häufig Krankheit, Behinderung und damit massive Eingriffe in das gewohnte, alltägliche Leben mit sich. Das bedeutet dann, Grenzen der eigenen Fertigkeiten, der Erlebnisfähigkeit und Selbständigkeit im Alltag zu erfahren. Ein alter Mensch wird in der Bewältigung seines Alltags leichter und schneller von anderen abhängig.

Aber auch wenn seine Möglichkeiten der Regeneration begrenzter und eingeschränkter sind als bei jüngeren Menschen, man also nicht immer von einer vollständigen Wiederherstellung ausgehen kann, ist die Rehabilitationsfähigkeit alter Menschen nicht zu unterschätzen. Rehabilitation, also der Einsatz neuester medizinischer Kenntnisse und therapeutischer Möglichkeiten in einem bei alten Menschen und ihren spezifischen Einschränkungen und Behinderungen angemessenen Zeitraum, ermöglicht ein menschenwürdigeres Leben im Sinne einer individuell bestimmten Lebensgestaltung. Darüber hinaus ist sie auf lange Sicht Kosten sparender als Pflege.

Die Aufgaben der Ergotherapie liegen in der Akut- und Rehabilitationsgeriatrie ganz besonders in der Hilfestellung zur Gestaltung und Bewältigung des Alltags mit und trotz Behinderung und altersbedingter Einschränkungen. Nicht die volle Wiederherstellung vorheriger Fähigkeiten, Möglichkeiten und Bedingungen ist das unbedingte Ziel. In der Auseinandersetzung mit den allgemeinen und individuellen Alternsbedingungen und Alterungsprozessen, den krankheitsbedingten Auswirkungen und der Multimorbidität, der jeweiligen Lebenssituation, den Vorstellungen und Wünschen für das zukünftige Leben wollen Ergotherapeuten den Patienten auf ein selbständiges, erfülltes Leben unter veränderten Bedingungen vorbereiten.

Das erfordert nicht nur ein Training der verschiedenen Funktionen und Fähigkeiten, sondern auch und besonders ein hohes Maß an Motivationsarbeit. Denn trotz eines nicht unerheblichen Regenerationspotentials stellt sich der ältere Mensch oft schwerer auf gravierende Veränderungen in seinem Leben ein und um.

In der Ergotherapie steht die eigenaktive Handlung im Mittelpunkt des Geschehens, d. h. die Wiedergewinnung, zumindest aber der Erhalt komplexer Handlungskompetenzen ist Ziel der therapeutischen Maßnahmen. Es gilt, dem Patienten neben den notwendig werdenden Begrenzungen auch die noch verbliebenen Möglichkeiten aufzuzeigen und ihn zu ermuntern und zu befähigen, diese zu nutzen. Damit wird dieser Berufsgruppe eine tragende Bedeutung in der stationären und ambulanten Versorgung insbesondere chronisch kranker und schwerbehinderter Menschen und also auch in der Rehabilitation zugemessen.

Die Therapeutin will befähigen, bestärken und fördern, Lösungen aber kann sie nicht verordnen. Die Einschätzung erreichbarer und auf die individuelle Situation abgestimmter Therapieziele nach spezieller Befunderhebung nimmt eine herausragende Rolle ein:

- Nutzung und Förderung der motorisch-funktionellen Fähigkeiten, Erhaltung der Grundmobilität und der Geschicklichkeit
- Aktivierung geistig kognitiver und neuropsychologischer Fähigkeiten
- Selbsthilfetraining zur Erhaltung größtmöglicher Selbständigkeit, vor allem in den Bereichen Essen und Trinken, Körperpflege, Bekleidung, und Fortbewegung, inkl. Beratung der Angehörigen, Hilfen zur Anpassung des Wohnumfeldes und Versorgung mit den notwendigen Hilfsmitteln
- Erhaltung der Kontaktfähigkeit, Kommunikation und Orientierung
- Psychische Stabilisierung und Hilfestellung zur Verarbeitung veränderter Lebensumstände und von Verlusten

Im Rahmen alltags- und handlungsorientierter Aktivitäten und Prozesse kommen spezielle Behandlungsmethoden und -konzepte aus den verschiedenen medizinischen Fachbereichen zur Anwendung, z. B.:

- ein sensomotorisch-perzeptives Funktionstraining nach Bobath
- Wahrnehmungsschulung nach Affolter
- motorisch-funktionelles Bewegungstraining auf der Basis der funktionellen Bewegungslehre nach Klein-Vogelbach
- motorisches Lernen nach Perfetti
- gelenkschützende Maßnahmen nach Brattström

Diese Behandlungsmethoden unterscheiden sich im Grundsatz nicht von denen in den Fachbereichen Orthopädie/Traumatologie, Rheumatologie, Neurologie oder Psychiatrie, müssen aber in besonderem Maße der speziellen Situation alter Menschen, wie zuvor kurz skizziert, angepasst werden. Und erst in der Verbindung der verschiedenen einzelnen Übungsanteile, die auf Grund der meist sehr komplexen Störungsbilder und der begleitenden altersbedingten Leistungsminderungen zu zielgerichteter, alltagsrelevanter Handlung nötig sind, liegt das wesentliche Element der Ergotherapie. Altersgerechte Lern- und Übungssituationen begünstigen dabei den Aufbau von Antrieb und Motivation, schöpfen vorhandene Ressourcen aus und helfen, neue Perspektiven zu eröffnen.

Diese hier nur skizzierten ergotherapeutischen Aufgaben brauchen zu ihrer Wirksamkeit ein entsprechendes institutionelles, personelles, gesellschafts- und gesundheitspolitisches Umfeld:

- Ergotherapie darf nicht erst im Rehabilitationszentrum beginnen und darf danach nicht aufhören. Sie gehört schon in den Akutbereich und muss dem klinischen Aufenthalt als ambulante Maßnahme bis in das Pflegeheim hinein folgen, will man nicht Ressourcen verschenken und damit Folgekosten steigern, wie z. B. durch verfrüht auftretende Pflegebedürftigkeit. Therapeutische Maßnahmen dürfen Hochbetagten nicht vorenthalten werden, nur weil
  - sie alt sind,
  - die zu erwartende Anzahl an Lebensjahren sehr begrenzt erscheint,
  - sie evtl. doch nicht ganz ohne Hilfestellungen anderer Menschen auskommen werden,
  - die Therapie eher einen Erhalt der Fähigkeiten als objektive Fortschritte anstrebt.

  Meist haben sie niemanden, der für sie um jedes einzelne Rezept kämpft.

- Stationäre Liegezeiten müssen individuell gestaltet werden. Der alte Mensch braucht mehr Zeit, gesteckte Ziele zu erreichen. Denn auch er hat ein Recht auf Behandlung, die ihm Chancen auf ein selbstbestimmtes Leben unter Nutzung seiner Möglichkeiten und nach seinen Vorstellungen von Lebensqualität einräumt.

- Es werden ausreichend verschiedene Einrichtungen im stationären, teilstationären und ambulanten Bereich benötigt:
  - Akutkrankenhäuser mit geriatrischen Abteilungen
  - Rehabilitationszentren speziell für ältere Menschen
  - Tageskliniken und Tagesheime
  - Pflegeeinrichtungen mit unterschiedlichen Pflegestufen, für die Kurzzeitpflege und als Langzeiteinrichtung

- Sozialstationen für die häusliche Pflege sollten eng mit Ergotherapeuten zusammenarbeiten, am besten in ihr Team Therapeuten integrieren, um so therapeutische Beratung und kurzzeitige therapeutische Maßnahmen zu ermöglichen.

- Therapie und Pflege müssen sinnvoll miteinander verzahnt werden und sollen sich gegenseitig unterstützen. Viele alte Menschen kommen nicht ganz ohne pflegende Hilfestellung aus, können und wollen aber die ihnen verbliebenen Fähigkeiten nutzen.

- Ergotherapie gehört auch ins Pflegeheim. Gerade sie kann auf Grund ihrer vielfältigen Angebote und ihrem breiten therapeutischen Spektrum im Heim eine Schlüsselstellung zwischen notwendiger Pflege und Versorgung und dem Wunsch nach einem Rest an Selbstbestimmung und Individualität einnehmen. Fähigkeiten können nicht nur gefördert und verbessert, sondern müssen auch erhalten und vor zu schnellem Abbau, z. B. durch Inaktivität, bewahrt werden.

Aber natürlich sind Ergotherapeuten in der Geriatrie auch und besonders gefordert, sich mit den von außen gesetzten Einschränkungen und Grenzen ihrer therapeutischen Möglichkeiten auseinander zu setzen. Die zur Verfügung stehenden Ressourcen sind immer wieder begrenzt. Die in der Therapie notwendigen Anstrengungen können die verbliebenen Kräfte der Patienten überfordern. Die alltägliche Nutzung der in der Therapie erzielten Fortschritte sind für sie unter Umständen mit zu großen Mühen verbunden. Die geistigen und körperlichen Fähigkeiten und Möglichkeiten stehen in einem zu ungleichen Verhältnis zueinander.

Und – manche alten Menschen wollen einfach nicht mehr, sind dabei, mit ihrem Leben abzuschließen und sehnen sich nach einem friedlichen Ende, das eher von Umsorgung als von körperlicher und geistiger Anstrengung geprägt ist. Da sind dann unsere Möglichkeiten zu Ende.

In allen anderen Fällen muss gelten: Gerade alte Menschen haben ein umfassendes Recht auf therapeutische Maßnahmen und Hilfen und ganz besonders dann, wenn es ihnen damit gelingt, sich selber zu helfen.

Connie Koesling, ltd. Ergotherapeutin,
Windscheidstraße 41, 10627 Berlin

Krankheitsspektren in Praxis und Klinik im raschen Wandel – Neue Anforderungsprofile für Ärzte

Thomas Stamm und Gernot Heusinger von Waldegg

Der demographische Wandel in Deutschland gewinnt an Dynamik. Die Geriatrisierung zeigt sich am deutlichsten im Krankenhaus sowie in den primärärztlichen Praxen der Hausärzte und hausärztlich tätigen Internisten. Die Zunahme älterer und hochbetagter Patienten im Krankenhaus liegt um ca. das 13fache höher als es die demographische Entwicklung in der Bundesrepublik erwarten lässt (Abb. **1**).

Eine ähnliche Konzentrierung älterer und hochbetagter Patienten findet auch in der primärärztlichen Praxis statt. Die hierdurch bedingte Kostensteigerung in der Versorgung dieser Patienten ist nicht nur bedingt durch die bereits dargestellte Zunahme der Älteren und Hochbetagten in Klinik und Praxis, sondern auch durch den hierdurch bedingten Wandel zur verstärkten Versorgung von chronisch Kranken, insbesondere Pflegebedürftigen. Es besteht im Krankenhaus und in der Praxis der Primärversorger ein zunehmender Shift zu besonders behandlungs- und betreuungsaufwendigen chronisch Kranken. Hierzu gehören u. a. Demenzkranke, Schlaganfallpatienten, Sturzpatienten mit rezidivierten Frakturen bei Osteoporose und Gebrechlichkeit, Diabetiker, Amputationspatienten sowie Depressive. Die genannten Patientengruppen, in der Regel über 75 Jahre alt, zeichnen sich aus durch Multimorbidität, ausgeprägte somatische und psychiatrische Komorbidität, erhebliche begleitende soziale Problematik sowie eingetretene bzw. drohende Pflegebedürftigkeit. Nach Krankheitskostenstudien aus den Niederlanden gehören diese Gruppen zu den Patienten mit den kostenintensivsten Erkrankungen der über 65-Jährigen, wobei die Demenz vor dem Schlaganfall und den Sturzfolgen die kostenintensivste Erkrankung darstellt. Das im Wandel begriffene Patienten- und Morbiditätsspektrum verlangt von den behandelnden Ärzten eine ganzheitliche, mehrdimensionale, interdisziplinäre Behandlung unter besonderer Berücksichtigung der sozialen, psychischen und biographischen Bezüge dieser chronisch Kranken.

Nach Vorausberechnungen des Deutschen Institutes der Wirtschaft steigt bis 2020 die Zahl der

– Schlaganfälle um 77 %
– dementiellen Syndrome um 74 %
– Diabetiker und Folgen 69 %
– Stürze, Schenkelhalsfrakturen um 63 %

Am konkreten Beispiel der Demenz – mit zurzeit ca. 200.000 Neuerkrankungen pro Jahr – bedeutet dies einen zu erwartenden Anstieg auf ca. 400.000 Neuerkrankungen pro Jahr. Dabei ist davon auszugehen, dass schon jetzt weit mehr als die Hälfte aller Demenzkranken in Pflegeheimen versorgt werden. In Deutschland werden im Jahre 2001 ca. 576.000 pflegebedürftige Menschen in stationärer Pflege versorgt.

Unter Berücksichtigung sich erschöpfender Potentiale der semiprofessionellen Pflege und der Familienpflege in der Zukunft, begrenzter Wachstumskapazitäten der stationären Pflege und extrem verkürzter Krankenhausverweildauern besteht die Herausforderung der Zukunft darin, die Versorgung von

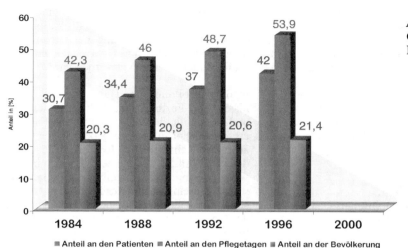

Abb. 1 Geriatrisierung des Krankenhauses

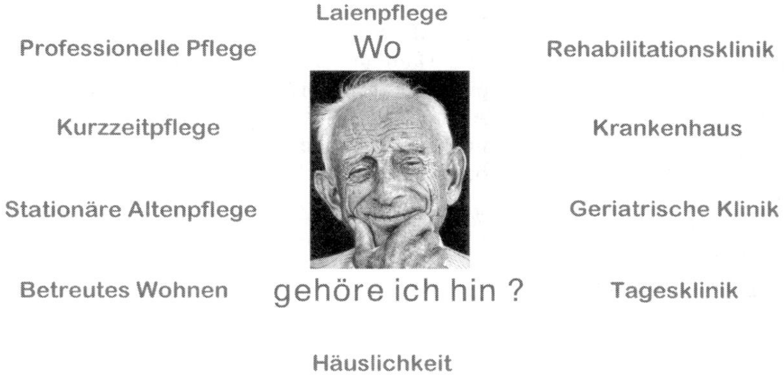

Abb. 2 Der Hausarzt als Lotse

älteren multimorbiden und pflegebedürftigen Patienten, mit der das jetzige bundesdeutsche Gesundheitssystem bereits heute überfordert ist, sicherzustellen. Die Gesundheitspolitik weist – auch vor dem Hintergrund der sich verändernden Krankenhausfinanzierung durch die DRGs – dem Hausarzt eine Lotsenfunktion für den älteren Patienten zu. Um die Funktion eines Lotsen im Gesundheitswesen auszufüllen, muss der Hausarzt sich in der Geriatrie qualifizieren, um im gefächert vorgehaltenen System der verschiedenen geriatrischen Versorgungsangebote den älteren Patienten korrekt zu positionieren (Abb. 2).

Schwerpunkt der hausärztlichen Arbeit werden rehabilitative und präventive Versorgungsansätze sein müssen, die im bisherigen Vergütungssystem der hausärztlichen Versorgung nicht abgebildet werden. Neben dem geriatrisch qualifizierten Hausarzt wird in der Versorgung Älterer geriatrischer Sachverstand in der Krankenhausversorgung notwendig sein. Dabei steht der rehabilitative und präventive Ansatz auch in der stationären Versorgung im Vordergrund, um das Ausmaß der Pflegebedürftigkeit zu begrenzen und die Selbstversorgungsfähigkeit und Unabhängigkeit der älteren Menschen zu erhalten.

Neben dem geriatrisch qualifizierten Hausarzt muss für spezielle geriatrische Fragestellungen der klinische Geriater in der Versorgung älterer Patienten etabliert und in den Vergütungssystemen abgebildet werden. Ihm fällt die Aufgabe zu, in der klinischen Krankenversorgung mit Hilfe des multiprofessionellen Teams auf Grundlage des multidimensionalen Assessment gezielte Interventionen nach Akutereignissen oder nach Dekompensation häuslicher Versorgungsstrukturen durchzuführen. Der klinische Geriater und der geriatrisch qualifizierte Hausarzt sind keine Konkurrenten, sondern einander unterstützende Partner in der gemeinsamen, herausfordernden Aufgabe der Zukunft, der angemessenen, humanen medizinischen Versorgung unserer stetig älter werdenden Bevölkerung. Ihre Aufgabenbereiche sind miteinander verwoben, aber inhaltlich voneinander getrennt:

- **klinischer Geriater**
  Klinik, Wissenschaft,
    Prävention, Rehabilitation
  Spezialsprechstunden:
    - Assessment
    - Memory-Sprechstunde
    - Mobility-Sprechstunde
  Leitung eines interdisziplinären
    therapeutischen Teams
  Beratung der Kommune

- **geriatrisch fortgebildeter Hausarzt**
  ambulante Versorgung alter Patienten
    zu Hause, in Pflegeeinrichtungen
  allgemeine Sprechstunde
  Screening, basales Assessment,
    Rehabilitation vor Ort
  Versorgung von Pflegebedürftigen und
    deren Angehörigen
  Kooperation der Pflege

Um diese ärztlichen Leistungen zu sichern, ist in beiden Bereichen eine effiziente Qualifizierung der Ärzte vergleichbar den Versorgungsstandards in anderen Ländern Europas einzuführen.

Am Krankenhaus wird der Klinikgeriater rehabilitativ ausgerichtet oder Rehabilitationsfacharzt sein, entweder bettenführend oder als Leiter eines geriatrischen oder rehabilitativen Schwerpunkts tätig. Hierbei handelt es sich um eine fachärztliche Qualifikation, die durch Vollzeitweiterbildung bei einem weiterbildungsberechtigten Gebietsarzt mit anschließendem Examen erworben wird.

In die Ausbildung der Hausärzte und Internisten sind Fortbildungsinhalte der Geriatrie und Rehabilitation zu integrieren. Es sind ergänzend Fortbildungsangebote in der Geriatrie und Rehabilitation für bereits ausgebildete Primärärzte anzubieten. Eine Seminarweiterbildung in der ambulanten Geriatrie wurde gemeinsam von der Deutschen Gesellschaft für Geriatrie mit dem Berufsverband der Hausärzte (BDA) entwickelt. Dieses Seminarprogramm besteht aus 120 Stunden Theorie und 40 Stunden Praktikando in Einrichtungen der Geriatrie und Altersversorgung. Dieses Seminarprogramm, das u. a. in den Akademien für Geriatrie in Heidelberg und Hamburg veranstaltet wird, erfreut sich einer immer größer werdenden Akzeptanz. Aktuell wird das Programm von der Akademie für ärztliche Fortbildung in Bad Segeberg durchgeführt.

Dr. med. Thomas Stamm
Dr. Gernot Heusinger von Waldegg
Klinik für Frührehabilitation und Geriatrie,
Westküstenklinikum Heide, Esmarchstraße 50,
25746 Heide

Modellprogramm der Bundesregierung zur Verbesserung der Situation Pflegebedürftiger in Deutschland; Schlaglichter auf wichtige Zwischenergebnisse

Klaus Feckler

Die Pflegeversicherung genießt hohe Akzeptanz in der Bevölkerung. Sie arbeitet nach sechs Jahren ihres Bestehens insgesamt erfolgreich und hat sich als wichtiger Baustein im System der sozialen Sicherheit bewährt. Älter als die Pflegeversicherung selbst ist das Modellprogramm zur Verbesserung der Situation Pflegebedürftiger. In diesem Jahr wurde das Modellprogramm zehn Jahre alt. Zehn Jahre Modellprogramm ist eine ungewöhnlich lange Zeit für ein solches Programm. Und das Gute daran ist, dass die Zeit des Modellprogramms noch nicht abgelaufen ist.

Wir sind stolz darauf, dass das Modellprogramm, wie es sein Auftrag ist, Impulse an die Politik geben konnte und kann, wie das Pflegeversicherungsgesetz lebendig umgesetzt und umgestaltet werden kann. Hier wurde einiges auch in jüngster Zeit erreicht.

Wesentliche Voraussetzung für die rasche Umsetzung der Leistungen, wie sie im Pflegeversicherungsgesetz für den ambulanten und stationären Bereich vorgesehen sind, ist der Aufbau einer Infrastruktur, die für jeden Pflegebedürftigen in jeder Pflegestufe diejenigen Leistungen wohnortnah, rasch und in ausreichendem Maß zur Verfügung stellt, die für den individuellen Hilfebedarf notwendig sind. Dabei steht die Entwicklung moderner, vernetzter Pflegeangebote im Vordergrund.

Um aufzuzeigen, wie die unterschiedlichen Leistungen der Pflegeversicherung erbracht und koordiniert und rasch an bereits vorhandene Pflegestrukturen angepasst werden können, führt das Bundesgesundheitsministerium das Modellprogramm durch. In beinahe 600 Vorhaben in der gesamten Bundesrepublik sollen vorhandene Defizite im Pflegealltag aufgezeigt und besonders sozialverträgliche und finanzierbare Lösungen zu ihrer Überwindung erarbeitet werden. Darüber hinaus sollten vor allem innovative Ansätze zur Verwirklichung einer qualitativ hochstehenden zukunftsorientierten Pflegeinfrastruktur erprobt werden, um die Ziele der Pflegeversicherung

- Rehabilitation geht vor Pflege
- ambulant geht vor teilstationär
- teilstationär geht vor stationär

durch qualitativ herausragende Förderprojekte unter den unterschiedlichen sozialen und demographischen Bedingungen, wie sie in der gesamten Bundesrepublik Deutschland Realität sind, in Formen funktionsfähiger, aufeinander abgestimmter Pflegeangebote aufzubauen und praktisch umzusetzen.

Aufbauarbeit galt es insbesondere im Bereich der Tages- und Nachtpflege sowie bei der Kurzzeitpflege zu leisten. Die aktuelle Pflegesituation in Deutschland wurde durch das klassische, zweigeteilte Pflegeangebot in Form der stationären Versorgung durch Pflegeheime auf der einen und der ambulanten Versorgung durch Sozialstationen auf der anderen Seite geprägt. Es herrschte dagegen ein fühlbarer Mangel an wohnortnahen und finanzierbaren Angeboten im ergänzenden Bereich der teilstationären Pflegeleistungen. Bei den wenigen Einrichtungen, in denen auch aktivierende Pflege unter Einsatz anerkannter rehabilitativer Hilfen und Techniken eingesetzt wird, fehlt es zudem an der erwünschten, ja geradezu notwendigen Verzahnung der ambulanten und stationären Versorgung mit dem Ziel, eine gestufte und durchlässige Pflege im Sinne des PflegeVG zu realisieren.

Es soll daher durch Modelle in unterschiedlich sozial und demographisch strukturierten Regionen gezeigt werden, dass Lösungsmöglichkeiten für alle Pflegebedürftigen auf den unterschiedlichen Pflegestufen existieren, um die hier vorhandenen Defizite beseitigen zu helfen.

Mit dem Modellprogramm wollen wir daher dazu beitragen:

- Lücken in der pflegerischen Versorgung durch den gezielten Aufbau moderner teilstationärer Pflegeangebote wie Kurzzeit- und Tagespflege zu schließen
- die Versorgung im häuslichen Umfeld durch das Angebot strukturierter Tagespflege und Nachtpflege zu verbessern
- Möglichkeiten für den Einsatz aktivierender und rehabilitativer Hilfen möglichst wohnortnah und bei allen teilstationären Pflegeangeboten frühzeitig und im ausreichenden Maße sicherzustellen
- neue Pflegeangebote zu erproben; hierzu gehören Modelle des betreuten Wohnens bei psychisch Kranken oder Hospize für schwerstpflegebedürftige und sterbende Menschen
- die durchgängige Nutzung aller Pflegeeinrichtungen der ambulanten, teilstationären und stationären Versorgung für alle Pflegebedürftigen vor Ort mit dem Ziel des Vorranges der Rehabilitation vor Pflege zu verbessern

Ich verdeutliche die Ansätze schlaglichtartig an zwei Beispielen.

- Stichwort „Hausgemeinschaften"

Mehr Menschlichkeit u. a. für Pflegebedürftige und Behinderte zu eröffnen, indem Pflegeeinrichtungen, ärztliche Dienste, Pflegedienste usw. wohnortnah und nicht am örtlichen Rand von Kommunen, sondern mittendrin angeboten werden. Die kleine überschaubare Einrichtung fördert das notwendige Miteinander.

Ausdruck des anderen Miteinanders sind die Hausgemeinschaften als Versuch, den Standard des Pflegeheims alter Prägung zu verlassen.

Pflegeeinrichtungen müssen mitten im Leben stehen, sie müssen das alltägliche Leben aufnehmen und es abbilden und nicht ausschließen. Soviel Normalität und Alltäglichkeit wie möglich muss sich in den Pflegeeinrichtungen wiederfinden. Das beginnt sicherlich mit der Architektur und der Schaffung von vier Wänden für eine Gemeinschaft, die aus Überzeugung der Pflegebedürftigen, ihren Angehörigen und Pflegenden erwachsen soll. Diese Gemeinschaft ist nicht da, sie muss erst wachsen. Hierzu bereitet die Architektur durch das errichtete Haus den Humus. Aber damit ist es nicht getan. In das Haus muss ein bestimmter Geist einziehen, er muss sozusagen auf Dauer implantiert werden. Dieser neue Geist zusammen mit der Architektur macht Hausgemeinschaften erst möglich. Wenn Inhalt und Haus von allen akzeptiert werden, können wir erst von Hausgemeinschaften sprechen. Diesem Anspruch müssen wir uns stellen.

Hausgemeinschaften sind in der Vergangenheit zu einem neuen sozialen Schwerpunkt der Förderung durch das Modellprogramm geworden. Sie sind erfreulicherweise schnell zu neuem Standard aufgestiegen.

- Stichwort „Versorgung dementer Menschen"

Von den 1,3 Millionen ambulant versorgten Pflegebedürftigen sind rund 550.000 (das sind annähernd 45 %) dement, von den 540.000 Pflegebedürftigen in Heimen annähernd 70 % (knapp 400.000), insgesamt also rund 1 Million Bürgerinnen und Bürger.

Etwa 80 % leiden an Alzheimer, 15 % an Formen vaskulärer Demenz, die restlichen 5 % verteilen sich auf schizophrene Psychosen und auf drogenbedingte Demenzformen (hauptsächlich Morbus Korsakow). In einer Gesellschaft, die dank der Medizin immer älter wird, wird auch der Anteil der älteren

Menschen, die zukünftig unter dementiellen Erkrankungen und Veränderung leiden werden, immer höher ausfallen. Dies stellt an die Gesellschaft insgesamt und an die Pflegeversicherung im Speziellen eine große Herausforderung dar. Durch deren engen und stark verrichtungsbezogenen Pflegebedürftigkeitsbegriff erhalten viele Menschen mit Demenz keine oder zu geringe Leistungen der Pflegeversicherung. Demenzpflege muss von Grund auf neu gedacht werden und damit eingehend weniger stark verrichtungsbezogen als vielmehr personenzentriert gestaltet werden. Neue Konzepte im In- und Ausland werden vorgelegt und wir wollen sie im Rahmen des Modellprogramms versuchsweise anpacken und ausprobieren. Ein Stichwort in diesem Zusammenhang heißt „Dementia Care Mapping". Gedanken zur Tagespflege, zu niederschwelligen Angeboten werden vor diesem Hintergrund mit neuen inhaltlichen Schwerpunkten gefüllt werden. Demenzpflege wird neu zu denken und zu gestalten sein.

Das Modellprogramm ist also kein standardisiertes Förderprogramm, sondern versucht, auf Variablen des Pflegealltags zu reagieren und durch Agieren selbst neue Variablen anzustoßen.

Klaus Feckler, Leiter Modellprogramm der Bundesregierung zur Verbesserung der Situation Pflegebedürftiger in Deutschland, Bundesministerium für Gesundheit, Am Probsthof 78 a, 53121 Bonn

Zur Vereinbarung des geriatrischen Assessments mit den Spitzenverbänden der GKV – Piloterfolg oder Alibi-Ersatz?

Kurt-Alphons Jochheim

Mit den am 15.8.1997 bereits vorgelegten Leitlinien für den Auf- und Ausbau der ambulanten geriatrischen Rehabilitation sind alle wesentlichen Teilaspekte bereits im Inhaltsverzeichnis übersichtlich dargestellt und in dem 50 Seiten umfassenden Papier gründlich bearbeitet. Neben Grundlagen, Aufgaben und Zielen sind auch Indikationen, Ausschlusskriterien sowie das Assessment und der Rehabilitationsplan ausdrücklich benannt.

Das in den Leitlinien vorgestellte Rehabilitationskonzept, die personellen, räumlichen und apparativen Voraussetzungen, die notwendige Vernetzung, die Qualitätssicherung und das Antrags- und Bewilligungsverfahren enthalten – auch aus gegenwärtiger Sicht – so viele wichtige und auch weiterhin relevante Einzelheiten, dass kaum verständlich ist, warum diese Leitlinien, trotz des im Rahmen der Pflegeversicherungsbegutachtung durch den MDK durchaus erfassbaren Bedarfs, nicht umgesetzt wurden.

Ob hierzu die Zersplitterung der Leistungspalette zwischen niedergelassenen Ärzten, weiteren Heilmittelerbringern, unterschiedlichen Krankenhausabteilungen (Orthopädie, Neurologie, Kardiologie, Geriatrie, Psychiatrie) als Erklärung ausreicht, soll hier nicht weiter erörtert werden.

Die kurative Medizin leitet von den im jeweiligen Bereich üblichen diagnostischen Maßnahmen Folgerungen für therapeutische Interventionen ab. Diese mögen sich selbst bei Multimorbidität in der Geriatrie auf Verbesserung der Organfunktion oder des seelischen Befindens auswirken. Die wichtigste diagnostische Maßnahme für eine rehabilitative Intervention ist jedoch das *multidisziplinäre Assessment,* weil damit sowohl die Ebene der Schädigung als auch die der Aktivitäten und die der Partizipation angesprochen wird.

Individueller Rehabilitationsbedarf und Rehabilitationschancen sind weder vom Betroffenen unmittelbar einzuschätzen noch vom Hausarzt, vom vorbehandelnden Krankenhaus oder vom jeweiligen Leistungsträger aus Diagnose und Leistungsakten ablesbar. Sie bedürfen einer Analyse anhand einer umfangreichen Checkliste in Verbindung mit einem Beratungsgespräch, in dem alle drei Ebenen der WHO-Klassifikation (jetzt ICF) hinreichend sorgfältig angesprochen werden.

Das Beratungsgespräch gelingt natürlich nur mit ausreichender Rehabilitationskompetenz und kann sicherlich von einem auf diesem Gebiet vorgebildeten Arzt oder auch von einer entsprechend ausgebildeten Fachkraft geführt werden, die heute gern als Case-Manager bezeichnet wird.

Auch im Bereich der Selbsthilfeverbände und Organisationen hat sich eine akzeptierte Beratungskompetenz entwickelt, die nicht nur den Umgang mit Krankheit und Behinderung zum Inhalt hat, sondern durchaus auch in organisatorischen, sozialrechtlichen und persönlichen Fragen oft einen deutlichen Vertrauensvorsprung vor professionellen Kräften besitzt.

Neben dem in der Geriatrie erprobten AGAST sind natürlich auch mit dem FIM und dem gerade in die deutsche Sprache übersetzten RAP Assessment-Instrumente verfügbar, mit denen man Einschränkungen in der täglichen Selbständigkeit, der Mobilität und der Kommunikationsfähigkeit erfassen und damit sowohl Hilfsmittelansätze, als auch Übungsangebote und sinnvolle Wohnraumanpassungen beurteilen kann.

Das Beratungsergebnis ist ja stets ein unauflösbares Paket, in das die Anstrengungen des Betroffenen und die Hilfeleistungen der Gesellschaft in sauber definiertem Umfang zusammengeführt werden müssen.

Erst die verbesserte gesellschaftliche Teilhabe und damit die hinzugewonnene *Lebensqualität* ist schließlich der Gradmesser für den Rehabilitationserfolg und daher auch das zu erfassende Qualitätsmerkmal, das bei der Beurteilung des Ergebnisses und der eingesetzten Ressourcen von Bedeutung ist.

Literatur

Biefang, S., P. Potthoff, F. Schliehe: Assessmentverfahren für die Rehabilitation. Hogrefe, Göttingen 1999

AGAST-GBA: Geriatrisches Basis-Assessment, S. 275–280

FIM: Funktioneller Unabhängigkeits-Maßstab, S. 163

Jentschura, G., K.-A. Jochheim, M. Moleski-Müller: Beratung in der Rehabilitation. Selbstverlag der DVfR, Heidelberg 1977

Lankhorst, G. J., F. Jelles, C. A. M. van Bennekom: Rehabilitation Activities Profile, Manual and description. VU Amsterdam University Press 1995. Deutsche Fassung: Universitätsverlag Ulm 2001

Matthesius, R.-G., K.-A. Jochheim, G. S. Barolin, C. Heinz. Die ICIDH – Bedeutung und Perspektiven. Mosby; Wiesbaden 1995

Optimum Community Care of Disabled People ICP/RHE 101 7398 V, original englisch, WHO regional Office for Europe: Turku 1986

Health 21. WHO regional office for Europe: Copenhagen 1999

Prof. Dr. Kurt-Alphons Jochheim, Sperberweg 10, 50374 Erftstadt-Lechenich

Selbstbestimmung und Lebensqualität – ambulante Altenhilfestrukturen in Berlin

Holger Gerecke

In diesem Statement soll auf die Wirkungen zwischen Leistungsgesetzen, hier der Pflegeversicherung und dem Bundessozialhilfegesetz, und den Konsequenzen für die Rehabilitation älterer Menschen und mögliche Schlussfolgerungen eingegangen werden. Zwar wirken auch die Bestimmungen aus der Krankenversicherung in dieses Spannungsfeld hinein; dieser Bereich wird aber in die nachfolgenden Betrachtungen nicht mit einbezogen.

Leistungsgesetze haben ihre jeweiligen Systemlogiken. Auch wenn das Konstrukt der „Säulen der sozialen Sicherung" sie vordergründig eint, führen diese Systemunterschiede zu Brüchen und Abbrüchen in der Versorgung insbesondere bei älteren Menschen. Im folgenden Beitrag sollen diese Unterschiede für den Bereich der Sozialhilfe (§§ 75, 68 BSHG) und der Pflegeversicherung dargestellt werden. Geht es unter dem Blick der Altenhilfe darum, Gelingen von Alltag (alltäglich neu) zu ermöglichen, entstehen unter dieser Perspektive Begrenzungen aus dem Verrichtungsbezug der Pflegeversicherung. Besonderes Gewicht kommt bei Älteren der sozialen Rehabilitation und damit den Regelungen aus der Altenhilfe zu.

Nach dem Ersten Bericht der Bundesregierung über die Entwicklung der Pflegeversicherung[1] waren zum Stichtag 30. Juni 1997 die Leistungsbezieher (ambulant und stationär) altersmäßig wie folgt verteilt *(gerundet)*:

bis unter 25	6,1 %
bis unter 55	14,5 %
55 und älter	85,5 %
65 und älter	78,5 %
80 und älter	52,3 %

Datenbasis:

Leistungsbezieher	1.595.597	
davon Frauen	1.096.663	68,7 %
Männer	498.934	31,3 %

Betrachtet man sich die Größe der gemeinsamen Zielgruppe, und zwar bezogen auf das Lebensalter 65 und älter, liegt die Schnittmenge bei fast 80 %; bezieht man die Gruppe der 55–64-Jährigen (Veränderungen in der Erwerbslebensphase) mit ein, steigt der Anteil auf über 85 %.

Probleme in Betagtenhaushalten treten in vielen Fällen zunächst im Bereich des Alltagsmanagements und der Hauswirtschaft auf. So erhalten aufgrund des „Teilkaskoprinzips" der Pflegeversicherung viele Ältere mit einem höheren Hilfebedarf keine Einstufung nach dem SGB XI, weil der Bereich der hauswirtschaftlichen Versorgung relativ diskriminiert ist gegenüber der Grundpflege, und dies zwischen den Pflegestufen ansteigend, siehe § 15 Abs. 3 SGB XI. Das bedeutet, dass

– bei Stufe I weniger als die Hälfte (*mehr als 45 von mindestens 90 Minuten des Hilfebedarfs*),
– bei Stufe II bis zu einem Drittel (*maximal eine von drei Stunden*),
– bei Stufe III bis zu einem Fünftel (*maximal eine von fünf Stunden*)

---

[1] Bundesrat, Unterrichtung durch die Bundesregierung – Erster Bericht über die Entwicklung der Pflegeversicherung: Drucksache 1036/97 vom 18. Dezember 1997.

des (pauschalierten) Zeitaufwands auf die hauswirtschaftlichen Verrichtungen entsprechend § 14 Abs. 4 Ziffer 4 SGB XI angerechnet werden dürfen.

Mit der Einführung der Pflegeversicherung erfolgten tiefe Einschnitte in den Bereich der Altenhilfe und Umverteilungen zu Lasten der Altenhilfe. Durch die Übernahme des Pflegebegriffs nach dem SGB XI in die Hilfe zur Pflege, § 68 BSHG, wurde ein gewisser Systembruch im BSHG vollzogen, der durch die Öffnungsklausel (§ 68 Abs. 1 Satz 2, *„... oder die Hilfe für andere Verrichtungen als nach Abs. 5 ..."*, also den in § 14 Abs. 4 SGB XI abschließend aufgezählten Verrichtungen) nur bedingt abgemildert wird. In Folge dieses Bruches leisten die Träger der Sozialhilfe nach wie vor erhebliche Zahlungen in das System Pflege, ohne dies in der überwiegenden Zahl der Fälle nach ihrem originären Hilfebegriff leisten zu können. Nachfolgend sollen elementare Systemunterschiede kurz dargestellt werden.

Hilfe zur Pflege	Pflegeversicherung
Lebenslagenbezug	Verrichtungsbezug
individ. Hilfebedarf	Pflegebedarf
„bedarfsgerecht"	„gedeckelt" („inhaltlich"/der Höhe nach)
nachrangig	vorrangig
(steuerfinanziert)	(beitragsfinanziert)

Geht man davon aus, dass für den Erfolg von Rehabilitation bei Älteren das Maß zur Fähigkeit der Selbstversorgung und der der Aufrechterhaltung oder Rückgewinnung von sozialen Bezügen entscheidend ist, um den Grundsatz *ambulant vor stationär* (nicht nur) aus Pflegeversicherung und Sozialhilfe umzusetzen, ist es wünschenswert, dass der Träger der Sozialhilfe die eingesetzten Mittel nach seiner Systemlogik einsetzen kann.

Was ist das im Titel bereits nahegelegte Vorstellenswerte an den ambulanten Altenhilfestrukturen in Berlin? Hier wurde die Einführung der Pflegeversicherung im ambulanten Bereich flankiert durch einen eigenständigen Vertrag mit dem Sozialhilfeträger, um im entgeltfinanzierten Bereich für die Leistungen der Hilfe zur Pflege auf psychosoziale Problemlagen nicht nur mit Modulpflege reagieren zu müssen. Dabei wurde für komplexe Hilfen wie Tagesstrukturierung oder das Versorgungskonzept der „persönlichen Assistenz" eine Zeitunterlegung mit Halbstunden- und Stundenwerten für die bedarfsgerechte Bemessung und zur Finanzierung der Hilfen vertraglich fixiert.

Dies wird ergänzt durch zuwendungsfinanzierte Projekte (Koordinierungsstellen für ambulante Rehabilitation älterer Menschen, Mobilitätshilfedienste, Beratungsprojekte für pflegende Angehörige), so dass das Pflegeversicherungssegment eingebettet ist in komplexere Strukturen.

Wenn es politisch gewollt ist, mit der Pflegeversicherung ein System vorzuhalten, bei dem es mittlerweile selbstverständlich geworden ist, die Metapher vom Teilkaskoprinzip einzusetzen, dann muss es auch möglich sein, dass der zusätzlich erforderliche Einsatz von Steuermitteln nach anderen Regeln erfolgt als den sehr engen aus der Pflegeversicherung einschließlich dem dort niedergelegten Berufsgruppenkonzept, das nicht automatisch die Kompetenzen widerspiegelt, die für die auch soziale Rehabilitation älterer Menschen erforderlich ist. Zur Absicherung des Grundsatzes ‚ambulant vor stationär' auch und gerade in der Altersrehabilitation ist es deshalb erforderlich, das Segment der Pflegeversicherung zu arrondieren sowohl im Rahmen der entgeltfinanzierten Leistungen als auch bei freiwilligen Leistungen der Länder. Dies ist gedeckt durch eine Interpretation des Begriffes der „leistungsfähigen Versorgungsstruktur" im § 9 SGB XI[2], die für die Erreichung der in der Pflegeversicherung angelegten Ziele mehr sein muss als nur eine Summe X von Vertragspartnern, und die den in § 9 SGB XI geforderten Einsatz von Landesmitteln als Investition in die pflegeunterstützende und pflegebegleitende Infrastruktur erforderlich macht.

Holger Gerecke, Grabbeallee 71, 13156 Berlin
E-Mail: Holger.Gerecke@sengsv.verwalt-berlin.de

---

[2] Senatsverwaltung für Gesundheit und Soziales, Pflegepolitik im Land Berlin – Standortbestimmung, Handlungsrahmen, Landespflegeplan; September 1999.

Das „Netzwerk im Alter" – Verbindlichkeit und Steuerung eines Altenhilfenetzwerkes in Berlin-Pankow

Juliane Pfeffer und Gabriela Seibt

Im Januar 1998 wurde auf Initiative von Albatros e. V. ein Konzeptrahmen zur Entwicklung eines Steuerungssystems der ambulanten Rehabilitation älterer Menschen in Berlin-Pankow erarbeitet. Beteiligt an dem dreitägigen Planungsseminar waren neben der Koordinierungsstelle für ambulante Rehabilitation älterer Menschen mehrere Partner aus dem Bezirk (Bezirksamt, Krankenhaus u. a.). Vor dem Hintergrund einer bevorstehenden Bezirksfusion und im Interesse verbindlicher Regelungen und abgestimmter Qualitätsstandards für den Altenhilfebereich entwickelte die Koordinierungsstelle in den folgenden Monaten daraus das Konzept „Netzwerk im Alter". Seit 1. Mai 2000 wird im Rahmen des Modellprogramms „Altenhilfestrukturen der Zukunft" (www.altenhilfestrukturen.de) die Umsetzung dieses Konzeptes vom Bundesministerium für Familie, Senioren, Frauen und Jugend mit zwei Stellen Projektmanagement gefördert.

Das „Netzwerk im Alter" steht seitdem für ein Verbundsystem im Berliner Bezirk Pankow, in dem durch die verbesserte Zusammenarbeit aller an der Versorgung beteiligten Partner die regionale Angebotsstruktur besser auf die Bedürfnisse alter Menschen und ihrer Angehörigen abgestimmt werden soll. In der Region leben 340.000 Menschen, von denen 43.000 älter als 65 Jahre sind. Im Unterschied zu den bereits bestehenden Berliner Verbünden in geriatrisch- gerontopsychiatrischen Versorgungssystemen zielt das „Netzwerk im Alter" nicht ausschließlich auf den kranken älteren Menschen und seine professionellen und familiären Helfer/innen, sondern es meint auch den aktiven älteren Menschen. Dieser bringt seine Kräfte und Erfahrungen in die Netzwerkarbeit mit dem Ziel ein, seine Stellung als Verbraucher von regionalen Versorgungsleistungen zu verbessern. Durch die Bündelung von Ressourcen und die Angleichung von unterschiedlichen Standards und Arbeitsweisen sollen Synergieeffekte in der Region erreicht werden.

Ein anschauliches Ergebnis der bisherigen Zusammenarbeit und Ressourcenbündelung ist beispielsweise eine Reihe von Fach-Symposien, die u. a. dem gegenseitigen Kennenlernen, dem fachlichen Austausch und der Öffentlichkeitsarbeit für die Netzwerkpartner dient. Ein erstes hat im Mai 2001 in der Parkklinik Berlin-Weißensee zum Thema Schlaganfall stattgefunden, das zweite im September 2001 im St.-Josef-Krankenhaus zum Thema Gerontopsychiatrische Versorgung im Bezirk, beide mit hoher Beteiligung von weit über hundert Teilnehmer/innen aus der Region, von der niedergelassenen Ärztin bis zum Angehörigen.

Folgende Ziele sind handlungsleitend für die Partner:

- die Entwicklung eines Abstimmungs- und Steuerungssystems im Bereich Altenhilfe, Rehabilitation, Geriatrie und Gerontopsychiatrie
- die Stärkung der Angehörigen- und Verbraucherkompetenz
- die Schaffung von Angebots- und Markttransparenz sowie schnellem Zugang zu benötigten Hilfen
- die Qualifizierung der Netzwerkpartner und

- die Identifizierung von Angebots- und Versorgungslücken

Voraussetzung dafür ist zum einen die Bereitschaft aller (Initiativen, Verbände, Angehörige, Vereine, bürgerschaftlich Engagierte, Krankenhäuser, Sozialstationen, ambulante Pflegedienste, Alten- und Pflegeheime, betreute Wohnformen, Tagespflegestätten, Einrichtungen der ambulanten, teilstationären und klinischen Rehabilitation sowie kommunale Stellen und Kostenträger), interdisziplinär und institutionsübergreifend zusammenzuarbeiten. Zum anderen braucht ein sich entwickelndes Netzwerk in der Größenordnung der Versorgungsregion Pankow ein effizientes und überschaubares Informations- und Steuerungsmanagement.

Beide Voraussetzungen sind in der Region gegeben. Die Bereitschaft zur Kooperation ist bei den genannten Partnern in hohem Maße vorhanden, wie z. B. die nachfolgend noch beschriebene zahlreiche und engagierte Mitarbeit in den Arbeitsgruppen beweist. Die Motivation zur Beteiligung liegt in diesem Zusammenhang aber nicht nur in der ehrgeizigen Umsetzung der benannten Ziele. Als Gewinn der Kooperation sehen die Partner auch an, einen Imagezuwachs zu erzielen, finanzielle Mittel effektiv und effizient einzusetzen und dabei den Kunden und Partnern in der Region qualitativ hochwertige Leistungen zu bieten. Möglich wird eine größere Marktnähe und die innovative Beteiligung an der regionalen Strukturentwicklung. Ergänzend dazu existiert für den Zeitraum der Modellförderung das professionelle Netzwerkmanagement. Es organisiert, moderiert und dokumentiert die Vernetzung, gewährleistet die Einbindung der Kostenträger in das Netzwerk und sorgt für die Entwicklung eines Informationsmanagementsystems zwischen den Partnern.

Bereits auf einer ersten Arbeitstagung im Juni 2000 wurden diese Voraussetzungen unter Beweis gestellt. Als Einstieg in den Verbundaufbau diskutierten 20 aktive Kooperationspartner die konzeptionellen Ziele. Das Ergebnis hielten die Teilnehmer/innen in einem verbindlichen Zielkatalog fest. Zur Umsetzung der Ziele wurden die Arbeitsgruppen „Fallmanagement", „Überleitungssystem", „Qualifizierung", „Information/Öffentlichkeitsarbeit" sowie „Stärkung der Verbraucherrolle/Beschwerdemanagement" gegründet. Diese Arbeitsform und der Austausch auf Arbeitstagungen ist mittlerweile ein wesentlicher Teil der Netzwerkarbeit. Weitere Gremien und Organisationselemente sind die Netzwerkkonferenz, das Steuerungsgremium sowie das bereits erwähnte Projekt- bzw. Netzwerkmanagement

Die Netzwerkkonferenz ist das höchste Entscheidungsgremium, in dem alle im Netzwerk organisierten Partner vertreten sind. Auf der ersten Konferenz am 17.10.2001 haben die Partner in diesem Sinn die Rahmenvereinbarung einschließlich der Geschäftsordnung zur Abstimmung gebracht. Darin sind die Aufgaben, Ziele, Pflichten, Arbeitsprinzipien und Arbeitsstrukturen in der Zusammenarbeit geregelt.

Das Steuerungsgremium befindet sich noch im Wahlverfahren. Es wird voraussichtlich fünf Mitglieder haben, die für die Planung, Durchführung und Steuerung der Vorhaben sowie für die Außenvertretung verantwortlich sind. Das Netzwerkmanagement ist dem Steuerungsgremium beratend und ausführend beigeordnet.

In den Arbeitsgruppen erarbeiten Vertreterinnen der Netzwerkpartner/innen Vorschläge für Standards und Konzepte sowie deren Umsetzung. Dabei wurde und wird fortlaufend auf bestehende Motivationen, Interessen und Problemlagen der Teilnehmer/innen Bezug genommen, die aus der Praxis vielfältige Erfahrungen und bereits vorhandene Standards mitbringen. Die Arbeitsgruppen werden konsens- und ergebnisorientiert moderiert und arbeiten in der Regel einmal monatlich jeweils 90 Minuten. Ca. 60 Mitarbeiter/innen von Netzwerkpartnern sind bisher in die Arbeitsgruppenarbeit eingebunden.

Als weiteres praktisches Beispiel für die Realisierung von vernetzten Strukturen sollen abschließend die Ergebnisse der AG Fallmanagement und Überleitungssystem vorgestellt werden.

Die AG Fallmanagement hat sich das Ziel gesetzt, für das Netzwerk ein verbindliches

Fallmanagement zu entwickeln, zu erproben und umzusetzen. Die zentrale Motivation der beteiligten Netzwerkpartner in diesem Bereich besteht darin, die bedarfsgerechte Versorgung im geriatrischen und gerontopsychiatrischen Bereich durch verbindliche Abstimmungsregularien zu verbessern. Arbeitsteilig wurde an Zielgruppen für das Fallmanagement sowie an einer einheitlichen Definition von Fallmanagement-Verfahren gearbeitet. Entwickelt wurde ein Katalog Fallmanagement, in dem vier Verfahren definiert werden.

- die Fallkonferenz (analog Helfer- oder Hilfekonferenzen)
- die Systemkonferenz (als verbindliches Gremium zur Strukturentwicklung)
- das Belegungsgremium Gerontopsychiatrie
- das Case-Management (als Methode der sozialen Arbeit)

Als Indikatoren für die Einberufung eines Fallmanagement-Verfahrens wurden zuerst die „klassischen Alterserkrankungen" und als eine davon der Schlaganfall beschrieben. Sehr bald jedoch kam die Arbeitsgruppe zu der Erkenntnis, dass nicht allein das Krankheitsbild, sondern vielmehr umfeldbezogene Faktoren (z. B. alleinlebend, nicht angepasste Wohnsituation) in Kombination mit gesundheitlichen Faktoren (z. B. Bewegungseinschränkungen durch den Schlaganfall) und sozialen und wirtschaftlichen Faktoren (z. B. Bruch in der Familienbeziehung, Verschlechterung der materiellen Situation) zu einer Krise führen und erst in ihrer ganzheitlichen Betrachtung die Notwendigkeit und das Ausmaß einer individuell passenden Hilfeleistung bestimmen. Die Arbeitsgruppe erarbeitete vor diesem Hintergrund dann ein Raster zur Erkennung und Vermeidung von Krisensituationen, mit dem eine Häufung von krisenbedingenden Faktoren offensichtlich wird und objektiviert werden kann. Medizinische Indikatoren sowie gesundheitliche und soziale Faktoren werden miteinander verknüpft. Das Raster soll den Mitarbeiter/innen an den Schnittstellen des Netzwerkes die Entscheidung erleichtern, in welchen Situationen welches Fallmanagement-Verfahren genutzt oder initiiert wird. Bewährt haben sich Raster und Verfahren dann, wenn rechtzeitig und der individuellen Hilfebedarfssituation entsprechend die häusliche Versorgung z. B. nach der Entlassung aus dem Krankenhaus oder nach der stationären geriatrischen Rehabilitation sichergestellt ist. Hierfür arbeiten alle jeweils beteiligten Netzwerkpartner zusammen.

Im Mittelpunkt der Arbeit in der AG Überleitungssystem steht die nahtlose Übermittlung von überleitungsrelevanten Informationen an den Schnittstellen der Versorgung. Es wurde ein Standard mit folgenden Bestandteilen entwickelt:

- der Standard Überleitung (Präambel, Ziel, Struktur- , Prozess- und Ergebniskriterien[1])
- ein Netzwerk-Überleitungsbogen mit medizinischen, pflegerischen und sozialen Daten
- ein Kriterien-Raster Überleitungsbogen[2]
- eine Schnittstellen-Beschreibung (14 definierte Angebots- bzw. Versorgungsbereiche des Netzwerkes, bei denen Überleitungsinformationen an den Schnittstellen relevant werden können)
- ein Statement zum Datenschutz
- ein Ideenpapier zum Gesundheits- oder Patientenpass

Für den Bereich Rehabilitation – ein Teilbereich des „Netzwerkes im Alter" – wird demnach durch die verbindliche und einheitliche Regelung und Nutzung von Verfahren des Fallmanagements und der Überleitung im Netzwerk sichergestellt, dass rechtzeitig und der Hilfebedarfssituation entsprechend die häusliche Versorgung z. B. nach der Entlassung aus dem Krankenhaus oder nach der stationären geriatrischen Rehabilitation erfolgt. Hierfür werden drei Krankenhäuser, die Klinik für geriatrische Rehabilitation, die Tagesklinik für Rehabilitation, die Koordinierungsstelle für die ambulante Rehabilita-

---

[1] Der Überleitungsstandard des „Netzwerkes im Alter" orientiert sich an dem Überleitungsstandard der ALK-Arbeitsgemeinschaft der leitenden Berliner Pflegepersonen in Berlin e. V., Arbeitskreis „Qualität". Dieser Standard bezieht sich auf die Schnittstelle stationär-ambulant; er wurde aus „Netzwerksicht" um den teilstationären und komplementären Bereich erweitert.

[2] Entsprechende Überleitungskriterien wurden in Berlin-Charlottenburg im geriatrisch-gerontopsychiatrischen Verbund entwickelt und umgesetzt.

tion älterer Menschen (koordiniert auch Leistungen der Wohnraumanpassung, arbeitet mit der Datenbank Hilfelotse), Tagespflegeeinrichtungen, ambulante Pflegstationen, Alten- und Pflegeheime sowie niedergelassene Therapeuten und niedergelassene Ärzte im Netzwerk zusammenarbeiten.[3]

Die Erprobung der Standards in den Bereichen Fallmanagement und Überleitung soll im zweiten Quartal 2002 beginnen. Grundlage dafür ist eine im November und Dezember 2001 von Student/innen durchgeführte Befragung aller Netzwerkpartner zum Bestand und den Umsetzungsbedingungen der Standards in allen Bereichen. Dazu gehören neben den bereits beschriebenen auch Konzepte im Bereich Verbraucherinformation und Öffentlichkeitsarbeit. Ausgelotet werden bei der Befragung ebenfalls die Bedingungen für ein tragfähiges Organisations- und Finanzierungskonzept der Vernetzung. Die Befragungsergebnisse werden auf der zweiten Netzwerkkonferenz mit den Vertreter/innen der Netzwerkpartner beraten und auf dieser Basis die weiteren Schritte der Zusammenarbeit geplant.

„In einem Netzwerk gibt es keine Schlusslichter mehr ..." – dieses Fazit des ersten Symposiums schlägt sich schon jetzt in vielfältigen Effekten der Vernetzungsarbeit nieder! Die AOK und die Berliner Ärztekammer haben das Konzept und seine bisherige Umsetzung mit dem Berliner Gesundheitspreis 2000 „Alter und Gesundheit" ausgezeichnet.

Gabriela Seibt (Dipl.-Soziologin), Projektmanagerin
Juliane Pfeffer (Dipl.-Ingenieurin, -Sozialpädagogin), Projektmanagerin
Netzwerk im Alter, Netzwerk-Management, Albatros e. V., Amalienpark 7, 13187 Berlin
E-Mail: kontakt@netzwerkimalter.de
Internet: www.netzwerkimalter.de

---

[3] In einer Unterarbeitsgruppe wurde ein Konzept zur Verknüpfung der medizinischen und sozialen Rehabilitation erarbeitet, welches die klientenbezogene Zusammenarbeit von stationären, teilstationären, komplementären und ambulanten Einrichtungen sowie niedergelassenen Ärzte und Therapeuten verbessern soll. Die Netzwerk-Standards „Fallmanagement-/Überleitungssystem" bilden die Basisstandards, um die Zusammenarbeit der Kooperationspartner im Bereich der geriatrischen Rehabilitation zu strukturieren. Hierfür ist eine enge Kooperation mit niedergelassenen Ärzten/Ärztinnen der Versorgungsregion Pankow angestrebt.

Wie stellen sich die gesetzlichen Krankenkassen auf den demografischen Wandel ein?

Thomas Bublitz

- Anstieg der über 60-Jährigen an der Gesamtbevölkerung bis zum
  - Jahr 2010 auf 21,00 % (= 14,8 Mio. Menschen)
  - Jahr 2020 auf 23,22 % (= 18,6 Mio. Menschen)
  - Jahr 2050 auf 25,15 % (= 20,1 Mio. Menschen)

- Der Anteil der über 80-Jährigen wird im Zeitraum von 1970 bis 2050 von 1,9 % auf 11,32 % ansteigen

Damit werden in der Altersgruppe über 60 Jahre im Jahr 2050 ein Viertel der bundesdeutschen Bevölkerung mit möglicherweise speziellen und kostenintensiven Gesundheitsleitungen zu versorgen sein [1].

Die ökonomische Dimension wird deutlich, wenn man den „Verbrauch von Gesundheitsgütern" unterteilt nach Altersgruppen ansieht[2]:

- 75,7 % der unter 60-Jährigen verbrauchen 54,3 % der im RSA erfassten Leistungsausgaben der GKV
- 24,3 % der über 60-Jährigen verbrauchen 45,7 % der im RSA erfassten Leitungsausgaben; also knapp ein Viertel der Versicherten benötigen fast die Hälfte der Leistungsausgaben

---

[1] Vgl. Statistisches Bundesamt 2000, 9. Koordinierte Bevölkerungsvorausberechnung.
[2] Eigene Berechnungen des VdAK/AEV aus vorläufigen RSA-Daten, Stand 15.09.2001.

Untersuchungen des Institutes für Gesundheitsökonomie und klinische Epidemiologie der Uni Köln zufolge verbrauchen heute ca. 20 % meist chronisch kranke Patienten rund 80 % aller Ausgaben. 70 % aller GKV-Ausgaben entstünden 5 Jahre vor dem Tod des Patienten.

Diese Zahlen zeigen die enormen epidemiologischen Anforderungen, vor denen die gesetzlichen Krankenkassen Mitte des 21. Jahrhunderts stehen werden. Diese werden sicher durch die steigende Lebenserwartung der Menschen zugespitzt.

Mit dem Gesundheitsreform-Gesetz hat die GKV den Auftrag bekommen, bei der Leistungsgewährung den Grundsatz „Rehabilitation vor Pflege" vorrangig zu berücksichtigen. Verstärkt wurde dieser Ansatz durch das am 01.01.1995 in Kraft getretene Pflege-Versicherungsgesetz und das zum 01.07.2001 in Kraft getretene SGB IX zur Rehabilitation und Teilhabe behinderter Menschen (vgl. § 11 Abs. 2 i. V. m. § 40 Abs. 1 SGB V, § 8 Abs. 3 i. V. m. § 26 Abs. 1 Nr. 2 SGB IX).

Das auch die Leistungen der Krankenbehandlung dem Ziel u. a. der Vermeidung von Pflegebedürftigkeit entsprechen, stellt zusätzlich nochmals § 27 SGB IX klar. Die gesetzlichen Krankenkassen erbringen folglich Kraft gesetzlicher Definition nicht nur Reha vor Pflege, sondern ein die gesamte Krankenbehandlung umfassendes Leistungsbündel. Zu den Leistungsbereichen gehören:

- ambulante ärztliche Behandlung

- Arzneimittel
- Heilmittel, wie Physiotherapie, Massagen und medizinische Bäder, Ergotherapie, Logopädie
- stationäre Krankenhausbehandlung
- ambulante und stationäre Rehabilitation einschließlich AHB
- ambulante und stationäre Vorsorgekuren

Zur Realisierung des Grundsatzes „Reha vor Pflege" werden schon heute in nicht unerheblichem Umfang vorwiegend stationäre Rehabilitationskapazitäten im Bereich der Geriatrie vorgehalten. So werden heute bereits ca. 9.700 akutstationäre Betten bundesweit vorgehalten. Weiterhin bestehen Belegungsverträge für bundesweit 6.400 stationäre Rehabilitationsbetten.

Verstärkt aufgebaut werden müssen allerdings ambulante Rehabilitationskapazitäten für geriatrische Patienten. Deshalb entwickeln die Spitzenverbände der Krankenkassen derzeit gemeinsam mit dem MDS ein spezifisches Rehabilitationskonzept zur ambulanten geriatrischen Rehabilitation.

Eine leicht auszusprechende und einprägsame Defizitanalyse, nach der die Versorgungssituation alter Patienten gut wäre, wenn nur die Krankenkassen ihrer Verpflichtung „Reha vor Pflege" durch eine generelle Steuerung kranker alter Menschen in geriatrische Rehabilitationseinrichtungen besser entsprächen, greift jedoch zu kurz und ist wie das Gegenteil der Behauptung nicht gesichert nachzuweisen. Dies gilt gleichermaßen hinsichtlich des Vorwurfs, die Krankenkassen würden die Empfehlungen zu Rehabilitationsmaßnahmen der medizinischen Dienste im Rahmen der Pflegebegutachtung nicht umsetzen. Gerade bei Pflegebedürftigen kommt der Rehabilitationsfähigkeit und der Rehabilitationsprognose eine besondere Bedeutung zu. Die Motivation des Pflegebedürftigen ist ein entscheidender und damit nicht zu unterschätzender Faktor bei der Beurteilung, ob eine Rehabilitation durchgeführt wird. Es muss aber auch realistisch sein, dass das Rehabilitationsziel erreicht werden kann. Insgesamt kann ein umfassendes und flächendeckendes ambulantes und stationäres geriatrisches Versorgungsangebot allein die Probleme nicht lösen. Die Versorgung der älter werdenden Versicherten kann nämlich nicht nur auf dem Aspekt der geriatrischen Rehabilitation begrenzt werden und muss neben der Qualität der haus- und fachärztlichen Versorgung auch die Krankenhausbehandlung einschließen.

So führt u. E. nur eine konsequente Verankerung des derzeitigen medizinischen „know hows" über die Behandlung von alten Menschen zu einer sachgerechten Verbesserung der Versorgung. Zu diesem Ergebnis kommt auch der Sachverständigenrat für die Konzertierte Aktion im Gesundheitswesen in seinem Gutachten 2000/2001. Dort heißt es: „Die Abgrenzung der Fachgebiete untereinander ermöglicht die Regelung arbeitsteiliger Kompetenzen und Kooperationen. ... und ist seit Mitte des vergangenen Jahrhunderts eine Antwort auf die Zunahme des Wissens, der Behandlungsmöglichkeiten .... Die Spezialisierung ist aber auch als Resultat der Bemühungen in der Ärzteschaft zur Qualitätssicherung ihrer Leistungen zu werten. Andererseits kann Spezialisierung auch eine Qualitätsminderung zur Folge haben (Deutscher Ärztetag 2000), wenn sie der Komplexität der Versorgungsprobleme nicht gerecht wird und Kooperationsprobleme an Schnittstellen der Arbeitsteilung schafft"[3].

Aber nicht nur versorgungspolitische und -strukturelle Aspekte sind in die Diskussion einzubeziehen. Auch muss der Blick auf die derzeitigen gesetzlichen und ökonomischen Rahmenbedingungen der GKV gerichtet werden.

Das Defizit in der gesetzlichen Krankenversicherung beträgt im ersten Halbjahr 2000 ca. 5 Mrd. DM. Es ist hervorgerufen durch Steigerungen in allen Ausgabenbereichen, insbesondere Arzneimittel. Eine Vielzahl von gesetzgeberisch geschaffenen Änderungen bringen das versicherungsmathematische Gleichgewicht in der GKV weiter in Schieflage, so dass nun zwingend Sofortmaßnahmen der Politik zu ergreifen sind, um weitere Beitragssatzanhebungen zu vermeiden.

---

[3] Gutachten 2000/2001 des Sachverständigenrates für die Konzertierte Aktion im Gesundheitswesen, BT-Drucksache 14/5661 vom 21.03.2001.

Auch der derzeitige Entwurf eines Gesetzes zur Reform der RSA nimmt mit der Einführung von Disease-Management-Programmen (DMP) chronisch kranke Menschen in den Fokus. Damit soll eine verbesserte, strukturierte und sektorenübergreifende Behandlung der Versicherten in folgenden Krankheitsbildern erreicht werden:

- Diabetes mellitus
- Herzinsuffizienz
- Arterielle Hypertonie
- Schlaganfall
- Brustkrebs
- Asthma

Klar ist schon jetzt, dass diese Disease-Management-Programme von den gesetzlichen Krankenkassen Investitionen in erheblichem Umfang erfordern werden. DMP sollen an der verbesserten Versorgung der Versicherten durch verbesserte strukturelle, organisatorische und qualitative Maßnahmen ansetzen. Aus dieser grundsätzlich zu unterstützenden politischen Ausrichtung lässt sich aber auch ersehen, dass die Entwicklung in der Gesundheitspolitik mehr auf Effizienz- und Qualitätssteigerung in den bestehenden Strukturen setzt, als denn auf noch mehr Differenzierung im Hinblick auf die Altersstruktur der Patienten.

Erkennbar wird also, dass die Herausforderungen des demografischen Wandels nicht nur für die GKV eine zentrale Zukunftsaufgabe darstellen, die mit dem bloßen Hinweis auf den Grundsatz „Reha vor Pflege" nicht gelöst ist. Alle Beteiligten sind deshalb aufgerufen, sich folgenden vordringlichen Aufgaben zu stellen:

- Medizin und die Wissenschaft müssen schlüssige und evidenzbasierte Behandlungsleitlinien entwickeln, die den schon heute existenten Versorgungsbedürfnissen älterer chronischer kranker Menschen entsprechen
- Die ärztliche Aus- und Weiterbildung muss den sich verändernden epidemiologischen Anforderungen auch und gerade für ältere Menschen besser gerecht werden
- Auf dieser Basis sind dann die bestehenden Rehabilitationspotentiale älterer chronisch kranker Menschen durch ambulante und stationäre Rehabilitationsleistungen frühzeitig aufzugreifen und zu nutzen
- Die Politik muss hierfür auch die nötigen finanziellen Spielräume in der GKV schaffen. Weitere Verschiebungen von versicherungsfremden Lasten mit einer gleichzeitig einhergehenden Verschmälerung der finanziellen Grundlagen in der GKV müssen unterbleiben

Thomas Bublitz, Verband der Angestellten-Krankenkassen (VdAK), AEV – Arbeiter-Ersatzkassen-Verband, Leiter der Abteilung Prävention und Rehabilitation, Frankfurter Straße 84, 83721 Siegburg

Ergebnisbericht Arbeitsgruppe 6:
Rehabilitation und Pflege bei älteren Menschen

Klaus Leistner

Interpretation des Themas

Die Arbeitsgruppe 6 konzentrierte sich – ausgehend von acht Vorträgen zur o. g. Problematik – auf die Diskussion einer Strategie zur Vermeidung bzw. Verminderung von Pflegebedürftigkeit durch Maßnahmen der medizinischen und sozialen Rehabilitation.

Ausgangssituation – Größenordnung des sozialmedizinischen Problems

Die Verhütung bzw. Verminderung von Pflegebedürftigkeit durch Maßnahmen der Prävention, Kuration und medizinischen Rehabilitation ist eine traditionelle Aufgabe der gesetzlichen Krankenversicherung, expressis verbis bereits formuliert im Gesundheitsstrukturgesetz von 1989, bekräftigt durch das Pflegeversicherungsgesetz von 1994 und nochmals betont im SGB IX von 2001.

Mit Inkrafttreten des Pflegeversicherungsgesetzes am 1.1.1995 ist das Problem der Vermeidung bzw. Verminderung von Pflegebedürftigkeit durch medizinische und pflegerische Maßnahmen gesundheitspolitisch besonders virulent geworden, da mit der SGB-XI-Begutachtung der MDK-Gutachter zu einem Weichensteller für Leistungen der medizinischen Rehabilitation, insbesondere auch der geriatrischen, sowie zur Verbesserung der pflegerischen Gesamtsituation werden kann. Bundesweit werden jährlich ca. 700.000 Erstanträge auf SGB-XI-Leistungen gestellt, wobei ca. 30 % zum Begutachtungszeitpunkt (noch) nicht pflegebedürftig im Sinne von SGB XI eingestuft werden – eine potentielle Zielgruppe par excellence für medizinische und pflegerische Maßnahmen zur Verhütung von Pflegebedürftigkeit.

Angesichts der Tatsache, dass

- 80 % aller Leistungsempfänger der sozialen Pflegeversicherung im Rentenalter sind,
- insbesondere die absolut und relativ stark zunehmende Altersgruppe der Hochbetagten (80 Jahre und älter) besonders häufig von Pflegebedürftigkeit betroffen ist (ca. 30 %),

bedeutet die Maxime des Gesetzgebers „Rehabilitation vor Pflege" auch und vor allem „Geriatrische Rehabilitation vor und bei Pflege", selbstverständlich ohne den rehabilitationsmedizinischen Bedarf der nicht geriatrischen Patienten vernachlässigen zu wollen.

Zwar gibt es keine empirischen Belege, jedoch eine sich verdichtende Indizienkette dafür, dass die Umsetzung der Maxime „Reha vor Pflege", insbesondere im Zusammenhang mit der SGB-XI-Begutachtung, problemträchtig ist. Die nachfolgend vorgeschlagenen Zielsetzungen und Maßnahmen zielen darauf ab, zur Lösung des vorgenannten Problems beizutragen.

Was ist zu tun? Zielsetzungen und Maßnahmen

1. Versorgungspolitische relevante Fortschritte in der Verhütung bzw. Verminderung von Hilfs- und Pflegebedürftigkeit sind nicht nur durch den Auf- und Ausbau effektiver und effizienter Versorgungsstrukturen in der Prävention, Kuration und Rehabilitation zu erreichen. Diese Maßnahmen müssen flankiert werden durch eine langfristige systematische Propagierung eines positiven Altenbildes, das von

den Fähigkeiten und Ressourcen des alten Menschen ausgeht. Das Defizitmodell des Alterns bzw. Alters muss durch das Kompetenzmodell ersetzt werden. Dies ist eine gesamtgesellschaftliche Aufgabe.

2. Notwendig ist eine zielgerichtete und systematische Geriatrisierung der Akutbehandlung, d. h. des vertragsärztlichen Bereiches und der Fachabteilung in den Krankenhäusern, sowie der Pflegeeinrichtungen. Ärzte, Pflegefachkräfte und nichtärztliche Therapeuten müssen befähigt werden, rehabilitationsmedizinisches und geriatrisches Fachwissen umzusetzen. In den Pflegeeinrichtungen muss die pflegerische Versorgung in den medizinisch indizierten Fällen durch Behandlungselemente mit rehabilitativer Zielsetzung wie Krankengymnastik und Ergotherapie ergänzt werden.

3. Die Geriatrisierung und rehabilitationsmedizinische Durchdringung von Akutbehandlung und pflegerischer Versorgung setzt eine Bildungsoffensive, die Aus-, Weiter- und Fortbildung betreffend, bei Ärzten, Pflegefachkräften und nichtärztlichen Therapeuten voraus. Wesentliche Bildungsinhalte in diesem Zusammenhang müssen z. B. die indikationsgerechte Verordnung von Heil- und Hilfsmitteln sowie die Kooperation mit anderen Medizinalberufen (Case-Management) sein.

4. Zur Überwindung des sog. akutmedizinischen Bias der deutschen Medizin, d. h. der relativen Vernachlässigung von präventiver und rehabilitativer Medizin zu Gunsten der kurativen, ist es zwingend notwendig, ein flächendeckendes System von wohnortnahen Strukturen zur Rehabilitation – indikationsspezifisch, aber vor allem auch geriatrisch – auf- bzw. auszubauen. Die wesentlichen Rahmenbedingen dafür werden durch die finanziellen Möglichkeiten der gesetzlichen Krankenversicherung gesetzt. Dieses System muss von vornherein nach den Prinzipien der evidenzbasierten Medizin arbeiten. Evidenzbasierte Leitlinien müssen entwickelt und unter Berücksichtigung der Patientenpräferenzen (Aspekt der Lebensqualität) umgesetzt werden. Dieses neu zu etablierende System der ambulant-medizinischen Rehabilitation muss – insbesondere unter dem Aspekt der Komplettierung durch soziale Rehabilitation – stärker mit den Einrichtungen der Altenhilfe vernetzt werden. Die Integration der Einrichtungen zur kurativen und rehabilitativen Versorgung in Netzwerke (integrierte Versorgung), wie z. B. das vernetzte Versorgungssystem Woltersdorf oder „Berliner Netzwerk im Alter", kann wesentlich dazu beitragen, der Verwirklichung der Idealforderung der Rehabilitationsmedizin – den richtigen Patienten zur richtigen Zeit in die richtige Einrichtung – ein wesentliches Stück näher zu kommen.

5. Die Funktion des Hausarztes als Koordinator und Weichensteller der medizinischen Versorgung seiner Patienten muss auch die Rehabilitation und Nachsorge nach Rehaleistungen einschließen. Es ist notwendig, den Hausarzt in die Umsetzung des Grundsatzes „Reha vor Pflege", insbesondere auch im Zusammenhang mit der Begutachtung von Anträgen auf Leistungen der Pflegeversicherung, einzubeziehen.

6. Voraussetzung für die Umsetzung des Grundsatzes „Reha vor Pflege" ist die Erarbeitung von fachlich fundierten sowie in der medizinischen Versorgungs- bzw. Begutachtungspraxis geeigneten Kriterien für die Beantragung bzw. Empfehlung von Leistungen der geriatrischen Rehabilitation, d. h.:

– die Bestimmung eines realistischen (alltagsrelevanten) Rehabilitationszieles
– die Feststellung der Rehabilitationsbedürftigkeit und -fähigkeit
– die Einschätzung der Rehabilitationsprognose

Dies ist eine Aufgabe der geriatrischen Fachgesellschaften in Zusammenarbeit mit dem MDK.

Dozent Dr. med. habil Klaus Leistner,
Medizinscher Dienst der Spitzenverbände
der Krankenkassen e. V., Lützowstraße 53,
45141 Essen

Arbeitsgruppe 7:

Rehabilitation und Pflege bei Menschen mit geistigen und mehrfachen Behinderungen

Leitung: Helmut Heller, Speyer
Berichterstattung: PD Dr. Michael Seidel, Bielefeld

Donnerstag, 4. Oktober 2001

Chancen und Risiken des SGB IX für stationär versorgte mehrfach behinderte Menschen mit Eingliederungshilfeanspruch

Michael Seidel

Mir ist die Aufgabe gestellt, über die Chancen und Risiken zu sprechen, die das Sozialgesetzbuch IX (SGB IX) für stationär versorgte, mehrfach behinderte Menschen mit Eingliederungshilfeanspruch beinhaltet. Ich soll also für ein noch recht junges Gesetz ausführen, welche Probleme sich im Alltag ergeben. Wir wissen, auch Auslegung und Anwendung eines Gesetzes entscheiden über seine Wirksamkeit, und im Falle des SGB IX müssen wir wohl noch abwarten, wie es sich in der Praxis bewährt. So werde ich auch nur auf einige Aspekte eingehen können, die sich schon abzeichnen.

Man ist oft geneigt, Pflege und Rehabilitation als Gegensatz zu sehen. So heißt es manchmal, Pflege sei dasjenige, was zu tun übrig bleibt, wenn nichts anderes mehr geht. Oft wird Rehabilitation auch als das gesehen, was Pflegebedarf verhindert. Gerade im Hinblick auf Menschen, die schwerstbehindert und mehrfach behindert sind und deren Pflegebedarf dauerhaft ist, kann das nicht stimmen. Bei ihnen gehört Pflege zumeist gleichfalls dauerhaft zu den Grundvoraussetzungen eines gelingenden Rehabilitationsprozesses.

Zunächst ein Beispiel: Stellen Sie sich bitte einen jungen, etwa 25-jährigen Mann vor. Er ist infolge eines frühkindlichen Hirnschadens leicht geistig behindert, leidet an einer spastischen Zerebralparese und einer Epilepsie. Außerdem hat er einen schweren, insulinpflichtigen Diabetes mellitus. Er ist auf den Rollstuhl angewiesen, hat eine ausgeprägte Harninkontinenz und bedarf in dieser Hinsicht der umfassenden pflegerischen Versorgung. Außerdem ist er auf eine sehr fein abgestimmte antiepileptische Therapie eingestellt und benötigt regelmäßig Insulininjektionen. Selbst kann er kaum etwas von den notwendigen Maßnahmen ausführen, jedenfalls nicht ohne Hilfe. Es besteht also ein umfassender Bedarf an allgemein-pflegerischen und speziell-pflegerischen Maßnahmen.

Dieser junge Mann möchte und soll eine Werkstatt für Behinderte (WfB) besuchen. Das geht nur, wenn während der Arbeitszeit in der WfB die Pflege völlig sichergestellt ist. Selbstverständlich fragt sich: Wer erbringt unter welcher Verantwortung und zu welchen finanziellen Lasten welche pflegerischen Leistungen? Es ist gut vorstellbar, dass sich hierüber trefflich streiten lässt, insbesondere wenn die Leistungsträger – wie so oft – darauf hinsteuern, sich selbst als jeweils unzuständig zu erklären.

Ich will dieses Beispiel nicht weiter vertiefen, es sollte nur illustrieren, dass hier Pflege notwendige und ebenfalls dauerhafte Voraussetzung für eine gelingende Integration in die WfB als geeigneten Arbeitsplatz ist. Hier ist Pflege Voraussetzung und Bestandteil der sozialen und beruflichen Rehabilitation.

Im Folgenden möchte ich zunächst darlegen, weshalb bei Menschen mit geistiger und mehrfacher Behinderung ein besonderer medizinischer und pflegerischer Aufwand erforderlich ist. Menschen mit geistiger Behinderung weisen – das haben viele Studien belegt – überdurchschnittlich häufig zusätzliche Behinderungen und Krankheiten auf. Außerdem tragen sie überdurchschnittliche Risiken, im Laufe ihres Lebens solche zu entwickeln. Die Ursachen dafür sind komplex: So können gemeinsame Ursachen der geistigen Behinderung und den zusätzlichen Krankheiten oder Behinderungen zu Grunde liegen. Auch können Behinderungen weitere gesundheitliche Folgeschäden nach sich ziehen. Manchmal sind komplexe Schädigungsbilder auch Bestandteil eines genetisch bedingten Bildes. Überdies leben Menschen mit geistiger und mehrfacher Behinderung oft unter wenig gesundheitsförderlichen Lebensbedingungen, zumal sie bei vielen Aktivitäten auf Hilfe und Unterstützung durch Dritte angewiesen sind. Hinzu kommt, dass die gesundheitliche Versorgung für Menschen mit geistiger und mehrfacher Behinderung in Deutschland mangelhaft ist. Die Betroffenen selbst besitzen meist nur unzulängliche Kompetenzen und nur unzureichende materielle Ressourcen, um eine gesundheitsfördernde Lebensweise zu praktizieren.

Aus der geistigen Behinderung einerseits, aus den zusätzlichen Behinderungen und Krankheiten andererseits resultiert ihre verminderte Fähigkeit, die notwendigen pflegerischen Maßnahmen selbst zu erbringen. Zugleich bedingen zusätzliche Behinderungen, körperliche und psychische Krankheiten einen erhöhten Bedarf an Maßnahmen der allgemeinen und speziellen Pflege. Wenn der Pflegebedarf erhöht und gleichzeitig die Fähigkeit zur eigenen Erbringung pflegerischer Leistungen vermindert ist, folgt daraus logischerweise, dass Menschen mit geistiger und mehrfacher Behinderung besonders auf Pflege durch dritte Personen angewiesen sind.

Der besondere qualitative und quantitative Bedarf bezieht sich aber nicht nur auf die Pflege, sondern lässt sich überhaupt im Bereich kurativ-medizinischer Versorgung und medizinischer Rehabilitation darstellen. Die zusätzlichen Behinderungen, die körperlichen und psychischen Krankheiten und ihre entsprechenden Risiken bedingen einen speziellen Bedarf an gesundheitlicher Versorgung. Die geistige Behinderung sowie die zusätzlichen Behinderungen vermindern oft die Eigenmotivation und die eigene Kompetenz der Betroffenen auf gesundheitlichem Gebiet. Hinzu kommen Einschränkungen der Kommunikations- und Kooperationsfähigkeit. Es besteht also ein besonderer quantitativer und qualitativer Bedarf an gesundheitlicher Versorgung.

Pflegerische Maßnahmen besitzen für Menschen mit geistiger und mehrfacher Behinderung einen besonders ausgeprägten kommunikativen und entwicklungsfördernden Effekt. Dieser kommunikative und entwicklungsfördernde Aspekt ist um so deutlicher ausgeprägt, je schwerer die geistige Behinderung ist. Ein besonders gutes Beispiel für die Verknüpfung von Pflege und Pädagogik ist die basale Stimulation. Pflege, die diesem Aspekt gerecht werden soll, braucht natürlich spezielle Rahmenbedingungen personeller, konzeptioneller und organisatorischer Art.

Im Interesse eines ganzheitlichen Hilfekonzeptes müssen und können pflegerische Maßnahmen, insbesondere Maßnahmen der allgemeinen Pflege, in Einrichtungen der stationären Behindertenhilfe auch durch pädagogisches Personal ohne pflegerische Ausbildung erbracht werden.

Pflege bei Menschen mit geistiger und mehrfacher Behinderung gehört – wie die Expertise „Gesundheit und Behinderung" der vier Fachverbände der Behindertenhilfe dargelegt hat – zu den gesundheitsbezogenen Maßnahmen. Zugleich geht Pflege – wie das vorher Gesagte gezeigt hat – weit über den Kreis gesundheitsbezogener Maßnahmen hinaus. Daraus folgt, dass sie nicht nur als Leistung der Krankenversicherung anzusehen ist (alternativ als Leistung der Krankenhilfe nach BSHG im Falle nicht vorhandener Ansprüche gegenüber der gesetzlichen Krankenversicherung), sondern auch als Leistung der Eingliederungshilfe.

Ein ganzheitlich orientierter Hilfeprozess bei Menschen mit geistiger und mehrfacher Behinderung verlangt natürlich, dass die pflegerischen wie alle anderen Maßnahmen der Eingliederungshilfe integrativ in einem interdisziplinären und transdisziplinären Prozess der Hilfeplanung geplant werden. Selbstverständlich müssen sie dann auch in einem solchen interdisziplinären und transdisziplinären Hilfeprozess erbracht werden. Dieser Prozess verlangt umfassende Koordinierung und Steuerung.

Wie das Beispiel von dem jungen Mann mit dem Rollstuhl in der Werkstatt für Behinderte zeigte, stehen Pflege und Eingliederungshilfe ebenso wenig im Widerspruch wie Pflege und Rehabilitation. Vielmehr besitzt Pflege einen außerordentlich hohen Stellenwert für den Eingliederungsprozess, für die Rehabilitation von Menschen mit geistiger und mehrfacher Behinderung.

Es ist völlig unsachgemäß und irreführend, wenn zwischen Rehabilitation und Pflege ein Antagonismus konstruiert wird, wenn beide in ein zeitliches Nacheinander gebracht werden. Vielmehr ist es richtig und notwendig, die innere Zusammengehörigkeit von Rehabilitation und Pflege zu unterstreichen. Das eingangs erwähnte Beispiel hat es deutlich gemacht. Pflege ist im allgemeinen auf die Förderung von Selbsthilfepotentialen und auf die Nutzung derselben ausgerichtet und hat deshalb auch einen rehabilitativen Aspekt. Umgekehrt sind bei vielen Rehamaßnahmen Pflegemaßnahmen unentbehrlich.

Nun zum SGB IX:

Der Gesetzgeber hat die Träger der Sozialhilfe für Leistungen nach § 5 Abs. 1, 2 und 4 (Medizinische Rehabilitation, Teilhabe am Arbeitsleben, Leistungen zur Teilhabe am Leben in der Gemeinschaft) den Trägern der Rehabilitation (§ 6 SGB IX) zugeordnet. Damit sind die Maßnahmen der Eingliederungshilfe als rehabilitative Maßnahmen definiert worden. Damit kommt die Zielsetzung des SGB IX – Integration und Kooperation statt Abgrenzung – zum Ausdruck, und der umfassende Anspruch geistig und mehrfach behinderter Menschen auf Rehabilitation wird unterstrichen. Bedauerlicherweise macht das SGB IX aber keine Aussage zum Stellenwert von Pflege im Rehabilitationsprozess. Offensichtlich mit Rücksicht auf die begrenzte finanzielle Belastbarkeit der Pflegeversicherung hat man sie nicht unter die Träger der Rehabilitationsmaßnahmen eingeordnet. Damit wird aber die sachliche und die konzeptionelle Zusammengehörigkeit von Pflege und Rehabilitation zerstört. So könnte auch dem Missverständnis Vorschub geleistet werden, der Anspruch geistig und mehrfach behinderter Menschen, die in stationären Einrichtungen der Behindertenhilfe leben, auf Pflege sei durch die Leistungen der Pflegeversicherung nach § 43 a SGB XI vollständig abgedeckt. Mit dieser Leistung kann aber Pflege weder im notwendigen Umfang noch in ihrer erforderlichen integrativen Qualität erbracht werden.

Eingangs habe ich auf den besonderen Bedarf von Menschen mit geistiger und mehrfacher Behinderung hinsichtlich der Leistungen der gesundheitlichen Versorgung hingewiesen. Es ist ein großer Vorteil, dass das Sozialgesetzbuch IX die Leistungen der medizinischen Rehabilitation kostenfrei gestellt hat. Als großer Nachteil jedoch ist es anzusehen, dass das Sozialgesetzbuch die Leistungen der medizinischen Rehabilitation hinsichtlich ihres Umfanges am Maßstab der Leistungen der gesetzlichen Krankenversicherung ausgerichtet hat. Mit dieser Begrenzung oder Standardisierung am „Normalpatienten" verfehlt das Sozialgesetzbuch IX den besonderen quantitativen und qualitativen Mehrbedarf der Zielgruppe von Menschen mit geistiger und mehrfacher Behinderung. Sofern im Interesse der sozialen Integration in vielen Fällen deutlich über den Bedarf des „normalen" – nicht behinderten - Patienten hinausgehende Leistungen erforderlich sind, muss der § 55 SGB IX umfassend ausgeschöpft werden, um solche Leistungen zur medizinischen Rehabilitation, die nicht anders zu erreichen sind, als Leistungen der Sozialhilfe zu erschließen.

Das SGB IX ist ein großer Schritt in die richtige Richtung. Ob es sein Ziel schon erreicht hat, darf bezweifelt werden – jedenfalls, wenn man den besonderen quantitativen und qualitativen Bedarf von Menschen mit geistiger und mehrfacher Behinderung an Pflege und medizinischer Rehabilitation als Maßstab anlegt.

Literatur

Gesundheit und Behinderung. Expertise zu bedarfsgerechten gesundheitsbezogenen Leistungen für Menschen mit geistiger und mehrfacher Behinderung als notwendiger Beitrag zur Verbesserung ihrer Lebensqualität und zur Förderung ihrer Partizipationschancen. Bundesverband Evangelische Behindertenhilfe, Stuttgart-Reutlingen: Diakonie-Verlag 2001 (auch abrufbar über Download: www.bebev.de)

Priv.-Doz. Dr. med. Michael Seidel, Ltd. Arzt, Geschäftsführer, v. Bodelschwinghsche Anstalten Bethel, Stiftungsbereich Behindertenhilfe, Maraweg 9, 33617 Bielefeld

UK Disability Services: Supported Self-Dependence for Multiply Disabled Adults in the UK

John Winkler

Introduction

In the present contribution, I am very pleased to share with you some of the experiences made in the UK. Currently employed by the Leonard Cheshire Foundation as the Director of services in the North West of England, I look back over 30 years experience of working within the social care sector, most of which has been in the public services.

In the brief time available I have been asked to focus particularly on services for people with Learning Disabilities and in doing this I will touch on the development of "Care in the Community" policies. I can also share with you some research data that has been very recently compiled for my organisation and which highlights current and future trends in provision.

Although I hope that you will see that much progress has taken place, I suspect that as within other EU countries, there is still much to do if we are to achieve the vision of a society where disabled people are no longer excluded in key areas of daily living and where all individuals have the opportunity to achieve their maximum potential.

The Leonard Cheshire Foundation

My organisation has been operating for over 50 years and currently has over 140 services for disabled people in the UK. We also have services in a further 52 countries world-wide. We currently provide services to over 10,000 people within the UK, employ nearly 7000 staff and 5000 volunteers.

Our services cover a range of needs from support in the home (65 % of client), supported living, through to residential and nursing care services. To summarise, we are the largest Charity sector provider in the UK.

As well as the operational services, the organisation seeks to influence Government opinion and policy and to enable choice and independence through empowering Disabled people. Key recent national developments of which we are proud have been the establishment of the Disabled People's Forum which operates independently and the Workability scheme (see Table 1).

- Workability Scheme has expanded from 37 people in 1998 to 1761 on 2001
- 1583 undertaking computer and other studies
- 243 in employment
- 96 on work experience
- 85 in voluntary work

Tab. 1 Workability facts and figures

Services for disabled people in the UK are now increasingly provided within a "mixed market". Health Authorities and Social Service Departments (SSD) retain a major role in commissioning and purchasing services but have been reducing their own direct provision and seeking independent sector providers. Leonard Cheshire has established a position as the major charity sector provider of services for disabled people in the UK, and we continue to grow.

UK Disability Statistics

Between 1975 and 1985 the population of disabled people rose by 28 % from 5.3 to 6.8 million. Table 2 gives an overview of the situation today. By 2031 the disabled population is projected to have risen to almost 8.9 million, with a large increase in the numbers of people above 65 years of age.

- 8.5 million people (all disabilities)
- 20 % of adult population
- 55 % over 60 years of age
- 1.8 million have a severe disability
- 75 % of the latter reliant on benefits for main income source

Tab. 2 UK disabled population today

Expenditure Levels

This sector of the care market is increasingly significant and the levels of public expenditure continue to grow each year. Local authority expenditure in particular is growing and is estimated to have increased in the field of Learning Disability by 25 % between 1998 and 2000.

Overall, the expenditure in the UK amounts to £ 1.6 billion for younger physically disabled people (P/D) and £ 2.4 billion for people with Learning Disabilities (L/D). In broad terms, these split down as follows:

	P/D	L/D
Local Authority	51 %	51 %
Health Authorities	38 %	22 %
SSD funded placements	11 %	25 %

Recent Trends in Community Care (1998–2000)

Looking at provision for *younger physically disabled*, within the residential sector, the placement numbers have remained stable around 24,000 people placed and the market share also; 19 % Local Authorities, 62 % Voluntary sector, 19 % Private sector.

For physically disabled the numbers receiving local authority funded home care has dramatically increased (53 %) and the pattern of provision has radically changed. In 1993 only 4 % was provided outside of Local Authorities, and by 2000 this figure stood at 58 %. Day care numbers have remained stable.

For people with a *Learning Disability* residential provision remained relatively stable, but once again Local Authority expenditure on home care dramatically increased; from £ 35 million to £ 68 million (a 95 % increase). In this period, Local Authority day service expenditure increased by 12 %.

In the 1980s and 1990s the key areas of expansion for people with Learning Disabilities lay in the residential and day care sectors. As these figures demonstrate, in the late 1990s, the largest new investment is within a rapidly expanding domiciliary care sector and with independent sector providers taking an increasing share of the market.

Developments for People with Learning Disabilities (1971–2001)

I would like to focus briefly on two key pieces of legislation; one in 1971 which set the pattern of provision for the past 30 years; one in 2000 which has set the agenda for the next decade.

The last 30 years have been typified by a rapid movement out of long-stay hospitals into community based residential provision, together with a rapid expansion of more traditional forms of day care. The key drivers for change have been the exposure of unacceptable standards and practices within the former institutions, changes in professional and public opinion, the development of alternative good examples of practice, particularly in the US and significant changes in legislation affecting the National Health Service (NHS), the allocation of benefits, the provision of social care and the better regulation of provision.

I have not attempted to document the legislation that has led to a better-regulated and more needs-led service within the community, but can share further information if people are interested. Instead I have picked out two strategic White Papers at the beginning and end of this period.

The 1971 White Paper: "Better Services"

The 1971 White Paper: "Better Services for The Mentally Handicapped" set targets for a reduction in long-stay hospital provision and also for the development of day services in the community (see Table 3).

Targets set:
- Long stay hospital   52,000 to 27,000
- Residential Care   4,000 to 30,000
- Day Care   50,000 increase

Tab. 3 Milestones in Learning Disability Legislation – The 1971 "Better Services" White Paper

In all parts of the country the targets have been achieved, but very few Local Authorities have created the styles of provision that are now visualised as desirable.

Over the period the philosophy and style of services has improved, but most local authorities have found it difficult to develop more domestic scale accommodation for people with Learning Disabilities (only 25 % currently in group homes) and the majority of day service provision remains building based. Opportunities for work also remain extremely limited with less than 10 % in employment.

The 2000 White Paper: "Valuing People"

A new White Paper entitled "Valuing People" in the year 2000 highlighted the progress that has been made since the White Paper "Better Services for The Mentally Handicapped" of 1971; however, it also exposed the deficiencies and set a new agenda for the future with some incentives to change (see Table 4).

New funds have been created which can only be accessed if Local Authorities and Health Authorities establish real partnerships and pool funds for the benefit of the population.

Inability by Health and Social Services to pool funds has been a major barrier to the development of integrated services.

Identified progress on previous targets:

	1969	2000
Long stay hospitals	58,850	4,900
Residential Care	4,900	53,400
Day Services	24,300	84,000

Issues identified: limited housing choice, day services not tailored to needs, limited employment opportunities, inconsistency on expenditure and service delivery, few examples of partnerships (SSD & Health)

The White Paper has established a number of incentives to achieve new objectives:
- New performance targets for statutory agencies
- Learning Disability Development Fund of £ 50 million p. a. to modernise day services, further reduce hospital population, promote supported living options
- Partnership Boards required & pooled funds
- £ 2–3 million Implementation Development Fund for advocacy and information services

Tab. 4 Milestones in Learning Disability Legislation – The 2000 "Valuing People" White Paper

Innovative Practice

Whereas most Local Authorities struggled to achieve a modern service, there have been some exceptions and I want to share the experience of Rochdale in the North West of England. Here, major achievements have been made which in some ways pre-dated the messages within the new White Paper.

Over the past 15 years, Learning Disability services Rochdale have both expanded and developed in a style which fits more readily with the philosophy of "ordinary living". Within the North West of England they were at the forefront of the re-provision for long-stay patients, freeing funds and driving forward a style of provision led by clear service principles (see Tables 5 and 6).

The result, after many years of shared work and investment between Social Services and the Health Authority, has been a pattern and style of provision in keeping with the new agenda,

- Clear vision of service provision (Model District Service)
- Value base and service principles (O'Brien's 5 accomplishments)
- Creative use of funds (pump-priming, pooled resources, "lead" agency)
- Leadership from key individuals

Tab. 5 Rochdale & Hospital Re-provision

- "Top-slice" Regional budget
- Planned ward closure programme
- Staff training; new culture
- Matching individuals
- Identifying properties and developing community resources
- Consultancy; Regional Development Team plus John O'Brien

Tab. 6 Rochdale Closure Programme

- Domestic style accommodation network
- 65 small group homes (3/4 tenants)
- Mixed providers (NHS, SSD, Voluntary sector)
- Access to Housing Benefit funds

Tab. 7 Rochdale Learning Disability Accommodation Network

- Alternative to traditional day care
- Learning Disabilities, Physical Disabilities, Mental health
- 213 people to date in paid employment
- 287 people have been supported through training & work experience

Tab. 8 Rochdale Employment Service

- Supported tenancies
- Adult Placement Scheme
- Day service network
- Employment services
- Moving on Project; preparation for further education and employment
- Joint Partnership Board (£ 15 million pooled budget; SSD lead commissioner)

Tab. 9 Rochdale Learning Disability Services: key elements

a) with regard to accommodation networks (Table **7**);
b) with regard to day services and employment opportunities (Table **8**).

The result is a comprehensive set of services which will now be driven further forward with the creation of a Joint Partnership Board and the option to bid for new services (Table **9**).

John Winkler, Regional Director, Leonard Cheshire Foundation North West Regional Office, 27 Wilson Patten Street, Worrington WA1 1PG, Großbritannien

Was uns wichtig ist ...
Ermöglichung von Identitätsbildung und Selbstbestimmung bei Kindern mit einer geistigen und mehrfachen Behinderung
– Der Versuch einer Annäherung an die Persönlichkeit eines Kindes im professionellen Kontext

Heiner Bartelt

Zunächst einmal möchte ich Ihnen danken, dass Sie sich in der Informationsflut einer Messe wie der REHACare für diese Tagung und Arbeitsgruppe Zeit nehmen, wo aufgrund der Vielzahl der Angebote die Verführung möglichst schnell möglichst viel zu sehen, stets vorhanden ist. Menschen mit „geistiger und mehrfacher Behinderung" zeichnen sich in unserer Wahrnehmung ja häufig durch ihre Langsamkeit aus, eine Art, mit dieser Welt umzugehen, die so ganz und gar nicht zum Messealltag passt, und eine Wahrnehmung, die von der Vielzahl der Reize um uns herum vielleicht überfordert würde. Auch ich muss jetzt mit der Versuchung umgehen, Ihnen ganz schnell ganz viel von meiner Einrichtung erzählen und mitteilen zu wollen.

Ich hoffe es gelingt mir.

Ich habe den mir zugedachten Referatstitel: „Hinführung zu Selbsthilfetätigkeit und Pflegeunabhängigkeit – Die Rolle einer Kinderheilstätte für Langzeit-Rehabilitationserfolge bei Mehrfachbehinderung" ein wenig in meine Begrifflichkeiten von „Identität" anstelle von „Selbsthilfefähigkeit" und „Selbstbestimmung" anstelle von „Pflegeunabhängigkeit" übersetzt. Dabei möchte ich Ihnen den Weg, auf dem wir uns in der Kinderheilstätte Nordkirchen – bei dem Versuch, uns diesen großen Zielen anzunähern – befinden, anhand von drei Leitsätzen aus unserem pädagogischen Konzept vorstellen.

Erlauben Sie mir gleichwohl zwei Vorbemerkungen.

Wir müssen lernen, den Menschen mit Behinderung zuzuhören und ihre Geschichte zu verstehen, ehe wir zu Diagnosen, Therapien und Betreuungsvorschlägen kommen

Wir laufen Gefahr, im Umgang mit Menschen mit Behinderung Angebote – *über* diese Menschen und nicht *mit* ihnen – zu entwickeln, ohne zunächst genügend lange inne zu halten, um den Menschen selbst und ihrer Geschichte zuzuhören. Auch in dieser Arbeitsgruppe sprechen wir ja über Menschen mit Behinderung. Damit Sie mich nicht missverstehen: Ich halte es nicht für illegitim, dies zu tun, aber ich denke, wir sollten uns darüber stets Gedanken machen.

Oft scheinen wir auch gar nicht zu glauben, dass die uns anvertrauten Menschen ihre Geschichte, Träume oder Bedürfnisse erzählen können. Das gilt bei der Gestaltung neuer Wohnheime ebenso wie bei der Therapieplanung. Wir müssen lernen, mehr und länger zuzuhören, ehe wir zum Handeln, zu Diagnosen, Therapievorschlägen und dem Betreuungsbedarf kommen.

Die zweite Vorbemerkung bezieht sich auf die Bedeutung, die eine stationäre Einrichtung für Kinder und Jugendliche mit einer geistigen und mehrfachen Behinderung im

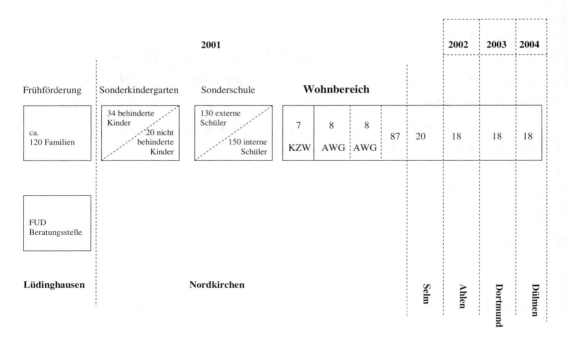

Abb. 1 Struktur der Kinderheilstätte Nordkirchen
Träger: Vestische Caritas-Kliniken GmbH (vgl. Bartelt 1992 und 2001)

heutigen Selbstverständnis von Behindertenhilfe (noch?) haben kann.

Eine stationäre Einrichtung für Kinder mit Behinderungen hat ihre Berechtigung nur innerhalb eines Netzes mit teilstationären und ambulanten Hilfen. Sie versteht sich als Ergänzung, nicht als Alternative zu anderen Angeboten

Eine Wohneinrichtung für Kinder mit Behinderungen darf sich nur als Teil eines Hilfenetzes verstehen, das verschiedenste Angebote bis zur Beratungsstelle und dem familienunterstüzenden Dienst umfasst. Dabei ist es natürlich gut vorstellbar, dass diese verschiedenen Angebote auch von unterschiedlichen Trägern vorgehalten werden. Wichtig ist die Kooperation miteinander im Interesse des betroffenen Kindes und seiner Familie. Das Wohnangebot hat jedoch in diesem Hilfenetz auch künftig eine unverzichtbare Rolle, die ebenso emanzipatorischen Charakter haben kann wie ein ambulantes Hilfeangebot. Wer verallgemeinernd von „Geiselhaft" durch Wohneinrichtungen spricht, schließt ganze Personengruppen aus seinem Denken aus oder hat keine Erfahrung mit der Not in manchen Familien. Entsprechend versteht sich unser Wohnangebot nur als <u>eine</u> mögliche Hilfeform für Familien mit behinderten Kindern, die sich stets in jedem Einzelfall auch kritisch hinterfragen lassen muss. Aufgrund unserer Entscheidung vor neun Jahren, die zentrale – mit 180 Plätzen für eine Kinder- und Jugendeinrichtung ja schon zu den „Großeinrichtungen" zählende – Kinderheilstätte in Teilen in kleine dezentrale Kinderhäuser in Wohnortnähe der Familie umzuwandeln, stellt sich die Struktur der Kinderheilstätte in diesem Veränderungsprozess heute wie aus **Abb. 1** ersichtlich dar.

Nun noch etwas zu unserem Namen: Kinderheilstätte ist eine seltsam anmutende Namensgebung. In der Tat ist dies eine genau 80 Jahre alte Bezeichnung, die 1921 einer Lungenheilstätte für Kinder und Jugendliche aus dem nahen Ruhrgebiet gegeben wurde.

Als sich Mitte der sechziger Jahre die Einrichtung ihrem jetzigen Auftrag zuwandte, blieb der Name erhalten. Ich selbst interpretiere ihn heute so, dass er zwei wichtige Aus-

Fragestellung	Orientierung	pädagogische Haltung
Was kann das Kind nicht?	Defizitorientierung	Erziehen
Was kann das Kind?	Entwicklungsorientierung	Fördern
Was möchte das Kind?	Bedürfnisorientierung"	Assistieren
Was braucht das Kind?	Wachstumsorientierung	Begleiten

Tab. 1 Menschenbild und Haltung gegenüber einem Kind mit Behinderung

sagen über unsere Arbeit enthält: zum einen zur Zielgruppe und zum anderen zum Menschenbild, das wir unserer Arbeit zugrunde legen. Der Wortstamm „heil" beschreibt unseren Versuch, die „heilen" Anteile, die Stärken, Kompetenzen und Fähigkeiten im Kind zu sehen und in den Vordergrund zu stellen und weniger seine Defizite.

Unser Menschenbild, dem Anderen als Partner innerhalb einer dialogischen Beziehung zu begegnen, entspringt dieser Überzeugung. In der alltäglichen Begegnung mit dem Kind soll dies durch unsere Haltung zum Ausdruck kommen, die unverzichtbarer Grundsatz unserer Arbeit ist. Dazu zählt:

- das Bemühen um die grundsätzliche Annahme des Kindes, unabhängig von Art oder Schwere seiner Behinderung („Wie immer Du auch bist, ich halte Dich")
- die stete Sorge um die Anregung und Erfüllung der Bedürfnisse der uns anvertrauten Kinder in körperlicher, geistiger und seelischer Hinsicht („Bedürfnisse erkennen und angemessen darauf eingehen")
- unbedingte Beachtung des Rechtes des Kindes auf Schutz seiner körperlichen und seelischen Unversehrtheit, gleich ob gegenüber anderen Mitbewohner/innen, Mitarbeiter/innen oder Dritten („Frei sein von Angst oder Ausgeliefertsein")

Grundsätzliche Annahme, Erfüllung der Bedürfnisse und Schutz vor Übergriffen werden nach unserer Überzeugung am ehesten durch eine Haltung möglich, die sich im Alltag stets an der Frage „Was braucht das Kind?" orientiert. Um sich dem Kind über diese Frage annähern zu können, bedarf es einer ständigen Auseinandersetzung um das Verstehen des Kindes und seiner Geschichte. Diese Auseinandersetzung ist ein steter Prozess. Wir sind deshalb gehalten, in unserer Begleitung des einzelnen Kindes immer wieder innezuhalten und kritisch zu überprüfen, inwieweit sich unser Handeln noch an dieser Frage orientiert. Der Orientierung an dieser Frage liegt eine „wachstums-orientierte" Sichtweise zugrunde, sie scheint viele Ähnlichkeiten mit dem in letzter Zeit oft genannten „ressourcen-orientierten Weg" zu haben.

Unser Menschenbild und unsere Haltung gegenüber einem Kind mit Behinderung geht aus Tab. 1 hervor (Weiterentwicklung nach Johannes Schumacher, 1986).

Diese Haltung gilt es – wie das gesamte Konzept – in der praktischen Arbeit für jedes Kind – unabhängig von Art und Schwere seiner Behinderung – mit Leben zu füllen und individuell zu gestalten. Sie hat Gültigkeit für schwerstmehrfachbehinderte Kinder mit Sondenernährung und zusätzlichem Sauerstoffbedarf, wie für Kinder mit ganz besonderen Verhaltenseigenheiten, wie sie sich in aggressiven oder selbstverletzenden Ausdrucksformen zeigen können, aber auch für den Jugendlichen im Grenzbereich zur Lernbehinderung.

So wie alle diese Kinder in gemeinsamen Wohngruppen leben – wir nennen das „innere Integration" – und erlauben Sie mir die Randbemerkung: Jede Integrationsforderung, die nicht auch die Frage der inneren Integration beantwortet, diskreditiert sich selbst. Nichts ist verheerender als die – in Teilen bereits eingetretene – Verschiebung der Grenze zwischen Teilhabe und Ausgrenzung von „Nichtbehindert – Behindert" zu „Integrationsfähig – Nicht integrationsfähig" –, so muss auch unser pädagogisches Konzept auf das einzelne Kind und seine Bedürfnisse hin individuelle Antworten hierfür finden.

Das Konzept des Wohnbereiches der Kinderheilstätte umfasst diese elf Leitsätze:

1. Wir nehmen die Kinder und Jugendlichen an wie sie sind
2. Wir arbeiten mit Eltern und Angehörigen eng zusammen
3. Das Verstehen jedes Kindes ist uns ein wichtiges Anliegen
4. Wir schaffen für jedes Kind ein „Bindungsnetz"
5. Es ist uns wichtig, alle Anteile eines Kindes zu sehen
6. Entwicklungen sind für uns das Ergebnis eines Dialogs
7. Wir wollen isolierende Bedingungen aufheben
8. Unser Ziel ist die Schaffung einer Atmosphäre, die frei ist von jeder Art von Gewalt
9. Wir stärken die Eigenkräfte des Kindes, fördern seine Selbständigkeit und achten seine Würde
10. Wir setzen uns kritisch mit allen neuen heilpädagogischen und therapeutischen Hilfeangeboten auseinander
11. Wir arbeiten stetig an der Verbesserung der Rahmenbedingungen unserer Arbeit

Ich würde gern alle Sätze erläutern, beschränke mich aber auf einige Anmerkungen zum 2., 4. und 6. Satz:

- Satz 2: *Wir arbeiten mit Eltern und Angehörigen eng zusammen*

Die Entscheidung innerhalb einer Familie für eine Betreuung des eigenen Kindes in einem Wohnheim ist stets außerordentlich belastend. In dieser Phase, die nach unserem Verständnis auch immer Ausdruck einer Krise ist, braucht das gesamte „System Familie" die denkbar intensivste Unterstützung und Begleitung. Die Entscheidung einer Familie für das Betreuungsangebot „Wohnheim" ist stets individuell zu sehen, zu respektieren und ernst zu nehmen. Eine ganz wesentliche Bedeutung kommt dabei unserem Selbstverständnis als familienunterstützendes Angebot zu.

Dies bedeutet, Eltern in ihrer Verantwortungsbereitschaft für ihr Kind zu bestärken, Eigenkräfte zu fördern und sie als Partner bei der Begleitung des Kindes ernst zu nehmen.

Aus dieser Sichtweise folgt, den Eltern eines Kindes mit Behinderung ihre eigene Beziehungsform zu ihrem Kind zuzugestehen und gleichwohl mit ihnen gemeinsame Wege der Begleitung des Kindes zu finden.

Vor allem aber gehört zu unserem Selbstverständnis als familienunterstützende Einrichtung die professionelle Kompetenz, Eltern in ihrer Rolle als wesentlichste Bezugspersonen des Kindes anzunehmen. Es ist nicht unser Ziel, die Beziehungsgestaltung der Familie zu übernehmen, zu ersetzen, oder gar die „besseren" Eltern zu sein. Vielmehr bemühen wir uns um einen professionellen Beziehungsbegriff, um – soweit dies möglich ist – sowohl eine Verunsicherung des Kindes als auch konkurrierende Haltungen zwischen den Angehörigen und uns zu vermeiden.

Ein deutlicher Ausdruck unseres familienunterstützenden Selbstverständnisses ist in der Praxis die generell bestehende Möglichkeit, das eigene Kind an allen Wochenenden und während aller Ferien zu Hause zu betreuen.

- Satz 4: *Wir schaffen für jedes Kind ein „Bindungsnetz"*

Nur in einer sicheren Beziehung kann ein Kind seine Entwicklungspotentiale nutzen und emotionale Stabilität entwickeln. Die Entwicklung einer eigenen Identität ohne Beziehung ist schlicht nicht möglich. Martin Buber hat dies mit den Worten „Der Mensch wird am Du zum Ich" treffend beschrieben. Wir sind davon überzeugt, dass *grundsätzlich jeder Mensch, unabhängig von Art und Schwere seiner Behinderung, auf Beziehung angewiesen ist.*

Damit gilt diese Aussage ausnahmslos auch für jedes von uns betreute Kind. Unser Bemühen muss dahin gehen, die jeweilige Beziehungsmöglichkeit für jedes einzelne Kind zu finden und im Alltag mit Leben zu füllen. Diese Überzeugung leitet unsere pädagogische Arbeit nun seit vielen Jahren und hat eine Reihe beeindruckender Entwicklungen ermöglicht.

„Sicherstellung von Bindung" bedeutet für uns zunächst das „familienunterstützende" Selbstverständnis. Dem Kind soll auch nach der Aufnahme in unseren Wohnbereich soviel Sicherheit und Bindung wie eben möglich durch seine Familie vermittelt werden.

Darüber hinaus soll das Kind innerhalb seiner Wohngruppe eine Beziehungssicherheit erfahren. Zum einen wird dies dadurch unterstützt, dass die aufnehmende Wohngruppe in der Regel für den gesamten Zeitraum der Begleitung des Kindes im Wohnbereich der Kinderheilstätte das „Zuhause" bleibt. Ein Gruppenwechsel, etwa aus Altersgründen, findet nicht statt, um ein möglichst langes Zusammenleben mit den Mitbewohner/innen und auch Mitarbeiter/innen sicherzustellen. Vor allem aber ist uns die Arbeit mit einem engen, kindorientierten Bezugspersonensystem sehr wichtig. Deshalb sind jedem im Wohnbereich lebenden Kind Mitarbeiter/innen als feste Bezugspersonen zugeordnet, die das Kind in allen Lebensbereichen begleiten und es unterstützen. Dies kann, in Absprache mit den Eltern, bis zur Begleitung des Kindes während der gesamten Dauer eines Krankenhausaufenthaltes reichen.

Gleichwohl unterscheidet sich bei aller emotionalen Verbundenheit, die aus einer solch engen, manchmal jahrelangen Begleitung erwächst, diese Beziehung doch von der familiären Bindung, etwa dem Kontakt zu den Eltern. Diese Unterscheidung ist uns zunehmend wichtig geworden, um die Bezugsgestaltung für das Kind eindeutig und für den/die Mitarbeiter/in leistbar zu machen. So geht es uns darum, einen professionellen Beziehungsbegriff zu entwickeln. Im Unterschied zur lebensgeschichtlich erfahrenen Beziehung in der Familie muss der Mitarbeiter die Beziehung so gestalten, dass sie immer auch auf ein „Loslassen" hin angelegt ist. Deshalb verwenden wir in Ergänzung zum Bezugspersonenbegriff zunehmend die Formulierung vom „Bindungsnetz". Jedes Team ist verpflichtet, jedem Kind eine solche Grundsicherheit an Beziehungen anzubieten. Kein Kind darf durch ein solches „Netz" hindurchfallen. Dieser Ansatz entlastet gleichzeitig die Bezugspersonen von einem allzu hohen absoluten Anspruch auf Abdeckung aller Beziehungsbedürfnisse bei einem Kind.

- Satz 6: *Entwicklungen sind für uns das Ergebnis eines Dialogs*

Entwicklung ist für uns die Aneignung von (Um-)Welt. Dabei leitet uns die Überzeugung, dass *jeder Mensch, unabhängig von Art oder Schwere seiner Behinderung, entwicklungsfähig ist.*

Die Möglichkeit und das Recht auf Entwicklung stehen daher grundsätzlich allen Kindern im Wohnbereich zu. Mit Hilfe der bereits genannten pädagogischen Leitsätze suchen wir den Dialog mit dem Kind. (Deshalb trug bereits das Vorläufer-Konzept des Wohnbereiches von 1988 den Titel „Von der Anpassung zum Dialog".)

Entwicklung soll durch einen Prozess gegenseitiger Achtung angeregt werden. Unser Ziel ist hierbei, dem Kind Möglichkeiten zu eröffnen, selbst bestimmte „Schritte" zu gehen. Uns ist dabei bewusst, dass diese Selbstbestimmung von der individuellen Persönlichkeit des Kindes geprägt wird. Sie wird daher u. a. von der Schwere der Behinderung des Kindes beeinflusst.

Dabei stellt die Balance zwischen Selbstbestimmung und Fürsorgepflicht eine besondere Anforderung an die Mitarbeiter/innen. Da wir die Selbstbestimmung untrennbar mit der partnerschaftlichen Beziehung verbinden, leiten wir hieraus für uns neben den hieraus resultierenden Verpflichtungen auch das Recht für den Begleitenden ab, sich aktiv in den Wachstumsprozess einzubringen. In jedem Fall bleibt es unser Bemühen, so genannte „Fortschritte" beim Kind durch „Erziehung zur Anpassung" zu vermeiden.

Soweit einige Aspekte unseres Konzeptes und unseres Versuches einer praktischen Umsetzung im Alltag.

Was also kann eine Einrichtung wie die Kinderheilstätte beitragen zur „Langzeit-Rehabilitation" geistig und mehrfachbehinderter Kinder?

Ich glaube, dass uns auf unserem langen Weg, in den letzten Jahren zunehmend das „Hinhören" und „Verstehen" bei bzw. von Kindern und Jugendlichen mit unterschiedlichster Art und Ausprägung von Behinderung gelingt. Ich glaube vor allem, dass es uns immer besser gelingt, wesentliche Anteile dieser konzeptionellen Grundlagen in der Praxis zu leben. Ich bin froh, dass Besucher immer wieder zurückmelden, dass die oben kurz skizzierte Haltung in den Wohngruppen und bei den Mitarbeitern/innen zu spüren ist. Und doch ist dies nur ein Beginn, denn noch verstehen wir nicht alle Botschaften und manchmal auch bei ganz wichtigen Bedürfnissen die uns anvertrauten Kinder (noch) nicht. Ich denke wir sind auch auf dem Weg hinsichtlich unseres familienunterstützenden Anspruches. Ich bin froh, mit den Familien in einem lebhaften Austausch zu stehen und ein wenig den (scheinbaren) Widerspruch Familie oder Heim überwunden zu haben.

Ich denke, dass unsere Entscheidung zur Dezentralisierung eine strukturelle Entsprechung zu unserer inhaltlichen Position darstellt. Ich bin aber ebenso davon überzeugt, dass eine solche Entscheidung wertlos ist ohne die gleichzeitige Entwicklung einer Haltung gegenüber dem Kind mit Behinderung. Die Qualität der Begegnung mit dem Partner bleibt für mich vorrangig vor der strukturellen Form einer Einrichtung.

Ich möchte mit meinen Ausführungen nicht enden, ohne deutlich zu machen, dass der von uns beschrittene Weg nicht denkbar wäre ohne die Mitarbeiter/innen, die diesen Anspruch im Alltag in der Praxis umsetzen. Mit engagierten und annehmenden Mitarbeiter/innen, die sich die Orientierung an der Frage „Was braucht das Kind?" zu eigen gemacht haben, wie ich das Glück habe, sie zu haben, ist es beruhigend, auf dem Weg zu sein. Gleichzeitig stellen sie das kritische Korrektiv in diesem Versuch einer Annäherung dar.

Lassen Sie mich mit einem Zitat von Janusz Korczak (Wenn ich wieder klein bin, Göttingen 1973) schließen, das wir unserem Konzept vorangestellt haben, und das – obwohl über 80 Jahre alt – in unglaublich treffender Weise diesen Versuch einer Annäherung beschreibt:

„Ihr sagt: Der Umgang mit Kindern ermüdet uns. – Ihr habt recht!
Ihr sagt: Denn wir müssen zu ihrer Begriffswelt hinuntersteigen. Hinuntersteigen, uns herab neigen, beugen, kleiner machen. – Ihr irrt Euch!

Nicht das ermüdet uns. Sondern, dass wir zu ihren Gefühlen emporklimmen müssen. Emporklimmen, uns ausstrecken, auf die Zehenspitzen stellen, hinlangen. – Um nicht zu verletzen."

Literatur

Bartelt, H.: „Auf dem Weg", Universität Oldenburg 2001

Bartelt, H.: Krisen im Leben von Menschen mit Behinderung – Grenzerfahrungen. In: Bartelt u. a. (Hrsg.): Praxisorientierte Heilerziehungshilfe. STAM-Verlag, Köln 2000

Bartelt, H.: Haltung anstatt Festhalten. Thema Jugend 3 (1998) 2 ff.

Bartelt, H.: Integration schwerstbehinderter Menschen in dezentrale Angebote. Zur Orientierung 1 (1995) 13 ff.

Bartelt, H.: Individuelle Lebensbegleitung. In: Caritas '95, Lambertus, Freiburg 1994, S. 127 ff.

Bartelt, H.: Konzept zur Dezentralisierung der Kinderheilstätte. Eigenverlag Kinderheilstätte Nordkirchen 1992

Buber, M.: Das Problem des Menschen. 6. Aufl., Chr. Kaiser, Gütersloh 2000

Dörner, K.: Gegen die Schutzhaft der Nächstenliebe. Publik-Forum 15 (1999)

Korczak, J.: Wie man ein Kind lieben soll. 10. Aufl., Vandenhoek u. Ruprecht, Göttingen 1992

Korczak, J.: Wenn ich wieder klein bin. Vandenhoek u. Ruprecht, Göttingen 1973

Niedecken, D.: Namenlos. Pieper, München 1989

Schumacher, J.: Vom Defizit zum sinnvollen Dasein. Geistige Behinderung 3 (1987) 157 ff.

Schumacher, J.: Vier Sichtweisen vom Menschen – dargestellt an sogenannten „schwerstbehinderten" Menschen. Lernen konkret 5 (1986) 23 ff.

Schumacher, J.: Schwerstbehinderte Menschen verstehen lernen. Geistige Behinderung 1 (1985) Praxisteil

Heiner Bartelt, Kinderheilstätte Nordkirchen, Mauritiusplatz 6, 59394 Nordkirchen

Lebensräume für ältere Menschen mit Behinderung – Ein Projekt der Hessischen Landesregierung

Bettina Winter

Thema der Europäischen Fachtagung ist die Frage nach dem Stellenwert der Pflegebedürftigkeit im Rahmen der Rehabilitation. Der Titel der Tagung „Pflegebedürftigkeit – Herausforderung für die Rehabilitation" ist selbst eine Herausforderung, insbesondere für die Behindertenhilfe. Er ist es deshalb, da seit dem In-Kraft-Treten des SGB XI im ambulanten und stationären Leistungsbereich der Hilfen für Menschen mit Behinderung die bis dato den BSHG-Leistungen immanente Hilfeart Pflege ein eigener Leistungsbereich geworden ist. Erbracht werden die pflegerischen Leistungen seitdem sowohl von den Diensten und Einrichtungen der Behindertenhilfe als natürlich auch und insbesondere von den Pflegediensten und -einrichtungen, die die Anerkennungsvoraussetzungen nach dem SGB XI erbringen.

Die Überschneidungen zum Hilfesystem für Menschen mit Behinderung erfolgen insbesondere für folgende Personenkreise: Menschen mit einer schweren körperlichen Behinderung, Menschen mit einer Mehrfachbehinderung, ältere Menschen mit Behinderung.

Letzterem Personenkreis ist mein Beitrag gewidmet. Nach einem allgemeinen Überblick und der Schilderung der hessischen Aktivitäten werde ich speziell auf die Frage der Pflegebedürftigkeit und Rehabilitation bei älteren Menschen mit Behinderung eingehen.

Altersentwicklung und strukturelle Veränderungen

Bedingt durch die Ermordung von über 200.000 Menschen mit Behinderung in der Zeit des Nationalsozialismus ist die Altersentwicklung der Menschen mit Behinderung in der Bundesrepublik atypisch im Vergleich zu anderen europäischen Ländern. Erst jetzt, 55 Jahre nach dem Massenmord, erreichen die ersten Jahrgänge behinderter Frauen und Männer das Rentenalter und stellen die Einrichtungen der Behindertenhilfe vor eine neue Herausforderung – die Integration älter werdender und alter Menschen in die Angebotsstruktur der Eingliederungshilfe.

Bedeutsam für die Altersentwicklung von Menschen mit und ohne Behinderung sind die Verbesserungen der Medizin und der Rehabilitation. Zahlen und Daten zur Altersstruktur und zur Lebenserwartung von behinderten Menschen aus anderen europäischen Ländern liegen zwar vor, beziehen sich aber vorwiegend auf Menschen mit einer geistigen Behinderung (Gusset-Bährer 2001, 79–84). In den nächsten zehn Jahren wird sich der Anteil der über 60-Jährigen in den vollstationären Einrichtungen der Behindertenhilfe erheblich erhöhen und damit eine Veränderung der Angebotsstruktur bewirken.

So ist die Behindertenhilfe in Deutschland vor die Aufgabe gestellt, die ambulanten Hilfen und die teil- und vollstationären Angebote den neuen Anforderungen anzupassen. Dabei sind die Forderungen und Wünsche der Menschen mit Behinderung zu berücksichtigen, die Erkenntnisse der Gerontologie anzuwenden und die gesetzlichen Regelungen der §§ 46, 93 BSHG, des SGB XI und des neuen SGB IX zu berücksichtigen. Die strukturelle Steuerung und Planung sozialer Einrichtungen und Maßnahmen ist die zentrale Aufgabe der Sozialverwaltung. Hierbei verwirklicht sie in besonderer Weise die sozialstaatliche Garantiepflicht. Grundlage für die Sozialplanung im Bereich der Behindertenhilfe ist die quantitative und qualitative Bedarfsermittlung. Es folgt die Bedarfsberechnung und -bewertung mit dem Ziel festzulegen, welche Angebote in Zukunft erforderlich sein werden. Auf die Folgen, die durch die Veränderung der Altersstruktur in den Einrichtungen der Behindertenhilfe entstehen, müssen sich die Leistungserbringer und Kostenträger frühzeitig vorbereiten und die notwendigen strukturellen Maßnahmen einleiten. Die Thematik ist jedoch zu komplex und differenziert, um sie jedem einzelnen Träger bzw. Kostenträger zu überlassen. Im Sinne eines ganzheitlichen, inter- und transdisziplinären Ansatzes müssen die Systeme der Behindertenhilfe auf ihre „Alterstauglichkeit" und der Altenhilfe auf die „Behindertentauglichkeit" überprüft und notwendige Veränderungen eingeleitet werden (Winter 2001, 291–298).

Das Projekt der Hessischen Landesregierung

Im Bundesland Hessen konstituierte sich 1998 unter Federführung des Hessischen Sozialministeriums Referat Behindertenhilfe unter Mitwirkung des Referats Altenhilfe und des überörtlichen Trägers der Sozialhilfe, des Landeswohlfahrtsverbandes Hessen (LWV) eine Planungsgruppe mit dem Ziel, in zwei Jahren „Fachliche Leitlinien und Empfehlungen für Lebensräume älterer Menschen mit Behinderung" vorzulegen. In dieser Planungsgruppe waren vertreten: die Liga der Freien Wohlfahrtspflege, die Landesarbeitsgemeinschaften Wohnen, Werkstätten und ambulante Dienste, der Landesverband der Lebenshilfe, die Landesarbeitsgemeinschaft Hilfe für Behinderte, die Projektberatung Alten-, Behinderten-Selbsthilfe, die Hessische Heimaufsicht und das Institut für Gerontologie der Universität Heidelberg. Die kommunalen Spitzenverbände beteiligten sich in der Schlussphase aktiv an dem Prozess.

Ziel des Projektes mit dem Titel „Lebensräume älterer Menschen mit Behinderung" war es, unter Beteiligung der Leistungserbringer, der Kostenträger, der Aufsichtsbehörden, der Betroffenen und der Wissenschaft fachliche Leitlinien und Empfehlungen für die zukünftige Versorgung von älter werdenden und alten Menschen mit geistiger, seelischer und/oder körperlicher Behinderung in Hessen zu erarbeiten. Dabei erhielt die Planungsgruppe die Rolle der Planung, Koordinierung, Organisation und Auswertung von Fachtagungen zur Erreichung des Ziels.

Im Dezember 2000 wurden vom Hessischen Sozialministerium und dem Landeswohlfahrtsverband Hessen die fertiggestellten Fachlichen Leitlinien und Empfehlungen für Lebensräume älterer Menschen mit Behinderung der Öffentlichkeit vorgestellt (zu bestellen im Hessischen Sozialministerium, Dostojewskistr. 4, 65187 Wiesbaden). Die Fachlichen Leitlinien und Empfehlungen enthalten Grundsatzpositionen zu den Bedürfnissen und Wünschen älterer und alter Menschen mit Behinderung und konkrete Aussagen zu den Bereichen Übergang vom Arbeitsleben in den Ruhestand, Wohnen und Gestaltung des Tages. Es folgen Umsetzungsperspektiven mit Handlungsvorschlägen für die Sozialplanung (inklusive der Konzeptentwicklung bei den Einrichtungen und ambulanten Diensten). Hervorzuheben ist, dass die kommunale Altenhilfe, die Leistungen des SGB XI und des SGB V in diesen Kontext eingeordnet wurden.

Diese Fachlichen Leitlinien und Empfehlungen werden zurzeit hessenweit in den jeweiligen Verantwortungsebenen und Gremien diskutiert und geprüft. Sie sind Grundlage für regionale und überregionale Planungsgespräche und für Verhandlungen der Kostenträger mit den Leistungserbringern. Verbindliche Verabredungen in Form von Leistungsvereinbarungen oder anderen vertraglichen Gestaltungen sollen folgen. Ende des Jahres 2001 erfolgte die Veröffentlichung der Fachlichen Leitlinien, der wichtigsten Referate der Veranstaltungsreihe 1998 bis 2000 und Umfragen des Projektes Lebensräume älterer Menschen mit Behinderung im Verlag der Lebenshilfe unter dem Titel „Lebensräume älterer Menschen mit Behinderung – Hessische Erfahrungen". Im Folgenden beziehe ich mich auf diese Ergebnisse.

Grundsätze der Lebensräume für ältere Menschen mit Behinderung

Bei der Erarbeitung der Fachlichen Leitlinien und Empfehlungen orientierten sich die Verfasserinnen an den Grundsätzen und Erkenntnissen der Behindertenhilfe und der Gerontologie und bezogen die Aussagen auf alle älteren Menschen mit Behinderung ohne Einschränkung auf eine Behinderungsart. Es folgen die Grundsätze, auf deren Basis die Leitlinien und Empfehlungen erstellt wurden:

1. Die Prinzipien der **hessischen Behindertenpolitik** – Normalisierung, Selbstbestimmung, Individualität und Integration (Wegweiser für Menschen mit Behinderung, Wiesbaden 1997) – gelten uneingeschränkt auch für ältere Menschen mit Behinderung
2. Das **Kompetenzmodell der Gerontologie** kann auf ältere Menschen mit Behinderung übertragen werden. Die Erkenntnisse der Medizin, der Rehabilitations- und der Pflegeforschung zeigen auf, dass Kompetenzerhaltung und -förderung ein lebenslanger Prozess ist
3. Es gibt **keine wesentlichen Unterschiede** im Alterungsprozess von Menschen mit und ohne Behinderung. Ältere Menschen mit Behinderung benötigen jedoch wegen ihrer Behinderung und der gesellschaftlichen Benachteiligung **spezifische Beratung/Unterstützung und Begleitung**, um die Veränderungen durch den Alterungsprozess zu meistern.
4. Altern ist ein **individueller Prozess**, der nicht an ein bestimmtes Lebensalter, wie z. B. das 65. Lebensjahr, gebunden ist. Das Nachlassen geistiger und körperlicher Kräfte und der damit eingehende Verlust an Leistungsvermögen und/oder Motivation bestimmt den Hilfebedarf und die Formen der Angebote.

Umfrageergebnisse: Im Rahmen des Projektes wurden Wünsche von Menschen mit Behinderung gesammelt, wie sie sich ihr Leben im Alter vorstellen. Als *Fazit* konnte folgendes festgehalten werden: Ältere Menschen mit Behinderung wollen in ihrer vertrauten Umgebung wohnen bleiben können und lebenslang, entsprechend ihren Bedürfnissen, von alltagsgestaltenden bzw. tagesstrukturierenden Angeboten Gebrauch machen.

Konsequenzen für die Einrichtungen und Dienste der Behindertenhilfe

Die Einrichtungen und Dienste der Behindertenhilfe werden sich konzeptionell und damit auch personell, räumlich und sächlich auf die Personengruppe der älter werdenden und alten Menschen mit Behinderung einstellen. Die Anwendung der §§ 46 und 93 ff. BSHG bieten die Instrumente zur systematischen Erfassung des Bedarfs und der Definition der Leistungen (Angebote) zur Deckung der Bedürfnisse. Die Hilfsmittelversorgung (Prothetik) muss verbessert und das Mobilitäts- und Kommunikationstraining intensiviert werden. In Umsetzung des § 93d Abs. 2 BSHG und Vereinbarung zur Bildung einer BSHG-Vertragskommission sind in allen Bundesländer Rahmenverträge nach § 93d Abs. 2 BSHG zu den Leistungs-, Vergütungs- und Prüfungsvereinbarungen abzuschließen. Den sich verändernden Hilfebedarf von älter werdenden und alten Menschen ist in den Bereichen „Wohnen" und „Hilfen zur Gestaltung des Tages" Rechnung zu tragen.

Tagesstruktur/Freizeit/Bildung

Dem Übergang vom Arbeitsleben in den Ruhestand wird in Zukunft räumlich und konzeptionell Rechnung zu tragen sein. Interne und externe Beschäftigungs- und Freizeitangebote für ältere behinderte Menschen sind sinnvoll. Insbesondere trägerübergreifende Kooperationen sind räumlich und personell anzustreben (Anbieter der Behindertenhilfe und der Altenhilfe, kommunale Freizeitangebote etc.). Es gilt vor allem, in dem vorhandenen Wohnumfeld der älteren behinderten Menschen entsprechende kompetenzerhaltende und -fördernde Angebote zu entwickeln.

Kompetenzerhaltend und -fördernd bedeutet für ältere Menschen mit Behinderung, dass die Erhaltung des bisherigen Standes der Rehabilitation und Integration zu gewährleisten und durch neue anregende und altersgerechte Angebote den neuen Bedürfnissen der „alten Behinderten" nachgekommen werden muss.

Pflegebedürftigkeit von älteren und alten Menschen mit Behinderung

Es werden zunehmend auch alte Menschen mit Behinderung den sog. Vierten Lebensabschnitt erleben. Dieser ist gekennzeichnet durch Altersgebrechlichkeit (kurz- oder langfristige Pflegebedürftigkeit) und der Auseinandersetzung mit dem Verlust von Freunden und dem eigenen Tod. Auf die Begleitung und Betreuung von Menschen in dieser Phase werden sich die Träger der Behindertenhilfeeinrichtungen neu einstellen müssen. Sie kostet viel Kraft von beiden Seiten, den Mitarbeiterinnen und Mitarbeitern und den Bewohnerinnen und Bewohnern. Eine Umfrage des Instituts für Gerontologie der Universität Heidelberg (2001) zu den Fortbildungswünschen von Mitarbeiterinnen und Mitarbeitern in der Behindertenhilfe zur Vorbereitung auf die Betreuung älterer Menschen mit Behinderung zeigt auf, dass das Thema Sterben und Tod auf ein besonders hohes Interesse stößt.

Mit der Zunahme der Altersgebrechlichkeit wird Pflege als Bestandteil der Rehabilitation einen gesteigerten Stellenwert erhalten. Damit wird die Pflege Teil der Rehabilitation. Bei Menschen mit Behinderung, insbesondere mit geistiger oder seelischer Behinderung, ist die pflegerische Eigenkompetenz eingeschränkt. Deshalb sind diese Menschen besonders auf die Anleitung und Hilfe zur Pflege durch Dritte angewiesen. Die Pflege wird bei älteren und alten Menschen mit Behinderung, falls sie diese benötigen, zu einem Teil der ganzheitlichen Hilfe. Die pflegerischen und alle anderen Maßnahmen der Eingliederungshilfe müssen in die Gesamtheit der Rehabilitationsmaßnahmen integriert werden (Kruse 2001, 85–110)

In Zukunft wird die Aus-, Fort- und Weiterbildung von Mitarbeiterinnen und Mitarbeitern in den Einrichtungen und Diensten der Behindertenhilfe bezogen auf die Bedürfnisse der älter werdenden und alten Menschen eine bedeutende Rolle erhalten. Menschenbild und Lebensgestaltung im Alter, Rehabilitation und aktivierende Pflege sowie medizinische Aspekte des Alterns und der Sterbebegleitung werden neue Inhalte sein. Die Mitarbeiterzusammensetzung wird sich verändern, d. h. in den Einrichtungen der Behindertenhilfe werden auch Altenpflege- und Krankenpflegekräfte benötigt werden.

Wo sollen pflegebedürftige ältere Menschen mit Behinderung wohnen?

Menschen mit Behinderung, die eine erhöhte Assistenz, auch einen erhöhten Unterstützungs- und Hilfebedarf aufgrund ihrer geistigen, seelischen oder körperlichen Behinderung haben, erhalten die notwendigen Hilfen vorrangig von Diensten und in Einrichtungen der Eingliederungshilfe. Bei vorübergehender oder dauerhafter Pflegebedürftigkeit sollte der alte Mensch mit Behinderung in dem ihm bekannten Wohnumfeld verbleiben können, um die Kontinuität von Lebensumfeld und -zusammenhängen zu wahren und seine Sozialkontakte zu erhalten. Um diese Forderung erfüllen zu können, müssen die Träger in Zukunft die Bedürfnisse der älteren und alten Bewohnerinnen und Bewohner bei der Zusammensetzung von Wohngruppen mitberücksichtigen. Sollte eine Wohngruppe oder ein Wohnheim absehbar räumlich und personell nicht den pflegerischen Bedürfnissen des älteren Menschen mit Behinderung entsprechen, ist bei der individuellen Hilfeplanung frühzeitig ein Umzug in eine geeignete Wohngruppe vorzubereiten. Völlig unbegründet und menschlich untragbar wäre die Praxis, Menschen mit Behinderung nach dem Ausscheiden aus der Werkstatt für Behinderte zu einem sofortigen Umzug in ein Altenpflegeheim zu zwingen.

Das Altenpflegeheim ist für ältere behinderte Menschen grundsätzlich nicht die geeignete Wohn- und Betreuungsform. Das Oberverwaltungsgericht Schleswig-Holstein hat in seinem Urteil 1998 (4O 530/98) bezüglich der Abgrenzung der Leistung der Eingliederungshilfe gegenüber der Pflegeversicherung festgestellt, dass das Alter des Antragstellers kein Hinderungsgrund für die Gewährung von Eingliederungshilfe sei, da Eingliederungshilfe nicht nur dann zu gewähren sei, wenn noch Fortschritt und Entwicklung zu erwarten sei, sondern auch dann, wenn die Hilfe erforderlich sei, um den eingetretenen Erfolg der bisherigen Eingliederungshilfe zu sichern (zitiert aus dem Gutachten zum Verhältnis von Eingliederungshilfe zu Leistungen der Pflegeversicherung und vollstationären Einrichtungen für geistig Behinderte von Prof. Dr. Thomas Klie, Ev. Fachhochschule Freiburg und der Mitarbeiterin Dr. Bettina Leonhard, Freiburg im Dezember 1999).

Auch das Bundesministerium für Gesundheit vertritt in seinem Positionspapier vom 04.06.1997 die Auffassung, dass Altenpflegeeinrichtungen Eingliederungshilfe nicht erbringen, deswegen seien diese Einrichtungen für Behinderte nicht bedarfsgerecht. Mit zunehmendem Alter und damit verbundenem Abbau der geistigen und körperlichen Kräfte trete der Bedarf an Eingliederungshilfe jedoch hinter dem Pflegebedarf zurück. Thomas Klie, bekannt für sein Gutachten zum Verhältnis von Eingliederungshilfe zu Leistungen der Pflegeversicherung und vollstationären Einrichtungen für geistig Behinderte (1999) sagte anlässlich der Abschlussveranstaltung der hessischen Tagungsreihe „Lebensräume älterer Menschen mit Behinderung" in Wiesbaden (2000), dass eine Verlegung der älteren behinderten Menschen, ohne Berücksichtigung ihres Eingliederungshilfebedarfes, als „finale Integration" zu bezeichnen sei. Was ein Leben lang nicht gelungen sei, die Integration in die Welt der Nichtbehinderten, würde dann mit der Verlegung in das Altenpflegeheim vollzogen. Auch Andreas Kruse, der Leiter des Institutes für Gerontologie der Universität Heidelberg wies schon bei der Eröffnungsveranstaltung der hessischen Tagungsreihe in Frankfurt 1998 auf die ethischen Implikationen hin und warnte davor, die Erbringung medizinisch-therapeutischer sowie rehabilitativer und pflegerischer Maßnahmen an ein bestimmtes Lebensalter oder eine bestimmte Lebensform zu binden.

Eine Verlegung aus einem Behindertenwohnheim aufgrund des Erreichens eines bestimmten Lebensjahres in ein Altenpflegeheim darf nicht erfolgen. Der Wechsel der Zuständigkeit der Eingliederungshilfe auf den örtlichen Träger, wie in Hessen der Fall (§ 1 HAG zum BSHG), führt nicht zum Wegfall der Eingliederungshilfeansprüche. Wenn ein hoher pflegerischer Bedarf entstanden ist und dieser in dem herkömmlichen Behindertenwohnheim nicht gedeckt werden kann, ist deshalb ein Umzug in ein geeignetes Pflegeheim oder eine Pflegeabteilung, in der auch der durch die Behinderung bedingte Hilfebedarf abgedeckt werden kann, notwendig.

Für die Einrichtungsträger bedeutet das, die Wohnformen haben sich in Zukunft auch nach der Bedürfnis- und Interessenlage des behinderten Menschen nach mehr Ruhe und Rückzugsmöglichkeiten zu richten. In den Wohneinrichtungen und -angeboten der Behindertenhilfe ist deshalb das Wohnen in Mehrgenerationengruppen und in altershomogenen Gruppen (Seniorenwohngruppen) vorzusehen. Die Einrichtungen müssen über die räumlichen und personellen Voraussetzungen verfügen, um ein differenziertes tagesstrukturierendes Angebot bereitzustellen. In den Wohneinrichtungen ist auf die besonderen Bedürfnisse von solchen Menschen mit Behinderung Bezug zu nehmen, die zusätzlich körperbehindert sind oder vorübergehend oder dauerhaft eine körperliche Behinderung oder einen Pflegebedarf aufweisen. Die Wohnrichtungen müssen auf die Bewältigung von im Alter häufigen interkurrenten akuten und chronischen Krankheiten eingestellt sein. Bei Platzerweiterungen oder konzeptionellen Umstellungen ist die Heimaufsicht einzuschalten, die als Aufsichtsbehörde die vorgelegte Konzeption mit den tatsächlichen Gegebenheiten abgleicht. In Hessen werden zurzeit zwischen Einrichtungsträgern und Landeswohlfahrtsverband Hessen für Menschen mit einer geistigen Behinderung Leistungs- und Prüfungsvereinbarungen nach § 93 Abs. 2 BSHG in Verbindung mit § 93a BSHG für die Gestaltung des Tages abgeschlossen. Dabei wird darauf geachtet, dass in den Leistungsbeschreibungen auch, falls es ältere Menschen mit Behinderung in der Einrichtung gibt, spezielle Angebote für diese vorgehalten werden.

Voraussetzung für die Planung und Bewilligung von neuen Plätzen oder Ersatzplätzen ist in Hessen die Vorlage einer Konzeption des Trägers mit der Darstellung seiner Angebote für ältere Menschen mit Behinderung beim Hessischen Sozialministerium und dem Landeswohlfahrtsverband Hessen. Dabei ist auch die altengerechte Infrastruktur der Wohnregion sowie mögliche Kooperationen mit anderen Behindertenhilfeträgern und Trägern von Altenhilfeangeboten aufzuzeigen. Hier ist eine enge Zusammenarbeit und Abstimmung mit der regionalen Behindertenhilfeplanung notwendig. Das Hessische Sozialministerium erwartet bei neuen und bei Ersatzmaßnahmen im investiven Bereich, dass die Raumprogramme dem veränderten Bedarf in den Bereichen Mobilität, Therapie, Freizeit und Pflege entsprechen.

Das neue SGB IX hat dankenswerter Weise die Eingliederungshilfe als rehabilitative Maßnahme definiert. Dieser gesetzgeberische Schritt ist Ausdruck des Paradigmenwechsel, der sich in der Behindertenhilfe im letzten Jahrzehnt vollzogen hat. Gerade die älteren und alten Menschen mit Behinderung profitieren nun von dieser neuen rechtssystematischen Zuordnung. Ihr Rehabilitationsprozess ist ein lebenslanger. Er wird nicht von der Pflegebedürftigkeit beendet; im Gegenteil, die Pflege wird Teil der Rehabilitation.

Literatur

Gusset-Bährer, S.: Menschen mit Behinderung und demographische Aspekte. In: Bundesvereinigung Lebenshilfe für Menschen mit geistiger Behinderung e. V., Hessisches Sozialministerium, Landeswohlfahrtsverband Hessen (Hrsg.): Lebensräume älterer Menschen mit Behinderung – Hessische Erfahrungen. Verlag der Lebenshilfe, Marburg 2001

Kruse, A.: Selbstbestimmung und soziale Partizipation. Kompetenzerhaltung und -förderung. In: Bundesvereinigung Lebenshilfe für Menschen mit geistiger Behinderung e. V., Hessisches Sozialministerium, Landeswohlfahrtsverband Hessen (Hrsg.): Lebensräume älterer Menschen mit Behinderung – Hessische Erfahrungen. Verlag der Lebenshilfe, Marburg 2001

Winter, B.: Die Schaffung von Lebensräumen für ältere Menschen mit Behinderung – Zur Rolle der Politik bei diesem Prozess. In: Bundesvereinigung Lebenshilfe für Menschen mit geistiger Behinderung e. V., Hessisches Sozialministerium, Landeswohlfahrtsverband Hessen (Hrsg.): Lebensräume älterer Menschen mit Behinderung – Hessische Erfahrungen. Verlag der Lebenshilfe, Marburg 2001

Bettina Winter, Hessisches Sozialministerium, Referatsleiterin Referat „Frühförderung, ambulante Hilfen und teil- und vollstationäre Einrichtungen der Behindertenhilfe", Dostojewskistraße 4, 65187 Wiesbaden

Das Modell Schollene: Neue Eingliederungschancen für mehrfach behinderte Erwachsene und Ältere

Helmut Siebert

Anlässlich des 32. Kongresses der Deutschen Vereinigung für die Rehabilitation Behinderter zum Thema „Ambulante wohnortnahe Rehabilitation – Konzepte für Gegenwart und Zukunft" vom 24.–26. September 1997 in Erkner bei Berlin fand ein Posterwettbewerb statt. Den Wettbewerb gewann das Rehabilitationszentrum Berlin-Ost e. V. mit einem Poster zum Projekt „Gemeinwesenintegriertes Wohnen" in Schollene. Ob und wie sich das Projekt entwickelte, wird nachfolgend dargestellt:

Im April 1996 fuhren drei Herren – der Vater einer behinderten Tochter, der Geschäftsführer eines gemeinnützigen Vereins und ein Architekt – durch das Brandenburgische und das Havelland nach Schollene. Ein Ort, der schon in Sachsen-Anhalt liegt, aber doch durch die Nähe zu Rathenow mehr dem Havelländischen zuzurechnen ist.

Der erste Eindruck war ein gepflegtes Dorf, nachdem die holprige, mit Schlaglöchern übersäte Straße von Rathenow nach Schollene überwunden war. Die Straße ist glatt, die Gehwege sind sauber, die Häuser mit Blumen geschmückt. Dann die Überraschung, welch ein Baustandort oben auf dem Mühlenberg, über dem Schollener See, eine alte Windmühle im Vordergrund. Und ein Bürgermeister, zu dem man gleich Vertrauen fassen musste.

Der Vater der behinderten Tochter hatte das Baugrundstück entdeckt und mit dem Bürgermeister die ersten vorbereitenden Arbeiten für eine Wohnanlage begonnen, in der Menschen mit und ohne Behinderung leben sollten.

Mit dem Rehabilitationszentrum Berlin-Ost – einem erfahrenen Träger von Einrichtungen für Menschen mit geistiger und/oder mehrfacher Behinderung – wurde ein Investor und Betreiber gefunden. Für den gemeinnützigen Verein bestand die Möglichkeit in Schollene zu realisieren, was in Berlin u. a. wegen der hohen Grundstückspreise nicht zu realisieren war: Urbanen Lebensraum für Menschen mit und ohne Behinderung durch eine Dorferweiterung zu schaffen, denn es gab in Sachsen-Anhalt und Brandenburg einen großen Kreis von Menschen mit Behinderungen, die wegen fehlender geeigneter Wohnplätze zu Hause verbleiben mussten, in Krankenhäusern oder Altenheimen Fehlplatzierungen darstellten, sich in Großeinrichtungen befanden oder nicht in Nachbarschaften von „Normalbürgern" wohnten und lebten.

Das Projekt „Gemeinwesenintegriertes Wohnen auf dem Mühlenberg in Schollene" zielte darauf ab, behinderten Menschen die Möglichkeit zu geben, einen großen Teil ihres Lebens weitestgehend selbständig und selbstbestimmt und ohne Barrieren gestalten und erleben zu können und Hilfe und Unterstützung durch Profis dann zu erhalten, wenn diese gewünscht ist. Es hat einen hohen Rehabilitationsanspruch.

In Schollene bestanden gute Voraussetzungen, um auch Menschen mit mehrfachen Behinderungen entsprechende Wohn- und Lebensbedingungen ermöglichen zu können:

– eine weitgehend intakte dörfliche Infrastruktur
– ebenerdiges Wohnen

- eine gesicherte medizinische Versorgung durch niedergelassene Ärzte, Sozialstationen und Krankenhäuser
- eine Bevölkerung, die in der Mehrheit den Menschen mit Behinderungen mit offenen Armen entgegentrat

Das Ministerium für Arbeit, Soziales und Gesundheit Sachsen-Anhalt gab im November 1995 einen Leitfaden zur Entflechtung/Enthospitalisierung heraus. Viele Erkenntnisse/Hinweise/Empfehlungen aus diesem Leitfaden wurden bei der Schaffung und dem Betrieb der Anlage berücksichtigt.

Das Projekt entstand auf einem unerschlossenen ca. 20.000 m² großen Baugelände innerhalb der Gemeinde Schollene mit einem herrlichen Blick ins Havelland und auf den Schollener See. Die Gebäude gruppieren sich entlang der Erschließungsstraße in acht Höfen und einem Gemeinschaftshaus als einzelnes Gebäude.

In fünf der acht Höfen entstanden im Erdgeschoss 30 Wohnungen mit je 60 bzw. 70 m² Wohnfläche für insgesamt mehr als 40 Mieter. Durch den teilweisen Ausbau der Dachgeschosse wurden weitere 18 Wohnungen geschaffen, die nach Vorgaben bzw. Wünschen der Mieter individuell ausgebaut werden konnten.

Das „Herzstück" der Anlage, das Besondere, waren bzw. sind die restlichen drei Höfe. Auf der Grundlage eines Bescheides des Ministeriums für Arbeit, Soziales und Gesundheit von Sachsen-Anhalt entstanden 30 Heimplätze für Menschen mit schweren Behinderungen.

In jedem Hof gibt es sechs Einzel- und zwei Doppelzimmer. Für jeweils zwei Zimmer steht ein großzügiger Sanitärbereich mit Dusche, WC und Handwaschbecken zur Verfügung. Darüber hinaus verfügt jede Gruppe über ein Pflegebad und einen geräumigen Wohnbereich mit gemütlicher Sitzecke und einem großen Essplatz, der zur Küche hin offen ist. Zahlreiche Nebenräume sind vorhanden. Ein Dienstzimmer mit Computerarbeitsplatz steht den Mitarbeitern zur Verfügung.
Die baulichen und räumlichen Bedingungen sind so gestaltet, dass sie den behinderungsspezifischen Bedürfnissen des Einzelnen sowie dem individuellen Anspruch auf Privatheit, Geborgenheit und Wohlbefinden Rechnung tragen. Es gibt keine verschlossenen Türen und keine Mauern.

In erster Linie wurden die 30 Heimplätze, also je 10 in einem Hof bzw. einer sog. Großraumwohnung, geschaffen, um das Enthospitalisierungsprogramm des Landes Sachsen-Anhalt und speziell des Landkreises Stendal zu unterstützen. Überbelegungen in benachbarten Anstalten sollten ebenfalls abgebaut werden.

Wer jedoch annahm, dass die Bereitstellung der sehr guten Wohnplätze in Schollene auf ein zustimmendes Echo aus den Anstalten und Einrichtungen der Umgebung stoßen würde, der irrte. Die Verantwortlichen in einigen Einrichtungen bemühten spitzfindige Begründungen, um sich zunächst, wenn auch verklausuliert, gegen einen Umzug von Bewohnern „ihrer" Einrichtungen nach Schollene auszusprechen.

Im Jahresbericht 1998 des Ausschusses für Angelegenheiten der psychiatrischen Krankenversorgung Sachsen-Anhalt wird diesbezüglich u. a. festgestellt:

- Seite 13 – zur regionalen Versorgung: Landkreis Stendal
„Die Notwendigkeit einer bedarfsgerechten Hilfeplanung, insbesondere hinsichtlich der Hilfen für geistig Behinderte, wurde deutlich, als die Borghardt-Stiftung besucht wurde. Im Falle der Borghardt-Stiftung müssen die Besonderheiten des Trägers berücksichtigt werden, die eine Enthospitalisierung bisher verhindert haben."
- Seite 14
Werkstatt für Behinderte und Wohnheim an WfB des Lebenshilfe KV Stendal e. V., Tangerhütte
„Das Wohnheim war zur Rekonstruktion vorgesehen. Es befindet sich auf dem WfB-Gelände. Es wurden Probleme mit dem Wohnen von nicht mehr werkstattfähigen Bewohnern deutlich."
- Seite 15
Heimbereich Uchtspringe, Träger SALUS gGmbH
„Die Perspektivplanung sieht Rekonstruktionsmaßnahmen der Häuser vor, die aller-

dings durch Auflagen des Denkmalschutzes Einschränkungen erhalten. Gegenüber den Vorjahren haben sich für zahlreiche Heimbewohner die Wohnmöglichkeiten verbessert, soweit das in den Häusern mit großen Sälen und Durchgangszimmern möglich war. Es gibt jedoch noch immer das Haus 10 mit unzureichenden Wohnverhältnissen."

Obwohl es also im Landkreis Stendal verbesserungswürdige Zustände gab und in Schollene Wohnplätze für nicht werkstattfähige geistig Behinderte angeboten wurden, haben die Träger von Einrichtungen von diesem Angebot nur unzureichend Gebrauch gemacht.

Die Verantwortlichen der neuen Wohnanlage beschritten deshalb den Weg über die gesetzlichen Betreuer. Sie luden ein, das Wohnumfeld auf dem Mühlenberg kennen zu lernen. Zuerst kamen die Betreuer allein, danach besuchten sie die Anlage mit den Schützlingen. Es gab Kurzbesuche und „Probewohnen".

Was ein verantwortlicher Mitarbeiter des Ministeriums für Arbeit, Soziales und Gesundheit Sachsen-Anhalt vorausgesagt hatte, trat ein: Die Betroffenen „stimmen mit den Füßen ab" und bezogen die freistehenden Plätze in Schollene.

Am 1.8.1998 begann die Heimbetreuung. Zum 31.12.1999 befanden sich 27 Bewohner in den drei Höfen, 20 Männer und 7 Frauen. Von den 27 Bewohnern kamen
  12 aus Anstalten der näheren Umgebung,
  10 aus Familien und
   5 aus Kinder- und Jugendheimeinrichtungen von Sachsen-Anhalt.

Damit traf für 44 % der Bewohner die Begründung „Enthospitalisierung bzw. Abbau von Überbelegungen" zu. Der Altersdurchschnitt der Bewohner betrug 30 Jahre; der jüngste war 19 Jahre, der älteste Bewohner 68 Jahre alt. 6 Bewohner waren ständig auf einen Rollstuhl angewiesen.

Für die Bewohner galten je nach Art und Grad der Behinderung drei unterschiedliche Entgeltsätze. So erhielten

19 Bewohner ein Entgelt für mittlere Pflege,
 7 Bewohner für schwere, schwerste Pflege,
 1 Bewohner für schwere Körperbehinderung.

Bisher musste 1 Bewohner wegen schwerer Verhaltensauffälligkeiten die Heimeinrichtung wieder verlassen; 1 Bewohner zog zurück nach Berlin und 1 Bewohnerin wird ausziehen müssen, weil sie voraussichtlich ab November 2001 eine Werkstatt für behinderte Menschen besucht. Dann steht für sie – obwohl sie es nicht möchte – das „Wohnheim an der WfbM" zur Verfügung.

In unmittelbarer Nähe der Höfe befindet sich das „Haus am See" mit Restaurant, Hotel, Bowlingbahnen (auch für Rollstuhlfahrer erreichbar und nutzbar) und einer Sauna. Das „Haus am See" sichert Sozialkontakte, fördert das gemeinschaftliche Leben und ist ein weiteres Stück „Normalität" auf dem Mühlenberg. Die schwerstbehinderten Bewohner registrieren das Leben am und im „Haus am See" und die Gäste des Hotels (Urlauber, Geschäftsreisende, Reisegruppen) nehmen so ganz nebenbei Kontakt mit den schwerstbehinderten Nachbarn auf.

Bei der Betreuung, Pflege und Förderung in den Wohngruppen werden die Einschränkungen der Betroffenen berücksichtigt und gleichzeitig die Fähigkeiten weiterentwickelt. Für jeden Bewohner wird ein individuelles Förder-, Pflege- und Therapieprogramm erstellt. Die Förderung erstreckt sich auf alle Lebensbereiche. Den Bewohnern werden tagesstrukturierende Angebote unterbreitet, wobei die Möglichkeiten des Ortes genutzt werden.

Das Rehabilitationsbemühen wird durch Ergotherapieräume unterstützt und die Freizeitgestaltung durch ein „Snoezelen-Haus" ergänzt. Beide Örtlichkeiten befinden sich in unmittelbarer Nähe und sind fußläufig (auch ohne Begleitung) erreichbar.

Zwei Kleinbusse – gefördert über die „Aktion Mensch" – sichern die Mobilität. Es gibt eine enge Zusammenarbeit mit der Gemeinde Schollene und an vielen Gemeindeveranstaltungen nehmen – wie selbstverständlich – Menschen mit Behinderungen teil. Bei der Gestaltung der Infrastruktur des Ortes werden mehr und mehr die Besonderheiten der Bewohner des Mühlenberges berücksichtigt. So sichern Rampen und Bordsteinabsenkungen für Rollstuhlfahrer die Zugänglichkeit der Sparkasse, des Gemeindeamtes und der kleinen Galerie im Zentrum von Schollene. Künstler, die in der Galerie arbeiten, gestalten Veranstaltungen für die Heimbewohner. Bilder an den Wänden zeugen von dieser Zusammenarbeit.

Im Rahmen einer Strukturanpassungsmaßnahme – SAM-Projekt – (gefördert durch das Arbeitsamt) wurde durch die Gemeinde neben der Wohnanlage ein sog. „Garten der Sinne" gestaltet. Er berücksichtigt auch die Besonderheiten der Bewohner und ist offen für alle – man (frau) kann sich an Blumen erfreuen, eine Kräuterspirale bewundern bzw. erriechen und auf einem Grillplatz gemeinsam feiern.

Fazit

1. Drei Jahre nach Projekteröffnung kann festgestellt werden, dass die 1997 formulierten Ziele des „Gemeinwesenintegrierten Wohnens" erreicht wurden und sich die Anlage insgesamt auf einem guten Weg befindet. Die nicht unerheblichen Mittel wurden von allen Beteiligten in ein erfolgreiches Projekt investiert. Es entstanden mehr als 25 Arbeitsplätze auf dem ersten Arbeitsmarkt. Die Vermietung der Wohnungen bereitet keine Schwierigkeiten. Handwerker und Gewerbetreibende der Region profitieren von der Anlage.

2. Die schwerstbehinderten Bewohner in den drei Höfen, mehr als 40 % von ihnen geprägt durch einen jahrzehntelangen Aufenthalt in Anstalten, nahmen eine erstaunliche Entwicklung. Ihr positiver Einfluss auf Schollene und seine Bewohner ist unverkennbar und vielfach nachweisbar.

3. Die erfolgreiche Förderung wird in den nächsten Jahren u. a. dazu führen, dass Bewohner eine Werkstatt für behinderte Menschen besuchen können. Wenn der Werkstattbesuch mit einem ungewollten Auszug aus der vertrauten Umgebung verbunden ist und das Selbstbestimmungsrecht des Betroffenen außer Kraft gesetzt wird, dann sind Konflikte vorprogrammiert.

4. Zur Weiterentwicklung des Gemeinschaftshauses „Haus am See" wird für 2002 gemäß §§ 132 ff. SGB IX die Gründung eines Integrationsunternehmens mit Schaffung von sechs Arbeitsplätzen für schwerbehinderte Menschen angestrebt.

5. Eine Erweiterung der Wohnanlage um ein bis zwei Höfe zur Schaffung von Wohnplätzen für schwerkörperbehinderte Erwachsene erscheint sinnvoll.

Helmut Siebert, Dipl.-Päd., Geschäftsführer der GIW – Wohnanlage Mühlenberg gGmbH, Am Mühlenberg 13, 14715 Schollene

Selbständig Wohnen und beruflich tätig sein bei Pflegebedürftigkeit und Mehrfachbehinderung
– Utopisch oder realisierbar?

Klaus Dickneite

Als Sozialarbeiter bin ich seit 30 Jahren mit unterschiedlichen Aufgabenstellungen in einem Rehabilitationszentrum für Körper- und Mehrfachbehinderte tätig – dort übrigens auch Vertrauensmann der Schwerbehinderten –; daneben bin ich ehrenamtlich u. a. Vorstandsmitglied des Bundesverbandes für Körper- und Mehrfachbehinderte und Mitglied des Deutschen Behindertenrates.

Zur Beantwortung der Fragestellung meines Beitrags ist zunächst die Frage nach dem *selbständigen Wohnen bei Pflegebedürftigkeit und Mehrfachbehinderung* zu stellen.

Erfreulicherweise ist Pflegebedürftigkeit heute kein Grund mehr, in einer Einrichtung wohnen zu müssen. Es gibt inzwischen zahlreiche Beispiele dafür, dass sehr schwer behinderte Menschen, die in sehr hohem Maße auf pflegerische Hilfe und Assistenz angewiesen sind, in ihrer eigenen Wohnung wohnen und ihr Leben selbstbestimmt gestalten können.

Kommt nun noch eine Mehrfachbehinderung hinzu, bestehen *auch* Möglichkeiten autonomen Wohnens. So wurde z. B. vor wenigen Monaten in Hannover eine Wohneinheit eingerichtet, in der sehr schwer mehrfachbehinderte Menschen in eigenen Wohneinheiten wohnen und die notwendige Assistenz und Betreuung sichergestellt wird. Sie erhalten gleichzeitig auch die fachliche pädagogische Betreuung. Gemeinschaftsbereiche ermöglichen das Zusammensein miteinander. Es ist aber durch den eigenen Wohnbereich jederzeit möglich, sich in seine Privatsphäre zurückziehen zu können.

Wie sieht es nun mit dem *zusätzlichen Problem der beruflichen Tätigkeit* aus?

Betrachtet man die derzeitige Wirtschafts- und Arbeitsmarktsituation insbesondere für behinderte Menschen in unserem Lande, dann scheint selbständiges Wohnen und berufliche Tätigkeit bei Pflegebedürftigkeit und Mehrfachbehinderung utopisch. So werden alle die Arbeitsplätze mit einfachen Verrichtungen durch zunehmende Technisierung oder durch Rationalisierung vernichtet, die eigentlich für behinderte Menschen geeignet wären. Dieses reduziert das Angebot von Arbeitsplätzen für behinderte Menschen erheblich.

Außerdem haben schon nichtbehinderte Arbeitslose es schwer, einen Arbeitsplatz zu bekommen, insbesondere dann, wenn sie nicht besonders flexibel und hoch qualifiziert ausgebildet sind.

Mit ihnen konkurrieren nun behinderte Menschen um die wenigen freien Arbeitsplatzangebote. Selbst zusätzliche Beschäftigungs- und andere Unterstützungsprogramme für behinderte Arbeitsuchende, die die genannten Einschränkungen nicht haben, führen nicht zu dem erhofften Beschäftigungsdurchbruch bei behinderten Arbeitsuchenden.

Und trotzdem behaupte ich, dass selbständiges Wohnen und Berufstätigkeit bei Pflegebedürftigkeit keine Utopie ist, sondern ganz realistisch sein kann. Dazu gehört natürlich als erstes ein gut ausgebautes Integrationssystem, mit dem die bestehenden Stärken gefördert und die vorhandenen Defizite ausgeglichen werden, um so einen behinderten Arbeitnehmer konkurrenzfähig beim Erwerb eines Arbeitsplatzes zu machen.

Einmal gilt es, den zukünftigen Arbeitsplatz barrierefrei und behindertengerecht zu gestalten. Hierauf besteht ein rechtlicher Anspruch. Nach meiner Erfahrung besteht hierzu eine große Bereitschaft von Arbeitgebern und Kostenträgern.

Dieses funktioniert allerdings auch nur bei einer guten fachlichen Beratung des Arbeitgebers sowohl bezüglich der technischen und personellen Auswirkungen als auch bezüglich der arbeitsrechtlichen Konsequenzen. Diese Hürde ist schon schwerer zu überwinden, weil mit der Einstellung behinderter Menschen immer wieder besondere Erschwernisse für arbeitsrechtliche Konsequenzen gegenüber behinderten Arbeitnehmern vermutet werden, die unüberwindbar scheinen.

Ein nächster wichtiger Punkt ist die Motivations- und Aufklärungsarbeit und der Angstabbau bei den zukünftigen nicht behinderten Mitarbeiter/innen und den behinderten Arbeitnehmer/innen.

Dankenswerterweise haben alle diese Bedingungen auch die entsprechenden Verpflichtungen bzw. Rechtsansprüche im neuen SGB IX ihren Niederschlag gefunden einschließlich finanzieller Unterstützungsmöglichkeiten.

An zwei Beispielen will ich nun aufzeigen, dass und wie selbständiges Wohnen und berufliche Integration bei Pflegebedürftigkeit erreicht werden kann.

Zuerst erzähle ich von einer Kollegin, die genau alle diese Bedingungen erfüllt. Es handelt sich um eine junge Frau mit einer sehr schweren Dysmelie, sie hat weder Arme noch Beine und ist auf absolute Pflege angewiesen. Die Kollegin wohnt in einer eigenen, barrierefrei umgebauten Wohnung und wird über eine ambulante Wohnassistenz versorgt, teils über die Pflegeversicherung und teils über den Sozialhilfeträger finanziert. Sie fährt in einem Elektro-Rollstuhl und bedient diesen mit dem Mund. Über ihren beruflichen Rehabilitationsträger wurde ihr zur Überbrückung der Entfernung zwischen Wohnung und Arbeitsplatz ein Bus mit Einstieghilfe finanziert, der von der Assistenz gefahren wird. Die Kollegin arbeitet in der Rehaeinrichtung als Telefonistin. Ihr Arbeitsplatz wurde durch technische Hilfen barrierefrei gestaltet und jeweils den neuen technischen Entwicklungen angepasst – ebenfalls über ihren Rehaträger finanziert. Sie kann alles mit einem Stab bedienen, den sie mit dem Mund führt. Bezahlt wird diese Kollegin selbstverständlich nach Tarif, genau wie ihre nicht behinderten Kollegen.

Zugegebenermaßen war die Umsetzung dieser nach meiner Meinung erfolgreichen Rehabilitation nicht einfach und reibungslos zu realisieren. Es bedurfte erheblicher Überzeugungskraft bei den jeweiligen Kostenträgern, ihren Beitrag zu leisten, damit diese Kollegin wirklich selbst bestimmt wohnen, leben und arbeiten kann, genauso wie andere, weniger stark behinderte oder sogar nicht behinderte Menschen.

Mein zweites Beispiel ist ein sehr schwer behinderter Mann, der im Elektro-Rollstuhl sitzt und u. a. künstliche Beatmung benötigt. Er ist ebenfalls für seine Vorsorgung vollständig auf fremde Hilfe angewiesen. Mit Hilfe eines mobilen Beatmungsgerätes und eines eigenen, für ihn umgebauten Autos, das auch von seiner Assistenz gefahren wird, ist er in der Lage, als Dozent in einer Fachhochschule zu arbeiten. Er ist auch ehrenamtlich für die Interessen behinderter Menschen tätig.

Diese beiden Kollegen sind handfeste Beispiele dafür, dass Pflegebedürftigkeit nicht zur Arbeitslosigkeit verdammen muss. Ich denke, dass es nur Engagement und Phantasie erfordert, diesem Personenkreis eine Erwerbsfähigkeit zu ermöglichen.

Eine andere Möglichkeit, einen pflegebedürftigen behinderten Menschen beruflich zu rehabilitieren, ist die, nicht den behinderten Menschen zum Arbeitsplatz zu bringen und ihn dort arbeiten zu lassen, sondern umgekehrt den Arbeitsplatz zum behinderten Menschen zu bringen, u. U. auch in dessen Wohnbereich.

Ein Beispiel hierfür ist ein junger Mann mit einer sehr schweren Muskel-Dystrophie, der im Elektro-Rollstuhl sitzt und diesen gerade noch mit seiner Hand bedienen kann. Er ist aber in seiner persönlichen Versorgung vollständig auf fremde Hilfe angewiesen. Diese ist in gleicher Weise wie im vorher beschriebenen Beispiel geregelt und finanziert. Dieser junge Mann arbeitet für eine GmbH, die Rehabilitationsaufgaben wahrnimmt und auch eine Behindertenzeitschrift herausgibt. Der junge Mann arbeitet als Redakteur mit einer behinderten und einer nicht behinderten Kollegin zusammen, schreibt die Artikel und gestaltet diese Behindertenzeitschrift, die im ganzen Bundesgebiet vertrieben wird. Er ist also nicht auf einen zusätzlichen Arbeitsplatz räumlich angewiesen, sondern kann seine Artikel zu Hause erarbeiten und die erforderlichen Interviews Dank seiner Mobilität mit dem eigenen Bus an von ihm erreichbaren Stellen durchführen.

Ich denke, dass also Berufstätigkeit zu Hause ausgebaut werden kann und sollte. Dieses gilt auch für die Ausbildung. Hierzu hat das Berufsbildungswerk in Hannover eine neue Ausbildungsform entwickelt, das „Virtuelle BBW". Auszubildende werden im kaufmännischen Bereich zu Hause über Computer ausgebildet – ein Projekt, das gerade begonnen hat, aber den Einstieg in berufliche Tätigkeit zu Hause ermöglicht.

Diese Beispiele machen deutlich, dass selbständig Wohnen und Pflegebedürftigkeit Berufstätigkeit nicht ausschließen.

Gilt dieses nun auch für zusätzlich mehrfachbehinderte Menschen?

Klammern wir einmal aus, dass behinderte Menschen bei der augenblicklichen Wirtschafts- und Arbeitsmarktlage größere Schwierigkeiten haben, einen Arbeitsplatz zu bekommen, so behaupte ich trotzdem, dass auch für mehrfach behinderte Menschen mit einer Pflegebedürftigkeit eine berufliche Rehabilitation möglich ist.

So kann der Arbeitsplatz z. B. in einer Werkstatt so gestaltet werden, dass dort eine Berufstätigkeit möglich ist. An zahlreichen Beispielen aus der Einrichtung, in der ich arbeite, kann belegt werden, dass eine Vielzahl von pflegebedürftigen Menschen mit mehrfacher Behinderung einer Berufstätigkeit nachgehen. Diese wohnen zwar zurzeit in einer stationären Einrichtung, wären aber von ihrer Behinderung her nicht unbedingt darauf angewiesen – sie könnten auch autonom wohnen und betreut werden.

Ich kenne aber auch eine Vielzahl pflegebedürftiger mehrfachbehinderter Menschen, die zu Hause wohnen und tagsüber einer beruflichen Tätigkeit nachgehen. Auch für diesen Personenkreis böte sich – nach dem gleichen Prinzip – die Möglichkeit an, wegen der Schwere der Behinderung den Arbeitsplatz nach Hause zu verlegen. Dazu bedarf es doch lediglich Phantasie, logistischer Überlegungen und der Gestaltung räumlicher Bedingungen zu Hause, um dort Arbeiten verrichten zu können, die jetzt beispielsweise in einer Werkstatt erledigt werden.

Dieses gilt natürlich nicht für alle Tätigkeiten, aber es gibt eine Vielzahl von Aufträgen, die – gut organisiert – auch zu Hause durchgeführt werden könnten. So würde auch einem schwer mehrfachbehinderten Menschen eine berufliche Rehabilitation ermöglicht.

Das vor kurzem verabschiedete SGB IX mit dem integrierten Schwerbehindertenrecht war ein wichtiger Schritt, der nun wesentlich zu einer Normalisierung beim Wohnen und Arbeiten auch schwerbehinderter Menschen beiträgt – und es mir erlaubt, die eben gemachte Behauptung mit Überzeugung aufstellen zu können. Die in diesem Gesetz festgeschriebenen Maßnahmen zur Unterstützung einer Berufstätigkeit gehen über die bisherigen Leistungen hinaus und verbessern damit die Rehabilitationsmöglichkeiten.

Ein bedeutender Fortschritt in diesem Sinne ist die in § 94 als Anspruch des behinderten Menschen aufgenommene Aufgabe, begleitende Hilfe im Arbeitsleben zu finanzieren. In Abs. 4 wird dazu ausdrücklich die Übernahme der Kosten einer notwendigen Arbeitsassistenz festgelegt. Diese könnte sowohl in einem häuslichen Arbeitsplatz wie auch in einem normalen Betrieb eingesetzt sein.

Ich will nicht verhehlen, dass diese Überlegungen noch nicht selbstverständlich sind, aber es ist meine feste Überzeugung, dass selbständig wohnen und beruflich tätig sein bei Pflegebedürftigkeit und Mehrfachbehinderung keine Utopie sein muss, sondern realisierbar ist. Für den Menschen, für den es möglich ist und der es für sich wünscht, sollten alle Anstrengungen unternommen werden, damit er dieses Ziel auch erreichen kann. Die rechtlichen Rahmenbedingungen sind dafür gegeben!

Klaus Dickneite, Bundesverband für Körper- und Mehrfachbehinderte e. V., Ostergrube 2, 30559 Hannover

Chancen und Risiken des SGB IX für stationär versorgte mehrfach behinderte Menschen mit Eingliederungshilfeanspruch: Was wird sich ändern – aus Sicht eines überörtlichen Trägers der Sozialhilfe

Thomas Profazi

Aus dem reichhaltigen und in all seinen Facetten derzeit noch gar nicht durchdeklinierten Fundus des neuen Sozialgesetzbuches IX möchte ich – nicht wahllos, aber doch sehr ausschnitthaft – einige wenige Aspekte zur Thematik dieser Arbeitsgruppe herausgreifen: Rehabilitation und Pflege bei Menschen mit geistigen und mehrfachen Behinderungen; Veränderungen, Chancen und Risiken des SGB IX in der bzw. für die stationäre Eingliederungshilfe.

Ich gehe davon aus, dass im Rahmen dieses kurzen Beitrags keine Detail-Abhandlung zu den Veränderungen des SGB IX in der Eingliederungshilfe für geistig- und mehrfachbehinderte Menschen erwartet wird. Vielmehr möchte ich sechs eher grundsätzliche Gedankensplitter zum Geist des SGB IX, dem Selbstverständnis der Kostenträger, dem Verhältnis von Rehabilitation und Pflege sowie den praktischen Auswirkungen auf die beiden größten Angebotsfelder der Eingliederungshilfe, Wohnen und Arbeiten, beitragen.

Zunächst sei jedoch kurz der Blickwinkel skizziert, aus dem heraus ich den Themenschwerpunkt wahrnehmen, bewerten und mitdiskutieren kann. Der Landschaftsverband Westfalen-Lippe (LWL) ist ein kommunaler Zweckverband der 18 Kreise und 9 kreisfreien Städte der östlichen Hälfte Nordrhein-Westfalens. Er ist u. a. auch überörtlicher Träger der Sozialhilfe nach dem BSHG für ca. 8,4 Mio. Bürger Westfalen-Lippes. Im Bereich der stationären Eingliederungshilfe befinden sich in unserem Verbandsgebiet und Zuständigkeitsbereich beispielsweise ca. 21.000 Plätze in Wohneinrichtungen und ca. 27.000 Plätze in Werkstätten für behinderte Menschen. Das gesamte Haushaltsvolumen des LWL für stationäre Eingliederungshilfen umfasst dieses Jahr ca. 2 Mrd. DM. Geistig- und mehrfachbehinderte Menschen bilden mit über 70 % die bei weitem größte Gruppe mit stationären Eingliederungshilfebedarfen. Aus Sicht eines großen überörtlichen Trägers der Sozialhilfe muss daher die Weiterentwicklung der Eingliederungshilfe für geistig behinderte Menschen im neuen Koordinatensystem eines SGB IX von zentraler Bedeutung sein. Hierzu als Diskussionsbeitrag sechs generelle Anmerkungen:

1. **Das SGB IX ist eine „gesetzgeberische Inkarnation" des sog. Paradigmenwechsels in der Behindertenhilfe**

Von der Veränderung des Vokabulares – die ja bekanntlich immer auch mehr ist als nur Verbalkosmetik – bis hin zur Mitwirkung der Werkstatt für behinderte Menschen nach § 139 atmet das SGB IX den Geist der „Independent-Living-Bewegung der Behindertenhilfe. Die Grundsätze der Selbsthilfe und Selbstbestimmung sowie der Abkehr von der Angebotsorientierung hin zur Bedarfsorientierung finden hier erstmals und durchgehend einen gesetzgeberischen Ausdruck. Auch für geistig behinderte und pflegebedürftige Menschen bestehen hierin vielfältige Chancen der Emanzipation – selbstverständlich auch verbunden mit den Risiken erhöhter Eigenverantwortlichkeit. Hier sind auch von der professionellen Behindertenhilfe neue Formen der Unterstützung, Begleitung und Assistenz gefordert. Aus Sicht der Sozialhilfeträger ist der Versuchung zu widerstehen, diese emanzipatorischen Bestrebungen ausschließlich oder auch nur vordergründig als Vehikel zur Kostendämpfung zu begreifen bzw. aufzugreifen.

2. Das SGB IX fordert und fördert eine Veränderung des Selbstverständnisses der Sozialhilfeträger: vom Kostenträger zum Leistungs- bzw. Rehabilitationsträger

Die Rolle des Sozialhilfeträgers kann sich noch weniger als schon bisher nur auf die „Input-Leistung" beschränken, die monetären Rahmenbedingungen für die Leistungserbringung bereitzustellen. Als Rehabilitationsträger muss sich die Sozialhilfe direkter einmischen und inhaltliche Verantwortung übernehmen, beispielsweise für die fachliche Präzisierung der vielen unbestimmten Rechtsbegriffe im BSHG (Bedarfsdeckung, Notwendigkeit, Wirtschaftlichkeit, Sparsamkeit etc.), die Qualität der zu erbringenden Eingliederungshilfeleistungen und die Vernetzung und Koordination mit anderen Leistungen und Leistungsrechten (individuelle Hilfeplanung, Gesamtplan nach § 46 BSHG).

Dabei muss der Sozialhilfeträger in seinem neuen Selbstverständnis Dominanz vermeiden, etwa nach dem bekannten Motto „Wer die Musik bezahlt, bestimmt (alleine), was gespielt wird". So wenig wie in der Vergangenheit das relative Zuschreibungsmonopol der Leistungserbringer in der Eingliederungshilfe sachgerecht war, wird in Zukunft der sich einmischende Rehaträger Sozialhilfe der alleinige „Leistungsbestimmer" sein können. Hier sind neue Verfahren und Prozesse der angemessenen Bedarfsermittlung und Bedarfsdeckung im Dreieck zwischen den geistig behinderten Menschen, den Leistungserbringern und dem Sozialhilfeträger zu finden.

3. Das SGB IX stärkt die Bedeutung der Rehabilitation bei behinderten Menschen mit hoher Pflegebedürftigkeit im Rahmen ganzheitlicher Eingliederungshilfen

Das Verhältnis von Eingliederungshilfe und Pflegebedürftigkeit ist in der Sozialhilfe für den Bereich der Behindertenhilfe durch die Abgrenzungsproblematik zwischen den §§ 39 und 40 BSHG und § 68 (Hilfe zur Pflege) hinlänglich diskutiert. Auch die Renaissance dieser hitzigen Diskussion durch die Einführung der stationären Pflegeversicherung 1996 hat noch einmal klargestellt, dass auch aufwändige Pflegebedürftigkeit geistig behinderter Menschen integraler Bestandteil der Eingliederungshilfeansprüche und Eingliederungshilfeleistungen ist. Diese grundsätzliche Linie wird auch durch das SGB IX bestärkt. Ich möchte in diesem Zusammenhang dafür werben, auch den neuen § 40 a BSHG nicht als Risikofaktor zu bewerten. Auch die Feststellung, ob der behinderte Mensch so pflegebedürftig ist, dass die Pflege in Eingliederungshilfeeinrichtungen nicht sichergestellt werden kann, wird in der Praxis im genannten Dreieck zwischen den betroffenen behinderten Menschen, dem Leistungserbringer und den beiden Leistungsträgern Sozialhilfe und Pflegekassen zu entscheiden sein. Angesichts der noch linksschiefen Altersverteilung geistig behinderter Menschen in Wohneinrichtungen mit Eingliederungshilfeauftrag sind hier keine anderen Sachverhalte gemeint und keine anderen Entscheidungen zu treffen als in familiären Zusammenhängen bei nicht behinderten (meist hochbetagten) und stark pflegebedürftigen Menschen.

4. Auf der Grundlage des SGB IX werden sich die Wohneingliederungshilfen für geistig behinderte Menschen flexibilisieren

Durch die vom SGB IX unterstützte fortschreitende Emanzipation geistig behinderter Menschen, Bedarfsorientierung statt Angebotsorientierung, individuelle Hilfeplanung und Hilfesteuerung sowie die verbesserten Vernetzungsmöglichkeiten unterschiedlicher Leistungsrechte im Sinne von Komplexleistungen werden sich auch für geistig behinderte und pflegebedürftige Menschen die derzeitigen Relationen zwischen ambulanten und stationären Wohneingliederungshilfen verschieben. Durch § 55 SGB IX sind als Leistungen zur Teilhabe am Leben in der Gemeinschaft ausdrücklich und insbesondere auch Hilfen zum selbstbestimmten Leben in betreuten Wohnmöglichkeiten genannt. Hier in Nordrhein-Westfalen sollen diese Möglichkeiten nach dem Willen der beiden Landschaftsverbände durch eine Zusammenführung der Zuständigkeit für ambulante und stationäre Eingliederungshilfen beim überörtlichen Träger der Sozialhilfe optimal ausgeschöpft werden. So können Betreuungsdichten und Rahmenbedingungen für das möglichst selbstständige Wohnen geistig behinderter und pflegebedürftiger Menschen optimiert werden. Aber auch bei getrennter Zuständigkeit sind örtlicher und überörtlicher Sozialhilfeträger durch das SGB IX gezwungen, hier mehr Bewegung in die Angebotsstrukturen des Wohnens zu bringen.

Insbesondere von den Trägern stationärer Wohnangebote wird kritisch angemerkt, dass die Sicherheit von rundum versorgenden Rahmenbedingungen einer Institution verhältnismäßig niedrige Hilfebedarfe überhaupt erst erzeugt und bei einem Wechsel in offenere und ambulante Rahmenbedingungen wieder verloren ging. Darüber hinaus wird eine Massierung von geistig und mehrfachbehinderten Menschen mit extrem hohem Hilfebedarf in der Bewohnerschaft von Wohneinrichtungen befürchtet.

5. Das SGB IX verbessert die Eingliederungshilfe für geistig behinderte Menschen hinsichtlich integrativer Formen der Teilhabe am Arbeitsleben

Ich möchte an dieser Stelle nicht auf die vielfältigen Möglichkeiten des SGB IX durch die Novelle des Schwerbehindertengesetzes im Allgemeinen eingehen (z. B. Integrationsfachdienste und Integrationsprojekte). Hier sind die Beiträge zur Integration durch Eingliederungshilfe in Werkstätten für behinderte Menschen gemeint. Es ist bekannt, dass die Durchlässigkeit in den ersten oder zweiten Arbeitsmarkt insgesamt recht bescheiden ausfällt. Das SGB IX bietet hier zwei Ansatzpunkte für die Werkstätten zur besseren direkten oder indirekten Integration. Zum einen wird durch das Eingangsverfahren und den Berufsbildungsbereich besser sichergestellt werden können, dass auch für geistig behinderte Menschen vielleicht doch Alternativen zur Werkstatt bestehen. Auch der Fachausschuss wird sich generell, das heißt also auch für die im Produktionsbereich der Werkstätten arbeitenden geistig behinderten Menschen

als Rehabilitations- und Steuerungsgremium qualifizieren müssen. Ein zweiter Ansatz für verbesserte Integration muss sich systemimmanent entwickeln, also innerhalb des Einrichtungsbezugsrahmens der Werkstatt für behinderte Menschen. Analog zur Ausdifferenzierung und gemeinwesenorientierten Dezentralisierung von Wohneinrichtungen kann die Werkstatt nun auch dauerhaft in den ersten Arbeitsmarkt ausgelagerte Arbeitsplätze bzw. Arbeitsgruppen einrichten. Solche Dezentralisierungen des Werkstattangebotes werden das Ausmaß der gelebten Integration und die subjektive Lebensqualität im Sinne möglichst umfassender Teilhabe am Arbeitsleben erhöhen.

6. Das SGB IX wirkt als „Ferment" für konzeptionelle und strukturelle Weiterentwicklungen in der Eingliederungshilfe für geistig behinderte Menschen

Das SGB IX beseitigt nicht die Nachrangigkeit der Leistungen nach dem BSHG also auch nicht der Eingliederungshilfe. Durch die verbesserte Koordination unterschiedlicher Rehabilitationsträger und Leistungsrechte – immerhin ein zentrales Anliegen dieses Sozialgesetzbuchs – wird die gelegentliche „Lückenbüßer- bzw. Auffangfunktion" der Eingliederungshilfe minimiert. Dies ist zumindest eine Zielvorstellung, die die Sozialhilfeträger beispielsweise mit dem Kapitel 3 (gemeinsame Servicestellen) verbinden. Andere, eher fachliche Innovationen sind ebenfalls explizit im SGB IX eingeführt. Ich möchte hier beispielsweise an den § 17 erinnern, in dem ausdrücklich die Einführung persönlicher Budgets vorgesehen wird. Hier wird in Absatz 3 übrigens der Plural verwendet – „ die Rehabilitationsträger erproben die Einführung persönlicher Budgets von ..." –, was mich zu dem Hinweis verleitet, das häufig etwas überschätzte persönliche Budget der Beseitigung seiner extremen Ausschnitthaftigkeit entledigen zu können. Es gilt, Modellansätze zum persönlichen Budget zu erproben, die nicht auf sehr eng begrenzte Zielgruppen, Angebotsformen und auch Leistungsrechte beschränkt werden. Sonst besteht die Gefahr, dass viele geistig behinderte und pflegebedürftige Menschen von solchen Konzepten ausgeschlossen werden. Vielleicht sind in Zukunft ja persönliche Budgets möglich, bei denen unterschiedliche Rehabilitationsträger ihre jeweiligen Beiträge in einen gemeinsamen Rucksack stecken. Als Risiken muss man hier sicher im Auge behalten, dass persönliche Budgets einen hohen bürokratischen Aufwand erfordern und gerade bezüglich geistig behinderter Menschen auch einen enormen Begleitungs- und Beratungsbedarf nach sich ziehen.

Abschließend möchte ich noch einmal betonen, dass das SGB IX für die stationäre Eingliederungshilfe überwiegend Chancen zur Weiterentwicklung beinhaltet – insbesondere für die geistig behinderten Menschen mit Eingliederungshilfebedarf selbst, aber auch für den Sozialhilfeträger LWL als Leistungs- bzw. Rehabilitationsträger sowie für die Leistungserbringer von Eingliederungshilfen in Westfalen-Lippe. Ich möchte auch keinen Hehl daraus machen, dass das SGB IX gerade für einen „zum Rehabilitationsträger geadelten überörtlichen Sozialhilfeträger" eine Reihe praktischer, organisatorischer und fachlicher Herausforderungen und Zukunftsaufgaben in sich birgt.

Nicht als Risiko des SGB IX aber doch als kritische Anmerkung möchte ich darauf hinweisen, dass es sich hier im Wesentlichen um ein Verfahrensgesetz handelt. Aus der Perspektive eines Kostenträgers – und angesichts der zu erwartenden Fallzahl- und Ausgabensteigerungen in der stationären Eingliederungshilfe spreche ich hier ganz bewusst vom Kostenträger – also aus der Perspektive des Zwangs zur Synthese von Fachlichkeit und Finanzen in der Eingliederungshilfe ersetzt das SGB IX keinesfalls ein Leistungsgesetz für Behinderte. Aus Sicht der überörtlichen Sozialhilfe ist das SGB IX daher ein Schritt in die richtige Richtung, macht aber keineswegs ein Leistungsgesetz für Behinderte überflüssig!

Thomas Profazi, Landschaftsverband Westfalen-Lippe, Leiter Referat Behindertenhilfe, Abt. Sozialhilfe, Postfach, 48133 Münster

Personenbezogene Unterstützung und Lebensqualität – Ein ressourcenorientierter Ansatz

Elisabeth Wacker

Heute stehen wir an der Schwelle der Konkretisierung von individueller Hilfeplanung und „persönlichem Budget". Wie diese Schwelle konzeptionell und praktisch „überschritten" werden kann, ist eine aktuell drängende Frage. Ich möchte daher zunächst eine Zeitreise ins Jahr 2021 wagen, um dann erst einen Blick auf „personenbezogene Unterstützung und Lebensqualität" heute zu werfen.

Folgen Sie mir zunächst in die Zukunft!

**Ausblick ins Jahr 2020:
Wo werden Rehabilitations- und Pflegeleistungen für Menschen mit geistigen und mehrfachen Behinderungen in Zukunft geleistet?**

Ich zitiere aus einem Artikel, der in der ehemaligen Zeitschrift „Geistige Behinderung", heute „Inklusion" genannt, im Jahr 2020 erschienen ist und sich mit der Lage von Menschen beschäftigt, die im Jahre 2001 „geistig Behinderte" hießen: „Ein neues Leitbild ist in der Behindertenhilfe herangewachsen: das Leitbild der Selbstbestimmung und der Partizipation. Es hat die fachlich-konzeptionellen Reflexionen der vergangenen Jahre wesentlich bestimmt und auch in die Zielorientierungen der Anbieter von Hilfen Eingang gefunden (vgl. die Diskussion von Rüggeberg 1985 bis Welti 2001). Ein Wandel der traditionellen Orientierung der für Menschen mit Unterstützungsbedarf verfügbaren Hilfen an den Prinzipien der Fürsorge und Betreuung hin zu einer Konzeption der in-dividuellen Unterstützung und Teilhabe ist vollzogen (vgl. zum Prozess Wacker 2001, 2001 d). Dabei waren die Menschen mit Behinderung so in den Wandlungsprozess der Angebote eingebunden, dass sie selbst zu „Koproduzenten" der neuen Angebote werden konnten.

Die klassische Unterteilung zwischen einem selbstbestimmten, aktiven und einem betreuten, passiven Leben hat für sie an Bedeutung verloren. Angesichts des von informierten Kreisen bereits im Jahre 2001 erwarteten erheblichen Anstiegs der Zahl von Menschen mit Behinderung im höheren Alter (vgl. Wacker 2001 b) führte die neue Orientierung an vorhandenen oder zu erschließenden Ressourcen der einzelnen Menschen mit Hilfe- und Pflegebedarf dazu, dass Anbieter von Hilfen vermehrt ihre Angebote auf Leistungsbereiche ausrichten konnten, in denen ihre Unterstützung (nach-)gefragt ist, während zugleich neue Handlungsfelder für Selbsthilfe und bürgerschaftliches Engagement entstanden sind. Effekt dieser Entwicklung ist nicht nur ein gezielterer Einsatz von Ressourcen nach individuellen Unterstützungsbedarfen und -bedürfnissen, sondern auch eine Pluralisierung der Anbieterlandschaft und die Verknüpfung mit anderen Feldern sozialer Arbeit wie Jugendhilfe, Migranten- und Altenarbeit.

Für die Menschen, die im Jahr 2001 behindert hießen, gilt nun:

– Sie haben mehr und mehr Kontrolle über das eigene Leben erlangt.
– Sie sind nicht mehr gesellschaftlich ausgegrenzt.
– Professionelle Helferinnen und Helfer haben sie systematisch unterstützt, ihre Abhängigkeit zu reduzieren.

Pluralisierung institutioneller Arrangements an selbstgewählten Lebensorten		
Eigeninitiatives Leben im besonders gestalteten Lebensraum	**Eigeninitiatives Leben in der Gemeinde**	**Eigeninitiatives Leben in Herkunfts- oder Pflegefamilie**
• modularisierte ambulante, mobile oder stationäre Unterstützung • gemeindeintegrierte „stationäre" Wohnform • „Komm- und Bringstrukturen" • Sondergestaltete oder unterstützte Beschäftigung	• modularisierte ambulante und mobile Unterstützung in gemeindeintegrierter Lebensform Schwerpunkt auf „Bring-Strukturen" • Freie Wohnformen • Freie, unterstützte oder sondergestaltete Beschäftigung	• modularisierte ambulante Unterstützung • gemeindeintegrierte Wohnform • „Komm- und Bringstrukturen" • Freie, unterstützte oder sondergestaltete Beschäftigung • Familienunterstützung
Ziel: Stabilisierung territorialer und sozialer Sicherheit und Geborgenheit	**Ziel:** Aktivierung von (Eigen-)Produktivität und Umweltkompetenz	**Ziel:** Stabilisierung territorialer und sozialer Sicherheit und Geborgenheit

Abb. 1 Szenario der Dienste 2021

- Durch eine solide soziale Grundsicherung stehen ihnen die notwendigen finanziellen Ressourcen und Serviceleistungen zum Ausgleich behinderungsbedingter Nachteile zur Verfügung.
- Zugleich bringen sie eigene individuelle und soziale Ressourcen in den Prozess der Rehabilitation ein.

Der Richtungsstreit der Jahrtausendwende zwischen organisationenzentrierter Hilfe und personenzentrierter Unterstützung ist beigelegt zugunsten eines Leitbildes der Pluralisierung der Angebote (Abb. 1). So entstand schließlich aus der Emanzipation der Zielgruppe, dem Wandel gesellschaftlicher Behinderungsbilder und einer Popularisierung des Wissens um die Normalität der Verschiedenheit von Gesellschaftsmitgliedern der Nährboden für ein neues System der institutionellen Angebote der nun nicht mehr Behindertenhilfe genannten Dienste.

Der enge Zusammenhang zwischen Betreuungsorientierung und stationärer Rundumversorgung (als „Komm-Struktur") ist zugunsten offener modularisierter Hilfeformen aufgelöst. Dies entspricht der neuen Vielfalt der Gruppe der Nutzerinnen und Nutzer im Hinblick auf individuellen Unterstützungsbedarf und unterschiedliche Lebensstile. Das „Wahlrecht der Lebensorte" liegt immer bei ihnen.

Zielgröße aller Aktivitäten ist immer die „Community", die Gemeinde, in der alle Menschen wohnen, arbeiten und ihre Freizeit verbringen. Hier ist für jeden und jede (mit Hilfe unabhängiger Agenturen) ein Netzwerk individueller Dienstleistungen geknüpft. Die je benötigten Hilfen können gewählt und angefordert werden. Menschen mit Behinderung, die aufgrund ihrer kognitiven Kompetenzen oder ihrer Lebenserfahrungen hierbei oder bei der Bestimmung über die eigene Lebensgestaltung Hilfebedarf haben, werden von (selbst-)gewählten „Agenten" unterstützt. Diese „Agenten" haben die „gesetzlichen Betreuer" abgelöst oder ergänzen sie in ihren Aufgaben.

Den Bedarf an Unterstützung stellen unabhängige regional organisierte und staatlich akkreditierte Stellen unter der Beteiligung der Nutzer und ihrer Eltern, gesetzlichen Betreuer bzw. selbstgewählten Berater/Agenten fest. Für die soziale Sicherung werden Verträge über ein persönliches Budget geschlossen, die den Umfang beziffern und Leistungen beinhalten, die gemeinsam beschlossenen individuellen Hilfeplänen angemessen sind. Diese Verträge werden in einem Zweijahresrhythmus evaluiert und angepasst. Nach Abschluss des Vertrages können sich Dienstleister mit Unterstützungsmodulen bei den Nutzerinnen und Nutzern bzw. ihren Beraterinnen und Beratern bewerben. Eine unabhängige Schiedsstelle (Verbraucherschutzorganisation) achtet darauf, dass bei den angebotenen Dienstleistungen definierte Qualitätsstandards eingehalten werden. Zudem werden die Anbieter von Aufsichtsgremien überwacht.

Diese Neuorientierung in der Unterstützung von Menschen mit Hilfebedarf hat dazu geführt, dass auch Menschen mit sog. geistiger Behinderung oder mit extrem herausforderndem Verhalten je nach ihrer Wahl in kleinen Gruppen, im Einzelwohnen als Hausherren in Wohnungen, die sich nicht von der Gemeinde unterscheiden, oder in ihrer Herkunftsfamilie bzw. in Pflegefamilien wohnen. Sie bestimmen weitgehend selbst oder mit Hilfe ihrer Agenten, welche Unterstützungsmodule sie nutzen und welche Dienstleister zu ihnen Zutritt haben.

Zusätzliche Unterstützungsmodule werden für Familien vorgehalten, in denen Menschen mit Unterstützungsbedarf leben.

Tradierte Felder der Hilfen existieren weiterhin, erhalten aber durch ihre Gewichtung und durch andere Leitbilder neue Bedeutung. Nur noch wenige „alte Hasen" der Behindertenhilfe erinnern sich an die alten Versorgungsformen des gruppenangepassten Lebens und die Angebotsmaxime der unbedingten Gleichbehandlung. Das „one size fits all" des 20. Jahrhunderts ist völlig in Vergessenheit geraten."

Soweit mein Bericht aus der Zukunft. Zurück in der Gegenwart stellt sich die Frage, wie sich aus diesem skizzierten Szenario der Weg ableiten lässt, der zu einer Realisierung dieser Zukunftsvision führen kann. Hier setzt das Projekt PerLe an.

„Persönliches Budget" und individuelle Hilfeplanung

Die Idee, Nutzerinnen und Nutzern selbst die Mittel in die Hand zu geben, über die nach ihren Bedarfen und Bedürfnissen zugeschnittenen Hilfen zu entscheiden, wird aktuell unter dem Stichwort „persönliches Budget" diskutiert. Es könnte ein Weg sein, um zu einem ausgewogeneren Miteinander von Unterstützungsanbietern und Menschen mit besonderen Unterstützungsbedarfen zu kommen. Diesen Weg haben im europäischen Raum in den vergangenen Jahren vor allem die Niederlande und England konsequent beschritten. Mit dem neuen Sozialgesetzbuch (SGB IX) steht nun auch in Deutschland seit der Jahresmitte 2001 die Tür offen für eine entsprechende Umgestaltung der Hilfen. Gefördert werden soll dabei vor allem die konsequente Einbindung der behinderten Menschen in den Umsetzungsprozess neuer Konzepte der Behindertenhilfe. Hierbei sind allerdings noch viele Fragen offen, wie der erste Modellversuch im deutschen Raum in Rheinland-Pfalz zum persönlichen Budget zeigt. Denn die – unabhängig von den gewachsenen Versorgungssystemen – notwendige Suche nach den Kraftquellen oder Ressourcen, die es für behinderte Menschen möglich machen, ein Leben in Wohlbefinden und Zufriedenheit zu führen, ist noch zu leisten.

Deswegen wird an der Universität Dortmund ein Forschungsprojekt durchgeführt, das sich unter dem Titel „Personenbezogene Unterstützung & Lebensqualität" (kurz: PerLe), der Aufgabe widmet, aktuelle Standards der Hilfen und notwendige Ressourcen für eine selbstbestimmte Lebensführung von Menschen mit geistiger Behinderung zu erforschen und zu benennen (vgl. Geistige Behinderung 2001; www.uni-dortmund.de/FB13/Soziologie/PerLe). In Kooperation mit der Universität Tübingen (Zentrum zur interdisziplinären Erforschung der Lebenswelten behinderter Menschen: Z.I.E.L.) soll es gelingen, Finanzierungsmodelle im Rahmen der Eingliederungshilfe so zu gestalten, dass sie den individuellen Hilfebedarfen gerecht werden und somit zur Sicherung der Lebensqualität von Menschen mit Behinderung beitragen. Die Fragestellung wird nach einem Y-Modell in drei Modulen bearbeitet:

- *Modul A:* Ermittlung und Kalkulation des individuellen Hilfebedarfs beim Wohnen für Erwachsene mit geistiger Behinderung
- *Modul B:* Konzeptionelle Grundlegung und konkrete Ausgestaltungsformen eines persönlichen Budgets.
- *Modul C:* Zusammenführung der Ergebnisse aus den Modulen A und B als praxisrelevante Grundlage für die Ermittlung und Kalkulation individueller Hilfebedarfe

Das Projekt hat im März 2001 begonnen und soll 2004 abgeschlossen werden.

Vor allem im Modul B soll die Konzeption „passender" Hilfen unabhängig von bestehenden Versorgungsstrukturen entwickelt werden. Hierfür sind folgende Grundgedanken leitend:

- Statt pauschaler Angebote, die sich an allgemeinen Versorgungsbedarfen orientieren, geht es um die Planung von Eckpunkten zur individuellen Bedarfsdeckung und Bedürfnisbefriedigung.
- Es geht zugleich um die Erweiterung bereits bestehender Verfahren vor dem Hintergrund aktueller internationaler Entwicklungen der Rehawissenschaften.
- Durch das Anknüpfen an die ICF (insbesondere bezogen auf die Partizipation an allen Lebensbereichen und die Kontextfaktoren als wichtige Dimensionen) soll die Entwicklung eines internationalen Konzeptes „passender Unterstützungen" vorangetrieben und der Transfer vorhandener Erkenntnisse auf die bundesdeutsche „Versorgungslandschaft" ermöglicht werden.
- Ein konsequentes Konzept der Ressourcenorientierung erlaubt, dass bei einer individuellen Hilfeplanung nicht nur ermittelt wird, welche Hilfebedarfe vorliegen, sondern auch welche Ressourcen zu ihrer Bewältigung vorhanden sind bzw. benötigt werden.
- Die Zielsetzung, Lebensqualität durch individuell gewählte Angebote zu erhöhen, kann allerdings nicht allein aus dem (selbst-)definierten individuellen Unterstützungsbedarf abgeleitet werden. Vielmehr müssen zugleich objektive Qualitätsaspekte formuliert werden, die sich aus normativen Bezugspunkten im kulturellen Setting ergeben.

- Anknüpfungspunkte sind hierfür rechtliche Anspruchsgrundlagen (wie SGB I, § 1 Abs. 1, S. 1, BSHG § 39, GG Art. 3 Abs. 3, SGB IX) und Konzepte der Sozial- und Rehabilitationswissenschaften (wie Lebensqualität, Autonomie, Selbstbestimmung, Empowerment, Enabeling, Partizipation, Ressourcenorientierung, Salutogenese).
- Ressourcenorientierung meint dabei, dass die Frage nicht nur nach Belastungen zu stellen ist, sondern auch nach der Bedeutung persönlicher und sozialer Ressourcen für das Wohlbefinden und für die Deckung individueller Bedarfe.

Eine Aufgabe, die im Projektverlauf gelöst werden muss, ist herauszufinden, wie sich Ressourcen so operationalisieren lassen, dass sie im Einzelfall zu erheben und methodisch in unterschiedlichen Lebenssituationen anwendbar sind.

Das persönliche Budget muss so bemessen sein, dass es

1. die „Grundversorgung" sichert,
2. die individuellen Hilfebedarfe deckt,
3. die Teilhabe in subjektiv relevanten Lebensbereichen ermöglicht.

Ein Verfahren zur Budgetierung ist also so aufzubauen, dass alle drei Aspekte berücksichtigt werden. Ein erster Entwurf hierzu ist aus Abb. **2** ersichtlich.

Die <u>Ermittlung individueller Hilfebedarfe</u> kann sich nicht auf die individuelle Basisversorgung und Haushaltsführung beschränken, sondern soll dem Ziel folgen, gesellschaftliche Teilhabe in unterschiedlichen Lebensbereichen zu fördern. Für die Operationalisierung individueller Hilfebedarfe kann an Verfahren angeknüpft werden, die derzeit in der stationären Behindertenhilfe zum Einsatz kommen. Sie sind jedoch um weitere Lebensbereiche zu ergänzen. Basis können dabei einerseits Skalen zu Aktivitäten des täglichen Lebens sein (vgl. Wacker et al. 1998), andererseits die im Mai 2001 von der Weltgesundheitsorganisation (WHO) in der Endfassung verabschiedete ICIDH-2, die „International Classification of Functioning, Disability and Health" (ICF) (vgl. ICIDH-2 2000/ ICF 2001). Die ICF versteht sich als neutrale

Individuelle Hilfebedarfe

gemessen an definiertem „ausreichenden" Lebensstandard

- individuelle Basisversorgung
- Haushaltsführung
- soziale Beziehungen
- Freizeitgestaltung
- Kommunikation
- Mobilität
- Wirtschaftsleben
- Bildung
- Rechte
- gesellschaftliche Teilhabe
- (Erwerbstätigkeit/Besch.)
- psychische Hilfen
- medizinische Hilfen

Verfügbare Ressourcen

persönliche Ressourcen
- Kompetenzen
- Aktivitäten
- Coping
- Selbstwertgefühl
- Einstellungen/Werte
- Vorerfahrungen

soziale Ressourcen
- soziales Netzwerk
- Qualität sozialer Beziehungen
- Unterstützung

Umweltfaktoren/Lebensbedingungen
- Wohnsituation
- Finanzen
- Infrastruktur
- Zugang zu Dienstleistungen

Bedarfsgruppen
1   2   3   4
gering   hoch

bilden gemeinsam
Budgetgruppen
1   2   3   4
gering   hoch

Ressourcengruppen
1   2   3   4
gering   hoch

(Bedarf, der durch bezahlte Dienstleistungen gedeckt werden muss)

Individuelle Hilfeplanung
- Sicherung der Grundversorgung
- Teilhabe in subjektiv relevanten Lebensbereichen

- Einstufung in Budgetgruppe wird regelmäßig überprüft
- Möglichkeit für Budgetnehmer, höheren Hilfebedarf anzumelden (z. B. bei Wegfall einer unterstützenden Person)

Abb. 2 Modell zur Bemessung eines Persönlichen Budgets

Klassifikation von Funktionsfähigkeit und Beeinträchtigung in den Dimensionen Körperfunktionen, Aktivitäten und Partizipation. Diese Dimensionen beeinflussen sich gegenseitig. Gleichzeitig gilt es den wichtigen Einfluss der sog. Umweltfaktoren zu erfassen. Das heißt, es geht um die wesentliche Frage, in welchen Kontexten ein Mensch lebt (die Wohnsituation, die Infrastruktur, die Einstellungen der Umwelt, das politische System, die bestehenden Hilfesysteme etc.). Solche Umweltfaktoren können entweder unterstützend und fördernd sein oder aber eine Barriere bilden, ein Hindernis. Solche Handicap-Situationen im Leben von Menschen mit Unterstützungsbedarf müssen identifiziert werden. Wesentlich für die Konzeptualisierung von Hilfebedarfen ist dabei die Dimension der Partizipation.

Hilfebedarfe können in folgendem Rahmen ermittelt werden:

- im Bereich der Grundversorgung bezogen auf
  - individuelle Basisversorgung
  - Haushaltsführung
  - psychische Hilfen
  - medizinische Hilfen
- im Bereich der Partizipation bezogen auf
  - soziale Beziehungen (Existenz und Qualität sozialer Beziehungen, Freundschaften, Familie, Partnerschaft)
  - Freizeitgestaltung
  - Kommunikation und Information (Fähigkeiten, sich mit anderen zu verständigen sowie Zugang zu und Umgang mit Informationen)
  - Mobilität (Nutzbarkeit von und Zugang zu Fern- und Nahräumen)
  - Wirtschaftsleben (Verfügbarkeit eigener Finanzen, Besitz)
  - Rechte (Information, Wahrnehmung eigener Interessen)
  - Teilhabe am Leben der Gesellschaft (Organisationen, Religiosität, kulturelle Veranstaltungen)
  - Bildung (Zugang und Passung der Angebote)
  - Erwerbstätigkeit/Beschäftigung (Zugang und Passung der Angebote).

Der Lebensstandard, der durch die Deckung von Unterstützungsbedarfen erreicht werden soll, soll sich dabei an den im kulturellen Kontext gegebenen Standards (allgemeiner Lebensstandard) orientieren. Entsprechend dem Hilfebedarf in den einzelnen Bereichen können dann Bedarfsgruppen gebildet werden.

Mit der Entwicklung von Bedarfsgruppen ist aber zunächst nur ein Teilschritt einer Budgetbildung erreicht. Im Folgenden geht es darum, wahrgenommene Ressourcen zu erfassen und zu analysieren.

Wie viele und in welchen Bereichen ein Mensch Hilfen benötigt, wird von den Ressourcen bestimmt, auf die er zurückgreifen kann. Eine Analyse der wahrgenommenen Ressourcen ist daher der zweite Schritt auf dem Weg zu einer individuellen Hilfeplanung. Wahrgenommene Ressourcen sind deswegen der Bezugspunkt, weil die Tatsache, dass Ressourcen theoretisch zur Verfügung stehen, noch nicht bedeutet, dass jemand sie auch wahrnehmen und nutzen kann. Beispielsweise ist die Existenz eines Nachbarn, der Einkaufen gehen könnte, sicherlich zunächst als Ressource zu werten. Möchte dieser Nachbar dies aber nicht tun oder kommt keiner auf die Idee, diese Ressource entsprechend zu nutzen, zählt diese nicht als wahrgenommene Unterstützung. Entscheidend ist also, welche Ressourcen tatsächlich wahrgenommen werden und nutzbar sind. Die Mobilisierung weiterer Ressourcen gehört aber auf jeden Fall ebenfalls zu den Zielen von Hilfen.

Unterscheiden kann man zwischen Ressourcen, die im Individuum liegen und solchen im sozialen Umfeld und in den Lebensbedingungen.

- *Zu den persönlichen Ressourcen zählen*
  - Kompetenzen und Aktivitäten (was jemand tun kann und tut)
  - Bewältigungsstrategien (der Umgang mit Belastungen und schwierigen Lebensumständen)
  - Selbstwertgefühl (das Zutrauen in die Wirksamkeit und Bedeutung des eigenen Handelns)
  - Einstellungen und Werte
  - Vorerfahrungen
- *Zu den sozialen Ressourcen rechnet*
  - das soziale Netzwerk (potentiell verfügbare Verwandte, Freunde, Nachbarn, Partner, Bekannte, Helfer, Assistenten)
  - die Qualität sozialer Beziehungen
  - die reale Unterstützung im sozialen Netz
- *Relevante Umweltfaktoren/Lebensbedingungen sind*
  - die Wohnsituation (wo und mit wem man wohnt, ob die Mitbewohner und Mitbewohnerinnen selbst gewählt sind, Ausstattung der Wohnung, Zufriedenheit mit der Wohnsituation)
  - Finanzen (finanzielle Spielräume im Verhältnis zum Bedarf, Fähigkeiten, Finanzen zu verwalten)
  - Infrastruktur (die Ausstattung der Wohnung mit technischen Hilfsmitteln und ihre Barrierefreiheit, die Infrastruktur des Wohnumfeldes, die Existenz und Nutzbarkeit des ÖPNV)
  - unterstützende oder hinderliche Lebensbedingungen (z. B. Klima, Umwelt).

Analog zur Bildung von Bedarfsgruppen können <u>Ressourcengruppen</u> gebündelt werden. Dabei geht es darum, nicht nur auf den aktuellen Hilfebedarf eines Menschen zu sehen, sondern ebenso die Stärken, Kompetenzen, also alles was ihm förderlich ist, wahrzunehmen. Eine Stärkung der Ressourcen eines Menschen kann in vielen Fällen den Hilfebedarf reduzieren, da entweder die eigenen Kompetenzen wachsen oder auf informelle Unterstützung zurückgegriffen werden kann. Dass es dafür – besonders bei hohem Hilfebedarf – Grenzen gibt, muss aber deutlich sein.

Die Erfassung von Ressourcen in Verbindung mit dem Hilfebedarf trägt zudem dazu bei, dann schnell Abhilfe schaffen zu können, wenn Ressourcen plötzlich ausfallen (z. B. bei Erkrankung einer Unterstützungsperson oder wenn der Nachbar, der immer Einkaufen gegangen ist, wegzieht).

Wie aus der Kenntnis von Hilfebedarfen und Ressourcen heraus Hilfe geplant werden kann, zeigt der dritte Schritt: die <u>Bildung von Budgets</u>. Die beschriebenen Erhebungswege führen zunächst zu zwei unabhängigen Ergebnissen: der Bedarfsgruppe und der Ressourcengruppe, der eine Person jeweils zuzurechnen wäre. Diese Gruppen können nun wiederum in unterschiedliche Ausprägungen (Stufen) eingeteilt werden. Ein geringer individueller Hilfebedarf wird beispielsweise mit einer niederen Stufe und ein hoher mit einer hohen Stufe klassifiziert. Bei den Ressourcengruppen ist die Stufung gegenläufig: eine niedere Einstufung kennzeichnet einen hohen Pool wahrgenommener Ressourcen, die höchste Stufe hingegen bezeichnet die geringste Verfügbarkeit von entsprechenden Ressourcen. Zur Ermittlung der Budgetgruppe können beide Werte zunächst addiert und dann halbiert werden. Das Ergebnis ermöglicht eine Zurechnung zu gestuften Budgetgruppen.

Dieses zunächst theoretisch entwickelte Modell harrt in den kommenden Jahren der Überprüfung. Aus dem (Denk-)Modell ergibt sich aber bereits, dass ein Mensch mit geringem individuellen Hilfebedarf, der viele Ressourcen wahrnimmt, in eine niedere Budgetgruppe eingeordnet würde. Ein Mensch mit hohem individuellen Hilfebedarf hingegen, der auf wenig Ressourcen zurückgreift bzw. greifen kann, würde in eine hohe Budgetgruppe eingereiht.

Wählt man andere Beispiele, wird der neue flexible Ansatz dieses Modells erkennbar. Beispielsweise wurde die Gruppierung in die niederste Bedarfsgruppe vorgenommen. Die Klassifikation in die Ressourcengruppe erfolgt aber auf hoher Stufe, etwa weil persönliche Ressourcen durch ein relativ geringes Selbstwertgefühl und schlechte biografische Vorerfahrungen nicht genutzt werden (können). Zugleich ist das soziale Netzwerk klein, die Qualität der Beziehungen in ihm schlecht. Die allgemeinen Wohnverhältnisse sind ungünstig und die Infrastruktur ist unterentwickelt, so dass der Zugang zu sozialen Dienstleistungen erheblich erschwert ist. Bringt man die Klassifikation in die hohe Ressourcengruppe nun in die Gesamtberechnung der Budgetgruppen mit ein, ergibt sich im Ergebnis ein höherer Wert als beim ersten Beispiel.

Das Modell ermöglicht es auch, die unterschiedlichen Chancen zu berücksichtigen, die einem Menschen in einer Großstadt eventuell zu einer besseren Ressourcennutzung verhelfen, als einem anderen im ländlichen Raum. Somit soll der Lebenslage eines jeden Menschen Rechnung getragen werden, die durch ein multifaktorielles Bedingungsgeflecht geprägt ist, welches man nicht allein mit der Berücksichtigung der individuellen Hilfebedarfe erfassen kann.

Vor dem Hintergrund dieses dynamischen Modells und nach Einordnung in eine Budgetgruppe wird dann der finanzielle Rahmen abgesteckt, nach dem die <u>individuelle Hilfeplanung</u> erfolgen kann. Sie dient einerseits zur <u>Sicherung der Grundversorgung</u> mit objektivem Blick auf die Bedarfe und kulturellen Standards und andererseits zur <u>Teilhabe an subjektiv relevanten Lebensbereichen</u>. Wie sich dieses Denkmodell in der Erprobung bewährt, wird sich zeigen, nachdem eine Operationalisierung der Bewertungsfaktoren geleistet ist.

Ausblick

Die Vereinten Nationen formulieren, ein Mensch sei dann behindert, wenn er die in der Gemeinschaft insgesamt gebotenen Möglichkeiten und Einrichtungen, die notwendig sind für die wichtigsten Lebensbereiche ... nicht nutzen kann (vgl. United Nations 1983). Special Needs, besondere Bedarfe als Grundlage für die Entscheidung über Art und Umfang erforderlicher Maßnahmen zur Hilfe bei Beeinträchtigungen, hängen von der Tatsache ab, ob eine Schädigung oder andere Probleme für einen Einzelnen ein Hindernis darstellen: die Persönlichkeit, häusliche Umstände, die Qualität der Unterstützung in sozialen Netzen, die Chance auf Arbeit, Angebote in der Freizeit sind beispielsweise Variablen, die Bedeutung besitzen für Unterstützungsbedarfe. Nicht individuelle Defizite und Defektbilder können die Grundlage der Rehabilitation sein, sondern Art und Umfang der benötigten Hilfen aufgrund individueller Bedarfe und Bedürfnisse.

Dass sich derzeit in der Regel die selbsternannten Fürsprecher der behinderten Menschen gleichzeitig auch in der Rolle des Dienstleistungsproduzenten befinden, in der sie zudem eine marktbeherrschende Stellung einnehmen, führt zwangsläufig zum Konflikt zwischen Produktion von Dienstleistung und Anwaltschaft für ihre Klienten. Wenn im Produktionsprozess selber, d. h. in der Interaktion zwischen Behindertenhilfe und Nutzerinnen und Nutzern der Angebote eine Beteiligung der sog. „Verbraucher" oder „Kunden" nicht vorgesehen ist, entsteht Qualität alleine durch das Erreichen der Ziele, die sich die Anbieter selbst gesteckt haben.

Gute Behindertenhilfe kann sich aber nicht damit zufrieden geben, alleine die Abwesenheit schlechter Zustände zu sichern im Sinne der Erfüllung selbstgesetzter Standards. Güte muss sich an den Bedürfnissen der Verbraucher, der Nutzer der Hilfen messen lassen. Dem Transfer dieser Forderung in den Alltag steht bislang das bewährte Gebäude der Behindertenhilfe entgegen, in dem man sich derzeit noch übt im Respektieren der Individualität der behinderten Menschen. Ein Aushandlungsprozess zwischen Kostenträgern und Anbietern über Art und Umfang der Hilfeangebote für Menschen mit Behinderung ist noch die Grundorientierung, die eigentlich ihr Verfallsdatum schon weit überschritten hat und dringend nach einem Perspektivenwechsel verlangt, der zu einer tatsächlich personenbezogenen Unterstützung und damit zu mehr Lebensqualität führt.

Literatur

Antonovsky, A.: Salutogenese. Zur Entmystifizierung der Gesundheit. DGVT, Tübingen 1997

Doose, St.: „I want my dream!" Persönliche Zukunftsplanung – Neue Perspektiven und Methoden einer individuellen Hilfeplanung mit Menschen mit Behinderung. Hrsg. v. BAG UB, Hamburg 1998

Forschungsprojekt „PerLe". Personenbezogene Unterstützung und Lebensqualität. Geistige Behinderung 40 (2001) 276–278

Giddens, A.: Der Dritte Weg. Die Erneuerung der sozialen Demokratie. Suhrkamp, Frankfurt/M. 1999

Hahn, M.: Selbstbestimmung im Leben, auch für Menschen mit geistiger Behinderung, Geistige Behinderung 33 (1994) 81–94

Hillebrandt, F.: Exklusionsindividualität. Moderne Gesellschaftsstrukturen und die soziale Konstruktion des Menschen. Leske u. Budrich, Opladen 1999

ICF: International Classification of Functioning, Disability and Health. WHO, Genf 2001

ICIDH-2: Internationale Klassifikation der Funktionsfähigkeit und Behinderung. Beta-2 Entwurf Vollversion, Februar 2000. Assessment, Classification and Epidemiology, Group World Health Organization Geneva, Switzerland 2000

Luhmann, N.: Die Gesellschaft der Gesellschaft. Suhrkamp, Frankfurt/M. 1997

Metzler, H., Wacker, E.: Behinderung. In: Otto, H.-U., Thiersch, H. (Hrsg.): Handbuch Sozialarbeit/Sozialpädagogik. (2. neu überarb. Aufl.), Luchterhand, Kriftel, Neuwied 2001, 118–139

Oppl, H.: Soziale Arbeit: tauglich für den Markt und gut für die Bürger? In: Wendt, W. R. (Hrsg.): Lehre und Praxis als Partner in der sozialen Arbeit. Verlag für Psychologie, Sozialarbeit und Sucht, Rudersberg 1995, 18–29

Rüggeberg, A.: Autonom Leben – Gemeindenahe Formen von Beratung, Hilfe und Pflege zum selbständigen Leben von und für Menschen mit Behinderungen. Überblick über internationale Ansätze und Modelle und die Situation in der Bundesrepublik. Kohlhammer, Stuttgart, Berlin, Köln, Mainz 1985

United Nations: World Programme of Action Concerning Disabled Persons, hrsg. v. Generalversammlung der UN, Genf, 22. Nov. 1983

Verein für Behindertenhilfe: Materialsammlung. Die Individuelle Hilfeplanung. Hamburg 2001 (www.vfb.net)

Wacker, E.: Paradigmenwechsel in der Behindertenhilfe?. In: Bundesverband der Evangelischen Behindertenhilfe et al. (Hrsg.): Paradigmenwechsel in der Behindertenhilfe? Lambertus, Freiburg/Br. 2001 a, 34–57

Wacker, E.: Wohn-, Förder- und Versorgungskonzepte für ältere Menschen mit geistiger Behinderung – ein kompetenz- und lebensqualitätsorientierter Ansatz. In: Deutsches Zentrum für Altersfragen (Hrsg.): Versorgung und Förderung älterer Menschen mit geistiger Behinderung. Expertisen zum Dritten Altenbericht Band V. Leske u. Budrich, Opladen 2001 b, 45–123

Wacker, E.: Von der Versorgung zur Lebensführung. Wandel der Hilfeplanung in (fremd-) gestalteten Wohnumgebungen. In: Greving, H. (Hrsg.): Heilpädagogische Organisationen professionalisieren: Hilfeplanung und Controlling. Lambertus, Freiburg/Br. 2001 c

Wacker, E.: Wege zur individuellen Hilfeplanung In: Greving, H. (Hrsg.): Heilpädagogische Organisationen professionalisieren: Hilfeplanung und Controlling. Lambertus, Freiburg/ Br. 2001 d

Wacker, E., Wetzler, R., Metzler, H., Hornung, C.: Leben im Heim. Angebotsstrukturen und Chancen selbständiger Lebensführung in Wohneinrichtungen der Behindertenhilfe. Bericht zu einer bundesdeutschen Untersuchung im Forschungsprojekt „Möglichkeiten und Grenzen selbständiger Lebensführung in Einrichtungen", hrsg. v. Bundesministerium für Gesundheit. Nomos, Baden-Baden 1998

Welti, F.: Paradigmenwechsel in der Behindertenhilfe? In:. Bundesverband der Evangelischen Behindertenhilfe et al. (Hrsg.): Paradigmenwechsel in der Behindertenhilfe? Lambertus, Freiburg/Br. 2001 12–33

Wilken, U.: Behindertenbeauftragte und ihre Bedeutung für die Koordination der Behindertenarbeit. Archiv für Wissenschaft und Praxis der sozialen Arbeit 22 (1991) 259–266

Prof. Dr. Elisabeth Wacker, Universität Dortmund, Fakultät Rehabilitationswissenschaften, Rehabilitationssoziologie, Emil-Figge-Straße 50, 44221 Dortmund

Teilhabe am Leben in der Gesellschaft für Menschen mit schweren geistigen und mehrfachen Behinderungen
– Ein Praxisbericht aus der Tagesförderstätte der Lebenshilfe Kreisvereinigung Gießen

Reinhard Müller

Bei der Vorbereitung meines Referates musste ich an eine Zeit zurückdenken, in der unser heutiges Thema noch ein Fremdwort war.

Es war 1969 als ich meinen Zivildienst in einer Diakonischen Einrichtung ableistete und zum ersten Mal geistig behinderte Menschen kennen lernte. Ich wurde auf einer Station eingesetzt, auf der 20 junge Männer betreut wurden. Sie hatten neben einem großen Schlafsaal nur einen Gruppenraum zur Verfügung. Vor dem Gruppenraum befand sich ein kleiner eingezäunter Hof, auf dem sie sich im Sommer zusätzlich aufhalten konnten.

Gearbeitet wurde im Schichtdienst. Für die 20 behinderten Menschen war ein „Pfleger"[*] vormittags im Dienst und ein „Pfleger" nachmittags (also ein Betreuungsschlüssel von 1:20). Meine Arbeitszeit wurde auf die beiden Schichten so aufgeteilt, dass ich zu den arbeitsintensivsten Zeiten (morgens beim Baden, Anziehen und zum Frühstück, nachmittags zum Spazieren gehen und abends zum Essen und zu Bett bringen) Dienst hatte.

Das gesamte Leben dieser behinderten Menschen spielte sich auf der Station und auf dem Heimgelände ab. Selten, dass wir das Heimgelände verlassen und in dem nahe gelegenen Wald spazieren gehen konnten. Auch die ärztliche Versorgung wurde auf dem Heimgelände sichergestellt. Menschen, die sonntags gerne den Gottesdienst besuchen wollten, mussten ebenfalls das Heimgelände nicht verlassen, weil es dort auch eine Kirche gab.

Teilhabe am Leben in der Gemeinschaft und Kontakt zu den Menschen „draußen" war somit kaum möglich, am wenigsten für die Menschen mit schweren geistigen und mehrfachen Behinderungen.

Wenden wir uns nun der heutigen Zeit zu.

Für die Schulabgänger der Schulen für Praktisch-Bildbare (PB-Schulen) gab es in Hessen schon Ende der 50er Jahre die Möglichkeit der anschließenden Aufnahme in eine WfbM – jedoch nur, wenn sie gemeinschaftsfähig waren, weitgehend unabhängig von Pflege und ein Mindestmaß an wirtschaftlich verwertbarer Arbeit leisten konnten.

Diese Voraussetzungen erfüllte der Personenkreis der schwerstbehinderten Menschen nicht und konnte deshalb auch nicht in die Werkstatt aufgenommen werden. Dies hatte zur Folge, dass sie entweder im Elterhaus betreut werden mussten oder in einer – meist vom Heimatort weit entfernten – Vollzeiteinrichtung.

Erst 1979 wurde durch einen Erlass des Hessischen Sozialministeriums die Möglichkeit geschaffen, auch die Menschen mit sehr schweren Behinderungen unter dem „verlängerten Dach" der WfbM aufzunehmen. Im Rahmen der *Eingliederungshilfe* nach § 39 BSHG konnten nun sog. „Sondergruppen für pflegebedürftige erwachsene Schwerstbehinderte" eingerichtet werden.

Dies bedeutete sowohl für die behinderten Menschen als auch für ihre Eltern einen großen Fortschritt: Nun waren auch für die

---

[*] Pfleger bedeutet hier, dass es sich um Betreuer handelt, die eine berufs*fremde* Ausbildung haben.

schwerstbehinderten Menschen – nach Beendigung der Schulzeit – der Weg zur weiteren Förderung und Betreuung sowie die Bereitstellung aller notwendigen pflegerischen Maßnahmen unter dem Dach der WfbM gesichert und die Eltern konnten tagsüber Entlastung erfahren.

Die Lebenshilfe Kreisvereinigung Gießen stellte sich dieser Aufgabe und eröffnete im Oktober 1981 – also vor genau 20 Jahren – diesen Bereich. Wir begannen diese Arbeit damals mit drei Schulabgängern einer PB-Schule und betreuen heute 68 Personen im Alter zwischen 18 und 60 Jahren in elf Gruppen und drei Häusern. Zwei davon befinden sich auf dem Gelände der Limeswerkstatt in Pohlheim – sozusagen neben der Werkstatt – und ein Haus, besser eine Abteilung, befindet sich innerhalb der WfbM in Lollar.

In einer Gruppe betreuen wir maximal sieben behinderte Menschen mit einem Personalschlüssel von derzeit noch 1:3. Diese personelle Ausstattung sehen wir jedoch für die Zukunft stark gefährdet, da wir im Rahmen der Umsetzung des § 93 BSHG nun für alle Besucher der Tagesförderstätte die „Erstermittlung des Hilfebedarfs in der individuellen Lebensgestaltung" durchführen müssen. Konkret heißt das, dass nun anhand eines Fragebogens alle Betreuten in fünf Hilfebedarfsgruppen eingestuft werden. Diese bilden dann in Zukunft die Grundlage zur Errechnung des künftigen Entgeltes, das mit ziemlicher Sicherheit unter dem Betrag liegen wird, den wir zurzeit erhalten.

Personal

Die Mitarbeiter/innen in den Tagesförderstätten haben alle – bis auf eine Ausnahme – eine pädagogische oder pflegerische Ausbildung. In den letzten Jahren stellen wir vermehrt Heilerziehungspfleger/innen (HEP) ein, weil in dieser Ausbildung sowohl sonderpädagogische als auch pflegerische Inhalte vermittelt werden.

Personenkreis

Die von uns betreuten Menschen stammen aus dem Landkreis Gießen, der 230.000 Einwohner zählt. Sie wohnen etwa zur Hälfte noch im Elternhaus, die anderen überwiegend in einer Wohnstätte der Lebenshilfe Kreisvereinigung Gießen

Der größte Teil der Betreuten zählt zum originären Personenkreis der Tagesförderstätte, sind also erwachsene Menschen mit schweren geistigen und mehrfachen Behinderungen, die aufgrund der Schwere ihrer Behinderungen nicht oder noch nicht in den Arbeitsbereich der Werkstatt für behinderte Menschen aufgenommen werden können. Viele der zu Betreuenden sind inkontinent und müssen pflegerisch vollständig versorgt werden, außerdem benötigen sie Hilfen bei vielen Alltagshandlungen, z. B. beim Essen und Trinken, beim An- und Ausziehen, beim Toilettengang, beim Baden und Duschen und bei der Gestaltung der Freizeit.

Darüber hinaus haben wir in unserer Einrichtung Personen aufgenommen, die sozusagen „durch alle Raster" des Rehanetzes fallen. Das heißt, dass sie aufgrund ihrer Behinderung weder in der WfbM ein adäquates Angebot erhalten können noch in einer anderen Rehaeinrichtung außerhalb der WfbM.

Es handelt sich hierbei um Personen, die vorwiegend *körperlich sehr stark behindert* sind (z. B. durch eine spastische Tetraplegie und durch multiple Gelenkkontrakturen) geistig aber nur leicht behindert – etwa lernbehindert – sind. Dieser Personenkreis „passt" natürlich auch nicht unbedingt in den Bereich der Tagesförderstätten, kann dort aber unter entsprechenden Bedingungen und vor allem wegen dem besseren Personalschlüssel eine einigermaßen angemessene Betreuung und Förderung erfahren. Wir arbeiten mit diesen Personen z. B. am Computer (hausinterne Zeitung, Protokolle etc.), suchen aber noch nach weiteren adäquaten Beschäftigungsmöglichkeiten.

Außerdem haben wir Personen aufgenommen, die vorwiegend *autistisch* behindert sind und aufgrund ihrer Problematik nicht in einer Werkstattgruppe arbeiten können, wohl aber in einem kleinen, geschützten und für sie überschaubaren Rahmen in der Tagesförderstätte. Dazu haben wir eine kleine Arbeitsgruppe eingerichtet, die eng mit der WfbM zusammenarbeitet und durch die Übernahme von Teilaufgaben am Produktionsprozess beteiligt wird (z. B. Aktenvernichtung).

Ein weiterer Personenkreis sind die Menschen mit einem *apallischen Durchgangssyndrom* oder einem *hirnorganischen Psychosyndrom*. Es handelt sich hierbei um Menschen, die durch einen Unfall längere Zeit im Koma lagen (apallisches Durchgangssyndrom) oder durch die starke Traumatisierung nicht mehr an das vorherige Leben anknüpfen können (hirnorganisches Psychosyndrom).

In den 90er Jahren kam dann eine große Herausforderung auf uns zu mit der Anfrage des Landeswohlfahrtsverbandes Hessen, ob wir uns an dem Projekt der „Regionalen Eingliederung geistig behinderter Menschen aus der Psychiatrie" beteiligen wollen. Wir sagten zu und nahmen diese Aufgabe gerne wahr, weil wir der Meinung waren und sind, dass geistig behinderte Menschen nicht krank sind und somit auch nicht in ein Krankenhaus gehören.

Im Rahmen dieses Projektes haben wir 24 Menschen aufgenommen, wovon wir vier Personen in die Werkstatt aufnehmen konnten, die anderen in die Tagesförderstätte.

Bei diesem Personenkreis handelt es sich um Menschen, die durch jahrelangen, oft auch jahrzehntelangen Aufenthalt in der Psychiatrie von schweren Hospitalismuserscheinungen geprägt sind: Im Vordergrund stehen die Verhaltensauffälligkeiten, wie z. B. Stereotypien, Hyperaktivität, verletzendes und selbstverletzendes Verhalten.

Dieses sog. „auffällige" Verhalten resultiert aus einem Mangel an Zuwendung und dem fehlenden Erleben persönlicher Beziehungen – man könnte auch einfach sagen, das fehlende Erleben: erwünscht, gemocht, angenommen zu sein oder gar geliebt zu werden.

Die behinderten Menschen mussten Überlebensstrategien entwickeln oder anders gesagt, sich Kompensationsmechanismen aneignen, um seelisch überleben zu können. Das daraus resultierende Verhalten wird dann als „auffällig" bezeichnet und muss verändert werden, damit sich die behinderten Menschen wieder „angepasst" verhalten. Dies geschieht in der Regel durch die Gabe von stark sedierenden Psychopharmaka oder Neuroleptika. Manchmal wurden sie zusätzlich auch zeitweise fixiert.

Ich halte dieses Vorgehen aber für unangemessen und falsch, weil man damit nur versucht, die *Symptome* „in den Griff" zu bekommen.

Wir haben im Laufe der Jahre bei allen Menschen, die wir aus der Psychiatrie aufgenommen haben, eine positive Verhaltensänderung feststellen können. Je mehr es uns gelungen ist, eine gute und stabile Beziehung zu ihnen aufzubauen, desto stärker nahmen die Hospitalisationserscheinungen ab. Auch die Medikamentengaben konnten zum Teil stark reduziert werden.

Aufgaben und Ziele der Tagesförderstätte

Die Tagesförderstätten sind teilstationäre Einrichtungen zur pädagogischen Begleitung und Förderung, Assistenz und Pflege von erwachsenen Menschen mit schweren geistigen und mehrfachen Behinderungen. Das Ziel unserer Arbeit ist, den behinderten Menschen neben der Sicherstellung der Grundversorgung ein Höchstmaß an persönlicher Selbstbestimmung und Selbstverwirklichung sowie die Teilnahme am Leben in der Gemeinschaft zu ermöglichen.

Die pädagogische Begleitung, Förderung und Assistenz erfolgt auf der Grundlage der „handlungsorientierten Förderdiagnostik", das heißt, wir orientieren uns für das Erstellen von Fördermaßnahmen nicht an dem, was die Betreuten *nicht* können (defizitärer Ansatz), sondern bauen auf vorhandene Fähigkeiten und ansatzweise vorhandenes Können der behinderten Menschen auf. Diese subjektzentrierte Vorgehensweise ist deshalb so wichtig, damit wir nicht einen Förderplan erstellen, der zwar unseren Vorstellungen darüber entspricht, wie der behinderte Mensch am besten gefördert werden kann, aber – im schlimmsten Falle – an den persönlichen Bedürfnissen der zu betreuenden Menschen vorbeigeht.

Die Durchführung der Fördermaßnahmen wird situativ in den Tagesablauf integriert.

Die pflegerischen Maßnahmen werden unter Beteiligung der zu Betreuenden ausgeführt, im Sinne einer aktivierenden Pflege. Das heißt, dass die pflegerischen Maßnahmen nicht *an* dem behinderten Menschen ausgeführt werden, sondern – soweit wie möglich – *mit ihm* zusammen. Die Beteiligungsmöglichkeiten sind sehr unterschiedlich und individuell zu sehen und reichen von der verbalen Einbeziehung in die pflegerischen Tätigkeiten über das Erlernen sich selbständig die Hände zu waschen bis zum ansatzweisen selbständigen Duschen.

Das Thema *Selbstbestimmung* bei Menschen mit schwerer geistiger Behinderung wird oft kontrovers diskutiert nach dem Motto: „Geht das überhaupt". Wir haben die Erfahrung gemacht, dass auch schwerstbehinderte Menschen *im Rahmen ihrer Möglichkeiten* uns sehr wohl mitteilen können, was sie möchten und was nicht. Es kommt hierbei entscheidend auf die Einstellung und das einfühlsame Verhalten der Mitarbeiter/innen an zu erkennen, manchmal auch zu erspüren, was uns die behinderten Menschen mitteilen. Oft handelt es sich dabei – von außen gesehen – um „Kleinigkeiten", die aber für den behinderten Menschen von großer Bedeutung sein können.

Die *Grundvoraussetzung* – man könnte auch sagen der Schlüssel – zur Erreichung der o. g. Ziele ist, dass wir eine positive emotionale Beziehung zu den behinderten Menschen aufbauen und uns sensibilisieren für das Erkennen *ihrer* Wünsche und Bedürfnisse, damit sie sich verstanden und somit wohlfühlen können.

Zum Schluss noch ein paar praktische Beispiele für die Teilhabe am Leben in der Gemeinschaft:

- *Stichwort Normalisierung*
  Es gehört zum Grundkonzept der Lebenshilfe Kreisvereinigung Gießen, dass wir die Lebensbereiche wohnen und arbeiten trennen. Das heißt, dass die tagesstrukturierenden Maßnahmen nicht in der Wohnstätte angeboten werden, sondern in einer Einrichtung außerhalb des Wohnbereiches. Nach dem Motto: „Leben so normal wie möglich" werden die behinderten Menschen morgens zur Tagesförderstätte gefahren und nachmittags wieder nach Hause gebracht. In dieser Zeit erleben sie andere Bezugspersonen und haben soziale Kontakte zu den anderen Gruppenmitgliedern.
- *Kontakte zur Werkstatt*
  Einige Tagesförderstättenbesucher besuchen Arbeitsgruppen in der Werkstatt, um für eine kurze Zeit leichte Montagearbeiten auszuführen und um Kontakte zu den dortigen Mitarbeitern zu pflegen
- *Einkaufen fahren*
  Morgens in den Einkaufsmarkt fahren und die Lebensmittel für das Frühstück einkaufen. Dabei begegnet man anderen Menschen ...
- *Spazieren gehen*
  In Kontakt kommen mit den Menschen im Dorf ...
- *Ausflüge*
  In die Stadt fahren: Cafebesuch, ins Kaufhaus gehen, einen Zoo besuchen
- *Ins Schwimmbad fahren*
  Wann immer es möglich ist, fahren wir in öffentliche Schwimmbäder. Dort sind wir z. T. schon bekannt und erleben positive Reaktionen von den anderen Badegästen
- *In Freizeit (Urlaub) fahren*
  Wir führen jährlich verschiedene Freizeitmaßnahmen im In- und Ausland durch. Auch hierbei sind wir sozusagen „mitten drin" und nehmen Teil am gesellschaftlichen Leben
- *Zur Therapie fahren*
  Wann immer es *möglich* ist, zum Therapeuten *hinfahren* (KG, Ergotherapie), nicht die Therapeuten in die Einrichtung kommen lassen

Es gibt sicher noch weitere Möglichkeiten zur Teilhabe am gesellschaftlichen Leben. Deshalb wünsche ich uns allen, die wir in dieser Arbeit stehen, einen großen Ideenreichtum, um den Menschen mit schweren Behinderungen noch mehr Teilhabe am Leben in der Gemeinschaft zu ermöglichen.

Meine Vision ist, dass alle Menschen, ob „behindert" oder „nicht behindert", ganz selbstverständlich zusammen leben – nach dem Motto der Bundesvereinigung der Lebenshilfe Marburg: „Es ist normal, verschieden zu sein".

Reinhard Müller, Lebenshilfe Gießen e. V., Grüninger Weg 26, 35415 Pohlheim

Menschen mit geistigen und mehrfachen Behinderungen zwischen Heimversorgung und familiennahem Leben: Übergänge und Durchlässigkeit im Lebenslauf

Thomas Rose

1 Einleitung

Am Beispiel der Rehaangebote für Menschen mit geistigen und mehrfachen Behinderungen in Luxemburg sollen Perspektiven der lebenslangen Entwicklung aufgezeigt werden. Zunächst erfolgt eine Übersicht der Angebote, im Anschluss wird auf die Möglichkeiten von Übergängen und Durchlässigkeiten im Lebenslauf eingegangen.

2 Rehabilitationssystem in Luxemburg

Nach der pre- und postnatalen Beratung gliedert sich in Luxemburg die Förderung behinderter Menschen in die Frühförderung, schulische, berufsvorbereitende und berufliche Ausbildung, Arbeitsangebote sowie Pflege- und Wohnangebote.

Übergreifend ist das Familienministerium (La Ministre aux Handicapes et aux Accidentes de la Vie 1997) mit der Regelung der Aufgaben für behinderte und verunfallte Menschen betraut. Daneben ist das Erziehungsministerium, hier die Abteilung für Differenzierten Unterricht EDIFF (Education differenciée), für die schulische Förderung verantwortlich. Der Service für behinderte Arbeitnehmer STH (Service des Travailleurs Handicapés) des Arbeitsamtes ist dem Arbeitsministerium angegliedert. Er ist mit der Organisation von beruflichen Rehabilitationsmaßnahmen und der beruflichen Eingliederung beauftragt. Dem Arbeitsministerium obliegt zudem der Bereich der beschützten Arbeitsangebote. Spezifische Angebote für psychisch behinderte Menschen sind teilweise dem Gesundheits- wie auch dem Familienministerium zugeordnet. Das Familienministerium ist im Wesentlichen für die soziale Integration zuständig; hier liegt seit einigen Jahren auch die Verantwortung für die berufsvorbereitende Ausbildung von geistig und körperlich behinderten Menschen.

2.1 Frühförderung

Für die adäquate frühkindliche Entwicklungsförderung bestehen heilpädagogische Frühförderdienste, neben Sonderkindergärten findet sich auch ein Integrationsangebot.

2.2 Schulsystem

Die Schulbildung gliedert sich in traditionelle Sonderschulangebote, die zum Teil als Klassen an normale Schuleinrichtungen angegliedert sind, und in ein schulisches Integrationsangebot. Hier wird versucht, einzelne behinderte Schüler mit Hilfe von zusätzlichem Fachpersonal in Schulklassen zu integrieren. Diese Maßnahmen finden meist im Bereich der Grundschule statt. Mit der Durchführung ist ein spezieller Integrationsdienst beauftragt, der „Service Re-Educatif Ambulatoire" (SREA). Über die Teilnahme am Integrationsunterricht entscheiden in letzter Instanz die Eltern.

2.3 Ausbildung und Arbeit

Nach dem Schulbesuch erfolgen die Maßnahmen zur beruflichen Vorbereitung sowohl in staatlichen Institutionen wie auch in Trägerschaft von gemeinnützigen Organisationen. Es bestehen hier Ausbildungsgänge sowohl *ohne* wie auch *mit* formalem Abschluss. Teilweise sind die Qualifikationen aber nur organisationsintern anerkannt.

Ist eine Integration auf dem ersten Arbeitsmarkt nicht oder noch nicht möglich, stehen verschiedene, an den besonderen Bedürfnissen der Betroffenen ausgerichtete Arbeitsangebote zur Verfügung. Hierzu zählen u. a. Arbeitsplätze in Werkstätten für Behinderte, teilgeschützte Angebote in Kooperativen wie auch Übergangsmaßnahmen z. B. in Form „unterstützter Beschäftigung".

2.4 Pflege- und Wohnbereich

Historisch betrachtet waren kirchliche Träger die ersten Anbieter von Wohn- und Pflegeeinrichtungen. Ende der 60er und in den 70er Jahren entstanden dann die ersten Angebote von Elternvereinigungen. Daneben wurde eine Anzahl erwachsener geistig behinderter Menschen in der staatlichen Psychiatrie untergebracht.

2.4.1 Angebotsformen

Bei den ersten Heimen handelte es sich z. T. um größere Einrichtungen, die behinderte Menschen schon direkt nach der Geburt und im Kindesalter aufnahmen. Von den Elternvereinigungen wurden dann kleinere Einheiten aufgebaut, die ein eher familiäres Umfeld darstellen sollten. Zunächst standen diese im Wesentlichen für Waisen offen. In Anwendung des Normalisierungsprinzips wurden neue Übergangsformen zum möglichst selbständigen Leben entwickelt, so genannte offene Angebote (Milieu ouvert). Neben einer festen Integration in eine Wohngruppe werden oft auch temporäre Aufnahmen zur partiellen Versorgung oder zum Kennenlernen der Wohnstruktur angeboten.

Grundlegendes Ziel aller Einrichtungen ist die weitestgehende Förderung der individuellen Autonomie. Meist besteht ein differenziertes Angebot von Vollzeit-betreutem-Wohnen über teilautonomes bis hin zum eigenständigen Wohnen in der eigenen Wohnung oder WG – mit angemessener Betreuung, soweit erforderlich und gewünscht. Es wird dabei versucht, jedem Einzelnen ein auf seine individuellen Bedürfnisse angepasstes Vorgehen für seine Entwicklungsförderung zu gewährleisten.

Im Rahmen der luxemburgischen Psychiatriereform werden derzeit alle behinderten Menschen aus der Psychiatrie in andere Wohnstrukturen übermittelt. Hier entstehen neue Herausforderungen, da diese Menschen – nach oft jahrzehntelangem Klinikaufenthalt – völlig neue Entwicklungsperspektiven erhalten.

Derzeit sind auch Bestrebungen im Gange, spezifische Angebote für ältere behinderte Menschen anzubieten. So erfolgte im Juli 2001 die Grundsteinlegung für eine Wohnstätte für ältere körperbehinderte Personen; für geistig behinderte Menschen gibt es bereits erste angepasste Wohnmöglichkeiten. Die Angebote sollen sich in diesen Strukturen enger an den Bedürfnissen dieser Zielgruppe ausrichten. Generell besteht auch die Möglichkeit, dass Menschen, die eine Zeit lang selbständig gewohnt haben, bei Bedarf, z. B. aus Alters- oder gesundheitlichen Gründen, zurück in eine betreute Wohnstruktur kommen können.

2.5 Pflegegesetz

Eines der Hauptziele der Einführung des Pflegegesetzes von 1998 war, neben der wirtschaftlichen Absicherung der Pflege durch ein Versicherungssystem auch die Pflege im häuslichen Rahmen zu stärken, z. B. durch den Ausbau entsprechender Pflegedienste. „Als pflegebedürftig gilt jede Person, die wegen einer körperlichen, geistigen oder seelischen Beeinträchtigung regelmäßig die Hilfe einer Drittperson bei den Verrichtungen im täglichen Leben benötigt" (Ministerium für Soziale Sicherheit 1992). Der Anspruch auf Pflegeleistungen besteht ab einem zeitlichen Mindestbedarf, unabhängig davon, ob die zu betreuende Person im Haushalt oder in einer Institution betreut wird. Die Träger der Behindertenhilfe sind seit Bestehen des Gesetzes dabei, ihre Leistungen, auch in der ambulanten Betreuung, auszubauen und vernetzte Dienstleistungen anzubieten.

Insgesamt ist in den letzten Jahren eine verstärkte Ausdifferenzierung der Angebote für einzelne Behinderungsformen und Krankheitsbilder durch die Entstehung von Selbsthilfegruppen zu verzeichnen.

2.6 Informationsstelle

Im Jahr 1993 wurde eine zentrale Informationsstelle – Info-Handicap – in Luxemburg gegründet (Centre National d'Information et de Recontre du Handicap 2001), in der weitgehend alle Behindertenorganisationen und Selbsthilfegruppen vertreten sind. Sie dient als Anlaufpunkt für alle Fragen hinsichtlich der Angebote im Behindertenbereich des Landes.

Generell gilt für alle Bereiche der Rehabilitation in Luxemburg, dass im Falle des Bestehens keiner adäquaten Versorgungsmöglichkeiten Einrichtungen im Ausland genutzt werden können.

3 Möglichkeiten von Übergängen und Durchlässigkeiten im Lebenslauf behinderter Menschen

Neben einer größeren Einrichtung, die eine Gesamtversorgung von behinderten Menschen vom Säuglingsalter bis hin zum Seniorenalter anbietet, gibt es in Luxemburg eine Reihe von Trägern und Einrichtungen, die spezifische Reha- und Pflegeangebote erstellen. Den Nachfragern der sozialen Dienstleistungen in diesem Bereich steht es dabei zunächst offen, ihre eigene Auswahl der Angebote zu treffen. So kann es z. B. sein, dass eine behinderte Person bei einem Träger eine berufliche Ausbildung macht oder arbeitet, aber bei einem anderen Träger wohnt, obwohl der Ausbildungsträger auch Wohneinrichtungen vorhält. Es wird hier versucht, den individuellen Bedürfnissen, z. B. hinsichtlich eines Ausbildungswunsches und ggf. anderer regionaler Interessen betreffend einer Wohnstruktur, gerecht zu werden.

Im Kindesalter stehen neben ambulanten Frühförderangeboten der Besuch von Kinderkrippen und ein Vorschulsystem offen, wobei es neben spezifischen Integrationseinrichtungen mittlerweile auch einzelne Träger gibt, die behinderte Kinder in Regeleinrichtungen von sich aus aufnehmen. Im Schulalter besteht die Möglichkeit, zwischen Sonderschul- oder Integrationsunterricht zu wählen. Die meisten behinderten Kinder wachsen innerhalb der Familie auf; es gibt aber auch verschiedene Internate im Inland wie auch im Ausland. Ein Teil geistig behinderter Jugendlicher besucht z. B. nach der Schulzeit in Luxemburg ein berufsvorbereitendes Internat in Belgien und kehrt danach wieder zurück in das luxemburgische Ausbildungs- und Arbeitssystem.

Auf Wunsch kann dann auch eine Aufnahme in ein Wohnheim erfolgen. In der Regel sind die Wohneinrichtungen von den Arbeitsangeboten getrennt. Die behinderten Menschen haben, so wie andere auch, die Möglichkeit, täglich zu ihrem Ausbildungs- oder Arbeitsplatz zu kommen und in einem davon unabhängigen Wohnbereich oder zu Hause in der Familie zu leben.

In allen Lebensbereichen wird versucht, die individuelle Autonomie weitestgehend zu fördern, d. h. die Befähigung zum selbständigen Leben zu erhöhen. So wird im Arbeitsbereich eine Integration soweit wie möglich auch extern von Einrichtungen angestrebt. Hierzu werden z. B. Praktika in Unternehmen durchgeführt. Seit kurzer Zeit wird auch nach dem Konzept der „unterstützten Beschäftigung" vorgegangen, wobei einzelne Personen oder Kleingruppen mit Unterstützung eines Jobcoaches in Betriebe integriert werden. Gelingt diese Integration, wird auch weiterhin eine unterstützende Betreuung, soweit notwendig, für die behinderten Menschen wie auch für die Betriebe gewährleistet. Falls erforderlich, können die Personen aber auch wieder zurück in eine Einrichtung kommen, wobei nicht ausgeschlossen wird, dass sie auch später wieder an einer Integrationsmaßnahme teilnehmen können.

Auch im Wohnbereich wird ein möglichst selbständiges Leben angestrebt. Neben Vollzeit-Betreuungsangeboten gibt es hier Übergänge in teilautonomes wie auch autonomes Wohnen. Zudem ist es möglich, z. B. das Wochenende oder Urlaubszeiten in der Familie zu verbringen. Beim Übergang in neue Strukturen wird in der Regel durch Trainingszeiten erprobt, ob dieser Schritt als angepasst angesehen werden kann. Bei einem misslungenen Versuch heißt dies nicht, dass der Übergang prinzipiell ausgeschlossen wird, sondern es erfolgen in der Regel später weitere Erprobungen. Auch Personen, die lange Zeit in größeren Einrichtungen waren, erhalten, wenn möglich, die Gelegenheit zum Wechsel in kleinere Strukturen.

Im gesamten Feld des Wohnens besteht, z. B. aus Altersgründen oder bei sonstigem erhöhten Betreuungsbedarf, die Möglichkeit der Wiederaufnahme in eine Wohnstruktur, die einen erhöhten Versorgungsbedarf abdeckt. Zu berücksichtigen ist aber auch, dass durch das Pflegegesetz immer mehr Alternativen zum permanenten Aufenthalt in einer Einrichtung entstehen und somit die häusliche Betreuung und Pflege gestärkt wird.

4 Literatur

Centre National d'Information et de Recontre du Handicap – Info-Handicap. Ministere de la Famille, de la Solidarite Social et de la Jeunesse: 2001; Guide du handicap, 2001

La Ministre aux Handicapes et aux Accidentes de la Vie (Hrsg.): Evaluation de la situation des personnes handicapées au Luxembourg – Plan d'action en faveur des personnes handicapées. 1997

Ministerium für soziale Sicherheit, Assurance Dépendance Cellule d'Evaluation et d'Orientation (Hrsg.): Die Pflegeversicherung – Praktischer Ratgeber. 1999

Thomas Rose, Centre de Réadaptation, Fondation Ligue HMC, 82, route d'Arlon, Boite postale 49, 8301 Capellen, Luxembourg

Ergebnisbericht Arbeitsgruppe 7:
Rehabilitation und Pflege bei Menschen mit geistigen und mehrfachen Behinderungen

Michael Seidel

1. Menschen mit geistiger Behinderung weisen überdurchschnittlich häufig zusätzliche Behinderungen, körperliche und psychische Krankheiten auf. Sie tragen außerdem überdurchschnittliche Risiken, im Laufe ihres Lebens solche zu entwickeln.

2. Zusätzliche Behinderungen und Krankheiten sowie altersbedingte Einschränkungen führen zu Mehrbedarf an Maßnahmen der allgemeinen (Grund-) und der speziellen (Behandlungs-)Pflege.

3. Geistige Behinderung, zusätzliche Behinderungen und Krankheiten schränken die Möglichkeiten der eigeninitiativen und eigenkompetenten Erbringung von Maßnahmen der allgemeinen (Grund-) und speziellen (Behandlungs-)Pflege ein. Wenn die pflegerische Eigenkompetenz eingeschränkt ist oder gänzlich fehlt, sind Menschen mit geistiger und mehrfacher Behinderung besonders stark auf Pflege durch Dritte angewiesen.

4. Pflegerische Maßnahmen beinhalten für Menschen mit geistiger und mehrfacher Behinderung immer kommunikative und entwicklungsfördernde Aspekte (siehe auch Basale Stimulation). Je schwerer die geistige Behinderung, desto wichtiger ist dies. Diese Aspekte müssen deshalb besonders beachtet und ausgestaltet werden.

5. Im Interesse eines ganzheitlichen Hilfeansatzes wird allgemeine (Grund-)Pflege besonders in Einrichtungen für Menschen mit geistiger und mehrfacher Behinderung auch durch – nichtpflegerisches – pädagogisches Personal erbracht. Dies verlangt angemessene konzeptionelle und organisatorische Rahmenbedingungen.

6. Pflege bei Menschen mit geistiger und mehrfacher Behinderung gehört zu den gesundheitsbezogenen Maßnahmen (siehe auch Expertise „Gesundheit und Behinderung" der vier Fachverbände der Behindertenhilfe 2000) und geht zugleich weit darüber hinaus. Daraus resultiert, dass Pflege *nicht* nur als Leistung der Pflegeversicherung, Krankenversicherung bzw. der Krankenhilfe (BSHG) anzusehen ist, sondern von ihrer Zielsetzung her *auch* als Leistung der Eingliederungshilfe. Es ist nicht angemessen, ihre Finanzierung zwischen den Systemen hin und her zu schieben. Außerdem verlangt das Prinzip der individuellen Bedarfsdeckung im BSHG, dass der Umfang notwendiger pflegerischer Hilfen nicht schematisch begrenzt wird.

7. Pflegerische und alle anderen Maßnahmen der Eingliederungshilfe müssen integriert in einem interdisziplinären und transdisziplinären Prozess der ganzheitlichen Hilfeplanung *geplant* werden.

8. Pflegerische und alle anderen Maßnahmen der Eingliederungshilfe müssen integriert in einem interdisziplinären und transdisziplinären Prozess ganzheitlicher Hilfe *erbracht* werden.

9. Pflege und Eingliederungshilfe sowie Pflege und Rehabilitation stehen nicht im Widerspruch zueinander. Vielmehr besitzt Pflege einen außerordentlich hohen Stellenwert für die Teilhabe und für die Rehabilitation sowie für die Primär-, Sekundär- und Tertiärprävention bei Menschen mit geistiger und mehrfacher Behinderung.

10. Jede konzeptionelle Antagonisierung von Rehabilitation und Pflege ist irreführend. Pflegemaßnahmen sind oft notwendiger Bestandteil der Rehabilitation. Pflege ist unabhängig von der Art des Rehabilitationsprozesses zu leisten. Pflege muss zum betroffenen Menschen kommen, nicht umgekehrt.

11. Pflege als Bestandteil eines umfassenden, ganzheitlichen Hilfeprozesses muss der möglichst weitgehenden Integration, Unabhängigkeit und Förderung von Partizipation (Teilhabe) dienen, auch und gerade bei Menschen mit dauerhaftem Pflegebedarf. Diese Menschen müssen so weit wie nur irgend möglich befähigt werden, ihre gesundheitlichen Belange (im umfassenden Sinn) selbst wahrzunehmen und das Erforderliche weitgehend selbst zu tun – selbstverständlich mit der notwendigen Unterstützung und Assistenz. Dies schließt die allgemeine und spezielle Pflege ein.

12. Unter der Zielvorgabe von Unabhängigkeit und Selbstbestimmung muss die Pflege im Sinne von Empowerment mit den Betroffenen gemeinsam geplant und gestaltet, ihnen angemessen erklärt und vermittelt sowie schrittweise übertragen werden. Deshalb müssen geeignete Rahmenbedingungen, insbesondere die dafür erforderlichen personellen, sächlichen und zeitlichen Ressourcen, sichergestellt werden.

13. Mit der Zuordnung der Träger der Sozialhilfe für Leistungen nach § 5, Nr. 1, 2 und 4 (medizinische Rehabilitation, Teilhabe am Arbeitsleben, Leistungen zur Teilhabe am Leben in der Gemeinschaft) zu den Trägern der Rehabilitation (§ 6 SGB IX) hat der Gesetzgeber die Eingliederungshilfemaßnahmen zu Recht als rehabilitative Maßnahmen definiert. Dieser Paradigmenwechsel wird die emanzipatorische Zielsetzung der Eingliederungshilfe weiter ausprägen.

14. Das SGB IX macht bedauerlicherweise keine Aussage zum Anteil von Pflege im Rehabilitationsprozess. Insbesondere hat das SGB IX – offenbar mit Rücksicht auf die wirtschaftliche Belastbarkeit der Pflegeversicherung – die Pflegeversicherung nicht im § 8 SGB IX unter den Rehabilitationsträgern aufgeführt. Damit bleibt die Auslegung möglich, dass mit den Leistungen nach § 43 a SGB XI der Anspruch auf pflegerische Leistungen für Menschen mit geistiger und mehrfacher Behinderung in stationären Einrichtungen der Behindertenhilfe vollständig abgedeckt sei. Vor allem erlaubt hier das SGB IX, dass sachlich verbundene Leistungen leistungsrechtlich getrennt werden und so die integrative Zielsetzung des SGB IX massiv konterkariert wird. Damit werden die notwendigen pflegerischen Leistungen im Rehabilitationsprozess in Umfang und integrativer Qualität gefährdet.

15. Es ist zu begrüßen, dass das SGB IX die Leistungen der *medizinischen Rehabilitation* kostenfrei gestellt hat. Es ist jedoch zu kritisieren, dass das SGB IX die Leistungen der medizinischen Rehabilitation am Maßstab der Leistungen der gesetzlichen Krankenversicherung (SGB V) ausgerichtet hat und damit den besonderen quantitativen und qualitativen Bedarf der Zielgruppe verfehlt. Deshalb muss der § 55 SGB IX voll ausgeschöpft werden, um notwendige Leistungen zur medizinischen Rehabilitation, die nicht anders zu erlangen sind, als Leistungen der Sozialhilfe zu erhalten.

16. Der Rehabilitationsprozess als zielorientierter Prozess muss sich konzeptionell auch mit seinen Grenzen auseinandersetzen, die sich aus der Selbstbestimmung einerseits, aus der Tatsache andererseits ergeben, dass menschliche Entwicklung nicht notwendigerweise linear voranschreitet und ihre Grenzen hat. Damit ist

auch Rehabilitation kein linearer Prozess, sondern folgt den Gesetzmäßigkeiten menschlichen Lebens und individueller Notwendigkeit.

17. Zugleich ist Rehabilitation ein lebenslanger Prozess, dem keine willkürliche Altersgrenze gesetzt werden darf – auch nicht bei Menschen mit geistiger und mehrfacher Behinderung.

Der Bericht wurde in der Arbeitsgruppe abgestimmt.

Priv.-Doz. Dr. med. Michael Seidel, Ltd. Arzt, Geschäftsführer, v. Bodelschwinghsche Anstalten Bethel, Stiftungsbereich Behindertenhilfe, Maraweg 9, 33617 Bielefeld

Arbeitsgruppe 8:

Rehabilitation und Pflege bei Menschen mit erworbenen Schädigungen des zentralen Nervensystems

Leitung: Winfried Ehrhardt, Schnaittach
Berichterstattung: Dr. Martin Willkomm, Süsel

Donnerstag, 4. Oktober 2001

Möglichkeiten und Probleme stationärer Rehabilitations-Langzeitpflege der neurologischen Phase F

Ralf Schmutz-Macholz

Als examinierter Krankenpfleger und Heimleiter bin ich seit elf Jahren als Geschäftsführer der Pflegeteam Odenwald GmbH tätig. Das Pflegeteam Odenwald betreibt eine Fachpflegeeinrichtung für schwer schädelhirnverletzte Menschen der Phase F mit 29 Plätzen im südhessischen Odenwald. Weiterhin bin ich Mitglied im Bundesvorstand der BAG Phase F.

Definitionen

In Tab. 1 stelle ich vorab kurz die von der Bundesarbeitsgemeinschaft für Rehabilitation (BAR) erarbeitete Phaseneinteilung in der neurologischen Rehabilitation vor.

Die Definition der Phase F, entsprechend den „Empfehlungen zur Rehabilitation und Pflege von Menschen mit schwersten neurologischen Schädigungen" (DVfR et al. 1996), lautet:

„Unter Phase F der neurologischen Rehabilitation wird die Behandlungs- und Rehabilitationsphase verstanden, in der dauerhaft unterstützende, betreuende und/oder zustandserhaltende Leistungen erforderlich sind. Zu diesen Leistungen können in Abhängigkeit von Befinden und Bedarfslage der betroffenen Personen Grund- und Behandlungspflege, ständige Beaufsichtigung, medizinisch-diagnostische und medizinisch-therapeutische, psychodiagnostische und psychotherapeutische sowie heilpädagogisch-sozialtherapeutische Maßnahmen, Leistungen zur Unterstützung der schulischen, beruflichen oder sozialen Eingliederung, Beratung und schließlich betreute Wohnversorgung bis hin zum stationären Langzeitaufenthalt gehören."

Phase	Beschreibung
A	Akutbehandlung *Intensivstation oder periphere Station einer Akutklinik*
B	Früh-Rehabilitation *in der intensivmedizinische Behandlungs- und Pflegemöglichkeiten vorgehalten werden müssen*
C	Weiterführende Rehabilitation *die Patienten sind kooperativ und können umfassend therapiert werden, müssen aber noch kurativ-medizinisch und mit hohem pflegerischen Aufwand betreut werden.*
D	Rehabilitationsphase nach Abschluss der Frühmobilisation *medizinische Rehabilitation (AHB) frühmobilisierter Patienten im bisherigen Sinne*
E	Rehabilitationsphase nach Abschluss der medizinischen Rehabilitation *berufliche Rehabilitation*
F	Behandlungs-/Rehabilitationsphase *in der dauerhaft unterstützende, betreuende und/oder zustandserhaltende Leistungen erforderlich sind*

Tab. 1 Phasenmodell der BAR

Die Phase F ist im Verbund mit allen anderen Phasen zu sehen, um bei Befundverbesserung eine Rückkehr in eine der vorgeschalteten Phasen zu ermöglichen (Abb. 1).

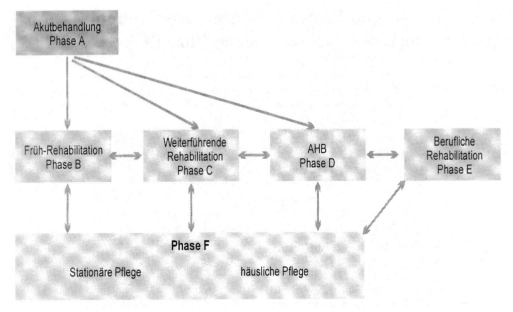

Abb. 1 Versorgung schwer Schädelhirngeschädigter im Verbund

Pflegepersonalschlüssel	1:1	
Physiotherapie	1:8	(entsprechend ca. 5 Therapieeinheiten/Woche)
Ergotherapie	1:8	(entsprechend ca. 5 Therapieeinheiten/Woche)
Logopädie	1:12	(entsprechend ca. 3 Therapieeinheiten/Woche)

Tab. 2 BAG Phase F Richtzahlen der personellen Ausstattung

Rahmenbedingungen

Die stationäre Rehabilitations-Langzeitpflege von Phase-F-Patienten findet in vollstationären zugelassenen Pflegeeinrichtungen statt, im Rahmen des SGB II und des BSHG.

Die BAG Phase F, eine bundesweite Arbeitsgemeinschaft von derzeit über 50 Pflegeeinrichtungen, die Phase-F-Patienten versorgen, hat in den letzten beiden Jahren hierfür Empfehlungen für Rahmenbedingungen erarbeitet, die zunächst strukturelle Voraussetzungen schaffen sollen, unter denen diese spezielle Gruppe der Betroffenen adäquat gepflegt, betreut und therapiert werden kann.

Natürlich muss man davon ausgehen, dass jede Einrichtung, die Phase-F-Patienten auf nimmt, zunächst den Qualitätsanforderungen eines guten „normalen" Pflegeheimes entspricht.

Um den Bedürfnissen der zumeist schwerstpflegebedürftigen Phase-F-Patienten gerecht zu werden, bedarf es aber einer Reihe von Verbesserungen, insbesondere in der personellen Ausstattung. Die BAG Phase F empfiehlt die in Tab. 2 genannten Richtzahlen.

Hinzu kommen noch zusätzlich Musiktherapie und Neuropsychologie sowie, aufgrund der notwendigen intensiven Angehörigenarbeit, Sozialarbeit (Schlüssel 1:30).

Die ärztliche Versorgung erfolgt i. d. R. über niedergelassene Hausärzte, die für diesen speziellen Fachbereich fortgebildet sein sollen. Eine neurologische Mitbehandlung sollte gewährleistet sein. Mit diesen personellen Rahmenbedingungen können die folgenden Behandlungs- bzw. Rehabilitationsziele erreicht werden

Behandlungs- bzw. Rehabilitationsziele

Im Vordergrund der Behandlung und Rehabilitation in der Phase F steht zunächst die Wiedererlangung grundsätzlicher, „basaler" Fähigkeiten:

- Verbesserung des Bewusstseinszustandes und Herstellen einer Kommunikations- und Kooperationsfähigkeit
- weiterführende Mobilisierung
- Minderung des Ausmaßes von Schädigungen des ZNS und PNS
- Vermeidung sekundärer Komplikationen (Kontraktur, Dekubitus etc.)
- Schaffung einer Wohnumgebung, welche als Voraussetzung für den rehabilitativen Erfolg eine behütete, für den Betroffenen adäquate und seinem Befund angemessene soziale Integration innerhalb seiner stationären Wohngemeinschaft gewährleistet
- Planung und Überleitung in eine ambulante häusliche Umgebung
- bei Befundverbesserung Planung und Einleitung einer erneuten frührehabilitativen Behandlung in einer dafür geeigneten Einrichtung der Phasen B/C
- Einbindung und Schulung der Angehörigen in Ausbildungsmaßnahmen

Die Leistungen innerhalb der Phase F beziehen sich auf die drei eng miteinander verzahnten Bereiche Wohnen und Betreuung, pflegerische Versorgung und medizinisch-therapeutische Versorgung, ohne zeitliche Begrenzung der Behandlungsdauer.

Durch die Erfahrungen der Mitgliedseinrichtungen der BAG Phase F kann man feststellen, dass sich der Zustand der früher oft als „aussichtslos" oder gar „austherapiert" abgestempelten Patienten oft verbessert – bis hin zu einer möglichen Weiterversorgung im häusliche Umfeld oder einer Wiederaufnahme in einer Einrichtung der Phase B oder C zur weiteren intensiven Rehabilitation. Auch das schwerstgeschädigte Gehirn ist bei entsprechender Behandlung langfristig in der Lage, Fähigkeiten neu zu erlernen.

Voraussetzung oder auch notwendige Basis für eine mittel- und langfristige Zustandsverbesserung bzw. zumindest eine Zustandserhaltung muss eine hochqualifizierte, präventiv und prophylaktisch arbeitende Pflege sein, die sich auch als Pflegetherapie versteht und die Aspekte der basalen Stimulation und anderer Therapien ständig in die Arbeit mit einbezieht. Dies setzt natürlich voraus, dass der Anteil an examinierten Pflegekräften höher als der durch die HeimPersV festgelegte Anteil von 50 % sein sollte und dass die Pflegekräfte bereit und in der Lage sind, sich durch ständige Fortbildung in ihrer fachlichen und sozialen Kompetenz für diese spezielle Patientengruppe fortzubilden. Insbesondere ist eine innere Haltung erforderlich, auf diese – meist nicht zur verbalen Kommunikation fähigen und meist auch absolut hilflosen – Menschen einfühlsam einzugehen und sie zu begleiten. Aber ebenso ist auch die Fähigkeit der professionellen Abgrenzung wichtig, um das teilweise zu beobachtende „Burn-out" der Pflegekräfte zu vermeiden.

Nur wenn die hochwertige Pflege sichergestellt ist, können die Aktivitäten der Therapeuten und Ärzte zu einem Erfolg führen.

So kann z. B. Physiotherapie die Anbahnung und das Wiedererlernen von Eigenbewegungen fördern, Logopädie kann durch Schlucktraining bzw. facio-orale Stimulation dazu beitragen, den Patienten von der oft noch vorliegenden Trachealkanüle zu entwöhnen und allein dadurch die Lebensqualität des Betroffenen deutlich erhöhen. Psychosoziale Betreuung, die über den verbesserten Pflegepersonalschlüssel gewährleistet werden kann, ist ebenso von großer Wichtigkeit, um die Integration in ein soziales Miteinander im Heim sicherzustellen.

Weitere Voraussetzungen für eine angemessene Langzeitversorgung sind natürlich auch eine an die speziellen Erfordernisse angepasste räumliche und sächliche Ausstattung der Einrichtung mit den notwendigen Hilfsmitteln.

Ebenso sollten Phase-F-Patienten nicht „eingestreut" innerhalb des Hauses sein, sondern in eigenständigen Einheiten von ca. 10–15 Bewohnern versorgt werden. So kann eine den Bedürfnissen angepasste Tages- und Betreuungsstruktur geschaffen werden.

Probleme bei der Umsetzung

Wenn eine Einrichtung über die bisher dargestellten Möglichkeiten einer qualifizierten Facheinrichtung für Phase-F-Patienten verfügt, kann sie den Betroffenen ein menschenwürdiges Weiterleben und eine zwar meist nur langsam fortschreitende, aber dennoch feststellbare sinnvolle Rehabilitation ermöglichen.

Leider gibt es in Deutschland bisher jedoch noch keine einheitliche Versorgungsstruktur. Erst durch die Aktivitäten insbesondere des Bundesverbandes „Schädel-Hirnpatienten in Not" und auch der BAG Phase F konnte bei Kostenträgern zumindest die Bereitschaft zu Gesprächen über die besondere Situation der Schädelhirnverletzten geschaffen und insbesondere im Bereich der Phase B bereits deutlich verbessert werden.

Schließlich sind die genannten Rahmenbedingungen immer mit deutlich höheren Kosten als im normalen Pflegeheim verbunden. Und da die Finanzierung bislang nur gemäß dem SGB II zum Teil sichergestellt ist, sind die Probleme vorgezeichnet: Da das SGB II nur gedeckelte Teilbeträge finanziert, muss zunächst das Vermögen des Betroffenen verbraucht und dann in aller Regel die Sozialhilfe in Anspruch genommen werden. Und was das für die betroffene Familie bedeutet, muss nicht weiter erläutert werden.

Hier gibt es leider in den Bundesländern noch keinerlei einheitliche Regelungen. Nur in Hessen und Niedersachsen sind landesweite Regelungen und Rahmenvereinbarungen vorhanden, die es spezialisierten Einrichtungen oder Abteilungen erlauben, zumindest im Pflegebereich annähernd die hier genannten und fachlich erforderlichen Rahmenbedingungen zu schaffen. In anderen Ländern gibt es vereinzelte Sondervereinbarungen mit einzelnen Heimen; die Rahmenbedingungen und damit die Tagessätze unterscheiden sich jedoch sehr.

Der zweite große Problembereich ist die Finanzierung der dauerhaft notwendigen Therapien. Da Therapie über die Krankenkasse nach SGB V finanziert werden muss, sind diese i. d. R. nicht im Pflegesatz enthalten. Es entstehen dadurch für die verordnenden Hausärzte große Probleme für deren Budgets bzw. auch große Probleme mit den Verordnungsrichtlinien der KV, die nicht vorsehen, z. B. Physiotherapie länger als 6 Monate rezeptieren zu dürfen, wenn nicht ein signifikanter Behandlungserfolg nachweisbar ist. Wer nicht nach 6 Monaten wieder „gesund" ist, erhält auch keine Therapie mehr. Und die Bereitschaft, solch kostenintensive Patienten als Hausarzt zu versorgen, ist daher bei manchen Ärzten leider nicht sehr ausgeprägt. Hier sollten Sonderregelungen für Hausärzte möglich sein, um die Betroffenen angemessen mit den notwendigen, dauerhaften Therapien versorgen zu können.

Da die Einrichtungen vom Rechtsstatus her Pflegeheime sind, ist zurzeit eine direkte Finanzierung über die Krankenkasse nicht möglich.

Auch im Bereich der Heil- und Hilfsmittel treten zunehmend Probleme auf, da die Krankenkassen sich in ihrem Sparzwang oft weigern, notwendige Hilfsmittel zu genehmigen, da diese nach deren Auffassung nur der Erleichterung der Pflege dienen und daher vom Heim vorzuhalten sind. Diese Ansicht geht bis hin zur Ablehnung der Versorgung mit der lebensnotwendigen Sondenkost, wie die gerade derzeit laufende Diskussion über die Hilfsmittelrichtlinien leider zeigt.

In Verhandlungen mit Sozialhilfeträgern und Pflegekassen ist es nicht erwünscht, überhaupt das Wort „Rehabilitation" zu verwenden oder Personal für Therapie einzuplanen, woraus man ersieht, dass in der öffentlichen Meinung es noch nicht verankert ist, diesen Patienten eine Rehabilitation weiterhin zuzubilligen.

Fazit

Eine Reha-Langzeitpflege für schwerstbetroffene Phase-F-Patienten ist aufgrund der bisherigen Erfahrungen notwendig und sinnvoll, um diesen Menschen ein menschenwürdiges weiteres Leben zu ermöglichen und um die vorhandenen Reha-Potentiale mittel- und langfristig auszuschöpfen. Nach dem neuen SGB IX hat jeder Bürger ein Recht auf Rehabilitation, auch wenn diese langfristig oder gar sein ganzes Leben lang nötig ist.

Um die Versorgungssituation der Betroffenen zu verbessern, ist es nötig, zunächst bundeseinheitliche Rahmenbedingungen und Definitionen zu schaffen. Es kann nicht sein, dass z. B. ein Hesse angemessen weiterversorgt und therapiert wird und ein Bürger eines anderen Bundeslandes im normalen Pflegeheim „verwahrt" wird.

Den Patienten muss der Status des Kranken zugebilligt werden, damit sich die Krankenkassen auch weiterhin an den rehabilitativen und krankheitsbedingten Kosten beteiligen, um somit auch den Patienten bzw. den Sozialhilfeträger finanziell zu entlasten.

Es ist zu hoffen, dass diese Tagung zu einer Veränderung des Bewusstseins in der Öffentlichkeit und zu einer Verbesserung der Versorgungssituation der Betroffenen beitragen kann.

Literatur

DVfR: Empfehlungen zur Rehabilitation und Pflege von Menschen mit schwersten neurologischen Schädigungen – Standards der Langzeitbehandlung in Phase F. Bericht über die Klausurkonferenz am 10./11. Mai in Maikammer/Pfalz. Veranstalter: Deutsche Vereinigung für die Rehabilitation Behinderter e. V. (DVfR), Bundesarbeitsgemeinschaft für Rehabilitation (BAR), Bundesverband Schädel-Hirnpatienten in Not e. V., Kuratorium ZNS. Heidelberg 1996

Ralf Schmutz-Macholz, Geschäftsführer, Pflegeteam Odenwald GmbH, Lotzenweg 38, 69483 Wald-Michelbach
E-Mail: pflegeteam.odenwald@t-online.de

Mitglied im Bundesvorstand der Bundesarbeitsgemeinschaft Phase F

Qualitätssicherung in der Ergotherapie bei erworbenen Schädigungen des zentralen Nervensystems

Carola Habermann

1 Qualitätsmanagement in der Ergotherapie

Qualitätssicherung im Rahmen eines institutionell (Klinik, Praxis, Ambulanz) gegebenen Qualitätsmanagements (QM) ist in allen Fachbereichen der Ergotherapie verbreiteter Standart. Über die allgemeinen Grundsätze des QM in der Ergotherapie ist im Lehrbuch „Ergotherapie – Vom Behandeln zum Handeln" sowohl im Kapitel über die Systematik der Ergotherapie als auch im Kapitel „Neurologische Behandlungsverfahren" geschrieben worden (Scheepers et al. 2000, 112 ff. und 213 ff.).

Für die Ergotherapie gelten die gleichen Ziele und Grundprinzipien des QM wie in der gesamten QM-Politik des Gesundheitswesens (Habermann 2001):

- Zufriedenheit der uns anvertrauten Patienten erhöhen
- In den Organisationsbereichen die Ablaufprozesse beherrschen, Fehler und damit verbundene Kosten vermeiden
- Vertrauen bei Kostenträgern, verordnenden Ärzten, Patienten und ihren Angehörigen schaffen durch Ablauftransparenz (alle vorherigen – Voigt 1996)
- Mitarbeiterorientierung und Partizipation schaffen (Harth u. Wolf 2000)

An dieser Stelle soll beispielhaft auf einige Konzepte der qualitätssichernden Maßnahmen für die Organisationsbereiche der Ablaufprozesse eingegangen werden. Diese beziehen sich auf die Prozess- und Ergebnisqualität, das heißt, der ergotherapeutische Behandlungsprozess und seine Evaluation soll auf verschiedenen Ebenen in ihrer Qualität nachvollziehbar sein. Für alle therapeutischen Disziplinen in der Arbeit mit Patienten mit erworbenen Schädigungen des zentralen Nervensystems sind die Überprüfung von Prozess- und Ergebnisqualität sehr wichtig, da die Behandlungsansätze, -modelle und -konzepte für diese Patienten vielfältig und in ihrer Wirksamkeit nicht immer sicher evaluiert sind (Habermann u. Kolster 2002).

2 Übergreifende Prozesse der Qualitätssicherung

2.1 Clinical Reasoning

„Klinisches Reasoning" bedeutet „kognitive Prozesse, bei denen es um die Verarbeitung von Informationen, das Lösen von Problemen, das Beurteilen und das Entscheiden im Verlauf der Befunderhebung, Behandlungsplanung und Intervention geht" (Hagedorn 1999 a, 46).

In der Ergotherapie beinhalten diese kognitiven Prozesse ein gewohntes, qualitätssicherndes Prinzip: Warum und wie handelt die Ergotherapeutin mit ihren Patienten. Clinical Reasoning ermöglicht aus dem praktischen Arbeiten heraus die Theoriebildung und trägt somit zur weiteren Entwicklung der Legitimation ergotherapeutischen Handelns bei. Eine Möglichkeit, Clinical Reasoning anzuwenden, besteht beispielsweise in der „Diagnostizierung von Problemen" eines Patienten durch das „Diagnostic Reasoning", mit folgenden Arbeitsschritten:

- Informationen beschaffen
- Informationsanalyse und Hypothesenbildung
- Hypothesenüberprüfung
- Diagnostisches Reasoning

(Habermann u. Kolster 2002)

Durch die Ausformulierung dieser Denkprozesse begründet die Therapeutin ihre praktische Handlung mit dem Patienten auf der Theorieebene. Sie macht diese dadurch nachvollziehbar und in ihrer Wirkweise überprüfbar. Zudem erleichtert das klinische Reasoning, gezielt Handlungsmodelle für die Beschreibung der Behandlung des Patienten auszuwählen (Hagedorn 1999 b).

2.2 Evidence-based practice

Für die Ergotherapie im Bereich der erworbenen Schädigungen des zentralen Nervensystems wird „evidence-based practice" zur Qualitätssicherung angewandt, um die Anwendung verschiedener Behandlungsmethoden und -konzepte oder (wie sie bei Habermann u. Kolster 2002 genannt werden) Bausteine ergotherapeutischen Wirkens zu begründen.

Evidence-based practice dient dazu, Entscheidungen, wie o. g. für eine Behandlungsmethode, systematisch nach Nützlichkeit und Sinnhaftigkeit zu überprüfen. Natürlich bleibt dabei die Fragestellung, wie Nützlichkeit und Sinnhaftigkeit für die Praxis beurteilt werden, wie die beste Evidenz festgestellt werden kann. Hierzu können u. a. Forschungen, Studien und Expertenmeinungen herangezogen werden. Ein stufenförmiger Prozess zur „Evidenz-basierten Praxis" für die Ergotherapie wird von Jerosch-Herold (2000) beschrieben (siehe hierzu auch Platz 2001).

2.3 Qualitätszirkel

Ergotherapeutische Qualitätszirkel arbeiten unter festgelegten Bedingungen mit kollegialem Erfahrungsaustausch bei systematischer Moderation. Das von der Gruppe definierte Ziel sollte auf therapeutische Leitlinien zur Überprüfung der Therapieprozesse festgelegt sein. Der Weg und die Zielerreichung werden üblicherweise dokumentiert und evaluiert. Das Themenspektrum orientiert sich dabei an praxisbezogenen Problemen des ergotherapeutischen Alltags.

Der Deutsche Verband der Ergotherapeuten (DVE) hat 1999/2000 ein einjähriges Projekt mit fünf Qualitätszirkeln gefördert, um die Arbeitsweise und Evaluationsformen in deutschen Ergotherapiekreisen bekannter zu machen (Habermann 2001). In den Fachkreisen des DVE haben in Zusammenarbeit mit der AG QS des DVE Qualitätszirkel begonnen, normierte Evaluationsinstrumente, die in den gesamten Fachbereichen angewendet werden, aufzulisten und nach ihrer praktischen Anwendung hin zu überprüfen. Begonnen hat damit der Fachkreis „Pädiatrie", weitere werden folgen.

3 Qualitätssicherung durch Evaluation über die ergotherapeutische Befunderhebung (nach Habermann u. Kolster 2002)

3.1 Ziel der ergotherapeutischen Qualitätssicherung

Eine große Bedeutung für die ergebnisorientierte, aber auch prozessorientierte Qualitätssicherung hat der ergotherapeutische Befund. Er dient als Dokumentation für den Nachweis der durchgeführten Behandlungen, aber besonders auch der Evaluation zur Überprüfung der Wirksamkeit der Behandlung. Die vorwiegende Blickrichtung, nach denen bei erworbenen Schädigungen des zentralen Nervensystems Befunde erhoben werden, ist die Suche nach den sensomotorischen und neuropsychologischen Störungen, die ein Patient aufweisen könnte.

Allerdings muss in der Ergotherapie der Bezug zum individuellen Handlungsrahmen des Patienten, in dem er nun in einer veränderten Situation agiert, hergestellt werden. Da die Handlung eines Individuums immer von seiner Persönlichkeit und seinen sozio-ökologischen Bedingungen abhängt, müssen diese von der Ergotherapeutin wahrgenommen und in der Befunderhebung aufgenommen werden. Notwendige oder durchgeführte Veränderungen dieses Bezugsrahmens werden selbstverständlich ebenfalls evaluiert.

Der ergotherapeutische Befund eines Patienten dient dem Ziel, eine differenzierte Analyse der Faktoren zu erstellen, die zum Gelingen oder auch Nichtgelingen von Handlungen, Bewegungen und Informationsverarbeitung beitragen. Diese Analyse ist die Grundlage der Behandlung, sie ermöglicht eine Hypothesenbildung über die Fähigkeiten des Patienten sowie über die Ursache seiner Defizite. Weiterhin verhilft sie zur Einschätzung der Auswirkungen auf seine Handlungs- und Basisfähigkeiten und den durch therapeutische Intervention bewirkten Veränderungen, der Evaluation.

3.2 Struktur der ergotherapeutischen Evaluation

Die Strukturen der Evaluation ergeben sich zunächst aus den Arbeitsbereichen und Behandlungsprinzipien der Institutionen, in denen sich die ergotherapeutische Abteilung befindet. Aber auch das Vorwissen und die Denkweise der jeweilig tätigen Ergotherapeutin bestimmen die Form und den Inhalt der Befunderhebung. Es kann aber auch vorkommen, dass die Ergotherapeutin in Institutionen arbeitet, in denen die Qualitätssicherung noch nicht über ergotherapiespezifische Befundsysteme durchgeführt wird oder verwendete Befundsysteme nicht die ergotherapeutische Spezifität widerspiegeln.

Zur Qualitätssicherung werden die von der Therapeutin erhobenen Befunde in unterschiedlichen Dokumentationssystemen festgehalten. Dabei ist die Struktur des Befundes eng verbunden mit der zugrunde liegenden Methode des jeweiligen Dokumentationssystems, beispielsweise mit folgenden Unterteilungen:

- Interviewbögen, die strukturierte Befragung des Patienten und/oder seiner Angehörigen ermöglichen
- Beobachtungsbögen, die eindeutige Kriterien zur gezielten Beobachtung festlegen
- Protokollbögen von Screeningverfahren, die verschiedenste Leistungen aus unterschiedlichsten Bereichen zunächst nur dokumentieren
- Assessments, die multidimensionell die Gesamterfassung und Bewertung des Patienten festhalten

Diese Befunde dienen, schriftlich festgehalten, der Evaluation ergotherapeutischer Interventionen und sind, wie oben erwähnt, in Abhängigkeit von der Institution und der Ergotherapeutin unterschiedlich. Wünschenswert wäre, dass für bestimmte Bereiche und Schwerpunkte einheitliche Befundsysteme angewendet werden. Für Teilbereiche werden u. a. folgende Evaluationssysteme angewendet, die aber weniger ergotherapie- und handlungsspezifisch sind:

- Barthel-Index und Modifikationen
- FIM
- Rivermead: Motor Assessment und ADL-Skala
- Webster-Skala
- Ashburn Assessment
- Monofilamente der Testreihe Semmes-Weinstein
- Fugl-Meyer Test
- Action Research Arm Test
- Box-and-Block Test

3.3 Struktur der handlungsorientierten ergotherapeutischen Evaluation

Da die o. g. Evaluationssysteme wenig ergotherapiespezifisch sind, erobern handlungsorientierte Systeme, in Anlehnung an die Praxismodelle (Hagedorn 1999), immer mehr auch die Ergotherapie im Arbeitsfeld der erworbenen Schädigungen des zentralen Nervensystems.

Ein Beispiel für die handlungsorientierte Evaluation ist der „Canadien Occupational Performance Measure (COPM)" (Law et al.1999, George et al. 2001). In der Anwendung ermöglicht er, mit handlungsorientierten Beobachtungskriterien, anhand notwendiger Alltagshandlungen folgende Bereiche gemeinsam mit dem Patienten zu bewerten:

- Selbständigkeit
- Produktivität
- Freizeitverhalten

Da das Arbeitsfeld der Ergotherapeutinnen ein umfassendes ist und eine ganzheitliche

Sichtweise des Patienten beinhaltet, muss sich die Evaluation auch noch auf folgende weiteren Bereiche ausdehnen:

- Evaluation der Anwendung von adaptiven Verfahren
- Evaluation zu Veränderungen in der Umwelt des Patienten:
  - mit Besuch im Umfeld des Patienten
  - mit Schul- und Arbeitsplatzbesuch
  - mit Befunderhebung des Bedarfs und der Evaluation des Gebrauchs von Hilfsmitteln

3.4 Ergotherapeutische Entwicklungen auf dem Gebiet der Evaluation

Bedauerlicherweise gibt es noch wenig veröffentlichte ergotherapiespezifische Instrumente, die der Evaluation von Handlungsdefiziten der Patienten nach erworbenen Schädigungen des zentralen Nervensystems dienen. Diese sind überwiegend von Therapeutinnen selbst entwickelt und aus ihren Beobachtungen erfahrungsgeleitet entstanden. Da die Ergotherapie als globales Ziel die Wiederherstellung oder den Erhalt der Handlungsfähigkeit des Patienten postuliert, ist es sinnvoll, ein Evaluationssystem nach diesen Kriterien auszuwählen oder aufzubauen. Die dazu notwendigen Beobachtungskriterien können beispielsweise entlang der ICIDH-2-Kriterien entwickelt werden und die Funktionsstörungen auflisten, die an Aktivität und Partizipation hindern. Hier spielen auch die Kontextfaktoren eine Rolle, da die Ergotherapie befunden muss, *welche* Umweltbedingungen den Patienten *wie* an der Aktivität und Partizipation hindern.

Zurzeit geläufige, anwendererprobte Evaluationsinstrumente, die von Ergotherapeutinnen entwickelt wurden, sollen hier kurz aufgezeigt werden:

Eine von Ergotherapeutinnen entwickeltes Übergabeformblatt „GUT IN FORM$_{IERT}$" ist von Brüggen und Grasse (2000). Es dient der Evaluation des Behandlungsprozesses und -ergebnisses sowie der Übergabe zwischen Ergotherapeutinnen vom klinischen Bereich in die Praxis als Informationsweitergabe über den Behandlungsstand erwachsener Patienten mit erworbenen Schädigungen des zentralen Nervensystems. Dieses Formblatt berücksichtigt mehrere Faktoren menschlichen Handelns bzw. der Beschreibung der Handlungsbeeinträchtigung.

Das *Neuropsychologische Befundsystem für die Ergotherapie* (Michal 1996) ist als ein Screening entwickelt worden, welches einen Überblick über die möglichen neuropsychologischen Störungen geben kann. Einige Kriterien werden in Alltagshandlungen beobachtet, andere sind mit Papier-Stift-Aufgaben zu befunden. Ein systematisierender Befundbogen und die dazu untergliederten Arbeitsblätter zur Befunderhebung der Teilbereiche ermöglichen, neuropsychologische Fähigkeiten zu überprüfen und Veränderungen durch die Ergotherapie zu evaluieren.

Das *Ergotherapeutische Assessment* (Voigt-Radloff et al. 2000) ist ein von Ergotherapeutinnen und -therapeuten entwickeltes Befundsystem, welches mit Bewertungsskalen für die Ergotherapie relevante Kriterien abfragt und einschätzen lässt. Die beurteilten Bereiche sind handlungsorientiert entlang der ADL-Fähigkeiten und kontextbezogen durch Abfrage der sozialen und häuslichen Situation. Des Weiteren ist das Assessment schädigungsorientiert durch eine Bewertungsskala von eins bis vier, die damit die möglichen Funktionen anhand von Aktivitäten beurteilen. Durch die tabellarische Anordnung ermöglicht dieses Assessment die Evaluation durch den Punktevergleich einer Erst- und Zweitbefunderhebung. Das Assessment befindet sich mittlerweile in einer Feldstudie zu Akzeptanz, Praktikabilität und Prozessqualität.

Gudrun Árnadóttir, isländische Ergotherapeutin, hat nach ihrer Ausbildung in den USA begonnen, ein ADL-orientiertes Befundsystem, genannt A-One (Árnadóttir 1990), zu entwickeln. Es dient der Erfassung des funktionalen Status und kortikaler Dysfunktionen. Der Befund bezieht sich auf die Bereiche An-/Ausziehen, Körperpflege, Ernährung, Mobilität und Kommunikation. Er soll so angewendet werden, dass das „Neuroverhalten" („neurobehavior", Árnadóttir 1990) in standardisierten, alltagsrelevanten Situationen überprüft wird. Der Befund zeigt dann, wie groß die funktionelle Unabhängigkeit der Patienten in diesen Bereichen ist und welche neurophysiologischen und/oder neuropsychologischen Schädigungen der Patient hat und wie diese seine Alltagshandlungen beeinflussen. Die Anwendung des Tests ist in der deutschen Ergotherapie allerdings nicht weit verbreitet, obwohl er bezeichnend zur Evaluation von Veränderungen durch die ergotherapeutische Behandlung geeignet ist.

Einen sehr ausführlichen Befund von Feinmotorikstörungen, aber auch Befunde der Fähigkeiten der indirekt betroffenen und/oder nicht dominanten Hand erfasst der *Allensbacher Feinmotoriktest,* der von dem Ergotherapeuten Neidhard 1992 entwickelt wurde. Dieser ermöglicht, verschiedenste feinmotorische Kriterien im therapeutischen Verlauf zu evaluieren. Diese Kriterien werden in Teilbereichen mit typischen Alltagshandlungen überprüft.

4 Fazit

Insgesamt bleibt festzustellen, dass die meisten Befundarten nicht deutlich genug klären, warum der Patient eine Aktivität nicht ausführen bzw. warum er sie nach einer Behandlung möglicherweise doch ausführen kann. Der ergotherapeutische Gesamtbefund und seine Interpretation verhilft zu präzisieren, ob es sich um eine sensomotorische, neuropsychologische, psychosoziale oder durch Störungen im Umfeld entstandene Ursache handelt oder welcher dieser Bereiche durch eine Störung das hauptsächliche Handlungshindernis ist. Diese genaue Befundinterpretation und seine Bewertung zur Schwerpunktbildung ermöglicht wiederum die Qualitätssicherung des Behandlungsprozesses. Mit dem fortlaufenden ergotherapeutischen Befund wird evaluiert, ob das richtige Behandlungsverfahren für die richtige Ursache der Handlungsstörung des Patienten mit der erworbenen Schädigung des ZNS angewendet wurde und dient damit der Qualitätssicherung für diesen Bereich.

5 Literatur

Árnadóttir G. The Brain and Behavior, Assessing Cortical Dysfunction Through Activities of Daily Living. St. Louis, USA: Mosby; 1990

Brüggen S, Grasse K. GUT IN FORM$_{IERT}$. Ergotherapie & Rehabilitation 39:5 (2000) 5–7

George et al. Canadien Occupational Performance Measure (COPM) – patientenzentrierte Zielfindung und Outcome-Messung in der Ergotherapie. Neurologie & Rehabilitation 7:4 (2001) 185–191

Habermann C, Kolster F. Ergotherapie im Arbeitsfeld Neurologie. Stuttgart: Thieme; 2002

Habermann C. Qualitätszirkel (QZ) in der Ergotherapie – Ein Projekt zum kontinuierlichen Qualitätsmanagement des DVE. Ergotherapie & Rehabilitation 40:5 (2001) 7–19

Hagedorn R. Theorie in der Ergotherapie – eine konzeptionelle Grundlage für die Praxis. In: Jerosch-Herold Ch, et al. (Hrsg). Ergotherapie – Reflexion und Analyse. Berlin: Springer; 1999 a

Hagedorn R. Umsetzen von Modellen in die Praxis. In: Jerosch-Herold Ch, et al. (Hrsg). Ergotherapie – Reflexion und Analyse. Berlin: Springer; 1999 b

Harth A, Wolf I. Qualitätsmangement. In: Scheepers et al. (Hrsg). Ergotherapie – Vom Behandeln zum Handeln. 2. Aufl. Stuttgart: Thieme; 2000

ICIDH-2, International Classification of Functioning and Disability. Beta-2 draft, Full Version. Geneva: World Health Organisation; 1999 Deutschsprachiger Entwurf, Frankfurt a. M.: Verband Deutscher Rentenversicherungsträger (VDR); Februar 2000

Jerosch-Herold Ch. Evidenz-basierte Praxis. Ergotherapie & Rehabilitation 39:5 (2000) 13–19

Law M, et al. Das Kanadische Modell der Occupational Performance und das Canadian Occupational Performance Measure. In: Jerosch-Herold Ch, et al. (Hrsg.). Ergotherapie – Reflexion und Analyse. Konzeptionelle Modelle für die Ergotherapie. Berlin: Springer; 1999

Michal C. Neuropsychologisches Befundsystem für die Ergotherapie. Berlin-Heidelberg: Springer; 1996

Neidhart B, Kannheiser I. AFM-Test/Ergo-Konzept. Allensbach: Selbstverlag; 1992

Platz T. Evidenzbasierte Medizin – Was heißt das für Assessment und Therapie. In: Minkwirtz K, Platz T. (Hrsg.). Armmotorik nach Schlaganfall. Neue Ansätze für Assessment und Therapie. Idstein: Schulz-Kirchner; 2001

Scheepers et al. Ergotherapie – Vom Behandeln zum Handeln. 2. Aufl. Stuttgart: Thieme; 2000

Voigt W. Qualitätsmanagement in der Altenpflege. In: Kraemer-Fieger et al. (Hrsg.). Qualitätsmanagement in Non-Profit-Organisationen. Wiesbaden: Gabler; 1996

Voigt-Radloff S, Schochat T, Heiss HW. Das Ergotherapeutische Assessment: Feldstudie zu Akzeptanz, Praktikabilität und Prozessqualität. Die Rehabilitation 39 (2000) 255–261

Carola Habermann, Ergotherapeutin, Haferbusch 34, 51467 Bergisch Gladbach
E-mail: habermac@smail.uni-koeln.de

Ist das berufsgenossenschaftliche Heilverfahren für rehabilitationsbedürftige Unfallopfer durch die Anwendung eines Fallpauschalensystems gefährdet?

Gerhard Exner

Zusammenfassung

Auch in den Sondereinrichtungen der Berufsgenossenschaften (Vereinigung der Berufsgenossenschaftlichen Kliniken e. V.) ist mit der Einführung der vorgesehenen Entgeltverordnung damit zu rechnen, dass die bisherigen Heilverfahren für rehabilitationsbedürftige Unfallopfer gefährdet werden. Mit dem Instrumentarium der neuen Entgeltverordnung – dargestellt in ICD-10 und OPS-301 – ist eine korrekte Abbildung der komplexen Behandlungsabläufe nicht möglich, da weder die Komplexität der Diagnosen noch die Behandlungsabläufe, insbesondere sofern sie in den rehabilitativen Anteil hinein reichen, komplett wiedergegeben werden können. Zudem kann mit dem DRG-System das Nebeneinander von Akutbehandlung und gleichzeitig notwendigen rehabilitativen Maßnahmen nicht erfasst werden. Die Schnittstellenproblematik ist mit dem Referentenentwurf zur Einführung dieses Gesetzes völlig ungelöst. Somit wird der gesamte Behandlungsaufwand nicht dargestellt werden können. Zum Dritten wird es besonders bei den schwerstverletzten Unfallopfern, von denen hier die Rede ist, wie Querschnittgelähmte, Brandverletzte und Schädelhirntraumatisierte, nicht möglich sein, tragfähige Patientensegmente zu bilden, aus denen ein aufwandsgerechter Case-mix gebildet werden kann.

Gesetzliche Lage und deren Gefahren

Am 29.08.2001 hat die Bundesregierung im Kabinett den Referentenentwurf zur Einführung des § 17b KHG gebilligt. In diesem Referentenentwurf werden die betroffenen klinischen Einrichtungen beschrieben. Dazu zählt auch die Vereinigung der Berufsgenossenschaftlichen Kliniken. Aufgabe dieser Sondereinrichtungen zur Versorgung schwerstverletzter Unfallopfer ist es, die Heilverfahren unter Einsatz aller geeigneten Mittel zu betreiben. Die Angehörigen der gesetzlichen Unfallversicherung gelangen zusätzlich in den Genuss der Kostenträgerschaft aus einer Hand vom Tag des Unfalles an bis in die lebenslange Nachsorge. Die Organisation solcher Behandlungsverfahren und insbesondere der dazu fähigen Sondereinrichtungen liegt in den Händen der Berufsgenossenschaften und wird federführend koordiniert über den Hauptverband der gewerblichen Berufsgenossenschaften in St. Augustin. Dazu sind seitens des Hauptverbandes auf der Grundlage jahrzehntelanger ärztlicher Erfahrungen Denkschriften verfasst worden, insbesondere für drei Patientensegmente besonderer Art. Es handelt sich dabei um querschnittgelähmte, brandverletzte und um schädelhirntraumatisierte Patienten. Hinweisen möchte ich auf die Denkschrift „Zur Neuordnung der Behandlungszentren für Querschnittgelähmte in der Bundesrepublik Deutschland mit Planungsrichtwerten für Neubauten", die sich zur Erstellung optimaler Behandlungseinrichtungen und zu Behandlungsstandards äußert. Analoge Denkschriften wie für die Querschnittgelähmten, für die ich hier spreche, gibt es auch für die beiden anderen o. e. Patientengruppen. Die folgenden Ausführungen sind analog für alle drei Behandlungsgruppen anzuwenden. Tatsache ist, dass der Behandlungsaufwand, der betrieben wird, weit über den Rahmen des § 17 b KHG hinausgeht. Insofern ist die Frage, ob für rehabilitationsbedürftige Unfallopfer durch die Anwendung eines Fallpauschalensystems eine Gefährdung besteht, ganz klar mit *ja* zu beantworten.

Dem ist entgegenzuhalten, dass das Gesetz die Ausnahme der Angehörigen der gesetzlichen Unfallversicherung ausdrücklich vorsieht. Die Spezialeinrichtungen der Berufsgenossenschaften sind allerdings immer für Angehörige der Krankenkassen offen gewesen, die hinwiederum das hochqualifizierte Angebot gern genutzt haben für ihre Schwerverletzten. Es wird also dazu kommen, dass innerhalb einer Einrichtung Betroffene nach den Richtlinien des SGB V behandelt werden und andere nach denen des SGB VII. Ein Zwei-Klassen-System wird folgen, das dazu zwingt, zweierlei Maß anzulegen bei Patienten mit gleicher Diagnose. Das kann nicht das Ziel des Gesetzgebers sein.

Deshalb noch einmal: Das Fallpauschalensystem gefährdet die Versorgung rehabilitationsbedürftiger Unfallopfer.

Warum ist das so?

Begründen möchte ich meine negative Einschätzung anhand von drei Fragen, die ich in folgender Weise zur Debatte stelle:

1. Ist mit dem Instrumentarium der neuen Entgeltverordnung (ICD-10 in der Version 2.0 und OPS-301 in der Version 2.1 des SGB V) eine Abbildung der komplexen Behandlungsabläufe bei diesen Personengruppen überhaupt möglich?
2. Kann mit dem DRG-System das Nebeneinander von Akutbehandlung und gleichzeitig durchzuführender Rehabilitation überhaupt erfasst werden (Schnittstellenproblem)?
3. Sind bei den beschriebenen Personengruppen aufgrund der kleinen Fallzahlen der speziellen Patientensegmente überhaupt tragfähige Konstruktionen zum Case-mix möglich?

Der Fragenkatalog wäre sicher fortzusetzen. Allerdings gehe ich hier nur auf diese drei Gesichtspunkte ein.

Zu 1:
Die Instrumente der neuen Entgeltverordnung sind zur Abbildung der komplexen Behandlungsabläufe, wie wir sie bei so schwer verletzten Patienten wie Querschnittgelähmten, Brandverletzten oder Schädelhirntraumatisierten anzuwenden haben, vollständig ungeeignet. Aber auch Polytraumatisierte sind hier zu nennen.

Unter der Diagnose Querschnittlähmung gibt es z. B. nur eine sehr grobe Einteilung in Tetra- und Paraplegie und noch die Möglichkeit, eine Lähmung als komplett und inkomplett zu bezeichnen – vollkommen unzureichend, um das breite Spektrum der Querschnittlähmung überhaupt zu klassifizieren. Bedenkt man die Behandlungsziele und die möglichen Ergebnisse, so ist die Unterscheidung insbesondere der Tetraplegie zu differenzieren. Wir unterscheiden heute:

- *Die ultrahohe Tetraplegie.* Dabei handelt es sich um Halsmarkgelähmte oberhalb von C4 mit dauerhafter Beatmungspflicht. Bezogen auf die zu erreichende Selbständigkeit oder Pflegeabhängigkeit kann festgestellt werden, dass diese Patienten rund um die Uhr auf Pflege angewiesen sein werden.
- *Die hohe Tetraplegie.* Das sind nicht beatmungspflichtige Halsmarkgelähmte, die Funktionen in den Schultern und den Ellenbogengelenken haben können. Hier ist möglicherweise das selbständige Antreiben des Rollstuhls möglich und auch die Bewältigung von Teilen der kleinen Selbsthilfe. Dennoch wird der größte Teil der täglichen Verrichtungen des Lebens nur mit Hilfestellung abgeleistet werden können.
- *Die tiefe Tetraplegie.* Das sind Halsmarkgelähmte, die bei einer C6–C8-Funktion zumindest eine Funktionshand oder teilweise Greiffunktionen entwickeln können und somit eine begrenzte Selbständigkeit für tägliche Verrichtungen erreichen können.
- *Die hohe Paraplegie.* Sie bezeichnet hoch Brustmarkgelähmte, die volle Arm- und Handfunktion haben, aber keine Funktion am Rumpf und den unteren Extremitäten. Mit einer entsprechenden Behandlung und einer exakt angepassten, individuell zugerüsteten Hilfsmittelausstattung werden sie selbstverständlich selbständig.

- *Die tiefe Paraplegie.* Hier handelt es sich um Brust- und Lendenmarkgelähmte, die Funktionen im Rumpf und auch in den unteren Extremitäten haben, die teilweise bis zum Fußgängertum reichen. Auch hier ist vollständige Selbständigkeit zu erreichen.

Betrachtet man diese unterschiedlichen Lähmungshöhen, so ist erkennbar, dass sehr unterschiedliche Behandlungsziele bestehen und dementsprechend sehr unterschiedliche Behandlungsmethoden angewandt werden müssen. Wenn zusätzlich die Lähmung inkomplett ist, sich also während der Behandlung wieder Funktionen einstellen, die einen Wechsel der Behandlungsziele notwendig machen, können diese überhaupt erst im Verlauf der Behandlung definiert und endgültig angesteuert werden. 60 % aller Querschnittgelähmten sind inkomplett und insofern bzgl. ihrer Prognose erst im Verlauf der Behandlung zu klassifizieren.

Der ICD-10 gibt diese Differenzierung in keiner Weise her und ist daher überhaupt nicht geeignet, das obige Patientenkollektiv korrekt abzubilden.

Am Beispiel der Brandverletzten ist dieses ebenfalls festzustellen. Insbesondere bietet das Diagnosesystem keine Möglichkeit, spezielle, mit hohen Komplikationen behaftete Verletzungen, wie z. B. Starkstromunfälle oder Verätzungen, zu erfassen. Auch die Ausdehnung und die Tiefe von Brandverletzungen und damit der erforderliche therapeutische Aufwand können nicht dargestellt werden, insbesondere nicht nach den international anerkannten und eingeführten Standards. Zum Beispiel ist die für die Therapie, Versorgung und Prognose entscheidende Unterteilung der II-gradigen Verbrennungen in die Grade II a und II b im DRG-System nicht vorgesehen, obwohl bei der II-a-Verbrennung zumeist nur eine konservative Behandlung notwendig ist, während die tiefe II-gradige Verbrennung eine Vielzahl von operativen Eingriffen und rehabilitativen Maßnahmen nach sich zieht. Die schwersten, IV-gradigen Verbrennungen können sogar gar nicht erfasst werden.

Zudem zeigen die bisherigen Diagnoseverschlüsselungen zur DRG-Ermittlung mit dem australischen Grouper, dass sich auch in der Behandlung polytraumatisierter Patienten exakte Zuordnungen nicht vornehmen lassen. Als Beispiel seien die nicht langzeitbeatmeten Polytraumatisierten genannt, deren Beatmungszeit also deutlich unter 96 Stunden liegt.

Festzuhalten ist also, dass das Instrument ICD-10 ungeeignet ist zur Darstellung differenzierterer Diagnosen. Da das DRG-System aber ein diagnoseabhängiges System ist, wird es bei den hier erwähnten Patientengruppen versagen müssen.

Noch deutlicher hervorzuheben ist die mangelhafte Eignung des OPS-301 in der Version 2.1. Bei schweren Brandverletzungen zum Beispiel ist es in den ersten Wochen der Behandlung erforderlich, zahlreiche Operationen zur Hauttransplantation durchzuführen sowie nachfolgend über mehrere Wochen jeweils täglich die Verbände zu wechseln, mit großem Zeitaufwand und vielen Mitarbeitern. Dies bedingt einen hohen personellen und apparativen Aufwand. Allein die intensivmedizinische Versorgung eines mittelschwer verbrannten Patienten erfordert bis zu zehn operative Eingriffe in der Akutphase und in der folgenden Nachbehandlungsphase weitere zehn Eingriffe. Zudem können diese Eingriffe nur dann erfolgreich sein, wenn sie durch ein Netzwerk zusätzlicher Leistungen – von der physikalischen Therapie über die Ergotherapie bis hin zur psychologischen Betreuung – flankiert werden. Das vorgesehene Verschlüsselungssystem orientiert sich lediglich an der wichtigsten Prozedur im Behandlungsverlauf, z. B. der ausgedehntesten Operation, und lässt Folgeeingriffe und flankierende Maßnahmen außer Acht.

Noch deutlicher wird das Versagen dieses Instruments im Falle Querschnitt-gelähmter. Der OPS-301 orientiert sich fast ausschließlich an ärztlichen und insbesondere invasiven Maßnahmen und lässt das in der Behandlung Querschnittgelähmter wesentliche Moment rehabilitativer Maßnahmen unberücksichtigt. Prozeduren aus dem Bereich der Pflege, der Physiotherapie, der Ergotherapie oder anderen angrenzenden Therapiebereichen gibt es in diesem Instrument nicht.

Ich stelle noch einmal fest:

Mit diesem Instrumentarium der neuen Entgeltverordnung wird die bisherige Aufrechterhaltung der Behandlung schwerstverletzter Unfallopfer auch im Bereich der gesetzlichen Unfallversicherung nicht mehr in der bisherigen Weise durchzuführen sein.

Zu 2:
Wie dargelegt, lassen sich weder mit dem ICD-10 noch mit dem OPS-301 flankierende rehabilitative Maßnahmen korrekt abbilden, die Schnittstellenproblematik Akutbehandlung/Rehabilitation ist ungelöst. Am Beispiel der Querschnittgelähmten will ich aufzeigen, dass die ärztlichen Behandlungsziele während der gesamten Erstbehandlungszeit das Vorhalten der Möglichkeiten einer Akutklinik erfordern. Die durch die Querschnittlähmung bedingte Komplikationsbereitschaft ist über Monate hoch und vital bedrohlich. Als Beispiel nenne ich Thrombosen mit entsprechender Emboliegefahr, immer wieder auftretende Blasenkomplikationen im neurogen gestörten Entleerungsorgan, Kreislaufsreaktionen insbesondere bei höheren Lähmungsformen mit Überwiegen des Vagustonus etc. Solche Komplikationen machen jederzeit ärztliches Handeln erforderlich bis hin zur Intensivbehandlungspflicht. Dies gilt prinzipiell auch für die Behandlung Schädelhirntraumatisierter, Brandverletzter und auch Polytraumatisierter. Zudem ist es allen diesen Patientengruppen gemein, dass vom ersten Tag der Behandlung an rehabilitative Maßnahmen stattfinden müssen. Dieses Nebeneinander endet auch nicht mit Abschluss der Akutphase, insbesondere nicht bei Querschnittgelähmten. Es ist eher regelhaft, dass mit dem Abschluss der Erstbehandlung und der Stabilisierung der vitalen Situation des Patienten der eigentliche Rehabilitationsanteil gleichzeitig abgeschlossen werden kann.

Das Fallpauschalensystem orientiert sich lediglich an Maßnahmen der Akutbehandlung und hier vorwiegend operativ invasiven Prozeduren. Ich habe aufgezeigt, dass der rehabilitative Anteil der umfassenden Erstbehandlung nicht dargestellt werden kann. So wird mit diesem System das in den Spezialzentren durchgeführte Behandlungsspektrum in der bisherigen Qualität und Dauer – und dies betrifft vor allem die Liegezeit – nicht dargestellt werden können.

Zu 3:
Zuletzt beziehe ich mich nicht auf Behandlungsqualität und Ergebnis, sondern eher auf einen Schwachpunkt im System selbst. Die dargestellten Patientensegmente sind bzgl. der Gesamtzahl der Unfallopfer relativ gering. So werden z. B. in den Spezialzentren zur Behandlung Querschnittgelähmter in der Bundesrepublik pro Jahr etwa 1.600 frische Fälle behandelt. Gruppiert man diese Zahlen nach den o. e. Lähmungsgruppen auf, so entstehen sehr kleine Fallgruppen, die zusätzlich noch dadurch beeinflusst werden, dass beispielsweise bei inkompletter Lähmungsform keinerlei Prognosen bzgl. der Ziele und der Behandlungsdauer gemacht werden können. Es ist bekannt, dass sich bei langsamer Rückbildung monatsweise neue Behandlungsziele ergeben und somit sehr lange Behandlungsverläufe resultieren können. Aus solch gearteten Gruppen einen Case-mix zu berechnen, der die entstehenden Behandlungskosten aufwandgemäß abbildet, erscheint mir unrealistisch.

Zusammenfassend ist damit zu konstatieren, dass mit Einführung der neuen Entgeltverordnung die Behandlung und auch das berufsgenossenschaftliche Heilverfahren für schwerstgeschädigte Unfallopfer gefährdet ist.

Dr. med. Gerhard Exner, Chefarzt, Querschnittgelähmten-Zentrum des Berufsgenossenschaftlichen Unfallkrankenhauses Hamburg, Bergedorfer Straße 10, 21033 Hamburg

Das „Kötztinger Modell" – Maßnahmen zur Optimierung des Rehabilitationsprozesses nach Schädelhirntrauma

Armin Dunkel

Schädigungen des zentralen Nervensystems haben neben einer körperlich-motorischen Symptomatik in der Regel auch neuropsychologische Defizite zur Folge. Auch ohne eine körperliche Symptomatik sind Aufmerksamkeitsdefizite, Gedächtnisstörungen, Veränderungen des Affektes und des Verhaltens, Probleme der Handlungsplanung und die Entstehung von Anpassungsstörungen, Hauptursachen für eine Fehlentwicklung und das Scheitern der sozialen und beruflichen Reintegration. Die krankheitsbedingt mangelnde Fähigkeit zur realistischen Selbsteinschätzung sowie der nicht vollzogene Transfer von im klinischen Setting erlernten Kompensationsstrategien auf die reale Lebenssituation, lassen häufig ein Scheitern als vorprogrammiert erscheinen.

Nicht zuletzt die Kostenträger verlangen angesichts der zu erwartenden Problemverschärfung aufgrund der zukünftigen Veränderungen gesetzlicher Vorgaben (Entwurf SGB IX etc.) lösungsorientierte und praktikable Ansätze zur Realisierung des Ziels „Rehabilitation vor Pflege".

Das seit 1999 praktizierte „Kötztinger Modell" setzt sich das Ziel, die hierfür notwendigen Rahmenbedingungen zu schaffen. Diese Rahmenbedingungen beinhalten die phasenübergreifende Förderung der sozialen und beruflichen Reintegration schädelhirnverletzter Unfallopfer. Die Vernetzung stationärer und ambulanter neuropsychologischer „Vor-Ort"-Behandlungen, die Implementierung von Arbeits- und Strukturstandards sowie die intensive Kommunikation des Behandlerteams mit den Kostenträgern sind hierbei die Voraussetzungen zur Steigerung der Effektivität und Effizienz im Sinne der Struktur-, Prozess- und Ergebnisqualität. Aus neuropsychologischer Sicht wird durch die konkrete Umsetzung des „Kötztinger Modells" dem Kostenträger die optimale Steuerung des Rehabilitationsprozesses ermöglicht.

Konzeptuell ist daher vorgesehen, dass auch die Behandlung in der Klinik einzelfallabhängig so rasch wie möglich darauf ausgerichtet wird, die Klienten konkret auf die Bewältigung ihrer realen außerklinischen Anforderungen in Familie, Alltag und Beruf vorzubereiten.

Dienstleistung

Um dieses Ziel zu erreichen werden in der Maximilian Klinik Kötzting folgende Kommunikations- und Organisationsstandards umgesetzt, die den Berufshelfern als besondere Dienstleistungen angeboten werden:

- frühzeitige Unterrichtung über die Patientenaufnahme
- regelmäßige, zeitnahe Information über den stationären Behandlungsverlauf durch einen verantwortlichen Ansprechpartner in der Klinik
- Gewährleistung der Teilnahme an den Patientenkonferenzen
- rechtzeitige Unterrichtung über geplante Verlegungs- oder Entlassungstermine
- gemeinsame Planung und Organisation einer nahtlosen, wohnortnahen ambulanten medizinisch-therapeutischen Behand-

lung durch niedergelassene Fachärzte und Therapeuten
- Übergabegespräche in der Klinik kurz vor der Entlassung, bei Indikation unter Einbeziehung der ambulant weiterbehandelnden neuropsychologischen Rehabilitationseinrichtung
- regelmäßige schriftliche Verlaufsberichte sowie ausführlicher Abschlussbericht eine Woche nach der Entlassung

Vernetzung

Liegt eine Indikation zu einer nachstationären neuropsychologischen Weiterbehandlung vor und stimmt der Berufshelfer einer solchen Weiterbehandlung zu, wird eine Vernetzung der stationären und nachstationären neuropsychologischen Behandlung eingeleitet. Dies bedeutet, dass noch während der laufenden stationären Behandlung die einbezogene ambulante Rehabilitationseinrichtung beauftragt wird, gemeinsam mit dem Rehabilitationsteam der Klinik folgende Aufgaben zur Vorbereitung der nachstationären Rehabilitationsphase umzusetzen:

- Anreicherung der klinisch-neuropsychologischen Behandlung mit Materialien und Inhalten aus der realen Lebenswirklichkeit der Betroffenen (Alltag, Freizeit, Schule, Beruf)
- Planung und Begleitung außerstationärer Erprobungen zu Hause oder am Arbeitsplatz in Abstimmung mit dem Berufshelfer, insbesondere auch zur Feststellung des Hilfsmittelbedarfs
- Diagnostische Bestimmung der funktionellen Ressourcen der Betroffenen bzw. ihrer sozialen und beruflichen Reintegrationspotentiale (Fähigkeiten, Fertigkeiten, Verhalten). Das entsprechende diagnostische Instrumentarium wurde bereits festgelegt und erprobt
- Erarbeitung eines neuropsychologischen Behandlungs- bzw. Rehabilitationsplans für die nachstationäre Phase
- Anfertigung einer einheitlichen phasenübergreifenden Basisdokumentation zur verlaufsbezogenen Beschreibung der Funktionsfähigkeit und Behinderung im Einzelfall auf der Grundlage der ICIDH-2-Kategorien der WHO. Diese Basisdokumentation, die insbesondere zur Ermittlung des individuellen Behandlungs- und Rehabilitationsbedarfs dient, wurde ebenfalls bereits ausgearbeitet und erprobt; sie wird den Berufshelfern zur Verfügung gestellt.

Ziele

Durch die Umsetzung dieser Standards, die Vernetzung stationärer und nachstationärer Maßnahmen sowie die „Vor-Ort"-Behandlung im konkreten Lebensumfeld des Patienten sollen folgende Rehabilitationsziele erreicht werden:

1. Raschere und umfassendere Partizipationen am sozialen und beruflichen Leben im Rahmen des verbliebenen Funktionsvermögens nach Abschluss der stationären Behandlung
2. Prävention sozialer und beruflicher Fehlentwicklungen in der nachstationären Rehabilitationsphase
3. Rehabilitations- bzw. partizipationsförderliche Einstellungen und Verhaltensweisen bei den Angehörigen und den anderen relevanten Bezugspersonen
4. Effizientere phasenübergreifende Kontrolle und Steuerung der individuellen Heilverfahren durch die Berufshelfer
5. Erschließung erheblicher Wirtschaftlichkeitsreserven durch die Verkürzung der stationären Behandlungsphasen

Ob diese Verfahrensstandards von den Trägern der gesetzlichen Unfallversicherung als spezifische Maßnahme im Heilverfahren zur Förderung der sozialen und beruflichen Rehabilitation schädelhirnverletzter Unfallopfer auf breiterer Basis als bisher implementiert werden, bleibt abzuwarten. Eine notwendige Voraussetzung hierfür ist sicherlich, dass die Berufshelfer der einzelnen Fachberufsgenossenschaften die besonderen Rehabilitations- und Dienstleistungen, die mit diesen Verfahrensstandards gemeint sind, für die Versicherten zukünftig vermehrt nutzen.

Armin Dunkel, Dipl.-Psych., Leiter Klinische Neuropsychologie, Maximilian Klinik Kötzting, Weißenregener Straße 5, 93444 Kötzting

Unterstützte Kommunikation und technische Hilfen: Beitrag zur Minderung und Bewältigung von Pflegeabhängigkeit

Pit Staiger-Sälzer

Nach Börsig u. Steinacker (1981) hat Kommunikation zwischen dem Behinderten und den betreuenden Personen u. a. folgende Funktionen: den Patienten in den Mittelpunkt zu stellen, zu informieren und aufzuklären, zu beruhigen, zur Mitarbeit zu aktivieren und zu unterhalten, dem Patienten zu helfen, seine Krankheit besser zu verstehen und anzunehmen, die Angst zu nehmen, Aggressionen nicht entstehen zu lassen und Aggressionen abzubauen, Geborgenheit zu vermitteln, Hilfe anzubieten, Trost zuzusprechen, das Alleinsein nehmen, Freude zu vermitteln, den Patienten aufzumuntern und Missverständnisse nicht aufkommen zu lassen.

Es gibt eine Reihe von Krankheitsbildern, die sofort oder im Laufe der Krankheitsentwicklung eine Kommunikationshilfe notwendig machen. Dabei kann davon ausgegangen werden, dass sich der Grad der Behinderung im Laufe der Entwicklung ändert. Kommunikationshilfen werden mindestens dann notwendig, wenn der Behinderte weder in der Lage ist zu sprechen noch mit üblichen Mitteln zu schreiben, noch vermag, sich durch Zeichensprache auszudrücken. Zu den Krankheitsbildern gehören u. a. Schädelhirntrauma, Querschnittslähmung, Schlaganfall, infantile zerebrale Bewegungsstörung, multiple Sklerose, Hirntumor und amyotrophische Lateralsklerose. Die Zahl der betroffenen Personen in der Bundesrepublik Deutschland wird auf 10.000–15.000 geschätzt. Durch Kommunikationseinschränkungen oder Kommunikationsverlust und dem damit verbundenen Entzug wechselseitigen Austausches kommt es neben den körperlichen Schäden auch zu Isolation und psychischen Schäden.

Aus den dargelegten Fakten lassen sich folgende Schlüsse ziehen:

Wenn dem Behinderten Möglichkeiten gegeben werden, seine Lebenssituation und sein Umfeld selbst oder durch andere so zu beeinflussen, dass er nicht isoliert bleibt und seine Bedürfnisse befriedigt werden, so treten zu den vorhandenen motorischen Schäden zusätzliche psychische Störungen nicht oder in weit geringerem Umfang auf. Durch die zwischenmenschliche Kommunikation und/oder durch Kommunikation mit Maschinen, die motorische Funktionen ersetzen, kann das Umfeld beeinflusst werden. Ziel zur Verbesserung der Situation des Behinderten muss daher u. a. sein, Kommunikation zu ermöglichen bzw. vorhandene Kommunikation zu verbessern. Dies kann durch eine Kommunikationshilfe geschehen (Boenick u. Rossdeutscher 1992).

Körpereigene Kommunikationsformen

Körpereigene Kommunikationsformen sind alle Kommunikationsmöglichkeiten, die mit Hilfe des Körpers vollzogen werden können. Dieses können z. B. sein:

– Nutzung von Lautsprachresten
– Blickbewegungen, evtl. verbunden mit Vokalisationen

- Mimik
- Zeigebewegungen
- konventionelle oder individuelle Zeichen für Ja/Nein (z. B. Augenbewegung nach oben für „Ja" und nach unten für „Nein")
- Gebärden
- Fingeralphabet
- individuelle Systeme (z. B. das Schreiben von Buchstaben mit dem Kopf in die Luft)

Nichtelektronische Kommunikationshilfen

Im Bereich der nichtelektronischen Kommunikationshilfen werden u. a. eingesetzt:

- Kommunikationstafeln (z. B. große Pappkarten mit einer Anzahl von Fotos, Bildsymbolen oder Buchstaben/Wörtern)
- Kommunikationsbücher (z. B. Fotoalben oder Münzsammelalben, in denen das für den Benutzer wichtige Vokabular thematisch geordnet von Fotos oder Bildsymbolen dargestellt wird)
- Kommunikationsposter an den Wänden (z. B. am Bett, beim Essplatz, auf der Toilette)

Möglichkeiten mit einer elektronischen Kommunikationshilfe

Mit ihr soll der/die Benutzer/in:

- auch mit fremden Personen kommunizieren können, die die körpereigenen Kommunikationsformen nicht kennen
- Gefühlsinhalte spontan und laut äußern können
- mit Jemandem reden können, der gerade nicht sichtbar ist (telefonieren, Jemanden herbeirufen ...)
- mit Personen, die nicht lesen können, sprechen können (Kinder, sehgeschädigte Personen)
- die Initiative zu einem Gespräch ergreifen können
- das Gespräch steuern können

Durch die gewonnene Lautsprache soll der/die BenutzerIn einen höheren Grad an Selbständigkeit und Unabhängigkeit erreichen können, durch das Äußern von spontanen Gedanken etc. die eigene Persönlichkeit deutlicher zum Ausdruck bringen und entwickeln können.

Die Nutzung von elektronischen Kommunikationshilfen ist für BenutzerInnen mit den unterschiedlichsten intellektuellen und motorischen Fähigkeiten möglich.

AAC Systeme ohne Hilfsmittel

Textauszüge entnommen aus der Internetseite von ISAAC-Deutschland
http://www.paritaet.org/bvkm/isaac/

Literatur

Boenick, U., W. Roßdeutscher (Hrsg.): Kommunikationshilfen für Schwerstbehinderte. Biomedizinische Technik, Band 4, Forschungsbericht für die Praxis. Schiele & Schön Verlag, 1992

Börsig und Steinacker 1981

Pit Staiger-Sälzer, Leiter Beratungsstelle für Unterstützte Kommunikation und elektronische Hilfen, Rehabilitationszentrum Bethesda kreuznacher diakonie, Waldemarstraße 24, 55543 Bad Kreuznach
E-mail: buk@kreuznacherdiakonie.de
Homepage: www.kreuznacherdiakonie.de

Die Rolle des Sports für die Selbständigkeit von Menschen mit Tetraplegie
– Vergleich zwischen Rollstuhlsportlern und betroffenen Nichtsportlern

Klaus Schüle, Horst Strohkendl und Katja Doemen

Einleitung

Die Integration von Menschen mit einer Tetraplegie in Sportaktivitäten war über viele Jahre hin nur sehr begrenzt möglich. Seit Einführung des aus Kanada in den 70er Jahren kreierten und in den 90er Jahren auch in Deutschland eingeführten Rollstuhl-Rugbys ergaben sich nun neue Möglichkeiten, auch diese Personengruppe in ein äußerst attraktives Mannschaftsspiel zu integrieren – erstaunlich auch für Experten des Behindertensports, noch mehr allerdings für die behandelnden Ärzte, dass ausgerechnet Menschen, denen lediglich noch 6–14 % ihrer Muskulatur zum Einsatz verblieben sind, ein solch aggressives und kräftezehrendes Spiel ins Leben gerufen haben. Auffällig war, dass sich Rollstuhl-Rugbyspieler durch ihren Sport bezüglich ihrer Selbständigkeit, der persönlichen Versorgung und ihrem Selbstbewusstsein im Vergleich zu nicht sporttreibenden Tetraplegikern anscheinend positiv veränderten.

Bereits in den 80er Jahren hatten Nicklas (1984) und Schüle (1987) nachgewiesen, dass „sporttreibende Behinderte eine sozial bessere Prognose" aufwiesen als Nichtsporttreibende. Zu diesem Schluss kamen sie anhand von Untersuchungen an 427 Querschnittgelähmten (fast ausschließlich Paraplegiker) und 464 Herzinfarktpatienten.

Die Fragestellung für die vorliegende Untersuchung war demnach klar. Gilt die o. g. These auch für die höher gelähmten Tetraplegiker (C 6–C 8) die erheblich mehr Hilfsmittel sächlicher und personeller Art für die (pflegerische) Versorgung benötigen?

Methode

Es wurden 38 Tetraplegiker (19 Sportler/19 Nichtsportler) mit einem standardisierten von der *Deutschsprachigen Medizinischen Gesellschaft für Paraplegie (DMGP)* entwickelten und elektronisch lesbaren Fragebogen zur Selbständigkeitserfassung von Tetraplegikern am Ende der Erstrehabilitation (Glaesener et al. 1992) befragt (Tab. 1).

	Rugbyspieler	Nichtsportler
Alter Ø	35,5	38,2
Lähmungsdauer in Jahren	5–30 Ø 14,3	3–27 Ø 14,6
Lähmungshöhe	C5/6 = 2 C6 = 4 C6/7 = 6 C7 = 3 C7/8 = 4	C5/6 = 2 C6 = 4 C6/7 = 5 C7 = 6 C7/8 = 2
motorisch komplett	15	19
sensibel komplett	11	15

Tab. 1 Angaben zu Alter und Schadensbild der beiden untersuchten Gruppen

Der Fragebogen wurde aus verschiedenen amerikanischen Funktionsscores, insbesondere aber dem *Functional Independence Measure (FIM)*, für die Bewertung der Selbständigkeit bei Querschnittgelähmten entwickelt. Hierbei wird ausgegangen von:

- einer abgeschlossenen Erstrehabilitation
- einer behindertengerechten Umgebung
- einer der Lähmungshöhe und den zusätzlichen Behinderungen angepassten und abgeschlossenen Hilfsmittelversorgung

Folgende 10 Bereiche mit jeweils 3–12 Items werden erfasst (Tab. 2).

1. Essen
2. Umgang mit Getränken
3. Körperpflege
4. An- und Auskleiden
5. Blasen- und Darmentleerung
6. Lagewechsel im Bett
7. Transfer
8. Mobilität
9. Haushalt
10. Kommunikation

Tab. 2 Die 10 Bereiche des Fragebogens der DMGP zur Erfassung der Selbständigkeit von Tetraplegikern bei Abschluss der Erstrehabilitation

Zusätzlich wurde für die vorliegende Erhebung festgelegt, dass das Trauma mindestens drei Jahre zurück liegen sollte, so dass von einem Maximum an Selbständigkeit ausgegangen werden konnte.

Die Untersucherin hatte sich zuvor ausführlich mit dem Erhebungsbogen auseinander gesetzt und war sehr sicher in ihrer Handhabung. Die Befragung der Rollstuhl-Rugbyspieler fand im Rahmen des Queens-Cup in Heidelberg statt. Die Nichtsportler wurden in einem Querschnittzentrum, in der sich auch Tetraplegiker wegen urodynamischer Untersuchungen oder Dekubiti zur Rehabilitation bzw. „Kur" aufhielten, befragt.

Ergebnisse

Zur Vereinfachung der Ergebnisdarstellung wurden die einzelnen Items in Gruppen zusammengefasst und in Tab. 3 mit den jeweiligen Signifikanzwerten dargestellt. Detaillierter wird in Tab. 4 auf die „Transfers" und die „Mobilität" eingegangen. Auf einige insbesondere die *Pflegeabhängigkeit* betreffende Bereiche sei besonders hingewiesen.

	Rugby-Spieler/ Nichtsportler [%]	Signifikanz
Essen	68 / 32	$p < 0.05$ *
Umgang mit Getränken	100 / 78	$p > 0.05$ n.s.
Körperpflege	84 / 31	$p < 0.01$ **
An- und Auskleiden	84 / 31	$p < 0.01$ **
Blasen- und Darmentleerung	79 / 37	$p < 0.05$ *
	63 / 16	$p < 0.01$ **
Lagewechsel im Bett	95 / 58	$p < 0.05$ *
Transfer	-	$p < 0.05$ *
Mobilität	-	$p < 0.05$ *
(Haushalt	-	-)
(Kommunikation	-	-)

Tab. 3 Ausgewählte Untersuchungsergebnissse
n.s. = nicht signifikant, * = signifikant, ** = hoch signifikant

Transfers	Rugby-Spieler/ Nichtsportler [%]	Signifikanz
Bett ↔ Rollstuhl	90 / 58	$p > 0.05$ n.s.
Bett ↔ Duschstuhl	84 / 42	$p < 0.05$ *
Rollstuhl ↔ Toilette	75 / 23	$p < 0.05$ *
Rollstuhl ↔ Badewanne	70 / 23	$p < 0.05$ *
Rollstuhl ↔ PKW	90 / 58	$p > 0.05$ n.s.
Mobilität		
Hindernisse überwinden	95 / 74	$p > 0.05$ n.s.
Auto fahren	95 / 63	$p > 0.05$ n.s.
Rollstuhl verladen	90 / 50	$p < 0.05$ *
Mobilität m. d. Auto	90 / 47	$p < 0.05$ *

Tab. 4 Ergebnisse zu Transfers und Mobilität

So waren 84 % der Rugbyspieler in der Lage, sich selbst zu duschen, während das nur 31 % der Nichtsportler konnten. Das vollständige Ankleiden war 84 % der Sportler gegenüber 31 % der Nichtsportler möglich. Erleichtert wird das An- und Ausziehen durch die Verwendung von Verschlussanpassungen (z. B. Lederschlaufen, Ringe, Klettverschlüsse etc.).

68 % der Sportler benutzten solche Verschlussadaptionen, während bei den Nichtsportlern nur 37 % solche Hilfsmittel an der Kleidung hatten.

Auch bei einem solch tiefen Eingriff in die Intimsphäre wie der Blasen- und Darmentleerung zeigten die Rugbyspieler signifikant und hoch signifikant höhere Selbständigkeiten. Mitunter wurden recht unkonventionelle, aber ideenreiche Methoden und Mittel hierfür eingesetzt. Zu vermuten ist, dass einige Personen, die mit etwas Übung durchaus in der Lage wären, etwa ein Urinal selbst anzulegen, dieses unterlassen, weil sie auch Hilfe in anderen Tätigkeiten benötigen und die Pflegeperson ja dann sowieso schon da ist. Auffällig war, dass es diese Einstellung bei den Rugbyspielern nicht gab.

Bei den „Transfer"-Tätigkeiten (siehe Tab. 4) war es wichtig, dass unter einer „selbständigen Ausführung" der Transfer jeweils in beiden Richtungen beherrscht werden musste. Hier, wie auch bei der „Mobilität" schnitten die Rugbyspieler eindeutig besser ab und benötigten weit weniger Hilfe als die Nichtsportler.

Zusammenfassend kann festgehalten werden, dass 12 von 19 Rugbyspielern in neun Bereichen eine „völlige Selbständigkeit" erreichten, wogegen man diese nur 3 der 19 Nichtsportlern bescheinigen konnte. Dieses war auf dem 1 % Niveau und damit hoch signifikant ($p < 0,01$).

Diskussion und Schlussfolgerungen

Obgleich der Fragebogen der DMGP zur Beurteilung der Rehabilitationsergebnisse bei Tetraplegikern am Ende ihrer Erstrehabilitation entwickelt wurde, bewährte er sich auch für die vorliegende Untersuchung, bei der das Trauma bereits einige Jahre zurück lag. In solchen Fällen wird allerdings empfohlen, zukünftig zusätzlich folgende drei Aspekte mitzuerheben:

– Frage nach möglich stattgefundenen funktionsverbessernden Operationen
– Ermittlung des Zeitaufwands für einzelne Tätigkeiten
– Frage, ob die angegebenen Tätigkeiten auch tatsächlich selbständig oder von Pflegekräften durchgeführt werden

Bezogen auf den Ergebnisvergleich und die gemachten Erfahrungen mit Rollstuhl-Rugbyspielern kann festgehalten werden, dass die Sportler in aller Regel eine äußerst positive Einstellung zur Behinderung aufweisen. Hier kann Schmied et al. (1994, 115) zugestimmt werden, die Querschnittgelähmte über lange Zeit beobachteten und für diese positiven Einstellungen bei den Befragten u. a. „großes Selbstvertrauen", „Kontaktfreudigkeit" und eine „geringe Depressivität" und „Nervosität" konstatierten. Zusätzlich wurde erwartungsgemäß bei ihnen eine „hohe soziale Kompetenz" mit einer geeigneten Behinderungsverarbeitung in Zusammenhang gebracht. Gerade diese Faktoren werden beim Rollstuhl-Rugby wie auch bei anderen, den Tetraplegikern jedoch nicht zugänglichen Sportarten bewusst und unbewusst geschult und trainiert. Insoweit „durchfahren" Rollstuhl-Rugby-spielende Tetraplegiker im weitesten Sinne ein „soziales Kompetenztraining" in Richtung einer geeigneten Behinderungsbewältigung und eines positiven Selbstbildes. Hieraus schöpfen sie Kraft und Motivation, ihren Alltag möglichst eigenständig zu bewältigen.

Aus der Untersuchung lassen sich die folgenden *Schlussfolgerungen* ableiten:

1. Rollstuhl-Rugbyspieler waren in sechs wichtigen Bereichen der persönlichen Versorgung selbständiger als Nichtsportler. Hierzu gehören insbesondere die Bereiche *Mobilität, Transfers, Ankleiden, Duschen* sowie das *Blasen- und Darmmanagement* mit signifikanten und hoch signifikanten Unterschieden.
2. Weniger auffällig waren sie in den Bereichen *Essen, Umgang mit Getränken* und *Kommunikation.*
3. Rugby-Spieler erhalten durch den Sport mit Gleichbetroffenen Anregungen und Förderungen, um diese zur Verbesserung ihres Lebens mit der Behinderung zu nutzen.
4. Es scheint, als ob Rugby-Spieler in ihrer jeweiligen Lähmungshöhe das maximal erreichbare Niveau an Selbständigkeit

ausschöpfen, während die Nichtsportler dazu oftmals nicht in der Lage sind.
5. Auch Reha-Profis insbesondere im klinischen Bereich können noch eine Vielzahl von „Tricks" von den Rugby-Spielern lernen.
6. Die zu Beginn gestellte Hypothese, dass sporttreibende Behinderte eine sozial bessere Prognose haben, konnte auch für Tetraplegiker verifiziert werden.
7. Bereits in den Reha-Kliniken sollten zukünftig umfangreichere und anspruchsvollere Reha-Ziele formuliert werden, da bereits hier die „Weichen" gestellt werden. *Peer-Counsellor* als „Trainer" sind hierfür besonders geeignet. Als Selbstbetroffene genießen sie ein nicht einzuholendes Prestige.

Literatur

Glaesener, J. J., D. Beckers, W. Grosse, J. Grüber, K. Morgenthaler, S. Schmallenbaer, E. Schrader, B. Wenck: Bewertung der Selbständigkeit von Querschnittsgelähmten am Ende der Erstrehabilitation – ein multizentrisches Projekt der computererfassbaren Qualitätskontrolle in der Rehabilitation. Unfallchirurgie 18:6 (1992) 330–338

Nicklas, K.: Auswirkungen massiver Gesundheitsschäden auf die Lebenssituation der Betroffenen und Formen der Kompensation – aufgezeigt am Beispiel von Querschnittgelähmten und Herzinfarktpatienten. Diss. DSHS Köln 1984

Schmied, E., W. Strubreither, R. Ecker-Eckhofen: Formen der Einstellung zur Behinderung im Verlauf einer Querschnittlähmung. In: Walker, N.: Langzeitverläufe und Spätresultate bei Querschnittlähmung. Springer, Berlin-Heidelberg-New York 1994, 115–117

Schüle, K.: Effektivität und Effizienz in der Rehabilitation. Schriften der Deutschen Sporthochschule Bd. 18. Hans Richarz, Sankt Augustin 1987

Univ.-Prof. Dr. Klaus Schüle, Deutsche Sporthochschule Köln, Institut für Rehabilitation und Behindertensport, Carl-Diem-Weg 6, 50933 Köln

Dr. Horst Strohkendl, Heilpädagogische Fakultät der Universität zu Köln, Frangenheimstraße 4, 50931 Köln

Katja Doemen, Dipl.-Sportwiss., Werner-Wicker-Klinik, Im Kreuzfeld 4, 24537 Bad Wildungen

Rehabilitation und Pflege bei ZNS-Geschädigten in Russland
– Individuell gestaltetes Rehabilitationsprogramm für Patienten mit eingeschränkten Bewegungsmöglichkeiten

Lioudmila Karassaeva

Die Ausarbeitung von Standardprogrammen und individuell angepassten Programmen ermöglicht es, Rehabilitationsprogramme so zu gestalten, dass eine psychologische und soziale Adaptation zielstrebiger und effektiver erreicht wird.

Ein Trauma oder eine Erkrankung, das bzw. die zu einer deutlich eingeschränkten Bewegungsfähigkeit führt, bedingt eine grundsätzliche Umgestaltung des Lebens, der beruflichen Perspektive und der zwischenmenschlichen Beziehungen. Die meisten Menschen sind nicht imstande, diese Probleme allein zu lösen und benötigen umfassende Hilfe während der Rehabilitationsphase.

Das genannte Problem ist deswegen von aktuellem Interesse, weil die erarbeiteten allgemeinen Grundsätze und Methoden während der Rehabilitation entsprechend den Fähigkeiten jedes einzelnen Patienten (Behinderten) angepasst und verändert werden müssen.

Während der praktischen Arbeit in einer an einer Klinik mit 500 Betten angegliederten Rehabilitationsabteilung haben wir in den letzten Jahren Erfahrungen in der Ausarbeitung und Durchführung von individuell ausgerichteten Langzeit-Rehabilitationsprogrammen gesammelt. Insgesamt wurden 220 Behinderte im Alter von 16 bis 60 Jahren (130 Männer und 90 Frauen) mit Amputationen der Extremitäten, Schädelhirntrauma, Hirngefäßerkrankungen und infantiler Zerebralparese beobachtet. Der Grad der Bewegungseinschränkung wurde mit „durchschnittlich schwer" oder „schwer" bewertet.

Während der Aufstellung der individuell angepassten Programme wurden folgende Umstände und Charakteristika berücksichtigt:

1. Art und Grad der Bewegungseinschränkung sowie anderer Gesundheitsstörungen
2. Dauer der Funktionsstörung
3. Geschlecht und Alter
4. Niveau der allgemeinen und beruflichen Ausbildung
5. Level der psychischen Inaktivierung als Folge des Traumas oder der Erkrankung
6. Individuelle persönliche Eigenschaften und aktuelle Lebensbedingungen
7. Familienstand und allgemeine Familien- und Wohnsituation, insbesondere die Möglichkeit, im Familienkreis sinnvoll tätig zu sein

In allen Fällen waren die individuellen Programme komplexer Natur. Sie enthielten aufeinander abgestimmte parallel laufende und aufeinander folgende medizinische Rehabilitationsmaßnahmen, wie z. B. Prothesenversorgung, medizinische, psychologische und soziale Betreuung, berufliche Rehabilitation, Beratung und Hilfe im Hinblick auf juristische Probleme, die sich durch die Behinderung ergaben.

Die durchgeführten Programme waren Langzeit-Programme mit einer Dauer von zwei bis fünf Jahren. Ihre Anwendung sollte zu einem stabilen Gesundheitszustand führen, seelischen Trost spenden und die soziale Anpassung jedes einzelnen Behinderten auf das höchstmögliche Niveau anheben.

Es wurden fünf Typen von Programmen erarbeitet. Sie wurden angepasst an Behinderte mit beschrankten Bewegungsmöglichkeiten:

1. Behinderte mit Amputationen der unteren Extremitäten
2. Behinderte, die eine Gehirngefäßerkrankung überstanden hatten
3. Behinderte mit Kinderlähmung
4. Behinderte, die ein Gehirntrauma hatten
5. Behinderte, die an degenerativ-dystrophischen Erkrankungen der Wirbelsäule und des Hüftgelenkes leiden

Jedes von den Typenprogrammen hat vier bis fünf Abarten, abhängig von den von uns berücksichtigten Faktoren und Kennwerten.

Als Beispiele der Besonderheiten von Rehaprogrammen bei Personen, die eine Amputation der unteren Extremitäten überlebt haben, sind die frühzeitige, erfolgreiche Erstprothesenversorgung, die Beseitigung des Stresssyndroms und die Bestimmung der zukünftigen Berufstätigkeit zu nennen. Falls die Rückkehr in den früheren Beruf unmöglich ist, wird eine Berufsorientierung vorgenommen. Während späterer Etappen erfolgen eine neue Prothesenversorgung und eine Umschulung. Die berufliche Ausbildung hängt von den Möglichkeiten und Fähigkeiten des Patienten ab und wird auf verschiedenem Niveau durchgeführt: während des Aufenthalts in der Klinik und bis zum Studium an einer Fach- oder Hochschule.

Die Besonderheiten der Programme für junge Behinderte mit Kinderlähmungsfolgen bestehen darin, dass sie in Richtung einer sozialpädagogischen und psychologischen Rehabilitation orientiert sind; sie schließen auch eine aktive Arbeitstherapie und den Erwerb eines Berufes ein.

Bei älteren Personen mit Gehirnverletzungen haben medizinische Aspekte zur Verbesserung des Gefäßprozesses, psychologischer Komfort und Adaptierung zum Alltagleben eine große Bedeutung.

In der Behindertengruppe mit Gehirntraumafolgen liegt der Schwerpunkt neben einer psychosomatischen Behandlung bei der sozialen Adaptation und Arbeitsbeschäftigung. Behinderte mit degenerativ-dystrophischen Erkrankungen der Wirbelsäule und des Hüftgelenks benötigen besonders eine Stabilisierung der Bewegungsfunktion, die Beseitigung des Schmerzsyndroms und spätere soziale Maßnahmen.

So gibt die Ausarbeitung von typischen und individuell orientierten Programmen die Möglichkeit, zielstrebig die Rehamaßnahmen zu verwirklichen und eine effektive psychologische und soziale Adaptierung zu erreichen.

Dr. med. Lioudmila Karassaeva,
St.-Petersburg Scientific Research Institut of Prosthetics,
St.- Petersburger wissenschaftlich-praktisches Zentrum für ärztlich-soziale Begutachtung, orthopädische Versorgung und Rehabilitation der Behinderten, Bestuzhevskaya Str. 50,
195067 St.-Petersburg, Russland
E-Mail: ludkaras@aport2000.ru

Zur Langzeitrehabilitation schwer hirnverletzter Menschen in Recht und Praxis in der Schweiz

Erwin Schmitt

Das ethische Niveau einer Gesellschaft misst sich an ihrem Verhalten gegenüber Menschen mit Behinderungen.

Der Bereich der Rehabilitation und Pflege bei Menschen mit erworbenen Schädigungen des zentralen Nervensystems gerät in der Schweiz in einer Zeit angespannter öffentlicher Sozialetats und steigender Gesundheitskosten immer mehr unter Rechtfertigungsdruck. Ärztliche Aufgabe bleibt es auch in der Schweiz, dem vorauseilenden Gehorsam der Medizin gegenüber dem ökonomischen Druck Grenzen zu setzen und nachdrücklich daran zu erinnern, dass hirnverletzte Patienten ein individuelles Recht auf medizinische Rehabilitation und Langzeitpflege haben.

Dem an einer schwersten Hirnverletzung Leidenden wegen einer angeblichen Erfolgslosigkeit des Heilprozesses Mittel vorzuenthalten, weil sie bei anderen mit günstigerer Prognose besser einzusetzen wären oder weil sie den ökonomischen Wünschen der Gemeinschaft besser entsprechen, käme einer fragwürdigen Ethik nahe, die davon ausgeht, dass das Dasein eines Menschen dann zu opfern ist, wenn hierdurch ein anderes Leben gerettet werden kann.

Vor diesem gedanklichen Hintergrund wünsche ich mir als Fachbeirat des Bundesverbandes Schädel-Hirnpatienten in Not (D) und auch als Stiftungsrat in zwei schweizerischen Stiftungen – pro REHAB Basel und FRAGILE Suisse –, dass in der ganzen Schweiz die politischen und administrativen Entscheidungsträger sowie die Verantwortlichen aus dem Bereich der Kostenträger vorhandene Ressourcen auf kantonaler Ebene und überregional weiterhin zu einer leistungsfähigen Neurorehabilitation einsetzen werden.

Schweiz – Deutschland

- Die Schweiz kennt im Unterschied zu Deutschland kein Phasenmodell.
- Die Schweiz kennt im Unterschied zu Deutschland keine (obligatorische) Pflegeversicherung.
- Die Schweiz kennt im Unterschied zu Deutschland keine obligatorische Krankentaggeldversicherung.
- Die Schweiz hat eine obligatorische Kranken- und Unfallversicherung (Grundversicherung). Darüber hinaus können Zusatzversicherungen abgeschlossen werden.

Entwicklung der Sozialversicherungen in der Schweiz

Die Sozialversicherungen haben sich in der Schweiz eher spät entwickelt – nicht zuletzt aufgrund des föderalistischen Aufbaus des Landes. Die schweizerischen Sozialversicherungen sind historisch gewachsen und das schweizerische Sozialversicherungsrecht deckt sich mit keinem der ausländischen Vorbilder, hat jedoch verschiedene Impulse aufgenommen. Das Sozialversicherungswesen in der Schweiz weist heute noch gewisse Lücken auf, indem Risiken nicht oder nur ungenügend abgedeckt sind. Anderseits bestehen Überschneidungen und es kommt zu Doppel- und Mehrfachdeckungen. Nicht zuletzt aufgrund der föderalistischen Strukturen der Schweiz

Alter:	*AHV*, berufliche Vorsorge (Unfall- und Militärversicherung leisten IV-Renten auch im Alter)
Krankheit:	*Krankenversicherung*, Militär- und Unfallversicherung, teilweise Invalidenversicherung
Unfall:	*Unfallversicherung*, Militärversicherung, subsidiär Krankenversicherung, teilweise Invalidenversicherung
Invalidität:	*Invalidenversicherung*, berufliche Vorsorge, Unfall-, Militärversicherung

Tab. 1 Zuständigkeit ausgewählter Sozialversicherungen
(Quelle: Gertrud E. Bollier, Leitfaden schweizerische Sozialversicherung, Verlag Stutz Druck AG, Wädenswil 2001, S. 37)

Leistungen	AHV	IV	EO	AIV	BVG	UV	KV	MV	EL	FZ
Pflegeleistungen, Kostenvergütungen	-	-	-	-	-	+	+	+	-	-
Sachleistungen	+	+	-	-	-	+	+	+	+	-
Geldleistungen:										
Taggeld	-	+	-	-	-	+	(+)	+	-	-
Rente (invalid. Person)	+	+	-	-	+	+	-	+	+	-
Ehegattenzusatzrente	(+)	+	-	-	-	-	-	-	(+)	-
Kinderrente	+	+	-	-	+	-	-	-	(+)	-
Abfindung statt Rente möglich	-	-	-	-	+	-	-	+	-	-
Hilflosenentschädigung	(+)	(+)	-	-	-	+	-	+	-	-

Tab. 2 Schematische Übersicht zu im Invaliditätsfall möglichen Leistungen
(Quelle: Gertrud E. Bollier, Leitfaden schweizerische Sozialversicherung, Verlag Stutz Druck AG, Wädenswil 2001, S. 40)

ist die Transparenz schwierig herzustellen. Tab. 1 gibt einen Überblick über die Zuständigkeit ausgewählter Sozialversicherungen, Tab. 2 enthält eine schematische Übersicht zu im Invaliditätsfall möglichen Leistungen.

Unterschiede zwischen Unfall und Krankheit

Große Unterschiede bestehen zwischen der Unfall- und Krankenversicherung. Glück im Unglück hat, wer Leistungen aufgrund eines Unfalls in Anspruch nehmen muss. Bei einem Unfall zahlt i. d. R. die obligatorische Unfallversicherung. Sie entrichtet meistens wesentlich höhere Leistungen – insbesondere auch Taggelder. Arbeitnehmende, die mehr als acht Stunden pro Woche arbeiten, sind obligatorisch über ihren Arbeitgeber versichert. Teilzeitarbeitende, Selbstständigerwerbende und Hausfrauen sind bei der obligatorischen Grundversicherung versichert, welche die Krankenkassen anbieten. In der Grundversicherung sind nach einem Unfall nur Arzt- und Spitalkosten durch die Krankenkasse gedeckt. Darin sind keine Renten, Schmerzensgelder und Taggelder mitversichert.

Mängel und Lücken: Beispiel Krankentaggeld

Das Bewusstsein für nicht oder nur ungenügend abgedeckte Risiken ist in der Gesellschaft klein. Dies führt immer wieder zu Härtefällen. Hausfrauen haben nur in seltenen Fällen eine Krankentaggeldversicherung. Ihre

Arbeitsleistung ist meist nicht versichert. Fällt beispielsweise eine Mutter und Hausfrau aus und müssen ihre Kinder fremdbetreut werden, so werden diese Kosten i. d. R. von keiner Versicherung übernommen. Zuständig ist allenfalls die Gemeinde über Fürsorgeleistungen, wobei jedoch Einkommen und Vermögen zuerst angerechnet werden. Frauen, die ihre Erwerbstätigkeit aufgeben, realisieren meist nicht, dass sie ihren Versicherungsschutz abbauen oder verlieren, so dass eine Erkrankung oder ein Unfall in der Familienphase nicht nur den Wiedereinstieg in die Berufswelt verunmöglicht, sondern auch die Wiederaufnahme in die entsprechende Sozialversicherung.

Mängel und Lücken: Beispiel Invalidität von Kindern

Eine spezielle Problematik ist die Invalidität von Kindern. Die Leistungen der Versicherer wie BVG und suva (größte Unfallversicherung der Schweiz für Erwerbstätige) basieren auf dem Erwerbseinkommen. Personen, die nie eine Erwerbstätigkeit ausüben konnten, sind i. d. R. lediglich durch die staatlichen Versicherungen und die Grundversicherungen abgedeckt. Für hirnverletzte Menschen bedeutet dies oft, dass sie kein selbstständiges Leben führen können – auch aus finanziellen Gründen. Die freie Wahl zwischen „Leben in einem Heim" oder „Leben in einer eigenen Wohnung" ist für nicht wenige schwer hirnverletzte Menschen nicht gegeben. Heime erhalten oft direkte Subventionen. Personen, die ihr verletztes Familienmitglied pflegen, erhalten keine Entschädigung – im Gegenteil, bei einer Aufgabe der Erwerbstätigkeit laufen sie Gefahr, dass sie bei Krankheit oder Unfall massiv schlechter versichert sind. Das Gleiche gilt für die Ausfälle bezüglich Altersvorsorge.

Soziale Krankenversicherung (KV)

Alle in der Schweiz wohnhaften Personen sind verpflichtet, eine obligatorische Krankenpflegeversicherung abzuschließen. Sie haben ein Wahlrecht unter den zugelassenen sozialen Krankenversicherungen. Sie können auf freiwilliger Basis Zusatzversicherungen abschließen für Leistungen, welche nicht durch das Obligatorium abgedeckt werden (z. B. Zahnbehandlungen, Behandlungen in nicht allgemeinen Abteilungen im Wohnkanton). Die Krankenversicherungsprämien sind nicht lohnabhängig, sondern „Kopfprämien". Sie müssen für den obligatorischen Teil vom Bundesrat bewilligt werden, wobei sie bei ausgewiesenen Kostenunterschieden kantonal und regional unterschiedlich sein können.

Die unterschiedlichen Prämien führen zu einer zunehmenden Entsolidarisierung zwischen jung und alt, gesund und krank. Billigkassen mit niedrigen Prämien suchen vorwiegend lukrative Risiken (Junge). Große Kassen kommen zunehmend unter Druck. Die Prämien steigen kontinuierlich. Es besteht eine große politische Diskussion seit der Einführung des neuen Krankenversicherungsgesetzes (KVG). Ein wesentliches Problem ist die mangelnde Transparenz. Die Prämien sind je nach Alter, Geschlecht, Krankenversicherung und Wohngemeinde unterschiedlich. Kaum jemand macht einen Wechsel zu einer anderen Krankenkasse abhängig von den konkreten Leistungen betreffend Rehabilitation bei einer schweren Hirnverletzung. Die Orientierung ist für die Betroffenen schwierig. Einzelne Krankenkassen gelten als sehr viel härter und weniger patientenfreundlicher als andere. Im Schadenfall gewinnen deshalb Vertrauensanwälte immer mehr an Gewicht.

Unfallversicherungsgesetz (UVG)

Alle in der Schweiz beschäftigten Arbeitnehmenden sind gemäss UVG durch ihren Arbeitgeber zu versichern (meist durch die suva, öffentlich-rechtliche Anstalt mit Selbstverwaltung). Pflegeleistungen und Kostenvergütungen werden weltweit, zeitlich unbeschränkt und in der Regel ohne Selbstbehalt erbracht. Die versicherten Leistungen sind Tab. **3** zu entnehmen.

Für die Rehabilitation wirkt sich positiv aus, dass durch das UVG auch Renten ausbezahlt werden.

Militärversicherung

Die Militärversicherung deckt alle Gesundheitsschäden (Unfall und Krankheit) von Personen, die für den Bund persönliche Leis-

Pflegeleistungen und Kostenvergütungen (für alle Versicherten gleich)	Geldleistungen, lohnabhängig, Taggeld
Heilbehandlung	Übergangstaggeld, Übergangsentschädigung
Hilfsmittel	Invalidenrente
Bestimmte Sachschäden	Abfindung
Reise-, Transport- und Rettungskosten	Integritätsentschädigung (nicht lohnabhängig)
Leichentransport und Bestattungskosten	Hilflosenentschädigung
	Hinterlassenenrente

Tab. 3 Versicherte Leistungen der UVG
(Quelle: Gertrud E. Bollier: Leitfaden schweizerische Sozialversicherung, Verlag Stutz Druck AG, Wädenswil 2001, S. 307)

tungen im Bereich Sicherheits- oder Friedensdienste erbringen.

Haftpflichtversicherung

Wird eine Hirnverletzung durch Dritte verursacht, so kommt die Haftpflichtversicherung zum Zuge. In diesen Fällen ist der Beizug eines spezialisierten Anwalts, der nur Patienten vertritt, sehr empfehlenswert.

Spitäler/Kliniken

Schwerhirnverletzte Menschen kommen nach der Intensivstation und einem kurzen Spitalaufenthalt möglichst schnell in eine Rehaklinik, die meistens nicht standortnah liegt. Die Aufenthaltsdauer beträgt 2–3 Wochen bis ca. 1 Jahr je nach Schweregrad der Verletzung und der getroffenen Prognose. In den vergangenen Jahren hat die Schweiz mit spezialisierten Rehakliniken stark aufgeholt. Durch das nicht vorhandene Phasenmodell bestehen innerhalb der verschiedenen Spitäler höchst unterschiedliche Beurteilungskriterien bezüglich Langzeitprognosen.

Pflege

Pflegebedürftige und Personen, die für die täglichen Lebensverrichtungen auf Hilfe angewiesen sind, können sich sowohl in einem Pflegeheim wie auch zu Hause behandeln lassen. Die Kosten für medizinische Betreuung und für ärztlich verordnete Pflegemaßnahmen sind durch die Grundversicherung abgedeckt. Zwischen den kantonalen Spitex-Verbänden (Spitex = spitalexterne Krankenpflege) und den kantonalen Versicherungsverbänden wurden Tarifverträge abgeschlossen. Die Entschädigungen variieren stark – je nach Kanton. Für stark pflegebedürftige Personen decken die Krankenkassen nur einen Teil der erforderlichen Spitex-Pflegeleistungen ab. Dabei gilt, dass die Spitex-Kosten nicht höher ausfallen dürfen als die Kosten im Pflegeheim. Wie oben ausgeführt, ist damit die freie Wahl nicht mehr gewährleistet.

Schlussbemerkung

Sichtbare Behinderungen werden in der Schweiz eher akzeptiert und behandelt als unsichtbare (z. B. Wahrnehmungsstörungen, Gedächtnisprobleme, Antriebsschwierigkeiten versus motorische Störungen).

Während die Gesamtversorgung hirnverletzter Menschen – sowohl in der Intensivstation der Akutspitäler als auch die anschließende neurologische Rehabilitation – in der Regel funktioniert, fehlt es an spezialisierten Einrichtungen für die Langzeitpflege hirnverletzter Menschen mit einer zustandserhaltenden und aktiven Therapie, aber auch an der Bereitschaft der unterschiedlichen Kostenträger, diese humanitäre Pflege, oft für ein ganzes Leben, zu bezahlen und hierdurch Familien vor dem finanziellen Ruin zu schützen. Die Familien in der Schweiz, die als betroffene Angehörige eine enorme menschliche Leistung erbringen, erhalten definitiv zu wenig Entlastung. Sie leisten sehr viel, oft bis zur Erschöpfung und erhalten nur minimale Unterstützung.

Es ist tragisch, dass gerade in diesem sozialen Bereich in der Schweiz die Solidarität auf tiefem Niveau verharrt und enorme Lücken im bestehenden Sozialversicherungsgesetz vorhanden sind. Da es, wie bereits ausgeführt, in der Schweiz keine Pflegeversicherung gibt, müssen große Teile der häuslichen Kosten und auch ein großer Anteil der Kosten von Aufenthalten in Pflegeheimen praktisch von den Familien selbst aufgebracht werden.

Erwin W. Schmitt, Dipl. Kfm., Beethovenstraße 3/5, 69168 Wiesloch

Fachbeirat Bundesverband Schädelhirnverletzter in Not (D)
Stiftungsrat pro REHAB, Basel
Stiftungsrat FRAGILE Suisse (CH)

Hirnschädigung – und dann? Die Rückkehr in Gesellschaft und Beruf

Gert Huffmann

Im Jahre 1983 gründete Frau Hannelore Kohl das „Kuratorium ZNS für Unfallverletzte mit Schäden des zentralen Nervensystems e. V." mit Sitz in Bonn. Während die 10 Jahre später ins Leben gerufene „Hannelore-Kohl-Stiftung" in erster Linie der Förderung von Wissenschaft und Forschung auf dem Gebiet der Neuro-Rehabilitation dient, hat das Kuratorium ZNS die Folgen, Sorgen und Nöte einer durch Unfall erlittenen Hirnschädigung zum Thema in der Öffentlichkeit gemacht. Die Verbesserung der Rehabilitationsmöglichkeit sollte zur Rückkehr des Verletzten in Gesellschaft und Beruf führen. Frau Kohl umschrieb die Aufgabe des Kuratoriums mit: *„Wir setzen Mitleid in aktive Tat um!"* So wollen wir sie in Erinnerung behalten und versuchen, ihre Arbeit fortzusetzen.

Neben der ideellen Bedeutung des Kuratoriums wurden annähernd 40 Mio. DM für bestehende Rehabilitationseinrichtungen etwa zur Beschaffung von diagnostischen und therapeutischen Geräten aufgebracht. Die zentrale Vermittlungsstelle für Rehabilitationsplätze der Geschäftsstelle des Kuratoriums ZNS in Bonn hat in Zusammenarbeit mit 120 Rehabilitationskliniken zahlreiche Hirnverletzte in möglichst wohnortnahe Rehabilitationszentren vermittelt. Sicherlich hoffen viele, dass auch diese segensreiche Bemühung weiter betrieben werden sollte.

In meiner jahrzehntelangen Arbeit an den Neurologischen Universitäts-Kliniken in Köln und Marburg machte ich die Erfahrung, dass vor allem *junge körperlich behinderte Hirnverletzte* oder Hirnkranke nach der stationären Behandlung und der sich evtl. anschließenden Rehabilitation nicht adäquat untergebracht werden konnten. So wurde z. B. ein 25-jähriger an Encephalomyelitis disseminata (Multiple Sklerose) erkrankter Patient, der von seinen Angehörigen nicht betreut und gepflegt werden konnte, in eine Einrichtung für Alterskranke eingewiesen. Hier erfolgte zwar eine gute Pflege, es mangelte jedoch meistens an der notwendigen Aktivierung und Anregung zu körperlichem Training, zur Beschäftigung oder gar zu rehabilitativen Bemühungen. Die weit verbreitete Vorstellung, dass es sich ja doch um eine stets fortschreitende Erkrankung handelt, die immer im Rollstuhl endet, was ja tatsächlich nur für den kleineren Teil der Betroffenen gilt, erfüllte das Pflegepersonal und schließlich auch die Kranken. Es resultierte Resignation.

Angeregt von den erfolgreichen Bemühungen in Marburg um die Sehbehinderten durch Gründung der „Blindenstudienanstalt", die u. a. sogar ein Universitätsstudium ermöglicht, und um die geistig Behinderten in der „Lebenshilfe" mit zahlreichen Werkstattplätzen und Wohnheimen, gründeten wir im Jahre 1986 den „Freundeskreis junger Behinderter im Landkreis Marburg-Biedenkopf e. V.", um ein *Zentrum für junge Körperbehinderte* zu schaffen.

Obwohl allen Erfahrenen bekannt, musste doch erst die Idee in der Öffentlichkeit verbreitet werden. Politiker mussten aufmerksam gemacht werden. Mit Benefiz-Veranstaltungen wurde Geld gesammelt. Aber wir kamen nur langsam voran. Erst nach acht Jahren gelang es, die Hessische Landesregierung zu interessieren, so dass die ersten Gelder bewilligt wurden. Da es ein Pilotprogramm war, das die Körperbehinderung und ein Alter zwischen 18 und 40 Jahren in den Vordergrund stellte, erhielten wir weitere

Gelder vom Bund sowie dann auch von den meisten Stiftungen, so dass gebaut und am 15. Februar 1996 eröffnet werden konnte. Wir hatten die Hoffnung, alle Formen der Betreuung unter einem Dach zu vereinen.

Die Landsregierung verlangte, vier Zimmer für Bewohner mit *apallischen Syndromen* vorzusehen. Im übrigen wurden in 20 Zimmern Behinderte mit ausgeprägten körperlichen Beeinträchtigungen zur *Langzeitbetreuung* untergebracht. Ferner waren Einzel- und Doppelzimmer für die sog. *Verhinderungspflege* vorhanden, also für Behinderte, deren Pflegepersonen vorübergehend durch Krankheit oder zur Erholung ausfielen. Schließlich gab es sechs Appartements für ein *Heimverbundenes Betreutes Wohnen*. Diese Räume haben eine Größe von 38 bis 70 m², besitzen eine behindertengerechte Nasszelle, eine Terrasse, und es kann eine Teeküche installiert werden. Auch die übrigen Einzelzimmer sind mit 36 bis 45 m² großzügig gestaltet.

Es gelang, ein für die praktischen Belange geeignetes, darüber hinaus aber auch ansehnliches und wohnliches Zentrum zu bauen. Bei quadratischer Anlage besteht die Mitte aus einem mit großem Glasdach versehenen Forum. Die Räume sind ringsherum angeordnet, so dass die Bewohner und das Personal in der Mitte unter Tageslicht kommunizieren können. Die gemeinsamen Mahlzeiten, manche Beschäftigungen und Übungsprogramme sowie alle Veranstaltungen finden hier statt. Physio- und Ergotherapie werden dagegen in umliegenden Räumen angeboten.

In der ersten Zeit nach der Belegung stand die Eingewöhnung des durchweg noch unerfahrenen Pflegepersonals im Vordergrund der Bemühungen. Die Versorgung der schweren körperlichen Behinderungen mit ausgeprägten Tonuserhöhungen der Muskulatur, Ataxien, Sprech- und Sprachstörungen sowie Schluckstörungen stellten höchste Anforderungen an Schwestern und Krankenpfleger. Es galt ferner, Trachealkanülen sowie Magen (PEG)- und Blasen-Katheter zu versorgen. Nachts, aber auch tagsüber war stets an die Dekubitusprophylaxe und an die Regulierung der Darm- und Blasenfunktionen zu denken. Einerseits war die ausreichende Flüssigkeitszufuhr, andererseits aber auch die Verhinderung einer übermäßigen Gewichtszunahme zu berücksichtigen. Das alles ist selbstverständlich in einer schon lange betriebenen Einrichtung. Es dauerte jedoch über zwei Jahre, bis sich die *Pflege mit höchstem Standard* im Zentrum durchgesetzt hatte.

Diese aber ist Voraussetzung für die Entwicklung eines Rehabilitations-Programms. Nach dem Konzept sollte eine *Einrichtung zur Eingliederungshilfe* (§ 39 BSHG) entsprechend dem Leitgedanken „Pflege nur soviel wie nötig – Therapie, Training und soziale Betreuung soviel wie möglich", geschaffen werden. Schon in den ersten Jahren hatten wir bemerkt, dass unsere ergotherapeutischen und Beschäftigungsangebote sehr unterschiedlich angenommen wurden. Die Mehrzahl der Bewohner war bereits jahrelang in der Familie oder in Pflegeheimen betreut worden. Die Aufforderung zur Mitarbeit oder zum Erlernen bestimmter Fertigkeiten stieß mitunter auf Ablehnung. Anders verhielt sich eine Querschnittsgelähmte im Betreuten Wohnbereich. Sie war im Anschluss an die Akutversorgung nach einem Verkehrsunfall in Rehakliniken langfristig behandelt und intensiv trainiert worden. Sie war sofort zur Mitarbeit bereit und half, ein Programm zur Wiedereingliederung aufzustellen.

Schwere körperliche Behinderungen durch Hirnschädigungen führen regelmäßig auch zu *psychischen Veränderungen*. Stehen sie im Vordergrund, so ist dies ein Grund, die Aufnahme im Zentrum abzulehnen. Auch Alkohol- und Drogenabhängige sowie hochgradig Seh- oder Hörbehinderte werden nicht aufgenommen, weil die sich dann ergebenden zusätzlichen Aufgaben das Gesamtkonzept beeinträchtigen würden. Demgegenüber haben mehrere Bewohner symptomatische hirnorganische Anfallsleiden (Epilepsien), was sich für die Mitbewohner und auch für das Personal mitunter belastend auswirkt.

So hat jeder Bewohner verschiedene körperliche und psychische Behinderungen mit unterschiedlichen Folgeerscheinungen. Das bewirkt, dass sowohl die Physio- und Ergotherapie als auch vor allem das Rehaprogramm individuell entwickelt werden müssen. Dabei ist entscheidend, den Bewohner zur Mitarbeit zu gewinnen, ihn zu motivieren. Ein intelligenter Bewohner mit progressiver Muskeldystrophie, Rollstuhlfahrer wegen hochgradiger Paresen an den Beinen, aber auch im Schulter- und Oberarmbereich, lehnte zunächst alle Arbeitsangebote ab. Aber der Computer fesselte ihn, und wir brachten ihn so weit, eine Hauszeitung zu entwerfen und auch (inzwischen mit fünfter Auflage) herzustellen.

Unser Rehaprogramm hat zum Teil ein sehr niedriges Niveau. Das angestrebte Ziel kann etwa die Eingliederung in die Hausgemeinschaft und die Verselbständigung bei den persönlichen alltäglichen Verrichtungen wie Anziehen, Waschen und Kämmen sowie Einnahme der Mahlzeiten sein. Die Steigerung davon wäre die Rückführung in die eigene Familie, was an Wochenenden erprobt werden kann. Wir sind ferner dabei, handwerkliche Tätigkeiten neben einfachen Sortieraufgaben für Industrieaufträge anzubieten. Mit freudiger Überraschung stellten sich künstlerische Begabungen heraus. So werden Kunstkarten gefertigt, die sich großer Beliebtheit erfreuen. Es entstehen Seidenmalereien, Mobiles und andere kunstvolle Gegenstände. Nicht jeden Bewohner konnten wir bisher erreichen, und unser Programm ist auch noch nicht perfekt. Ergänzend zu den eigenen Bemühungen wird daher jetzt eine Zusammenarbeit mit einer Werkstatt für Behinderte angestrebt. In den vergangenen 5 ½ Jahren konnten zwei Bewohner von der Langzeitbetreuung in die weitgehende Selbständigkeit im Betreuten Wohnen wechseln, zwei weitere wurden entlassungsfähig.

Ich möchte nicht verschweigen, dass die Versorgung der Schwerbehinderten auch Sorgen bereitete. Am meisten überraschte mich, dass unsere Bewohner offensichtlich nicht zu den „begehrten Patienten" der niedergelassenen Ärzte zählen. Die Behinderten haben freie Arztwahl. Sie benötigen nicht nur im Notfall ärztliche Hilfe, etwa bei einem epileptischen Anfall, sondern sie wünschen auch sonst manchmal einen Hausbesuch. Oft erfolgt dann eine Aufforderung zum Besuch der Praxis, was mit dem Transporter des Zentrumspersonal und mit dem Krankenwagen sehr kostenaufwendig ist. Eine besondere Schwierigkeit entsteht durch die notwendige Verschreibung der physikalischen Therapie. Sie sollte täglich, zumindest aber dreimal wöchentlich möglich sein. Das aber lässt das Verschreibungsbudget des jeweiligen Arztes meist nicht zu. So müssen die Lücken von der angestellten Physiotherapeutin gefüllt werden. Die Beschäftigung mehrerer Physiotherapeuten übersteigt wiederum das Budget des Zentrums.

Finanzierungsschwierigkeiten ergeben sich auch im ambulanten Bereich des Betreuten Wohnens, wenn die Betreuung durch das Personal des Zentrums die gelegentlichen Leistungen übersteigt. Von den Pflegekassen wird die *Grundpflege* bezahlt. Die *Behandlungspflege* obliegt den Krankenkassen, was von den Ersatzkassen (VdAK) angenommen, von den anderen gesetzlichen Kassen immer abgelehnt worden ist, so dass die Behinderten diese Leistungen privat begleichen müssen.

Seit dem Entstehen unseres kleinen Zentrums für junge Körperbehinderte konnten weitere entsprechende Einrichtungen geschaffen werden. Damit werden auch die speziellen Belange dieser Behindertengruppe in unserer Gesellschaft gewürdigt. Nur sehr selten wird eine Rückkehr in einen Beruf zu erreichen sein. Aber auch der Wechsel aus der Langzeitbetreuung in das Betreute Wohnen und die Entlassung in die Familie oder eine eigene Wohnung mit regelmäßiger Beschäftigung ist ein großes *Wiedereingliederungsziel*.

Die Möglichkeit, im Namen des Kuratoriums ZNS auf der hiesigen Rehabilitationstagung eine Botschaft zu überbringen, habe ich genutzt, um Ihnen von der Entstehung eines Zentrums für junge Körperbehinderte zu berichten. Ein Freundeskreis hat aus idealistischer Haltung heraus eine inzwischen gut funktionierende Einrichtung in Gladenbach geschaffen, einem schön gelegenen Ort zwischen Gießen und Marburg, in der Interessierte jederzeit gern gesehen werden.

Prof. Dr. med. Gert Huffmann, Pommernweg 14, 35039 Marburg

Ehem. Direktor der Neurologischen Universitäts-Klinik Marburg

Ergebnisbericht Arbeitsgruppe 8:
Rehabilitation und Pflege bei Menschen mit erworbenen Schädigungen des zentralen Nervensystems

Martin Willkomm

Die Ergebnisse der lebhaften Diskussion sowie die Zusammenfassung der Referate können wie folgt stichwortartig wiedergegeben werden:

1. These

In der langfristig angelegten Therapie und Pflege von Menschen mit erworbenen Schädigungen des zentralen Nervensystems ist eine einheitliche Kostenträgerschaft eine Grundvoraussetzung für die koordinierte, fachlich und inhaltlich individuell angepasste Behandlung. Solange dies nicht möglich ist, sollte zumindest ein verantwortlicher Kostenträger benannt werden, in dessen Hand ein Gesamtkonzept liegt.

2. These

Als Grundlage für eine zielgerichtete und individuell abgestimmte Behandlung ist ein Behandlungsplan zu erstellen. Dieser sollte mindestens enthalten:

– Behandlungsziel
– Zeitvorgabe bis zur nächsten Überarbeitung des Plans
– verantwortliche Behandler
– ausführliche Darstellung der Inhalte der Behandlung einschließlich der Behandlungsfrequenz

Der Behandlungsplan sollte vor Beginn der Behandlung – beispielsweise bei Übernahme aus einer Klinik – erstmals erstellt und dann in mindestens vierteljährlichem Rhythmus überarbeitet werden. Der schriftlich dokumentierte Plan sowie die daraus folgende Verlaufsdokumentation sollte dem jeweiligen Kostenträger zugänglich sein. Soweit möglich, sollte der Betroffene (Mensch mit besonderem Hilfebedarf) in die Ausarbeitung des Planes mit einbezogen werden. Dabei steht das Ziel der „Teilhabe am Alltag und täglichen Leben" im Mittelpunkt der Planung. Das Selbstbestimmungsrecht des Betroffenen muss im Behandlungsplan grundlegende Berücksichtigung finden.

3. These

Als Grundlage dient weiterhin die Einführung von möglichst EBM-evaluierten Messskalen, um neben der individuellen Einschätzung eines Verlaufes zusätzlich ein objektivierbares Maß des Behandlungserfolges zu erfassen. Ein Beispiel dafür ist die Skala der „Functional Independent Measurement", kurz FIM. Diese Skala wird u. a. erfolgreich und weit verbreitet im Bereich der Querschnittsbehandlung sowie im Bereich der Schädel-Hirngeschädigten eingesetzt. Andere QS-Instrumente werden auf nationaler Ebene z. B. in der Ergotherapie eingesetzt und dienen einer Spezifizierung von Befunden in der jeweiligen Berufsgruppe.

4. These

Grundsätzlich ist nicht die Summe von medizinischen bzw. pflegerischen Therapien oder anderen Therapieleistungen, sondern ein interdisziplinärer Ansatz zu fordern, um so ein „Therapeutisches Milieu" (U. Lehr) zu erreichen. Daher kann der o. g. Qualitätssicherungsansatz sowie die Arbeit nach einem Behandlungsplan nur dann gelingen, wenn diese Instrumente auch zuverlässig die Interdisziplinarität widerspiegeln.

5. These

Um die langfristige Behandlung mit all ihren ineinander verzahnten Behandlungsstrategien einheitlich zu erfassen und dabei dem individuellen Bedürfnis nach Selbstbestimmung des Tagesablaufes und sozialen Umfeldes gerecht zu werden, ist der Einsatz eines Koordinators bzw. einer Koordinatorin für den jeweils betroffenen Menschen mit besonderem Hilfebedarf unerlässlich. Dieser bzw. diese kann nicht die im SGB IX verankerten Servicestellen ersetzen, sondern soll die o. g. Dienstleistungen im Einzelfall langfristig überschauen, koordinieren und so für den Betroffenen zu einer „Behandlung aus einem Guss" zusammenfügen. Zugleich könnte so ein individueller Ansprechpartner für die Bedürfnisse des Betroffenen geschaffen werden. Übergreifend und eine Region versorgend könnte diese Person aus unterschiedlichen Berufsgruppen stammen, z. B. aus der Sozialpädagogik, (Neuro)Psychologie oder dem Sozialarbeitsbereich.

6. These

Zu unterscheiden vom in der 5. These genannten „Koordinator" ist ein im Tagesgeschäft möglichst eingebundener „Organisator". Dies wird in der Regel durch den ambulanten Pflegedienst zu leisten sein, da hier die alltägliche Präsenz gegeben ist. Die Organisation betrifft zum Beispiel die Planung des täglichen Behandlungsablaufes (Reihenfolge von pflegerischen und therapeutischen Abläufen).

7. These

Neben den o. g. Leistungen ist bei bestimmten Behinderungsbildern auch im künftigen Sozialsystem eine individuelle Ausgestaltung in der Versorgung spezifischer Untergruppen zu fordern. Dies betrifft u. a. die Bereitstellung von hochtechnisierten Hilfen bei Menschen mit Spätstadien einer Amyotrophen Lateralsklerose, hohen Querschnitten oder Menschen mit anderen seltenen, jedoch sehr individuell zu fördernden Behinderungen (Locked-In-Syndrom). Auch in der Betreuung von potenziell in ein Arbeitsverhältnis zurückkehrenden Menschen mit Behinderungen sind individuelle Lösungen zu fordern. Dies kann eine Einzelbetreuung durch dafür besonders geschultes Personal beinhalten (z. B. Behindertensport, in unserem Beispiel Rollstuhl-Rugby als Aggressionsabbau und Motivationstraining), Berufshelfer intensiv mit einbeziehen oder im Einzelfall eine übergangsweise Aufnahme in einer dafür spezialisierten Einrichtung beinhalten. Gerade diese im Einzelfall zu entscheidenden Abläufe dürfen durch die neue Gesetzgebung nicht „unter den Tisch fallen", da jeder Einzelne ein Recht auf eine individuelle Betreuung im Falle einer Behinderung besitzt.

Dr. Martin Willkomm, DRK-Therapiezentrum Middelburg, Middelburger Straße 1, 23701 Middelburg

Arbeitsgruppe 9:

Rehabilitation und Pflege bei Demenzkranken

Leitung: Dr. Barbara Höft, Düsseldorf
Berichterstattung: Dr. Hermann J. Paulus, Essen

Donnerstag, 4. Oktober 2001

Empfehlungen für Leistungsstandards in der gerontopsychiatrischen Pflege – Eine Option für die Qualitätssicherung in der Rehabilitation Demenzkranker?

Barbara Höft[1] und Hermann J. Paulus[2]

[1] Rheinische Kliniken/Psychiatrische Klinik der Heinrich-Heine-Universität Düsseldorf
[2] Schlossberg Klinik, Staufen im Breisgau

Im Rahmen des Pflegeversicherungsgesetzes, SGB XI, ist Qualitätssicherung und Qualitätsentwicklung in der Pflege, so auch in der Pflege demenzkranker Menschen, zwingend vorgesehen. Auch im SGB IX, Rehabilitation und Teilhabe behinderter Menschen, wird in § 20 die Qualitätssicherung und nach § 10 Abs. 2 ein Qualitätsmanagement von den Erbringern von Leistungen gefordert.

Neben der Beschreibung der Struktur- und Ergebnisqualität kommt dabei der Prozessqualität besondere Bedeutung zu. Grundelemente der Prozessqualität sind eine differenzierte Pflegekonzeption, ihre Umsetzung in Leistungsstandards und eine individuelle Pflegeplanung und Pflegedokumentation. Dies ist bereits jetzt Bestandteil der Prüfung der Qualität nach § 80 SGB XI durch den Medizinischen Dienst der Krankenkassen.

Leistungsstandards „Pflege" definieren als allgemein akzeptierte Normen oder Vorgaben die Aufgabenbereiche sowie den Ablauf des Pflegeprozesses. Sie beschreiben somit einen Sollzustand der pflegerischen Leistung entsprechend dem aktuellen medizinisch-pflegerischen Wissensstand. Sie legen themen- und tätigkeitsbezogen fest, was eine Pflegeperson mit welcher Qualifikation in einer konkreten Situation leisten soll und wie diese Leistung im Einzelnen auszusehen hat.

Folgende Aufgaben kommen den Leistungsstandards in der Pflege Demenzkranker zu:

1. Transfer des aktuellen Wissens über die Pflege und Behandlung der Demenz in den Pflegealltag
2. Sicherung einer Konstanz des Pflegeprozesses
3. Transparenz der Leistungen für Pflegebedürftige und Angehörige
4. Förderung realistischer Pflegeziele und angemessener Erwartungen an die Ergebnisse der Pflege
5. Erhöhung der Sicherheit in der Kommunikation und Verbesserung der Arbeitsorganisation der Mitarbeiter.

Standards gelten als Voraussetzung für die Qualitätsentwicklung in der Pflege, eine differenzierte Leistungsabrechnung wird durch entsprechende EDV-mäßige Aufbereitung möglich.

Im Alltag stationärer Pflegeeinrichtungen hat neben der Grundpflege der Hilfebedarf infolge psychischer Störungen eine herausragende Bedeutung. Nach neuesten Untersuchungen muss von ca. 80 % der Bewohner in „ganz normalen" Pflegeeinrichtungen ausgegangen werden, die Hilfebedarf durch eine psychische Krankheit aufweisen. Die Demenzerkrankungen sind dabei mit Abstand die häufigste Ursache eines solchen Hilfebedarfs. Die Gewährleistung einer fachlich qualifizierten Pflegeintervention erfordert im Rahmen der Qualitätssicherung immer Ablaufbeschreibungen, somit Leistungsstandards gerontopsychiatrischer Pflege.

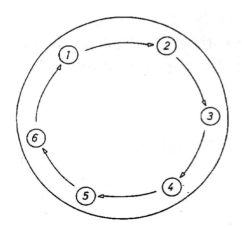

1. Sammlung von Informationen
2. Erkennen von Ressourcen und Problemen
3. Festlegen der Ziele
4. Planung der Pflegemaßnahmen
5. Durchführung der Pflegemaßnahmen
6. Beurteilung der Pflege

Abb. 1 Pflegeplanung
© Dr. B. Höft, Rheinische Kliniken Düsseldorf

Die Landesärzte für Gerontopsychiatrie beim Landschaftsverband Rheinland entwickelten ein Konzept integrativer Pflege psychisch kranker Menschen in stationären Pflegeeinrichtungen. Darauf aufbauend formulierten sie in enger Zusammenarbeit mit den Pflegefachkräften der Einrichtungen im Rheinland Empfehlungen für Leistungsstandards gerontopsychiatrischer Pflege, um, ähnlich den Arbeitshilfen in der Grundpflege, auch für psychisch kranke Pflegebedürftige idealtypische Pflegeprozess-Ablaufbeschreibungen zur Überarbeitung und Adaptation auf die einrichtungsspezifischen Gegebenheiten für ein Qualitätsmanagement zur Verfügung zu stellen.

Solche Standards sollten alle Elemente als definierte Vorgaben enthalten, die im Rahmen des Qualitätsmanagements gefordert werden; da sie zudem übersichtlich, leicht verständlich und einfach handhabbar sein sollten, wurde für den Aufbau der Empfehlungen den Schritten der Pflegeplanung gefolgt (siehe Abb. 1). Unter arbeitsorganisatorischen und wirtschaftlichen Aspekten von Qualität waren zusätzliche Aussagen zur Qualifikation der ausführenden Pflegemitarbeiter und zum Zeitaufwand der pflegerischen Handlungen erforderlich. So entstand der Aufbau der Empfehlungen mit folgenden acht Punkten:

1. Definition der Störung infolge psychischer Krankheit im Alter
2. Zielbestimmung: Zielgruppe und Ziele der Leistungen
3. Ablauf der Leistung
4. Qualifikation der Mitarbeiter
5. Arbeitsmittel
6. Zeitfaktor
7. Dokumentation
8. Zielkontrolle

Regelhaft werden dabei die Symptome psychischer Krankheit, die zum Startproblem einer qualifizierten Pflege werden, definiert und weitere häufige Symptome, die in engem Zusammenhang damit auftreten, benannt. Tab. 1 zeigt das Beispiel Wahn, Standard Nr. 19.

Die Empfehlungen für Leistungsstandards in der gerontopsychiatrischen Pflege werden im Rahmen der Beratungstätigkeit der Landesärzte in den stationären Pflegeeinrichtungen im Rheinland seit Anfang 1999 eingesetzt. Die bisherige Erfahrung in der Arbeit mit den Empfehlungen für Leistungsstandards kann wie folgt zusammengefasst werden:

– Mitarbeiter in den Pflegeeinrichtungen begrüßen die differenzierte Beschreibung sowohl der Startsymptome als auch der infolge der Startsymptome beschriebenen konkreten Abläufe der Pflegehandlungen und schätzen insbesondere die umfassende Darstellung der Arbeitsmittel. In der Übertragung der Empfehlungen in die individuelle Pflegeplanung der jeweiligen Bewohner wird immer wieder deutlich, dass anhand der Checkliste der Arbeitsmittel die Qualität der Pflege gehoben wird.
– Nicht selten können Psychopharmaka reduziert oder gänzlich eingespart werden. Eine schnellere und sicherere Kommunikation über die Pflege der Bewohner bei speziellen Symptomen psychischer Krankheit wird ermöglicht. Die Pflegeplanung für die einzelnen Bewohner erfolgt strukturierter.

Gerontopsychiatrischer Pflegestandard	Wahn	Nr. 19

Wahn ist eine krankhaft entstandene Fehlbeurteilung der Realität, die mit erfahrungsunabhängiger Gewissheit auftritt und an der mit subjektiver (unkorrigierbarer) Gewissheit festgehalten wird, auch wenn sie im Widerspruch zur Wirklichkeit und zur Erfahrung der gesunden Menschen sowie zu ihrem „kollektiven Meinen und Glauben" steht.

Zielgruppe: Demenz: wahnhafte Überzeugung, bestohlen oder vergiftet zu werden;
Depressive Störungen: Schuld-, Versündigungs- und Verarmungswahn;
Schizophrene Psychosen: Vergiftungs-, Verfolgungs- und Beeinträchtigungswahn, oft in Verbindung mit Halluzinationen;
Abhängigkeitserkrankungen: Eifersuchtswahn

Ziel: Reduktion des Wahnerlebens, Vermeidung von selbst- und fremdgefährdendem Handeln

Ablauf der Leistung	- Erkennen und Beschreiben der Wahninhalte und möglicher Handlungskonsequenzen - **Beachte:** akuter Wahn erfordert immer diagnostische Abklärung und Medikation durch den Facharzt - **Beachte:** mögliche Selbstgefährdung →, aggressives Verhalten → und Angst → - Erstellen eines Pflegeplanes und Auswahl der Arbeitsmittel in Zusammenarbeit mit dem behandelnden Facharzt
Qualifikation der Mitarbeiter	Pflegefachkräfte und angeleitete Mitarbeiter
Arbeitsmittel	- Ernstnehmen wahnhafter Vorstellungen und Überzeugungen sowie der daraus resultierenden Ängste - Angst reduzieren: Sicherheit vermitteln durch persönlichen Kontakt, für ruhige Umgebung sorgen, Rückzugsmöglichkeiten schaffen - Bezugsperson benennen (möglichst für jede Schicht) - Ablenkung durch Einbeziehen in Aktivitäten des täglichen Lebens (biografiegeleitet) - Äußerungen von Wahninhalten nicht durch Argumente oder Beweise widerlegen wollen - Soziale Kontakte fördern, <u>nicht</u> zu Gruppenangeboten zwingen - Angehörige über Wahnsymptome aufklären und in Maßnahmen einbeziehen - Medikation entsprechend der zugrundeliegenden Störung unter Beachtung der Wirkung und möglicher Begleitwirkungen - Kontrolle der Medikamenteneinnahme! **Beachte:** keine verdeckte Gabe (nicht ins Essen/Trinken mischen!)
Zeitfaktor	Intensität der Maßnahmen nach individuellen Erfordernissen und Teamabsprachen
Dokumentation	Immer bei Veränderungen, mindestens einmal wöchentlich
Zielkontrolle	Bewertung der Intensität und Dauer des Wahnerlebens, Risikoabschätzung von Selbstgefährdung und Fremdgefährdung

Tab. 1 Leistungsstandard gerontopsychiatrischer Pflege 19 (Wahn)

– Nach Einführung der Empfehlungen und Formulierung einrichtungsspezifischer Standards ergibt sich nach der Erfahrung der Landesärzte fast immer eine erhöhte Nachfrage nach Fortbildung zu gerontopsychiatrischen Fachthemen, die jedoch genauer benannt werden können.

Die Arbeit mit den Standards gibt den Mitarbeitern die Kompetenz, Störungen psychischer Krankheit im Alter differenziert und konkret zu beschreiben, ebenso den dadurch bedingten Hilfebedarf. Dies führt zur angemesseneren Berücksichtigung des Hilfebedarfs demenzkranker Menschen in der Begutachtung der Pflegebedürftigkeit nach dem SGB XI.

Die Empfehlungen für Leistungsstandards erfassen den demenzkranken Menschen als eine von vier verschiedenen Zielgruppen. Sie sind entstanden aus der langjährigen Tätigkeit und Zusammenarbeit der Landesärzte und Mitarbeiter in stationären Pflegeeinrichtungen. Es liegen inzwischen einzelne Erfahrungen über die Adaptation der Standards auf die Rahmenbedingungen der ambulanten Pflege und der teilstationären Pflegeeinrichtungen vor. Eine Adaptation bzw. Weiterentwicklung der Empfehlungen für Leistungsstandards im Rahmen des Qualitätsmanagements der Rehabilitation demenzkranker Menschen ist vorstellbar.

Literatur

Hoeft, B./Landesärzte für Gerontopsychiatrie: Empfehlungen für Leistungsstandards in der gerontopsychiatrischen Pflege. Psychosoziale Arbeitshilfen 13. Psychiatrie-Verlag, Bonn 1999

Für die Autoren:

Dr. med., Dipl.-Psych. Barbara Höft,
Landesärztin für Gerontopsychiatrie,
Rheinische Kliniken/Psychiatrische Klinik
der Heinrich-Heine-Universität,
Bergische Landstraße 2, 40629 Düsseldorf
E-Mail: hoeft@uni-duesseldorf.de

PRO DEM – ein neues Angebot in der Versorgungslandschaft für Patienten mit Demenz und ihre Angehörigen

Josefa Bolley

Ziel des Modellprojektes ist es, die ambulante Versorgung alter Menschen mit Hirnleistungsstörungen durch eine Vielzahl von Maßnahmen zu verbessern. Initiatoren des Projektes waren primärversorgende Arztpraxen der niedersächsischen, südlich von Bremen gelegenen Gemeinden Stuhr und Weyhe und die Firma Dr. Willmar Schwabe, Arzneimittel, Karlsruhe.

PRO DEM koordiniert zum einen für den einzelnen Patienten die medizinischen, therapeutischen und pflegerischen Maßnahmen in der Versorgungskette mit den privaten sozialen Möglichkeiten und den Angeboten der Gesundheits- und Sozialämter, Wohlfahrts- und Seniorenverbände, Kontakt- und Informationsstellen (Case Management). Zum anderen arbeitet PRO DEM darauf hin, bestehende Strukturen innerhalb der zwei Großgemeinden dahingehend weiterzuentwickeln, dass sie den besonderen Bedürfnissen Demenzkranker und ihrer Angehörigen Rechnung tragen. Ein Koordinierungsbüro ist als Informations- und Vermittlungsstelle von zentraler Bedeutung.

Neben den Ärzten, denen die Diagnostik und die medizinische Behandlung obliegt, ist eine Betreuungskoordinatorin für PRO DEM tätig. Therapeuten unterschiedlicher Fachrichtung und ehrenamtlich tätige Laienhelfer/innen unterstützen die Arbeit. Die Projektleitung obliegt einem niedergelassenen Allgemeinmediziner. Die Kosten des Projektes wurden von der Firma Dr. Willmar Schwabe von Projektbeginn im Januar 1999 an bis zum April 2001 getragen. In diesem Zeitraum waren zwei Betreuungskoordinatorinnen als festangestellte Mitarbeiterinnen für PRO DEM tätig. Seit Mai 2001 finanziert sich das Projekt aus Zuschüssen des Landkreises, über Vereinsbeiträge und Spendengelder. Die Stelle der Betreuungskoordination musste auf eine halbe Stelle reduziert werden.

Nach dem Casemanagement – für die Versorgung des einzelnen Patienten und seiner Angehörigen – sind zwischenzeitlich ergänzende Strukturen und neue Angebote aufgebaut worden. So bietet PRO DEM eine *Selbsthilfegruppe* für Angehörige von Demenzpatienten. Ein *Besuchsdienst* „Die Gesellschafter/innen" wurde aufgebaut und verschafft pflegenden Angehörigen freie Zeit, die sie dringend zur eigenen Entlastung benötigen und in der sie ihre zu pflegenden Angehörigen gut versorgt wissen. In den zwei von PRO DEM angebotenen *Patientengruppen* erfahren Patienten einen therapeutischen Prozess, der ihre Identifikation, ihre Orientierung und ihre Möglichkeit der Krankheitsbewältigung stärkt. Ein *Runder Tisch,* zu dem alle an der Versorgung beteiligten Institutionen und Einzelpersonen eingeladen sind, trifft sich mehrmals im Jahr mit dem Ziel, die gemeinsame Arbeit zu optimieren. Es gelang, neue interdisziplinäre und kooperationsfördernde Instrumente zu entwickeln, die mittlerweile Anwendung finden. In unregelmäßigen Zeitabständen erscheint der *PRO DEM-Newsletter*, eine Informationsschrift, die an 150 Adressaten in der Region verschickt wird. Er informiert über den Stand der Projektarbeit, enthält wichtige neue Informationen zu dem Problemfeld und beinhaltet Hinweise auf regionale und überregionale Fortbildungsangebote.

Bisher konnten ca. 130 Patientinnen und Patienten in das Projekt einbezogen werden. Eine ausführliche individuelle Verlaufsdokumentation hat stattgefunden. Eine wissenschaftliche Begleitung und Auswertung fand in den ersten zwei Jahren durch das Institut für angewandte Qualitätssicherung im Gesundheitswesen „AQUA" statt.

Auch wenn der Umfang des PRO DEM-Angebotes aktuell aus finanziellen Gründen eingeschränkt werden musste, so konnte in den ersten zwei Jahren doch der Grundstein dafür gelegt werden, dass heute eine Fortführung stattfindet. Versorgungslücken wurden erkannt, ergänzende Angebote initiiert und die neuen Formen in die bestehende regionale Versorgungslandschaft integriert. Ein ambulant tätiges Behandlungsteam ist entstanden, das gemeindenah wirksam sein kann. Die Arbeit der Koordinatorinnen mit dem Patienten und dessen Familie und in der Öffentlichkeit haben dazu beigetragen, dass ein verbessertes Bewusstsein in der Region für die Erkrankung einem allgemeinen Verdrängen gewichen ist.

Josefa Bolley, Projektkoordinatorin PRO DEM,
Hermann-Allmers-Straße 1, 28209 Bremen
E-mail: JosefaBolleyHB@t-online.de

Die Rolle der Ergotherapie in der Rehabilitation demenzkranker Menschen

Caren Wittmershaus

Ergotherapie

Die Ergotherapie beruht auf medizinischer und sozialwissenschaftlicher Grundlage und ist ein verordnungsfähiges Heilmittel. Es ist ihr übergeordnetes Ziel, Menschen zu helfen, ihre durch Krankheit, Verletzung oder Behinderung verlorengegangene Handlungsfähigkeit im Alltagsleben wiederzuerlangen, dies sei ergänzt, und zu erhalten.

Was ist die Rolle der Ergotherapie in der Rehabilitation demenzkranker Menschen?

Die Ergotherapie hat unserer Meinung nach Verbindung sowohl in die Rehabilitation als auch in die Pflege. Gemäß ihrem Auftrag ist die Ansiedlung in der Rehabilitation selbstverständlich. Im Sinne von Prophylaxe und Vernetzung werden Pflegeprozesse mit berücksichtigt – etwa, um die Pflege schwerst Demenzkranker zu ermöglichen oder zu erleichtern. Zudem bedingt die Erkrankung an sich, den gewohnten Alltag des Patienten und seine Biografie und Wohnsituation in die Behandlung einzubeziehen.

Nach den neu erschienenen Heilmittelrichtlinien kann eine ergotherapeutische Behandlung Patienten in allen Stadien und auch allen Formen des Demenzsyndroms verordnet werden. In den letzten Jahren kommt eine steigende Zahl Patienten in frühen Stadien der Erkrankung in die Behandlung, was sicherlich im Zusammenhang mit dem vergrößerten Wissen um das Demenzsyndrom und die verbesserten diagnostischen Möglichkeiten steht.

ErgotherapeutInnen verfügen aus der langjährigen Erfahrung über ein bewährtes Repertoire für die Behandlung von PatientInnen in den späteren Stadien. Für die früheren Stadien sehen wir noch die Notwendigkeit, im Sinne von Qualitätssicherung angewandte Verfahren zu bewerten und anzupassen.

Zielsetzung

Zur Frage der Zielsetzung in der Behandlung demenzkranker Menschen ist m. E. der Begriff der Rehabilitation bei Demenz zu klären. Man kann neben der Vokabel „Wiedereingliederung" auch folgende Formulierung finden: „Maßnahmen zur Vorbeugung bei bzw. Linderung oder Beseitigung von schweren gesundheitlichen Störungen ..." (Pschyrembel, Klinisches Wörterbuch, 257. Auflage, S. 1310), die mir als übergeordnete Zielsetzung anwendbar erscheint.

Das Ziel – Erhalt von Lebensqualität – wird von erfahrenen KollegInnen an oberste Stelle gesetzt. Je nach Stadium der Erkrankung müssen die einzelnen Therapieziele angepasst oder neu formuliert werden. Zu Beginn stehen die psychische Stabilisierung und Auseinandersetzung mit der Erkrankung im Vordergrund, später der Erhalt der Eigenidentität, der Alltagskompetenz und der motorischen Funktionen. In den letzten Stadien geht es um den Erhalt der Möglichkeiten, am sozialen Leben teilzunehmen, Schaffung eines geborgenen und sicheren Umfeldes und das Vermeiden von Bettlägerigkeit. In einem individuell angepassten Umfeld soll der Patient seine verbliebenen Handlungskompetenzen einsetzen und die Pflege und Betreuung sollen ohne unnötige Barrieren möglich sein.

Befundung

In der ergotherapeutischen Befundung werden zum einen Leistungseinbußen, aber auch erhaltene Fähigkeiten und Kompetenzen ermittelt. Es werden die Wünsche und Ziele der Patienten und äußere Hindernisse erfasst. Danach erfolgt die Zielfestlegung und Therapieplanung in Absprache mit dem therapeutischen Team und den Betreuungspersonen.

Verfahren

Je nach Problemstellung und Neigung der Patienten kommen unterschiedliche Verfahrensweisen zum Einsatz.

In der *sensomotorisch perzeptiven Behandlung* werden neben den motorischen Fähigkeiten auch das Körperbewusstsein und die Wahrnehmungsverarbeitung gestärkt. Diese Behandlung wird im Verlauf der Erkrankung zunehmend in den Kontext von Alltagshandlungen gestellt. An bekannten Verfahren haben sich das Affolter Konzept, die Bobath-Behandlung und die Basale Stimulation bewährt.

Das *Hirnleistungstraining,* das häufig von Patienten in den ersten Stadien gewünscht wird, wird alltagsbezogen und spielerisch durchgeführt. Es steht im Zusammenhang zu den biografischen Voraussetzungen der Patienten, z. B. Hobbys, oder zur Jahreszeit und entsprechenden besonderen Anlässen. Eingesetzt werden die SET, Teile aus dem ROT und in angepasster Form Material aus bekannten Gedächtnis-Trainingsprogrammen.

Psychisch funktionelle Verfahren sollen den Patienten entlasten und ihm die Möglichkeit geben, mit Leidensdruck und angestauten Emotionen fertig zu werden. Er soll Hilfe erfahren, seinen Platz im sozialen Leben und so Sicherheit und Selbstvertrauen wiederzufinden. Zum Tragen kommen die integrative Validation und die non verbale Kommunikation. Kreativ gestalterische Techniken wirken entlastend und Ich stärkend, musische Medien ausgleichend.

Der Austausch mit Betreuungspersonen und Pflegekräften ist von Beginn an eine begleitende Maßnahme und nimmt mit Abnahme der Ausdrucksfähigkeit der Patienten immer größeren Raum ein. Das Gleiche gilt für die *Umfeldanpassung,* die, durch den Verlauf der Erkrankung bestimmt, Barrieren im Umfeld der Patienten erfasst und gemeinsam mit Ihnen und ihren Betreuern verändert. Neben der *Hilfsmittelversorgung* beinhaltet sie auch die Gestaltung des Milieus der Patienten.

Probleme

Schwierigkeiten in der Behandlung ergeben sich eher durch äußere Faktoren, als durch die Erkrankung an sich.

- In der Ergotherapie muss dringend das Erfahrungswissen der KollegInnen ausgewertet und das therapeutische Vorgehen stärker fundiert werden.
- In der ambulanten wie der Klinikbehandlung erweisen sich die Laborsituation und engen Zeitvorgaben als verwirrend und belastend für Patienten und Behandler.
- In den Kliniken sind die Strukturen und Handlungsmöglichkeiten zu wenig auf Behandlungen mit alltagsbezogenem und lebenspraktischem Schwerpunkt eingerichtet
- Die verkürzten Liegezeiten stehen dem verzögerten Lernvermögen Demenzkranker entgegen.
- Im ambulanten Bereich wirkt sich die Überlastung der Betreuungspersonen negativ auf den Behandlungserfolg aus.
- Im Heimbereich schlägt die Vereinzelung alter Menschen vor Heimaufnahme erschwerend zu Buche. Häufig können biografische Daten von Patienten, die bei Aufnahme meist schon erhebliche Defizite in Gedächtnis- und Sprachfunktion aufweisen, kaum noch rekonstruiert werden.
- Insgesamt fehlt es in allen Arbeitsfeldern immer noch an spezieller Ausbildung zur Demenz.
- Die Zusammenarbeit wird durch die mangelnde Durchlässigkeit der Systeme in Bezug auf Patientendaten erschwert. Hier müssten dringend geeignete Instrumente entwickelt werden, die berufsübergreifend genutzt werden können.

Zusammenfassung

Wegen des starken Alltagsbezugs in der Therapie hat die rehabilitative Maßnahme „Ergotherapie" eine enge Verbindung in den Pflegealltag Demenzkranker. Vielleicht könnte man sagen, dass ihr die Rolle des Brückenschlags zukommt. Eindeutig ist, dass die Behandlung hilft, Alltagskompetenzen über längere Zeit zu erhalten und durch psychische Stabilisierung und Umfeldgestaltung Zusatzkomplikationen zu vermeiden. Sie wirkt somit positiv auf die Lebenssituation des Patienten selbst und erleichtert gleichzeitig die Pflege.

Literatur

Ferber, Hutfilz, Wittmershaus: Ergotherapie bei Patienten mit Demenzsyndrom, hrsg. v. Deutscher Verband der Ergotherapeuten. Hamburg, Mai 2001

Schaade, G.: Ergotherapie bei Demenzerkrankungen – Ein Förderprogramm. Springer, Berlin, Heidelberg, New York 1998

Caren Wittmershaus, Ernst Mittelbach Ring 42 c, 22455 Hamburg

Deutscher Verband der Ergotherapeuten, Fachkreis Geriatrie

Erweiterte Reha-Indikationen erfordern diagnostische Vorleistungen und politischen Willen

Ziel: Lebensqualität auch des zufriedenen Rentners und „Pflegefalls"

Hans Joachim Bochnik

Thesen

- Viele der klassischen „Pflegefälle" und manche Rentner könnten durch Nutzung medizinischer Einrichtungen und Fortschritte immer häufiger zu „lohnenden Behandlungs- und Rehabilitationsfällen" werden, deren Lebenszeit zu verlängern und deren Lebensqualität deutlich zu bessern ist.

- Wenn keine Aussicht auf Wiederherstellung der Arbeitsfähigkeit besteht, bleibt auch der medizinisch und menschlich sinnvolle Einsatz der hochentwickelten Behandlungs- und Rehabilitationsmöglichkeiten heute noch unbezahlbar.
  Zusätzlich werden heute noch Patienten durch Abschiebung aus Kliniken in Pflegeheime – vor Ausschöpfung aussichtsreicher, meist aber langwieriger Behandlungsmöglichkeiten – geschädigt (siehe Bochnik 1991).

- Diese Benachteiligung von „Pflegefällen" im politischen Verteilungskampf um die Mittel widerspricht dem Grundgesetz Art. 3 Abs. 3 Satz 2: „Niemand darf wegen seiner Behinderung benachteiligt werden" (siehe Bochnik 2000).

- Medizinische Fortschritte und rechtliche Forderungen des Grundgesetzes machen es deshalb dringlich, aussichtsreiche Rehabilitationen auch dann zu finanzieren, wenn sich das Ziel auf die Lebensqualität des zufriedenen, möglichst selbständigen, möglichst beweglichen Pflegefalls und Rentners beschränken muss.

- *Wer Reha-Möglichkeiten auch für rehageeignete Pflege- und Altenheiminsassen will, muss für eine zureichende Diagnostik sorgen: Insbesondere im Pflegebereich ist viel kurative Medizin nachzuholen.* Kurz angedeutet: Zweifellos sind dort unter den sehr häufigen Depressionen (20–50 %) nicht wenige, denen antidepressive Medikation und/oder Sozialtherapie allein schon ein erhebliches Mehr an Lebensqualität verschaffen können. Gleiches gilt für die Versorgung mit Hörgeräten, für Star-Operationen, für die Behandlung von Sprech-, Sprach- und Bewegungsstörungen, für verschiedene Schmerzarten, die neurologisch und orthopädisch wesentlich zu bessern sind. Gleiches gilt für urologische, internistische, dermatologische und andere Störungen, die z. B. die Prostata, Herz-, Kreislauf- und Lungenfunktionen, Hormon- und Vitaminmangel sowie Stoffwechselveränderungen betreffen.

- *Ob eine Rehabilitation aussichtsreich ist, hängt ab vom persönlichen Ausmaß der Behinderung im Verhältnis zum Kompensationspotential, das in biologischen, psychischen, geistigen und sozialen Seiten des betreffenden Einzelnen gebunden ist.*

- Da Ressourcen in der Konkurrenz der Ansprüche immer knapper werden, müssen für Reha-Leistungen, die keine Arbeitsfähigkeit mehr herstellen können, verlässliche Indikationen erarbeitet werden, die sinnvolle von aussichtslosen Bemühungen unterscheiden können (mit unvermeidlichen Unschärfen zwischen den Extremen).

- Bezahlbare Hilfen setzen prüfbare Prognosen voraus!

Methoden zur Gewinnung von Reha-Prognosen

Vorab: Wir müssen uns klar darüber sein, dass unsere kostenträchtigen Humanforderungen, bestenfalls als gern gehörte Wahlversprechen, folgenlos bleiben, solange wir nicht über die diagnostischen und prognostischen Methoden verfügen, die es erlauben, lohnenden Sinn von verschwenderischem Unsinn zu unterscheiden. Das Nötige sei hier kurz skizziert (weiteres siehe Bochnik u. Hackhausen 1999).

Zur Prognose: Die Reha-Prognose bleibt, da sie persönliche Zukunft betrifft, mehr oder weniger unsicher. Es gilt zu bedenken:

Eine Prognose ist *umso sicherer,*
- je regelhafter die vorliegenden Krankheiten verlaufen,
- je kürzer der Prognosezeitraum ist (z. B. 6 Monate oder 1–2 Jahre, nicht aber 5–20 Jahre),
- je weniger zusätzliche soziale und persönliche Belastungen vorliegen,
- je weniger mit zusätzlichen Schicksalsschlägen zu rechnen ist,
- je mehr Hilfen konkret aktivierbar sind.

Umgekehrt ist eine Prognose *umso unsicherer,*
- je unberechenbarer die Verläufe vorliegender Krankheiten sind,
- je länger der Prognosezeitraum ist,
- je mehr zusätzliche soziale und persönliche Belastungen vorliegen und
- je stärker der Patient durch künftige Schicksalsschläge belastet wird,
- je weniger Hilfen aktivierbar sind.

- *Statistische Forschungsergebnisse,* die Mittelwerte, Streuungen, Korrelationen und dergleichen ergeben, sind für die Indikationsstellung im Einzelfall von geringer Bedeutung, wenn man damit auch den gesundheitspolitisch wichtigen Umfang der Probleme in betroffenen Gruppen erkennen kann.

- Die Reha-Indikation im einzelnen „Rentner- oder Pflegefall" muss individuell, d. h. personenorientiert entwickelt werden. Dazu ist eine *Behinderungsanalyse* erforderlich, die das Verhältnis von krankheitsbedingter Störung und den Kompensationsmöglichkeiten in biologischen, psychischen, geistigen und sozialen Bereichen einschätzen muss. So können aussichtsreiche und verhältnismäßige therapeutische Einstiege in den verschiedenen Dimensionen gefunden werden, die somatisch-medizinisch und psychotherapeutisch angemessene, verhältnismäßige und konkret vorhandene Hilfen gezielt aktivieren lassen (siehe Bochnik u. Hackhausen 1999, Bochnik, Gärtner-Huth u. Richtberg 1986 sowie Bochnik u. Gärtner-Huth 1984).

- *Probleme der Behinderungsdiagnostik:*
Um Reha-Maßnahmen im „Rentenbereich" finanzieren zu können, sind, wie gesagt, diagnostische Vereinbarungen erforderlich, die es erlauben, die immer beschränkten Mittel auf aussichtsreiche Behandlungen zu konzentrieren und weitere, uferlose „Luxus-Indikationen" zu vermeiden.

- Die ICD-10 kann dies nicht leisten, da sie als reine Krankheitsorientierung (oder genauer Symptomorientierung) nichts über die Behinderung aussagt, weil die persönlichen Kompensationsrealitäten ausgeklammert sind.

Ein Beispiel zeigt, wie bei rein orthopädischen Diagnosen in ganz unterschiedlichem Maße psychische und soziale Störungsanteile vorliegen, die im Krankenhausbetrieb eine erhebliche ökonomische Auswirkung haben in Bezug auf Einweisungsindikation und Behandlungsdauer (siehe Abb. 1).

Die Erhebung in Abb. 1 stammt aus einer Rheuma-Heilstätte, in der schwerste neben leichten Störungen behandelt worden sind. Erkennbar ist, je leichter die Erkrankungen, desto stärker prägen persönliche und soziale Faktoren Krankheitsbild und

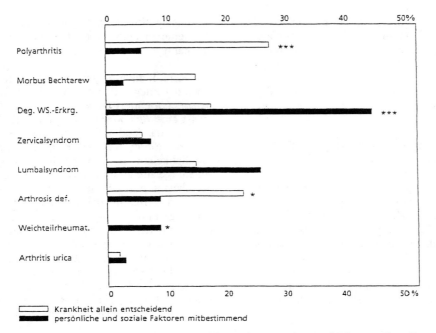

Abb. 1 Rheumastudie K. Schwartz: Leidensschwerpunkte und Rheumatikerdiagnosen. Die Schwerpunkte persönlicher und sozialer Faktoren wurden hier zusammengefasst und dem Krankheitsschwerpunkt entgegengestellt (Bochnik 1995, S. 471)

Verlauf. Stark beeinflusst wurden degenerative Wirbelsäulenerkrankungen, Lumbalsyndrom und Weichteilrheumatismus. Geringer, aber immer noch mitgeprägt waren Polyarthritis, Morbus Bechterew, Zervikalsyndrom und Arthrosis deformans.

Abb. 2 gibt ein zugehöriges Beispiel der systematischen Strukturanalyse des Kranken, die das Zusammenwirken von Krankheit, Person und Sozialfeld umfasst. Bezogen auf Abb. 1 umfasst Krankheit Ziffer 1 des Dreiecks, Person und Sozialfeld Ziffer 2 und 3. Abb. 2 zeigt auch die Relationen feststellbarer Einzelheiten zwischen den Polen I, II und III. Wichtig ist: Einzelfeststellungen sind viel weniger aufschlussreich als persönlich feststellbare Relationen: Hier ist relationales diagnostisches Denken zu üben.

- Eine Besserung, hinsichtlich der Erfassung von Kompensationskräften, könnte die in Entwicklung befindliche ICIDH bringen (International Classification of Impairments, Disabilities and Handicaps) – bzw. künftig die ICF (International Classification of Functioning, Disability and Health). Hier sind wenigstens schon Dimensionen der Behinderungen vorgegeben, die als Schädigung, Fähigkeitsstörung und Beeinträchtigungen bekannt sind. Die ICIDH/ICF könnte eine nützliche Teilbasis der Rehabilitationsprognose werden (siehe Tab. 1).

- Für die Erfassung besonders schwerer Behinderung ist der funktionale Selbständigkeitsindex (FIM) entwickelt worden, der eine diagnosenunabhängige Klassifizierung bietet und dabei die Komplexität von Störung und Kompensation, die erst zusammen die Behinderung ausmachen, stillschweigend einschließt, ohne dabei die prognostisch wichtigen persönlichen und sozialen Einflüsse zu umfassen (siehe Abb. 3).

- Um eine Reha-Indikation im Rentenbereich zu sichern, müssten diese konventionellen Feststellungen noch durch die Einschätzung der persönlichen *Kompensationsprognose* ergänzt werden.

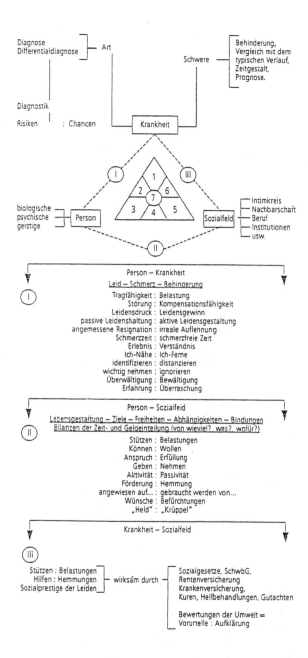

Abb. 2 Strukturmodell des kranken Menschen als Orientierungshilfe. Relationales diagnostisches Denken ist zu üben, da Verhältnisse zwischen zwei Merkmalen den Einzelnen besser charakterisieren können als unverbundene Einzelmerkmale (Bochnik 1995, S. 467)

- Die Kompensationsprognose umfasst – neben förderbaren Fähigkeiten und deren Grenzen – den Willen zur Selbsthilfe. Der Wille zur Selbsthilfe wird durch Sinnverständnis der Situation und durch wertorientierte Lebensziele im Rahmen des Möglichen begünstigt. Einzelheiten dazu sind auch in den Relationen zu Abb. 2 zwischen den Polen „Person, Krankheit und Sozialfeld" zu finden.

- *Ein prognostisches Grundproblem ist die Beziehung zwischen Krankheit und Person, die viele Möglichkeiten umfasst: Leiden, Gestalten, Nutzen und Ausnutzen, näheres siehe Tab. 2.*

Klassifikation der Schädigungen (Impairment)

Liste der zweistelligen Kategorien
1 Intellektuelle Schädigungen
2 Andere psychische Schädigungen
3 Sprachschädigungen
4 Ohrschädigungen
5 Augenschädigungen
6 Viszerale Schädigungen
7 Skelettschädigungen
8 Entstellende Schädigungen
9 Generalisierte, sensorische und andere Schädigungen

Kodierungsanleitung
Alphabetisches Register

Klassifikation von Fähigkeitsstörungen (Disability)

Liste der zweistelligen Kategorien
1 Fähigkeitsstörungen im Verhalten
2 Fähigkeitsstörungen in der Kommunikation
3 Fähigkeitsstörungen in der Selbstversorgung
4 Fähigkeitsstörungen in der Fortbewegung
5 Fähigkeitsstörungen in der körperlichen Beweglichkeit
6 Fähigkeitsstörungen in der Geschicklichkeit
7 Situationsbedingte Fähigkeitsstörungen
8 Fähigkeitsstörungen in besonderen Fertigkeiten
9 Andere Aktivitätseinschränkungen

Ergänzungsskalierungen
Kodierungsanleitung

Klassifikation von Beeinträchtigungen (Handicap)

Liste der Dimensionen
1 Beeinträchtigung der Orientierung
2 Beeinträchtigung der physischen Unabhängigkeit
3 Beeinträchtigung der Mobilität
4 Beeinträchtigung der Beschäftigung
5 Beeinträchtigung der sozialen Integration
6 Beeinträchtigung der ökonomischen Eigenständigkeit
7 Andere Beeinträchtigungen

Tab. 1 Die drei Dimensionen der Behinderungen (Disablement) der ICIDH (Schädigungen, Fähigkeitsstörungen und Beeinträchtigungen) mit den zugehörigen Klassifikationsthemen, deren Subkategorien auf 150 Seiten ausgeführt werden (siehe Matthesius et al. 1995)

Funktionaler Selbständigkeitsindex (FIM)

	völlig unselbständig < 25%	völlig unselbständig 25–49%	eingeschränkt unselbständig 50–74%	eingeschränkt unselbständig 75–99%	eingeschränkt unselbständig/Supervision	Eingeschränkte Selbständigkeit	völlige Selbständigkeit
	1	2	3	4	5	6	7
Selbstversorgung							
A. Essen/Trinken	☐	☐	☐	☐	☐	☐	☐
B. Körperpflege	☐	☐	☐	☐	☐	☐	☐
C. Baden/Duschen/Waschen	☐	☐	☐	☐	☐	☐	☐
D. Ankleiden oben	☐	☐	☐	☐	☐	☐	☐
E. Ankleiden unten	☐	☐	☐	☐	☐	☐	☐
F. Intimhygiene	☐	☐	☐	☐	☐	☐	☐
Kontinenz							
G. Blasenkontrolle	☐	☐	☐	☐	☐	☐	☐
H. Darmkontrolle	☐	☐	☐	☐	☐	☐	☐
Transfers							
I. Bett, Stuhl/Rollstuhl	☐	☐	☐	☐	☐	☐	☐
J. Toilettensitz	☐	☐	☐	☐	☐	☐	☐
K. Dusche/Badewanne	☐	☐	☐	☐	☐	☐	☐
Fortbewegung							
L. Gehen/Rollstuhl*	☐	☐	☐	☐	☐	☐	☐
M. Treppensteigen	☐	☐	☐	☐	☐	☐	☐
Kommunikation							
N. Verstehen akustisch/visuell*	☐	☐	☐	☐	☐	☐	☐
O. Ausdruck verbal/nonverbal*	☐	☐	☐	☐	☐	☐	☐
Kognitive Fähigkeiten							
P. Soziales Verhalten	☐	☐	☐	☐	☐	☐	☐
Q. Problemlösung	☐	☐	☐	☐	☐	☐	☐
R. Gedächtnis	☐	☐	☐	☐	☐	☐	☐

* nicht Zutreffendes streichen

Abb. 3 Diagnoseunabhängige Klassifikation alltäglicher Selbständigkeiten und deren Störungen. FIM: Funktionaler Selbständigkeitsindex (zitiert nach Jochheim)

Bei der Bearbeitung der Rehabilitationsprognose ist im Einzelfall von den vorliegenden *Schwächen und Stärken der Kompensationsmöglichkeiten* auszugehen (siehe Tab. 3).

Damit ist *die komplexe Frage der Lebensqualität* angesprochen, die eine Bewertung der Situation und der mutmaßlichen Zukunft – unter Berücksichtigung der Selbsthilfeziele – umfasst.

Lebensqualität: ein übergreifendes Werturteil

Lebensqualität betrifft die komplexe Bewertung von persönlichen Situationen sowie Wegen und Zielen der Rehabilitation. Sie ist damit auch ein wichtiges Thema der aktivierenden Patientenberatung, die Freude an den Hilfen zur Selbsthilfe wecken sollen. Es ist gut, wenn der Patient verstehen lernt, dass

	Krankheit und Person
Leiden	an Behinderung + Begrenzung der Lebensführung und des Lebens führt zu:
	Schmerz – Angst – Depression – Verzweiflung – Resignation – Schwächung – Neurotisierung
Gestalten	annehmen → damit leben lernen
	einbauen, ausklammern
	verbliebene Freiheiten gestalten
Nutzen und Ausnutzen	– Lernen und wachsen am Leid
	– Rechte einfordern (sozial-, zivil- und strafrechtlich)
	– Entlastung von Pflichten, Anstrengungen und Erwartungen, Abschirmung, Zuwendungen, Beachtung, Ansehen
	– Übertreibung, Simulation, „Rentenbegehren und Rentenneurose"

Tab. 2 Person und Krankheit – Leiden akzeptieren, gestalten (Bochnik 1995, S. 469)

Behinderung = Störung ± Kompensation
(biologisch/psychisch/geistig/sozial)

Störbare Kompensationspotentiale
- normale Hirnfunktionen
- allgemeine Gesundheit
- Vitalität und Antrieb
- Intelligenz – Belastbarkeit psychisch und körperlich
- Gemütsreichtum – Gemütsarmut
- Motivation – Interessen – Ziele
- Disziplin und soziale Integration

Besondere Kompensationsschwächen
- Asthenie
- Minderbegabung
- Selbstunsicherheit
- Entmutigung – Resignation
- Haltschwäche
- vermehrte Angstbereitschaft
- Motivations- und Zielmangel
- Unreife
- lebensphaischer Vitalitätsrückgang
- soziale Integrationsmängel

Kontinuitätsunterbrechung im aktiven Leben (z. B. durch Berufsverlust, lange Krankheit, Berentung) kann Kompensationsmöglichkeiten schwächen!

Therapie = Störung ↓ + Kompensation ↑

Tab. 3 Kompensationspotentiale und Kompensationsschwächen (Bochnik 1995, S. 473)

---

die Reha-Maßnahmen einen Drehpunkt in seinem Leben zum Besseren markieren können. Als *Besinnungstherapie* haben wir einen systematischen Weg von der ärztlichen Beratung zur übenden und verstehenden psychotherapeutischen Hilfe zur Selbsthilfe entwickelt (Bochnik u. Gärtner-Huth 1984).

Was bedeutet Lebensqualität?

Einige ordnende Gedanken mögen die beobachtende und befragende Klärung im Einzelfall erleichtern:

Lebensqualität bewertet drei Sachverhalte, in jeweils objektiver Sicht durch den Helfer, Arzt usw. und durch die subjektive Sicht des Patienten:

1. Sachverhalte der *Lebenssituation* (Wohnung, Einkommen, Angehörige, Freunde, Hilfsmöglichkeiten usw.)
2. Sachverhalte der *Behinderung*, deren Ursachen im gesamten medizinischen Spektrum liegen können und die jeweils einzelne bzw. im Alter zumeist auch mehrere oder sogar viele medizinische Disziplinen herausfordern.
3. *Zukunftsfragen* mit ihren persönlichen Risiken und Chancen, die aufgrund des Lebenslaufs mit seiner bisherigen Lebenserfahrung, der Persönlichkeitsartung mit ihren Wertvorstellungen und den Auswirkungen der Gegenwart abzuschätzen sind.

Bei der Abschätzung der Zukunft mit ihren persönlichen Freiheitsmöglichkeiten, die bedroht oder verloren sind oder die zu erhalten, wieder zu eröffnen oder neu zu entdecken sind, gilt: *In der bewussten Selbstbestimmung erlebt der Mensch seine Würde als freies*

Wesen, das ungeachtet von Abhängigkeiten und Bindungen grundsätzlich freie Entscheidungsspielräume zwischen konkreten Alternativen hat.

Im Bewusstsein seiner Menschenwürde kann sein Wille zur Selbsthilfe zur Ehrensache gefestigt werden.

Literatur

Bochnik, H. J., C. Gärtner-Huth: Besinnungstherapie. Psycho 10 (1984) I S. 228–235; II S. 316–330, III S. 400–408 a. a. O.

Bochnik, H. J., C. Gärtner-Huth, W. Richtberg: Psychiatrie lernen – erkennen – erfahren – handeln. Perimed, Erlangen 1986

Bochnik, H. J., W. Hackhausen (Hrsg.): Personenorientierte Diagnostik und Begutachtung – Fehlervermeidung und Qualitätsverbesserung. Urban und Fischer, Jena 1999

Bochnik, H. J., W. Oehl (Hrsg.): Begegnungen mit psychisch Kranken, Gelingen und Verfehlen ärztlicher Personenorientierung. Verlag Wissenschaft und Praxis Dr. Braune, Sternenfels 2000

Bochnik, H. J.: Triage heute: Vom Behandlungs- zum Pflegefall (§ 184 RVO). Versicherungsmedizin 1991, S. 112–118 a. a. O.

Bochnik, H. J.: Psychiatrie und Suchten. In: Verband Deutscher Rentenversicherungsträger (Hrsg.): Sozialmedizinische Begutachtung ... Frankfurt/M. 1995

Bochnik, H. J.: Menschenwürde und Lebensqualität Behinderter erfordern personenorientierte Rehabilitationsziele – dazu mehr und andere Hilfen. In: Rische, H., W. Blumenthal (Hrsg.): Selbstbestimmung in der Rehabilitation – Chancen und Grenzen. Tagungsband, 33. Kongress der Deutschen Vereinigung für die Rehabilitation Behinderter e. V., Berlin 1999. Interdisziplinäre Schriften zur Rehabilitation, Band 9. Universitätsverlag Ulm 2000, S. 159–174

DVfR-Arbeitsausschuss „Ethische Probleme in Prävention und Rehabilitation": Zur Ethik in Prävention und Rehabilitation – Positionen der Deutschen Vereinigung für die Rehabilitation Behinderter e. V. DVfR, Heidelberg 1998

ICIDH, International Classification of Impairments, Disabilities and Handicaps. Teil 1: Matthesius, R.-G., K.-A. Jochheim, G. S. Barolin, C. Heinz (Hrsg.): Die ICIDH – Bedeutung und Perspektiven; Teil 2: Internationale Klassifikation der Schädigungen, Fähigkeitsstörungen und Beeinträchtigungen. Ein Handbuch zur Klassifikation der Folgeerscheinungen der Erkrankung, übersetzt von R. G. Matthesius, Ullstein Mosby, Berlin/Wiesbaden 1995

ICF (ICIDH-2): International Classification of Functioning, Disability and Health. WHO, Genf, Mai 2001

Prof. Dr. med. H. J. Bochnik, Psychiatrie – Neurologie – Psychotherapie, Zentrum der Psychiatrie der J. W. Goethe Universität, Heinrich-Hoffmann-Straße 10, 60528 Frankfurt a. M.

Erkenntnisse und Missverständnisse bei der Wahrnehmung der Alzheimer Krankheit durch Medizin, Pflege, Medien und Politik

Horst Laade

Erkenntnisse und Missverständnisse beziehen sich nicht nur auf die Alzheimer Demenz, sondern auf alle Demenzformen, da die Auswirkungen auf das soziale Umfeld jeweils die gleichen sind. Sie sind aus der Sicht der Betroffenen bzw. der Angehörigen formuliert.

- **Medizin**

Ärzte, vor allem Hausärzte, sind heute besser informiert über die Formen der Demenz, wenden jedoch nicht die erforderliche Zeit auf, um das soziale Umfeld zu unterrichten und vorzubereiten. Auch die Vermittlung von Selbsthilfegruppen und niederschwelligen Angeboten der Versorgung erfolgt mehr zufällig oder wird abgelehnt. Kenntnisse der Versorgungsstruktur in der Region sind häufig nicht vorhanden. Die soziale Funktion der Ärzte ist noch nicht erkannt. Das besondere Problem der alleinlebenden Demenzkranken ist gleichfalls nicht erkannt. Erforderlich wäre eine *systematische Strukturierung der Fortbildung von Ärzten*. Fortbildungsthemen zur Demenz werden zwar angeboten, sind jedoch mehr zufällig zusammengestellt. *Erforderlich ist ein Demenzbaustein innerhalb eines schlüssigen Curriculums.* Missverständnisse entstehen auch durch die ausschnittsweise Konfrontation des Arztes mit dem Kranken. Wenn der Betroffene (der Angehörige) zum Arzt kommt, ist der Prozess der Erkrankung schon weiter fortgeschritten. Selten gehen Ärzte bis in die Anfänge der Krankheit zurück und erforschen die Ursachen und Risiken, die zur Erkrankung geführt haben.

Die **Therapie** lässt zu wünschen übrig. Zu wenig werden sinnvolle Kombinationen von Medikamenten veranlasst, obwohl diese, auch in Verbindung mit nicht-medikamentösen Therapien, den Krankheitsverlauf hinausschieben würden. Schließlich ist es nicht hinzunehmen, dass Ärzte Medikamente verweigern (siehe die Umfrage der Deutschen Alzheimer Gesellschaft)

Die **Forschung** hat noch nicht den Stellenwert, der ihr zukommen müsste. Die Diskussion über bioethische Fragen hat dies gezeigt. Die Förderung von konservativ geprägten Forschungsmethoden wäre angezeigt, nicht die Hoffnung auf embryonale oder adulte Stammzellen, deren Realisierung in den Sternen steht. Für die nächsten zehn Jahre muss man von der Nicht-Heilbarkeit der Demenz ausgehen, es sei denn, es handelt sich um die 15 % der reversiblen Formen.

In diesem Zusammenhang muss auch die **Statistik** erwähnt werden. In Deutschland gibt es keine Felduntersuchungen. Daten und Zahlen, die im Umlauf sind, stimmen meistens nicht bzw. geben zu Missverständnissen Anlass.

- **Pflege**

70 % der Demenzkranken werden **zu Hause** versorgt. Die alleinlebenden Demenzkranken sind nicht im Blickfeld. Erforderlich ist die Stärkung der ambulanten Versorgung, die Förderung niederschwelliger Betreuungsangebote wie Betreuungsgruppen, HelferInnenkreise, Nachbarschaftshilfe, die Verzahnung der Tagespflege mit diesen Angeboten. Angehörige müssen über den Umgang mit Demenzkranken (das Hauptthema in der Ver-

sorgung) informiert werden (Fortbildung). Entwicklung von Reha-Maßnahmen in Verbindung mit nicht-medikamentösen Therapien ist auch für den häuslichen und ambulanten Bereich möglich und erforderlich.

Die **Tagespflege** muss, wenn sie künftig noch Bestand hat, neu strukturiert werden. Die Untersuchung des baden-württembergischen Sozialministeriums hat die Defizite klar aufgezeigt. Nur 7 % der Befragten besuchen regelmäßig die Tagespflege. Nur wenige Einrichtungen sind geronto-psychiatrisch ausgerichtet. Milieutherpeutisch wie in den Betreuungsgruppen wird selten gearbeitet. Der Personalpflegeschlüssel ist absolut unzureichend. Allerdings ist die Öffnung zu ehrenamtlichen Tätigkeiten bisher nicht erfolgt. Demenzbezogene Reha-Maßnahmen werden nicht angewendet. Erfolgt inhaltlich keine grundsätzliche Umsteuerung, hat die Tagespflege keine Zukunft.

Die **stationäre Versorgung** ist im Umbruch. Die neue Gesetzgebung wird Impulse vermitteln, die Qualität und die Leistungen erheblich zu verbessern. Neue Pflegeformen wie die Wohngemeinschaften oder demenzbezogene Wohngruppen (Demenzstationen) werden die ambulante Versorgung mit der stationären verbinden. In diesen neuen Formen können auch rehabilitative Maßnahmen sinnvoll angewendet werden. Die Pflegeheime herkömmlicher Art wird es nicht mehr geben. Auf die Broschüre der Deutschen Alzheimer Gesellschaft zur stationären Versorgung von Alzheimer Kranken wird hingewiesen (kann über die Deutsche Alzheimer Gesellschaft, Friedrichstraße 236, 10969 Berlin, angefordert werden). *Die stationäre Versorgung hat eine große Chance, wenn sie verschiedenartige Pflegeformen zusammenfasst* oder sinnvoll verzahnt (z. B. Betreuungsgruppe, Tagespflege, Wohngruppe, Fortbildung wie im Gradmann-Haus in Stuttgart), den richtigen Umgang mit Demenzkranken vermittelt (Pflegekräfte, Verantwortliche), ehrenamtlich geprägte Tätigkeiten einbezieht und fördert sowie systematisch Fortbildung betreibt. Die Belange der Pflegekräfte müssen genau so berücksichtigt werden wie die der Angehörigen.

Die Deutsche Alzheimer Gesellschaft hat eine *Arbeitsgruppe* gebildet, die untersuchen soll, welche rehabilitativen Maßnahmen für Demenzkranke entwickelt und angewendet werden können. Die Ergebnisse sind auf alle Betreuungs- und Pflegeformen bezogen.

Erforderlich – *für alle Versorgungsformen* – ist auch, dass der Umgang mit Demenzkranken in den Mittelpunkt aller Überlegungen gestellt wird. Kenntnisse des Krankheitsverlaufs sowie der Ursachen von Verhaltensweisen des Kranken und das richtige reaktive Verhalten der Betreuenden und Pflegenden sind unerlässlich. Dazu zählen auch die rehabilitativen Maßnahmen.

- **Politik**

Sie hat in den letzten fünf Jahren viel dazugelernt. Der Prozess, neue Erkenntnisse in der Versorgung von Demenzkranken in praktische Politik umzusetzen, ist zwar noch lange nicht abgeschlossen, macht jedoch erhebliche Fortschritte. Die neue Gesetzgebung, ob Pflegequalitäts-Sicherungsgesetz, Heimbewohnerschutzgesetz oder Pflege-Leistungsverbesserungsgesetz, wird von der Deutschen Alzheimer Gesellschaft unterstützt. Die Signalwirkung, die von den neuen Gesetzen ausgehen wird, ist nicht zu unterschätzen. Die Stolpersteine, die von gesellschaftlichen Gruppen der Politik in den Weg gelegt werden, z. B. von Verbänden oder Heimträger-Vereinigungen, sollten den richtig eingeschlagenen Weg nicht verstellen. Die Mängel des Pflegeversicherungsgesetzes in Bezug auf Demenzkranke sind zwar noch nicht ausgeräumt (Stichwort: neue Definition der Pflegebedürftigkeit), werden jedoch zum Teil beseitigt. Der Wettstreit der Parteien, zur Verbesserung beizutragen, kann nur begrüßt werden. Es muss jedoch noch viel getan werden. So sollte z. B. möglichst bald das Betreuungsgesetz reformiert werden.

Allerdings müssen Kassen und ärztliche Vereinigungen der Politik auch richtig und objektiv zuarbeiten. Warum wurde z. B. die Demenz im Rahmen des Risikostrukturausgleichs für chronische Krankheiten nicht berücksichtigt? Warum sollen Medikamente, die helfen, nicht mehr verordnet werden, es sei denn, sie werden voll privat finanziert? Missverständnisse und Erkenntnisdefizite zur Demenz sind vor allem in den für solche Entscheidungen maßgeblichen Gremien vorhanden. Von dort aus wird auch fast nie (bestimmte Kassen ausgenommen) der Kontakt zur Deutschen Alzheimer Gesellschaft gesucht.

- **Medien**

An dieser Stelle wird keine Medienschelte betrieben. In letzter Zeit gibt es viele Berichte über die Alzheimer Demenz und ihre Folgen, über vorbildliche Einrichtungen, über die Probleme der Angehörigen und über Therapien. Auch über Forschungsergebnisse wird berichtet. Was fehlt, ist die Loslösung vom Event, d. h., die Berichterstattung unabhängig vom aktuell interessierenden Ereignis. Konzeptionell ausgerichtete Überlegungen, z. B. zusammenfassend über Defizite oder Erkenntnisse und Missverständnisse, über praktische Hilfen im Alltag oder über Konzepte der Selbsthilfe bleiben leider auf der Strecke. Auch die Berichterstattung über Missstände in der Pflege – so richtig dies auch ist – überlagern die positiven Aspekte der Versorgung. Dies betrifft auch die Bemühungen, die zur Rehabilitation von Demenzkranken beitragen.

Leider können hier nicht mehr die Hilfemöglichkeiten für Demenzkranke, die bestehen und die weiterentwickelt werden müssen, dargestellt werden. Die Lücken in der Versorgung von Demenzkranken sind immer noch zu groß, als dass sie übergangen werden könnten. Möge die Diskussion über das Thema die praktischen Möglichkeiten aufgreifen und weiterführen, aber auch die nächsten Schritte darstellen, die erforderlich sind. So muss z. B. vordringlich etwas getan werden, um der Stagnation der Zahl der Auszubildenden in der Pflege entgegenzusteuern.

Horst Laade, Kaiserallee 15 C,
76133 Karlsruhe

Mitglied des Vorstands der Deutschen Alzheimer Gesellschaft

Möglichkeiten eines Versorgungskrankenhauses zur Hilfe für Betroffene und ihre Angehörigen in einem Bezirk

Hans Gutzmann

Die im Titel angesprochenen Möglichkeiten eines Krankenhauses mit regionalem Versorgungsauftrag lassen sich nur verlässlich abstecken, wenn das gesamte Spektrum tatsächlicher und potenzieller Versorgungsoptionen vor Ort betrachtet wird. Auch müssen zunächst die Bedingungen untersucht werden, mit denen bei uns Demenzpatienten und ihre Angehörigen generell konfrontiert sind. Diese Ist-Analysen berühren notwendigerweise Versorgungsstrukturen ebenso wie unterschiedliche Kostenträgerschaften. Erst aus der Ermittlung der Potenziale – besonders aber der Defizite – ergibt sich eine realistische Einschätzung der Möglichkeiten, allerdings vielmehr noch der Notwendigkeiten zur Hilfe für Betroffene und ihre Angehörigen.

Die Betreuungs- und Behandlungsstrukturen für Demenzpatienten gliedern sich, je nach regionalen Gegebenheiten, in verschiedene Sektoren, die untereinander einen unterschiedlichen Vernetzungsgrad aufweisen:

Gerontopsychiatrischer Sektor

- Abteilung/Klinik für Gerontopsychiatrie
- Geropsychiatrisches Zentrum (GZ)
  - Gerontopsychiatrische Tagesklinik (TK)
  - Gerontopsychiatrische Institutsambulanz (IA)
  - Gerontopsychiatrische Beratungsstelle
- Gerontopsychiatrische Konsiliardienste

Erweiterter medizinischer Sektor

- Allgemeinpsychiatrische Abteilungen
- Suchtkliniken und -stationen
- Somatische Abteilungen an Allgemeinkrankenhäusern
- Geriatrische Kliniken/Abteilungen
- Sozialpsychiatrischer Dienst (SPsychD)
- niedergelassene Ärzte

Altenhilfe-Sektor

- Seniorenheime
- Therapeutische Wohngruppen
- Betreutes Wohnen für dementiell Erkrankte
- Tagespflegeeinrichtungen mit Sozio-, Ergo- und Psychotherapie, und der Möglichkeit rehabilitativer Interventionen
- Gerontopsychiatrische Übergangspflege
- Altenberatungssprechstunden
- Ambulante Dienste: Sozialstationen, ambulante (gerontopsychiatrische) Pflege,
- Sozialamt

Nichtprofessioneller Sektor

- Selbsthilfegruppen für Patienten und Angehörige

Im Folgenden sollen nur Aspekte dieses komplexen Szenarios näher beleuchtet werden, die die Abschätzung der durch ein Versorgungskrankenhaus zu leistenden Hilfen erleichtern können. Den mit der Beratung Befassten sollten im Übrigen alle diese Bedingungen so vertraut sein, dass ihre Ratschläge eine verlässliche Hilfe bei der Navigation durch die Untiefen des je spezifischen Versorgungsarchipels darstellen können.

Stichworte zum ambulanten Sektor

Aktuelle Studien zur Diagnostik psychischer Störungen im Alter weisen auf qualitative Defizite im primärärztlichen Bereich hin: den Hausärzten sind die meisten psychischen

Störungen ihrer Patienten unbekannt. Auch und gerade Demenzen werden oft nicht wahrgenommen. In einer Untersuchung der Medizinischen Hochschule Hannover wurde deutlich, dass den Hausärzten bei mehr als 80 % ihrer Demenzpatienten, immerhin ein Fünftel ihrer älteren Patienten, die Diagnose nicht bekannt war (Junius et al. 1996)! Wenn der erste Schritt der Diagnose versäumt wird, werden auch die weiteren ärztlichen Aufgaben nicht wahrgenommen. Die wichtigsten ärztlichen Aufgaben in diesem Zusammenhang seien hier auch deswegen aufgelistet, weil damit gleichzeitig ein großer Teil des Hilfepotenzials des Krankenhauses angesprochen ist:

– Ausschluss bzw. Behandlung ursächlich behandelbarer Erkrankungen
– frühzeitig beginnende und flexible Therapie kognitiver und nichtkognitiver Symptome
– Aufklärung von Patienten und Angehörigen
– genetische Beratung (wenn notwendig)
– Vermittlung von Unterstützung (z. B. in rechtlichen und finanziellen Fragen)
– Beratung bei versorgungs-(lebens-)praktischen Fragen
– Mitbehandlung der Angehörigen (Risikofaktor Depression) (wenn nötig)

Diese Liste würde aber nur dann eine unmittelbar einklagbare „Mängelliste" darstellen, wenn die niedergelassenen Ärzte im Prinzip in der Lage wären, diese Leistungen zu erbringen. Doch schon hier, auf einer viel elementareren Stufe, setzt die Schreckensbilanz ein. Sind diagnostische und therapeutische Kompetenz bereits beklagenswert, ist der Mangel an Beratungskompetenz noch viel erschreckender. Angehörige, die mit schwerkranken Demenzpatienten die Gedächtnisambulanz oder die Klinik aufsuchen und vorher über Jahre noch nie über die Möglichkeiten des SGB XI oder des Betreuungsrechts aufgeklärt worden sind, sind leider keine Ausnahmen. Auch Grundprinzipien der Dementenbetreuung wurden ihnen oft nicht vermittelt. Nicht selten sind Angehörige, die sich nach einer unterschiedlich langen Leidenszeit selbst auf Informationssuche begeben haben, schließlich kompetenter als der Doktor, der dies in der Regel allerdings nur schwer akzeptieren kann. Die Chance, den Angehörigen als kompetenten Partner wahrzunehmen, von ihm auch als Arzt zu profitieren, wird zu selten genutzt.

Aber nicht nur Hausärzte, auch Fachärzte fragen zu selten Angehörige, obwohl in einschlägigen Leitlinien fremdanamnestische Angaben zwingend vorgeschrieben sind. Besonders problematisch wird die Situation angesichts des Umstands, dass über 90 % der älteren Bürger ihren Hausarzt regelmäßig, den Psychiater nur zu etwa 2–3 % konsultieren. Weniger als 10 % der epidemiologisch zu erwartenden, erheblich psychisch kranken alten Menschen werden von sozialpsychiatrischen Diensten und Institutsambulanzen gesehen (Wolter-Henseler 1996).

Elemente gerontopsychiatrischer Versorgung

Gerontopsychiatrische Versorgungsdefizite sind vor allem auch Defizite in der Qualifikation aller an dem Prozess Beteiligten. Die Inkompetenz der Anbieter trifft auf die Unerfahrenheit der Nachfrager: Hausärzte, aber auch Spezialisten wie Allgemeinpsychiater, Neurologen und Geriater, Pflegepersonal und andere professionelle Helfer sind bezüglich dementieller Erkrankungen ebenso dringlich zu qualifizieren wie die Angehörigen. Spätestens an dieser Stelle ist die Frage nach spezifisch gerontopsychiatrischen Versorgungsangeboten für die verschiedenen Versorgungsebenen aufzuwerfen.

Stationärer Bereich (Klinik, Abteilung oder Station) und Tagesklinik sind wesentliche dia-gnostische und therapeutische Bausteine gerontopsychiatrischer Versorgung. In die Tagesklinik sind einerseits Einweisungen aus dem ambulanten Bereich möglich (Frühdiagnostik, Vermeidung vollstationärer Aufenthalte), andererseits stellt die Tagesklinik einen wesentlichen Schritt zur möglichst stufenlosen Wiederanpassung an ambulante Versorgungsgegebenheiten nach stationärer Behandlung dar. Die Tagesklinik kann so die Enthospitalisierung stützen und die Hospitalisierungsrate senken. Zu den Aufgaben einer gerontopsychiatrischen Institutsambulanz zählt auch ein gerontopsychiatrischer Konsiliardienst, u. a. für den Heimbereich, die Sozialstationen und auch für andere Krankenhäuser ohne entsprechende geriatrische/gerontopsychiatrische Kompetenz.

Der Besuch gerontopsychiatrischer und geriatrischer Tagespflegestätten kann sowohl für die Besucher selbst als auch für ihre Angehörigen bedeutsame positive Effekte bewirken. Neben einer Stabilisierung oder gar Verbesserung in Bereichen wie Lebensqualität oder kognitiver Leistungsfähigkeit bei den Besuchern ist auch bei den Angehörigen eine spürbare Entlastung in mehreren Bereichen zu beobachten (Zank und Schacke 1998). Die aktuelle Nutzung der Tagespflegeeinrichtungen ist allerdings wesentlich eine Funktion der Finanzierungsmodalitäten – etwa bezüglich der Frage, welche individuelle Zuzahlung im Einzelfall zu leisten ist. Deshalb kann aus dem Umstand, dass oft keine Wartelisten existieren, nicht der Schluss gezogen werden, dass aktuell eine Bedarfsdeckung bereits erzielt ist.

Für den Bereich Wohnen sind Wohnverbundprojekte (WV) und Wohnpflegeverbundsysteme sowie ein Ausbau des Betreuten Alterswohnens (BAW) zu fordern. Es sollten auch Wohnplätze für Übergangs-, Entlastungs- und Urlaubs- sowie Kurzzeitpflege zur Verfügung stehen. Demenzerkrankungen sind aktuell der Hauptgrund für die Aufnahme in ein Pflegeheim. Aktuell leidet mindestens jeder zweite Pflegeheimbewohner an einer Demenz. Gleichzeitig nimmt der Anteil alter Patienten am Gesamtklientel psychiatrischer Abteilungen ab. Die Sorge besteht, dass Demenzpatienten an der fachlichen Hilfe vorbei direkt ins Heim verlegt werden. Zwar kann ein Heim, das sich speziell auf die Belange verhaltensauffälliger gerontopsychiatrischer Patienten/innen eingestellt hat, in enger konsultativer Abstimmung mit dem Gerontopsychiatrischen Zentrum eine hervorragende Rolle bei der langzeitigen Betreuung Dementer spielen. Diese Beschreibung deckt sich allerdings nicht mit der Heim-Realität.

Angaben zum Bedarf

Über die Zahl der notwendigen Versorgungsangebote liegen unterschiedliche Angaben vor. Die Psychiatrie-Enquête hatte für Standardversorgungsgebiete von 250.000 Einwohnern 55 stationäre und 25 tagesklinische gerontopsychiatrische Behandlungsplätze vorgeschlagen. Darüber hinaus wurden von diesem Gremium 60 spezialisierte Dauerunterbringungsplätze im Altenheim für dasselbe Versorgungsklientel als notwendig angesehen. 20 Jahre später forderte die „Kommission Gerontopsychiatrie" des Landschaftsverbandes Westfalen pro 100.000 Einwohner 30–50 Plätze im betreuten Wohnen als Alternative zum Altenheim sowie 50 Tagespflegeplätze für psychisch kranke alte Menschen. Die Bundesarbeitsgemeinschaft der Träger psychiatrischer Krankenhäuser (BAG Psychiatrie) stellte 1997 ein „Aktionsprogramm gerontopsychiatrische Versorgung" vor, in dem für jedes Versorgungsgebiet von 150.000 bis 250.000 Einwohnern ein gerontopsychiatrisches Zentrum gefordert und 30–50 klinische Betten/Plätze als angemessen angesehen wurden, von denen 20–25 % als tagesklinisches Angebot ausgewiesen sein sollten.

Trotz geringfügiger Differenzen in der Einschätzung der zur Versorgung notwendigen Quantitäten – jüngere Quellen tendieren zu etwas niedrigeren Werten – kann man festhalten, dass von sozialpolitischen Experten einhellig die Notwendigkeit eines spezifischen gerontopsychiatrischen Versorgungsangebotes festgestellt wird. Diese Einschätzung gilt nicht nur regional, sondern weltweit (WHO 1998). Eine regionale Bedarfsermittlung sollte sich an Daten zur Größe der Zielgruppe, an Aussagen der Nutzer und Fachleute zum potenziellen Hilfebedarf der Zielgruppe und an in den Einrichtungen vorgenommenen Nutzungsanalysen orientieren. Zukünftige demographische Veränderungen durch nachrückende Kohorten sind in der Bedarfsermittlung auszuweisen.

Stichworte zur aktuellen stationären Versorgung

Die erwähnte Studie der BAG Psychiatrie (1997), die einen Vergleich integriert arbeitender Abteilungen mit gerontopsychiatrischen Abteilungen anstellte, lässt sich dahingehend zusammenfassen, dass in den allgemeinpsychiatrischen Abteilungen im Wesentlichen weniger ältere und sehr viel weniger demente Patienten und bedeutend mehr jüngere Patienten (Altersgruppe 55–65 Jahre) mit affektiven Störungen vertreten waren als in den Spezialeinrichtungen, wo allein 94 % aller Hochbetagten (über 85 Jahre) bzw. 90 % aller Demenzkranken aufgenommen wurden. Dagegen war das Risiko eines Patienten, nach Abschluss der Behandlung in eine Altenpflegeeinrichtung verlegt zu werden, in den allgemeinpsychiatrischen Abteilungen dreimal höher als in der Gerontopsychiatrie. Weiterhin waren Vernetzungen mit dem komplementären Bereich kaum systematisch erfolgt.

Ein besonderes Problem für die Versorgung alter Patienten signalisiert auch der Befund, dass die Psychiatrie das einzige medizinische Fach ist, in dem bei insgesamt drastisch steigenden Patientenzahlen der Anteil älterer Patienten in stationärer Behandlung abgenommen hat. Im Zeitraum zwischen 1994 und 1997 schrumpfte er von 16,6 % auf 15,1 %. Diese Abnahme um fast 10 Prozentpunkte bezog sich allerdings nicht auf alle stationären Versorgungsformen gleichermaßen. Während im Bereich der psychiatrischen Krankenhäuser nur eine geringe Reduktion von 17,6 % auf 16,7 % stattfand, war für die psychiatrischen Abteilungen ein drastisches Absinken von 14,6 % auf 12,4 % zu beobachten (Gutzmann 2001).

Bei Betrachtung der Versorgungslandschaft fällt nur ein stationärer Bereich auf, in dem psychisch kranke alte Menschen zunehmend häufiger anzutreffen sind. Es handelt sich dabei um die Senioren- und Pflegeheime. Es ist festzuhalten, dass der Anteil der Pflegeplätze kontinuierlich auf Kosten von Altenheim- und Wohnplätzen zugenommen und die Prävalenz psychischer Störungen im Pflegeheim ungleich höher als im Altenheim ist. Tatsache ist ferner, dass die Zahl der Pflegebedürftigen (im Sinne von Leistungsbezug aus der Pflegeversicherung) in vollstationärer Versorgung in den letzten Jahren steil angestiegen ist (Zimber et al. 1998).

Exkurs zu Kostenfragen

Die zentrale Bedeutung der Angehörigen wird durch die Frage nach den gesellschaftlichen Kosten dementieller Erkrankungen schlaglichtartig beleuchtet (Hallauer 2000): Die Angehörigen übernehmen in den meisten Fällen die Pflege der Demenzkranken während der 8–10 Jahre, die zwischen Diagnosestellung und Tod im Durchschnitt verbleiben. Die tägliche Fürsorge beschränkt sich anfangs auf die Dauer von zwei bis drei Stunden. Später wird die Versorgung über zehn Stunden und schließlich rund um die Uhr notwendig. Bezogen auf ein fiktives Durchschnittseinkommen liegen die jährliche Belastungen für die Familie anfangs bei DM 25.000, um schließlich auf DM 137.000 im Jahr anzuwachsen.

Für die Pflegeversicherung belaufen sich die Kosten anfangs auf DM 25.000 im Jahr für ambulante Pflegeleistungen, für die meist stationäre Pflege des letzten Krankheitsstadiums auf DM 47.500.

Für die gesetzlichen Krankenkassen sind die Aufwendungen bisher vergleichsweise gering. Sie liegen bei anfangs DM 2.200 und im Endstadium sogar nur bei DM 1.500 pro Jahr. Für Medikamente wird schon deshalb wenig ausgegeben, weil die wenigen wirksamen Substanzen (wegen hoher Kosten) zu selten und zu spät eingesetzt werden. Dies gilt insbesondere für die sog. Cholinesterasehemmer.

Aus der Literatur geht hervor, dass eine frühzeitige Verordnung von Antidementiva den Krankheitsverlauf verzögern und somit die Kosten für die Medikamente durch verringerte Aufwendungen an Pflege über einen Zeitraum von fünf Jahren ausgeglichen werden können. Für Deutschland würde dies bedeuten, dass die Krankenkassen verstärkt belastet, die Pflegeversicherungen dagegen ebenso wie die pflegenden Angehörigen entlastet würden.

Für die Pflegeversicherungen und die Angehörigen steigen derzeit die Aufwendungen mit zunehmendem Schweregrad der Erkrankung. Das heißt, die Familien tragen etwa zwei Drittel der Gesamtkostenlast, die Pflegekassen etwa ein Drittel und die Krankenkassen nur etwa 3 %. Da sich dieser Betrag mit fortschreitender Erkrankung sogar noch verringert, ergibt sich für die Krankenkassen kein Anreiz, die Progredienz zu verzögern! Somit ist die Forderung nach einer Zusammenführung von Kranken- und Pflegeversicherung auch mit Blick auf den Krankheitsverlauf zwingend. Schließlich hat Hallauer (2000) auch noch einen gravierenden Unterschied zwischen GKV- und Privatkassen bei der Bereitstellung von Antidementiva ermitteln können: Bei Privatkassen werden ca. 35 %, bei den gesetzlichen Krankenkassen nur etwa 18 % derjenigen Patienten medikamentös behandelt, für die diese Medikamente indiziert sind. Das bedeutet, dass bei derselben Diagnose die Versorgungswirklichkeit je nach Versicherungsform um 100 % abweicht!

Konsequenzen für die Versorgung einer Region

Im Moment ist die Hypothese naheliegend, dass alte psychisch kranke Patienten, die im Prinzip der kompetenten Betreuung durch die Psychiatrie bedürfen, an den Fachleuten vorbei unmittelbar in die Heime transferiert werden, ohne vorher fachliche Diagnose oder Therapie zu erfahren. Die Psychiatrie muss sich gegenüber dieser Klientel ihrer Verantwortung bewusst stellen. So lange die Situation durch Kompetenz- und Kapazitätsdefizite auf den verschiedenen Ebenen der Versorgung geprägt ist, sind gerontopsychiatrische Abteilungen als Schrittmacher der stationären, teilstationären und auch ambulanten Versorgung im Sinne eines gerontopsychiatrischen Zentrums (GPZ) unverzichtbar (Wächtler et al. 1998). Sie haben sich auch als Motor für die Qualitätssicherung im komplementären Bereich und als Impulsgeber in den Regionen bewährt (Wolter-Henseler 1996).

Die Mitarbeiter einer gerontopsychiatrischen Fachabteilung schließen in ihrer multiprofessionellen Ausrichtung angesichts der geschilderten Dilemmata eine Versorgungslücke. Gerade für Angehörige garantiert das GPZ eine professionelle Beratung. Die psychiatrischen Hilfen für ältere psychisch kranke Menschen müssen mit den Bereichen Allgemeinmedizin und Altenhilfe vernetzt werden. Es bedarf der Prinzipien eines seriösen Case-Managements. Gerontopsychiatrische Verbundsysteme sind geeignet, diese notwendige Vernetzung von Angeboten zu gewährleisten. Sie tragen auch dazu bei, dass gerontopsychiatrische Angebote für die Patienten erreichbar – d. h. niederschwellig – und attraktiv – d. h durch Kompetenz überzeugend – sind. Schließlich sind Verbundsysteme auch erprobte Träger gerontopsychiatrischer Fort- und Weiterbildung und auf diese Weise ein zentrales Element des Qualitätsmanagements in einer Region.

Literatur

Bundesarbeitsgemeinschaft der Freien Wohlfahrtspflege: Partnerschaft im Verbundsystem Altenhilfe. Rahmenbedingungen und Gestaltung einer partnerschaftlichen Zusammenarbeit zwischen öffentlicher und freier Wohlfahrtspflege mit Überlegungen zur Weiterentwicklung der Altenhilfe. Eigendruck, Bonn 1993

Bundesarbeitsgemeinschaft der Träger psychiatrischer Krankenhäuser (BAG Psychiatrie): Bericht über den Stand der klinisch-gerontopsychiatrischen Versorgung in der Bundesrepublik Deutschland. Eigendruck, Köln 1997

Expertenkommission: Empfehlungen der Expertenkommission der Bundesregierung zur Reform der Versorgung im psychiatrischen und psychotherapeutisch/psychosomatischen Bereich Zusammenstellung und Redaktion: Aktion Psychisch Kranke. Hrsg. v. Bundesministerium für Jugend, Familie, Frauen und Gesundheit, Bonn 1988

Gutzmann, H.: Psychisch kranke alte Menschen – Wo sind sie geblieben?. Spektrum der Psychiatrie, Psychotherapie und Nervenheilkunde 30 (2001) 31–33

Gutzmann, H., C. Widmaier-Berthold: Aufbau der gerontopsychiatrischen Versorgung in einer Region als Planungsprozess. In: Hirsch, R. D., G. Holler, W. Reichwaldt (Hrsg,): Erfordernisse an die ambulante und teilstationäre gerontopsychiatrische Versorgung. Schriftenreihe des Bundesministeriums für Gesundheit Band 114, Bonn 1999, 233–245

Hallauer, J.: Gesundheitsökonomie und Qualitätsmanagement 5 (2000) 73–79

Junius, U., H. Kania, G. C. Fischer: Das ambulante geriatrische Screening (AGES) in der Hausarztpraxis, Folge 2 Arzthelferinbogen – Ärztliche Untersuchung. Fortschr. Med. 114 (1996) 279–280

Leidinger, F., W. Pittrich, W. Spöhring: Grauzonen der Psychiatrie. Die gerontopsychiatrische Versorgung auf dem Prüfstand. Psychiatrie-Verlag, Bonn 1995

Psychiatrie-Enquête: Bericht über die Lage der Psychiatrie in der Bundesrepublik Deutschland – Zur psychiatrischen und psychotherapeutisch/psychosomatischen Versorgung der Bevölkerung. Deutscher Bundestag, Drucksache 7/4200, Bonn 1975

Wächtler, C., H. Laade, F. Leidinger, S. Matzentzoglu, K. Nissle, W. Seyffert, B. Werner: Gerontopsychiatrische Versorgungsstruktur: Bestehendes verbessern, Lücken schließen, die Versorgungselemente „vernetzen". Spektrum 27 (1998) 94–98

Wolter-Henseler, D.: Gerontopsychiatrie in der Gemeinde. Bedarfsermittlung und Realisierungsmöglichkeiten für ein Gerontopsychiatrisches Zentrum am Beispiel Solingen. Kuratorium Altershilfe, Köln 1996

World Health Organization & World Psychiatric Association: Consensus Statement. Organization of care in psychiatry of the elderly – a technical consensus statement. Aging & Mental Health 2 (1998) 246–252

Zank, S., C. Schacke: Evaluation von Effekten gerontopsychiatrischer und geriatrischer Tagesstätten auf ihre Besucher(innen) und deren Angehörige. Abschlussbericht an das Bundesministerium für Familie, Senioren, Frauen und Jugend, Bonn 1998

Zimber, A., M. Schäufele, S. Weyerer: Alten- und Pflegeheime im Wandel: Alltagseinschränkungen und Verhaltensauffälligkeiten nehmen zu. Gesundheitswesen 60 (1998) 239–246

PD Dr. Hans Gutzmann, Chefarzt Abt. für Gerontopsychiatrie, Krankenhaus Hellersdorf, Myslowitzer Straße 45, 12621 Berlin

Kasuistische Eindrücke aus der Arbeit des Sozialpsychiatrischen Dienstes zum Thema „Rehabilitation von Demenzkranken"

Wolfgang Bolm

Die Fachkommission Psychiatrie in Niedersachsen hat schon 1993 dringlich gefordert, „psychisch veränderte alte Menschen durch ein aufeinander abgestimmtes Verbundsystem von Hilfen – ambulanter, teilstationärer und komplementärer Ausprägung – so lange wie möglich in ihrer Wohnung und dem sozialen Umfeld zu belassen und dort zu versorgen." Der Sozialpsychiatrische Dienst sei auf die Betreuung psychisch kranker Erwachsener bei nur geringen Kapazitäten und Kompetenzen für Alterskranke begrenzt. Deshalb sollten seine Kompetenzen dahingehend erweitert werden, dass er die Diagnostik, Behandlung und Versorgung besonders schwer gerontopsychiatrisch erkrankter Menschen übernehme, wenn sie nicht ausreichend versorgt seien bzw. keine angemessenen Entscheidungen z. B. bei Heimaufnahmen oder komplementären Maßnahmen getroffen werden können. Durch sozialpsychiatrisches Krisenmanagement sollen verfrühte oder überflüssige Klinikeinweisungen und Heimaufnahmen vermieden werden. Das bedeutet für den Sozialpsychiatrischen Dienst:

- Koordination eines auch außerhalb der üblichen Dienstzeiten einsatzfähigen Krisendienstes
- ausreichend gerontopsychiatrisch geschultes Fachpersonal
- Fort- und Weiterbildung zumindest eines Teils der Mitarbeiter in Gerontopsychiatrie
- Organisation oder eigenes Angebot der fachlichen Beratung von Betreuern, Angehörigen, Sozialstationen, niedergelassenen Ärzten in Zusammenarbeit mit anderen Institutionen

Demgegenüber stellt die Arbeit unseres Dienstes leider *nur einen Tropfen auf den heißen Stein* dar. Laut unserer Jahresstatistik versorgten wir von 1993 bis 1996 nur 18 % der über 65-Jährigen, in den folgenden Jahren waren es nie über 15 %. Dabei liegt im Landkreis Goslar der Anteil der über 65-Jährigen bei 21 % (im Bundesgebiet bei nur 16 %) und eine Steigerung auf 27 % im Jahr 2016 wird prognostiziert.

Die Gründe für diese unbefriedigende Situation können hier nicht weiter analysiert werden. Immerhin ist in unserer Zukunftsplanung jetzt vorgesehen, dass wir verstärkt die Frage der Heimeinweisung von gerontopsychiatrischen Patienten in der Art begleiten wollen, dass wir nach alternativen Hilfen im komplementären oder ambulanten Bereich suchen. Welche Schwierigkeiten auf diesem Weg liegen und welche Chancen andererseits mit dieser Aufgabe verbunden sind, stelle ich anhand von zwei Kasuistiken dar.

In einer kleinen Stadt wird uns eine 86-Jährige wegen Verstoß gegen das Tierschutzgesetz gemeldet, sie lasse ihren Hunden und Katzen keinen Auslauf. Die eingeschaltete Polizei hätte die alte Dame in unbeschreiblich verdrecktem Zustand uneinsichtig gefunden.

Unsere Sozialarbeiterin findet letztlich keine Hilfsmöglichkeit, obwohl sie sich ihre Schuhe in der dreckigen Wohnung so ruiniert, dass sie einen Antrag auf Erstattung von Gummistiefeln als Dienstkleidung stellt und zeitweise versucht, dem Dreck mit einer Schaufel auf den Leib zu rücken. Der hinzugezogene ärztliche Kollege diagnostiziert ein hirnorganisches Psychosyndrom mittleren Ausmaßes bei Verdacht auf Gehirngefäßprozess und beantragt eine rechtliche Betreuung. Die Betreuerin muss schließlich die Waffen strecken, weil die alte Dame so heftig auf den Versuch der Entmüllung und Reinigung ihrer Wohnung reagiert, dass mein Kollege letale Komplikationen fürchtet und dem Gericht als das kleinere Übel vorschlagen muss, alles beim Alten zu lassen. Erfreulicherweise kommt durch einen Betreuerwechsel ein besseres Einvernehmen zwischen unserer alten Dame und ihrem Betreuer aus der Nachbarschaft zustande (er gehört zur Verwandtschaft einer ihr bekannten Familie, mit der sie noch lockeren Kontakt hat) und auf diese Weise gelingt es, die Wohnung soweit wieder herzurichten, dass sie gut darin wohnen kann. Sie ist vor 1 ½ Jahren nach Auskunft des Betreuers gestorben, hat noch die letzten Jahre unter erfreulichen Bedingungen in ihrer Wohnung bzw. nach einem Umzug in eine pflegeleichtere Wohnung verbringen können. Er ist des Lobes voll, dass unser Dienst nicht dem Drängen von Ordnungsamt (gesundheitsgefährliche Zustände) und Polizei (Verletzung des Tierschutzgesetzes) nachgegeben hat, sondern das Risiko einer wesentlichen Verschlimmerung bei zwangsweiser Verlegung ins Heim trotz allerstärksten sozialen Drucks von verschiedensten Seiten auf unsere Mitarbeiter zum Maßstab des Handelns genommen hat.

Bei dem zweiten Patienten werde ich als Gutachter in ein Altenheim in kleinstädtischer Umgebung gerufen, da der Betreuer die Wohnung aufzulösen wünscht und der Patient nicht zustimmt. Vorangegangen war dem damals 7-monatigen Heimaufenthalt ein Gutachten des örtlichen Krankenhauses, wo wegen schwerer peripherer arterio-venöser Verschlusskrankheit und schwerem Ulcus cruris mit Gangrän, einer Demenz, koronarer Herzkrankheit und Herzinsuffizienz die rechtliche Betreuung und Heimeinweisung angeregt wurde, da der Patient regelmäßig die häusliche Pflege boykottiert hatte und uneinsichtig solange an seinem Tisch sitzen blieb, bis die Ulcera wieder offen waren. Da mehrere Krankenhausaufenthalte schon vergeblich versucht hatten, diesem Verlauf Einhalt zu bieten, scheint das Ansinnen des Betreuers verständlich. Das Heim warnt mich auch entschieden anders zu denken, da der 72-Jährige im Haus durch sexuell enthemmtes Verhalten auffalle und keinerlei Krankheitseinsicht habe. Er selbst droht an, sich vor ein Auto mit seinem Rollstuhl rollen zu lassen, wenn er nicht in seine Wohnung zurück könne und schimpft entsetzlich auf das Heim. Er hat ein leichtes hirnorganisches Psychosyndrom mit einigen Zeichen eines Frontalhirnsyndroms. Eine Rückfrage bei der Sozialstation ergibt, dass diese sich durchaus vorstellen könne, ihn in einer dann behindertengerecht einzurichtenden Wohnung zu versorgen, wenn denn ein Betreuer statt unseres uneinsichtigen Patienten ihr Auftraggeber würde. In diesem Sinne entscheidet dann auch auf meinen Vorschlag hin das Gericht. Der Betreuer richtet die Wohnung mit großem Aufwand behindertengerecht ein. Ein glücklicher Umstand ist noch, dass der Patient im Heim eine Freundin gefunden hatte, die für ihn einkauft und mit ihm in die Wohnung ziehen will. Inzwischen habe ich erfahren, dass die beiden jetzt fünf Monate in der Wohnung von einem ambulanten Pflegedienst versorgt werden, es hat keine Krankenhausaufenthalte wegen Ulcus cruris mehr gegeben, der Patient schimpft weiter wie ein Rohrspatz auf den Pflegedienst und der Betreuer ist weiter skeptisch.

Fazit

Der Sozialpsychiatrische Dienst hat zu wenige Ressourcen, die Rehabilitation von allen Dementen in ihrem alten Wohnumfeld zu steuern. Er hat aber in Einzelfällen in der Vergangenheit schon in schwierigen Situationen im Interesse der Erhaltung des häuslichen Umfeldes und der Hilfen im häuslichen Umfeld entschieden und einer wirksamen Rehabilitation den Weg gebahnt.

Geplant ist unsererseits eine Fortbildung für rechtliche Betreuer im Landkreis, um das Mittel der Fallkonferenz als Instrument der Steuerung von Versorgungsabläufen und der Qualitätssicherung bekannt zu machen und zu fördern. Wir hoffen in Zukunft einerseits durch mehr solcher Fallkonferenzen andererseits durch engere Kooperationen mit Sozialstationen und Hausärzten uns den Empfehlungen der Fachkommission annähern zu können. Ob sich das wesentlich in unserer

Statistik niederschlagen wird, muss dahingestellt bleiben, weil die Personalausstattung besonders im Stellenplan der Sozialarbeiter nicht ausreicht und die Positionen „psychiatrische Fachpflege" und „klinische Psychologie" noch gar nicht vorgesehen sind.

Dr. Wolfgang Bolm, Arzt für Psychiatrie und Psychotherapie, Ltd. Arzt im Sozialpsychiatrischen Dienst, Gesundheitsamt des Landkreises Goslar, Klubgartenstraße 5, 38640 Goslar

Ergebnisbericht Arbeitsgruppe 9:
Rehabilitation und Pflege bei Demenzkranken

Barbara Höft und Hermann J. Paulus

Die Mitglieder der Arbeitsgruppe repräsentieren alle Berufsgruppen, die in der Rehabilitation und Pflege tätig sind: Angehörige, Pflegekräfte, Ergotherapeuten, Dipl.-Sozialpädagogin als Koordinatorin ambulanter Versorgungsangebote und Ärzte in unterschiedlichen Funktionen, wie z. B. Hausärzte, Fachärzte, Klinikleiter oder Mitarbeiter im Gesundheitsamt. Ein intensiver Austausch aus den verschiedenen Arbeitsfeldern führte im Ergebnis zu den folgenden 18 Thesen und Forderungen.

Wichtig war allen Mitgliedern dabei die Benennung aktueller Klassifikationssysteme bzw. Manuale als Instrumente zur Sicherung der Qualität in Diagnostik, Therapie und Rehabilitation sowie als Ausgangsbasis für mögliche Forschungsvorhaben.

Es bestand Einigkeit darin, dass von herausragender Bedeutung zur Erzielung eines langfristigen Benefits zugunsten der Demenzkranken immer die Zusammenarbeit mit den Angehörigen gehört und dass nur individuum-orientierte, kontinuierliche, systemische und mit langfristiger Perspektive geplante Rehabilitationsmaßnahmen erfolgreich sind.

Thesen und Forderungen

1. Demenzerkrankungen gehören zu den psychischen Krankheiten mit hoher Prävalenz und langfristigem Krankheitsverlauf (durchschnittlich 8–10 Jahre). Die folgenden Thesen und Forderungen basieren auf der Definition der Demenz der Internationalen Klassifikation der Krankheiten der WHO, ICD-10, Kapitel V (F).

2. Unabdingbare Voraussetzung einer hohen Effizienz von Rehabilitation ist eine frühzeitige Diagnostik der Demenz und eine qualifizierte Therapie (z. B. „Praxisleitlinie Demenz", s. DGPPN 2000, „Case Management Manual Demenz", s. Berufsverband der Allgemeinärzte Deutschlands – Hausärzteverband 2000), um Demenzkranke nicht von dringend benötigten physiotherapeutischen, ergotherapeutischen, logopädischen, motopädischen oder sozialberatenden Rehabilitationsleistungen auszuschließen.

3. Die Benennung/Auflistung anerkannter und die Erforschung weiterer effektiver Rehabilitationsinterventionen (Leistungen zur Teilhabe) und ihrer Indikation ist erforderlich.

4. Es ist eine individuum-orientierte, ICF-bezogene Planung der Rehabilitation durchzuführen und umzusetzen.

5. Ein ICF-basiertes/kompatibles Assessment-Verfahren für die Zugangssteuerung und Verlaufsdokumentation ist zu entwickeln. (Ausgangspunkt für ein zu entwickelndes Manual könnten z. B. die „Personenzentrierten Hilfen in der psychiatrischen Versorgung" sein, s. Kauder/ Aktion Psychisch Kranke 1999).

6. Angehörige sind als kompetente Partner in die Planung und Durchführung der Rehabilitation einzubeziehen.

7. Ehrenamtliche Helfer sollten immer mit fachlicher Anleitung und Begleitung eingebunden werden.

8. Die Leistungsvielfalt von Rehabilitationsmaßnahmen (Leistungen der medizinischen Rehabilitation, zur Teilhabe am Arbeitsleben und zur Teilhabe an der Gesellschaft), strukturiert in ambulanten, teilstationären, Kurzzeitpflege- und stationären Angeboten, muss flächendeckend realisiert werden. Gerontopsychiatrische Zentren können diese anstoßen und koordinieren.

9. In den nach § 22 SGB IX einzurichtenden „Gemeinsamen Servicestellen" ist umfassendes Wissen über das Krankheitsbild der Demenz und das Rehabilitationspotential ebenso notwendig wie Informationen über alle „gemeindenahen" Interventionsmöglichkeiten.

10. Entsprechende Rahmenbedingungen für die Erbringung qualifizierter Rehabilitationsmaßnahmen müssen geschaffen werden. Struktur-, Prozess- und Ergebnisqualität von Rehabilitation sind zu benennen (z. B. Anzahl der Mitarbeiter, Qualifikation der Mitarbeiter, Aus- und Fortbildung etc.). Ein Qualitäts-Managementkonzept von Rehabilitation bei Demenzkranken muss in Zusammenarbeit von Kosten- und Leistungsträgern erarbeitet werden.

11. Ein „Demenzbaustein" in einem schlüssigen Curriculum in der Aus- und Weiterbildung aller an der Rehabilitation beteiligten Berufsgruppen ist erforderlich.

12. Case-Management ist für die erfolgreiche Rehabilitationsplanung und -durchführung unabdingbar. Case-Manager sollten Budgetverantwortung zu verbindlich vereinbarten Qualitätsstandards haben.

13. Alle Rehaträger müssen verpflichtet werden, verbindliche Leistungskataloge und eine definierte Qualität dieser Leistungen zu vereinbaren. Die organisatorischen Voraussetzungen hierfür müssen von/bei den Leistungserbringern und -trägern gemeinsam geschaffen werden. Soweit diese nicht durch Vereinbarungen gestaltet werden können, sind gesetzliche Regelungen erforderlich.

14. Synergieeffekte der Rehabilitation Demenzkranker sind zu erreichen durch Fallkonferenzen, „Runde Tische" (z. B. Pro Dem – ein Projekt zur regionalen Versorgung Demenzkranker und ihrer pflegenden Angehörigen, s. Klingenberg et al.), Supervision, gelebter Interdisziplinarität und wohnortnaher Versorgung.

15. Die Empfehlungen zur Rehabilitation im Gutachten zur Feststellung der Pflegebedürftigkeit nach dem SGB XI sind in ihrer Qualität zu verbessern. Sie müssen für eine Zugangssteuerung ebenso beachtet werden wie bei der Erstellung einer Notwendigkeitsbescheinigung für die Heimaufnahme.

16. Pflegebedürftigkeit infolge Demenz erfordert fachlich qualifizierte Pflege. Grundlegend ist eine individuelle, biographiegeleitete Pflegeplanung und -dokumentation. Ein Qualitätsmanagement ist zu implementieren. Insbesondere ist die Prozessqualität zu beschreiben (z. B. „Empfehlungen für Leistungsstandards in der gerontopsychiatrischen Pflege", s. Höft/ Landesärzte für Gerontopsychiatrie 1999).

17. Die Bemühungen zur Einrichtung einer Heim-Enquete-Kommission sind auf fachlicher und politischer Ebene voranzutreiben.

18. Demenzerkrankungen sind nur eine Gruppe von psychischen Erkrankungen mit langfristigem Behandlungs-, Rehabilitations- und Pflegebedarf. Alle psychischen Krankheiten sind in der Rehabilitation zu berücksichtigen (z. B. depressive Störungen, schizophrene Störungen, Abhängigkeitserkrankungen).

Literatur

Berufsverband der Allgemeinärzte Deutschlands – Hausärzteverband (Hrsg.): Case Management Manual Demenz. Kybermed, Emsdetten 1999

Deutsche Gesellschaft für Psychiatrie, Psychotherapie und Nervenheilkunde (DGPPN) (Hrsg.):

Praxisleitlinien in Psychiatrie und Psychotherapie, Bd. 3: Behandlungsleitlinie Demenz. Steinkopff, Darmstadt 2000

Deutscher Verband der Ergotherapeuten e. V. (Hrsg.): Ergotherapie bei Demenzsyndrom. DVE, Karlsbad 2001

Dilling, H., Mombour, W., Schmidt, M. H.: Internationale Klassifikation psychischer Störungen. ICD-10 Kapitel V (F) Klinisch diagnostische Leitlinien. Hans Huber, Bern, Göttingen, Toronto 1991

Kauder, V., Aktion Psychisch Kranke (Hrsg.): Personenzentrierte Hilfen in der psychiatrischen Versorgung. 3. Aufl., Psychosoziale Arbeitshilfen 11. Psychiatrie-Verlag, Bonn 1999

Höft, B., Landesärzte für Gerontopsychiatrie (Hrsg.): Empfehlungen für Leistungsstandards in der gerontopsychiatrischen Pflege. Psychosoziale Arbeitshilfen 13. Psychiatrie-Verlag, Bonn 1999

Klingenberg, A., Szecsenyi, J., Hesse, E., Habs, M., Schaper, G., Bolley, J., Kreisch, M. (Hrsg.): Pro Dem – ein Projekt zur regionalen Versorgung Demenzkranker und ihrer pflegenden Angehörigen. AQUA-Materialien Bd. IX. Göttingen 2001

Dr. med., Dipl.-Psych. Barbara Höft,
Landesärztin für Gerontopsychiatrie,
Rheinische Kliniken/Psychiatrische Klinik
der Heinrich-Heine-Universität,
Bergische Landstraße 2, 40629 Düsseldorf

Dr. med. Hermann J. Paulus, Ärztlicher
Direktor, Schlossberg Klinik, Bötzenstraße 60,
79219 Staufen im Breisgau

2. Plenarsitzung

Freitag, 5. Oktober 2001

Perspektiven für Rehabilitation und Pflege durch kommunikations- und hilfsmitteltechnische Neuerungen

Christian Bühler

Aus unserem heutigen Leben ist die Anwendung von Technik kaum mehr wegzudenken. Neue Technologien werden uns täglich werbewirksam zum Gebrauch angeboten. Unsere Lebenswelten verändern sich dadurch ständig – ob wir dies als Einzelne wollen oder nicht. Diese Chancen und Risiken betreffen uns alle und bieten darüber hinaus Perspektiven für Rehabilitation und Pflege. Die Konsequenzen für Menschen mit Behinderungen als Nutzer von Hilfsmitteln treten gewissermaßen verstärkt zu Tage. Einerseits ergeben sich durch den Einsatz neuer Technologien erhebliche Möglichkeiten zur Verbesserung ihrer Rehabilitation und Lebenssituation, beispielsweise durch:

– verbesserte Operationstechniken (z. B. Laseranwendung, minimal invasive Chirurgie)
– verträglichere und langlebigere Endoprothetik
– neuartige Sensoprothetik (Ersatzlinsen, künstliche Retina, Cochlar Implantat)
– funktionelle Elektrostimulation (Neuro-FES)
– (intelligente) Hilfsmittel für den Alltag
– computergestütze Anwendungen in Schule und Beruf
– individualisierte Bedienoberflächen für generelle Anwendungen
– telematisch unterstützte Dienste
– Kommunikation über das Internet
– e-Anwendungen (e-banking, e-commerce, e-entertainment ...), auch mobil

Für das nächste Forschungsrahmenprogramm der EU besteht die Vision einer „intelligenten Umgebung" (ambient intelligence) mit benutzerfreundlichen Anwendungen als Ziel vor Augen. Und wir alle träumen natürlich gerne mit.

Andererseits lehrt uns die Erfahrung, dass Technik Grenzen hat, dass alles seinen Preis hat und dass solche Innovation nicht aus sich heraus allen Mitgliedern der Gesellschaft die erwünschten Verbesserungen bringt. Wir sollten uns daher vor der Weckung falscher Erwartungen hüten. Nicht ohne Grund wird bei fast jeder Konferenz der Einsatz der Präsentationstechnik zum Problem. Nicht ohne Grund macht die Nutzung moderner Telefone vielen Schwierigkeiten. Im Bereich der Rehabilitation und Pflege ergeben sich weitere Probleme. Allzu deutlich sind uns die durch graphische Bedienoberflächen entstandenen Schwierigkeiten für blinde Programmierer oder die Störungen von Handys in Hörgeräten noch vor Augen. Viele Geräte stellen hohe Anforderungen an die Sensorik, die (Fein-)Motorik und an die kognitiven Fähigkeiten der Benutzer. Und damit werden unmittelbar alle die ausgeschlossen, deren Fähigkeitsprofil nicht angemessen berücksichtigt wurde. So ist z. B. der größte Teil der Internetangebote für blinde Benutzer nicht nutzbar oder kleinste Tastaturen auf Telefonen machen vielen älteren und behinderten Menschen den Gebrauch unmöglich. Spezielle Anpassungen sind oft aufwendig und laufen Gefahr, dass sie aufgrund der schnellen allgemeinen Entwicklung schon bei der Einführung technisch veraltet sind. Die Kosten für Anschaffung und Unterhaltung vieler Geräte sind oft für die/den Einzelne/n nicht finanzierbar und auch die Solidargemeinschaft tut sich schwer. Dies ist gerade bei der finanziell angespannten Situation vieler Menschen mit Behinderung ein besonderes Problem.

Es gibt daher einerseits echte Chancen, mittels Technikeinsatz das vorhandene Rehabilitationspotential besser auszuschöpfen und die Pflege und die Integration zu unterstützen. Dazu muss das Technologiepotential gezielt zur Unterstützung der Menschen mit Behinderungen genutzt werden, etwa durch spezielle Eingabehilfen, Softwareunterstützung, alternative Darstellungsformate und individuelle Anpassungen (unterstützende Technik, Rehabilitationstechnik – Assistiv Technology). Andererseits besteht die Notwendigkeit, menschenorientierte Technik allgemein einzufordern. Es muss darauf hingewirkt werden, dass neue Produkte möglichst schon so ausgelegt werden, dass sie unmittelbar für möglichst viele nutzbar sind oder zumindest eine einfache Anpassung ermöglichen (Design für alle, barrierefreies Design, universelles Design). Beide Zugänge zusammen können helfen, die Teilhabe von Menschen mit Behinderungen in der Gesellschaft zu verbessern, soweit dies durch Technik überhaupt möglich ist. Dies wird in den vorgelegten Arbeitspapieren zum Bundesbehindertengleichstellungsgesetz unter dem Terminus Barrierefreiheit gefordert.

Neben solchen unmittelbaren Verbesserungen für die Menschen mit Behinderungen oder den auf Pflege angewiesenen Menschen verändern sich auch die Rehaangebote und pflegerische Versorgung durch Technikeinsatz. Ambulante, wohnortbezogene Rehabilitation wird unter Benutzung von Telekommunikation und Datentransfer weiterentwickelt. Pflege und Betreuung zu Hause kann patientenzentriert z. B. über Videotelefonie unterstützt werden. Menschen mit erhöhtem gesundheitlichen Risiko können durch Risikoüberwachung und Notfallstrategien mehr Bewegungsfreiheit und Sicherheit auch unterwegs erhalten. Telelernen und Telearbeit ermöglichen Schritte der schulischen und beruflichen Rehabilitation auch bei Pflegebedarf. Bestimmte Formen der Assistenz (Übersetzung von Gebärdensprache, Unterstützung bei mentalen Problemen etc.) kann ortsunabhängig (Assistent über UMTS-Handy) angeboten werden. Teletherapie und computerunterstütze Qualitätssicherung in der Rehabilitation sind weitere Beispiele. Diese Veränderungen können zu mehr Eigenverantwortung, Selbstbestimmung und Aktionsmöglichkeiten der Menschen in der Rehabilitation und Pflege führen. Effizienzsteigerung bei Beibehaltung oder Verbesserung der Qualität verbunden mit Kostenreduktion erscheint möglich.

Eines ist dabei jedoch heute schon klar: der wirkliche Nutzen der technischen Möglichkeiten ist gekoppelt an fundierte Inhalte und Methoden und die Akzeptanz bei den Rehaanbietern und den Endnutzern. Dies erfordert eine genaue Sichtung und Prüfung, eine Weiterentwicklung von Methoden und Instrumenten, eine sorgfältige Implementierung, eine transparente Information der Beteiligten und deren adäquate Fort- und Weiterbildung. Wenn dies berücksichtigt wird – und nur dann – lassen sich die gewünschten Qualitätsstandards und Kostenaspekte realisieren.

Literatur

Bühler, Ch.: Participation of Disabled and Elderly in the Information Society. Study Report for the Scientific and Technical Options Assessment Unit of the European Parliament. Luxembourg February 1996

Bühler, Ch.: Ensuring Access for all – The Role of Telecommunications Systems for Elderly and those with Special Needs. Study Report for the European Commission. Wetter 1999 under EC Contract No. 48442

Bühler, Ch., Knops, H. (Hrsg.): Assistive Technology on the Threshold of the New Millennium. Assistive Technology Research Series Vol 6, IOS-Press, Amsterdam 1999, ISSN 1383-813-x

Bühler, Ch.: Assistive Technology in Europe. Proc. 15th Japanese Conference on the Advancement of Rehabilitation Technology, JCART 2000. Tokushima, Japan 2000

Forschungsinstitut Technologie – Behindertenhilfe (FTB): eEurope Initiative und Aktionsplan. Eine Zusammenfassung. FTB, Wetter 2001 http://www.fernuni-hagen.de/FTB/ftb/unides/eeurope.htm

Heck, H. et al.: Mobile Robotics and Automation in Healthcare and Rehabilitation, in Mobile

Robotics in Healthcare. Assistive Technology Research Series Vol. 7, IOS-Press, Amsterdam 2001, ISSN 1383-813x

Simpson, R. (Hrsg.): The AT Odyssey Continues. Proc. RESNA 2001 Annual Conference, Reno, Nevada, USA. Vol. 21, RESNAPress, Arlington 2001, ISBN 0-932101-43-7

Soede, T., et al.: Technology Trends and Future Perspectives within Assistive Technologies. Study Report for European Commission. Hoensbroek 2000 (http://www.cordis.lu./ist/ka1/special_needs/library.htm)

Prof. Dr.-Ing. Christian Bühler, Institutsleiter, Forschungsinstitut Technologie – Behindertenhilfe (FTB) der Ev. Stiftung Volmarstein (Institut an der Fernuniversität Hagen), Grundschöttelerstraße 40, 58300 Wetter
E-Mail: c.buehler@ftb-volmarstein.de

How European Policies Take Account of EU Citizens in Need of Rehabilitation and Care

Anna Diamantopoulou

I am very pleased to be here today at this major event. The Fair sends a very optimistic message: it concentrates on what is possible; it shows us how technology can improve the quality of life for people with disabilities. By taking the difficulty out of everyday activities. And by providing people with ways of taking an active role in the society around them.

For those with disabilities, assistive technologies can be a key to participation. But they need to be accessible. A key is no good if it is out of reach, or if the doors in people's heads are jammed shut.

Today I want to talk about what Europe is doing to bring the keys to participation within reach. And to foster positive, enabling attitudes amongst people who do not have disability.

Increasing Numbers

Disability has often had a low profile as a political issue. This is frustrating given the large number of people affected, directly or indirectly. At present, no fewer than 38 million Europeans have some sort of disability.

And, for various reasons, the number is growing. For a start, people are living longer. They are surviving diseases and accidents that might have proved fatal in the past. However, many are left with disabilities. The challenge now is to deliver not just life, but quality of life, opportunity and inclusion. We must build a society that is open – mentally and physically open – to people with disabilities.

Comprehensive Approach

That will require a whole range of changes – changes in policy and in law, in the labour market, in tax and benefit structures and, of course, in society at large. The European Union can do a lot to foster those changes.

The Commission recently put forward a proposal to make 2003 European Year of People with Disabilities. This would provide us with a framework to make progress on all fronts. It would raise awareness and strengthen the idea of fully inclusive citizenship for disabled people. And it would rally support for new initiatives. I hope that our proposal for a European Year will be accepted by the end of this year, to allow enough time for preparations in 2002. But rest assured, we will not be inactive in the meantime.

Assistive Technologies

On the contrary. Let me take the example of assistive technology. The European Union has already funded an impressive number of research and development projects through RTD programmes. A number of current projects are developing technologies which will facilitate communication – for people with impaired hearing and vision, for autistic people. This will help in everyday life and at work, and will go some way to ensuring that people with disabilities are not left behind in the information and communications revolution. Our support for such projects will continue. At the same time, we need to make sure that existing products are more widely accessible.

To do this, we need to remove the technical, regulatory and fiscal obstacles to a single market in assistive technologies, so that the best and least expensive products are available everywhere in the Union.

The European Union is well placed to coordinate such an operation. We will certainly require the cooperation of the Member States. As a first move, they could all agree to apply a reduced rate of VAT on assistive technologies.

The European Commission would also welcome more cooperation with the producers of assistive technologies. We would like to see the industry grow and become less fragmented. There are clearly excellent business opportunities, given the rapid growth in the market for AT.

Health-care services could make greater use of assistive technologies too. Long-term investment in AT surely makes sense for them too: as well as improving the quality of life for people with disabilities, it provides opportunity for independence.

Reasonable Accommodation

The EU has already taken action to ensure that disabled people have access to the facilities they need. The concept of "reasonable accommodation" has now been introduced into Community law by the equal-treatment Directive, adopted last year. This obliges employers to take reasonable measures to give a disabled person equal access to employment, training and promotion.

In many cases, relatively small adjustments are enough. Businesses benefit too because it broadens the pool of skills and talent available to them. It should gradually become clear that people with disabilities can be competent, productive employees like anyone else.

The Directive also bans harassment and direct and indirect discrimination against disabled people in the labour market. And it reverses the burden of proof in discrimination cases.

Employment

The Directive should help to raise the employment rate amongst people with disabilities. At present it stands at 27 %, compared with over 60 % in the total working-age population. The European Union is already rallying support for measures to open up the labour market to those with disabilities.

Through the European employment strategy, the Commission calls on the Member States and social partners to address the low employment rate amongst disabled people. In particular, we want to see a shift away from passive policies – such as disability benefits – towards providing active support for participation. This could take the form of guidance, training, education or placement, as well as rehabilitation and care services.

Wider Issues of Accessibility

But participation means much more than just employment. Town planning, architecture and transport are three fields where much more could be done to meet the needs of disabled people. Too often, bad design forces disabled users into a situation of unnecessary dependency.

The Commission has put forward a number of ideas on how to create a barrier-free Europe for people with disabilities. Its paper, adopted in 2000, covers a broad range of issues. It looks at how to achieve greater synergies between transport systems, the internal market, the information society, new technologies and consumer policy.

There is massive public support for action. When asked, 93 % of Europeans say that more money should be spent on removing the physical barriers that restrict mobility for disabled people.

To encourage businesses and other organisations to do more, we set up the "Breaking Barriers Award" in recognition of outstanding achievements in improving accessibility for disabled people. The award celebrates best practice in recognising the potential of people with disabilities as customers and consumers. It also signals that more and more businesses are understanding how improving access to goods and services makes good business sense.

Exclusion

A broad, well-coordinated approach is precisely what is needed – it matches the nature of the barriers facing disabled people, which are various but inter-related. Poor educational opportunities, unemployment, low income, unsuitable housing, inaccessibility, segregation and discrimination: this barrage of obstacles means that people with disabilities are at greater risk of social exclusion than others.

The European Union's social inclusion process aims to ensure that all aspects of the problem are tackled, by all those involved: national and local authorities, employers and trade unions and NGOs.

Conclusion

NGOs have always been the best campaigners for their rights. Above all, the European Year in 2003 must make sure that their voices are heard.

Attitudes amongst the rest of the population are slowly changing. Pity and charity are giving way to rights and equal opportunities. We need to speed up that process.

In a recent survey, 84 % of Europeans said that they were at ease in the presence of a disabled neighbour, colleague, boss or doctor. That is good news, but only partly relevant. People with disabilities have a right to take part, and that right does not depend on how other people feel about them.

Political authorities have a duty to ensure that disabled people can enjoy equal rights in practice. National and, particularly, local authorities have the power to make an enormous difference. The European Commission is aware of the role it can play, in spreading good practice, in encouraging authorities, companies and trade unions to give more attention to disability issues, in funding new research and making existing technology more readily available. And in supporting the work of NGOs that represent people with disabilities. If our proposal for a European Year of People with Disabilities is approved, we can move ahead even faster.

The recent terrorist attacks on America have given many people a renewed pride in our democratic, open societies – which most of us had taken for granted. The truth is that, for many people with disabilities, our societies are not open enough. Yet, their right to play a full and active role should be as self-evident as any other civil rights. And that is the goal we should work towards.

Anna Diamantopoulou, Commissioner for Employment and Social Affairs, Directorate General for Employment and Social Affairs, Rue de la Loi 200, 1049 Brussels, Belgium

Rehabilitationssteuerung auf Assessmentbasis – eine Antwort auf DRGs im Akutkrankenhaus zur Vermeidung von Nachteilen Betroffener

Hans-Martin Schian

Rehabilitationssteuerung auf Assessmentbasis – ist dies eine Antwort auf die DRGs im Akutkrankenhaus zur Vermeidung von Nachteilen Betroffener?

Dies soll in 20 Minuten beantwortet werden und bleibt zwangsläufig plakativ. Daher die Antwort vorweg: Ja, wenn eine auf breitem Konsens akzeptierte Klassifikation besteht, auf die sich Assessments beziehen können. – Der Vergleich von DRGs und klassifikationsbezogenen Assessments, deren Zuordnungen und Vorteile gegenüber einem DRG-System in der Akutmedizin werden hier nicht vorgestellt. [Inhalte und Ausdifferenzierung können auf Anfrage nachgeliefert werden.]

Das DRG-Gesetz hat bereits das Kabinett passiert. Zusammen mit einer Reihe von weiteren gesetzlichen Vorgaben wird das Gesundheitswesen grundlegend verändert. Das zeigt u. a. die Thematik des 7. IKK-Forums im Oktober 2001: „Das Gesundheitssystem am Scheideweg – Endsolidarisierung versus Kostenexplosion".

Man kann es noch kürzer fassen: „Monethik versus Ethik". Beides zusammen wäre ein Tagesthema und überfrachtete diesen Beitrag.

Es begann viel früher, fand seine Fortsetzung in den Vorgaben zur Kostendämpfung und dem Startschuss zur Konkurrenz der gesetzlichen Krankenkassen untereinander. Auch die Veränderungen der Arbeitsförderung (SGB III) und im Rentenbereich (SGB VI) runden das Bild noch lange nicht ab.

Schlüssel zum Schloss der politisch gewünschten Gesundheitsreform sind die DRGs. Mit diesen ändern sich Geldflüsse und Patientenströme. Viele, längst nicht alle, erhoffen sich von den DRGs folgende Wirkung:

- Transparenz, vor allem Mehrkosten, und damit ein besseres Controlling
- Erzeugung eines Wettbewerbs, der angeblich Qualität fördert
- Abbau von Kapazitäten (nicht nur von Krankenhausbetten)
- Senkung der Verweildauer
- gerechtere Beurteilung der Patienten
- dadurch gerechtere Verteilung der Ressourcen

Wer wird hier der Sieger?

- *Die Krankenkasse?* Diese stehen angeblich vor dem finanziellen Zusammenbruch.
- *Die Leistungsanbieter?* Da wird es Sieger und Verlierer geben, wenn es stimmt, dass in jeder Facette des Gesundheitswesens ein Überangebot besteht.
- *Die Mitarbeiter?* Diese werden es ausbaden müssen, zumindest die Ärzte, so meint der Marburger Bund – wir meinen, auch alle anderen Mitarbeiter aus dem Krankenhausbereich und dem Reha-Team. Schon die Pflege ist keinesfalls ausreichend beachtet, die anderen therapeutischen Bereiche noch weniger.
- *Der Patient? Der Mensch mit Behinderung?* Er sollte es sein!. Es muss aber erst bewiesen werden, dass die durch Einführung der DRGs bewirkte Systemverän-

derung auch Veränderungen zu seinen Gunsten erzeugt. *Für chronisch Kranke und Behinderte sehen wir es zurzeit nicht!*

Die Deutsche Vereinigung für Rehabilitation Behinderter (DVfR) ist aber nicht für Resignation bekannt, sondern für konstruktive Kritik und Vorschläge. Sie hat bereits einen Ausschuss zum Thema „DRG und Rehabilitation" eingesetzt (Leitung: Dr. Mehrhoff), der Vorschläge unterbreiten wird, wie rehabilitative Leistungen für chronisch Kranke und Behinderte im DRG-System unterzubringen sind. Der Ausschuss wird aber auch klären, wie vorzugehen ist, wenn kein Bund mit dem DRG-System unter rehabilitativen Aspekten zu schließen ist.

Der Veränderungswille zeigt sich eindeutig auch in der *Reform des Risikostrukturausgleiches* (RSA). Das veränderte Vertragsverhalten der Krankenkassen gegenüber allen Leistungsanbietern ist unübersehbar. Die Frage ist: Sind alle ambulanten, kurativen wie rehabilitativen Strukturen dieser Systemveränderung gewachsen? Die Antwort lautet: Nein! Sie verändern sich schon manchmal in einer Art vorauseilendem Gehorsam.

Verbunden mit dem RSA ist das *Disease-Management* zunächst ausgerichtet auf bestimmte chronische Krankheitsgruppierungen. Dabei ist bemerkenswert, wie und mit wessen Rat diese Auswahl zustande gekommen ist. Disease-Management birgt Risiken und Chancen. Dies zeigen folgende Schlagzeilen:

- das Disease-Management wird aktiviert
- die Spätkomplikationen werden besser verwaltet
- Mehrfacherkrankungen werden besser beachtet
- der Patient wird als wichtigster Partner betrachtet
- Gesetzentwurf mit abenteuerlichen Auswüchsen
- wenn Therapie krank macht
- groteske Situationen
- skurrile Genehmigungsverfahren

Wenn ein solches System ausschließlich aus ökonomischer Sichtweise zur Kostendämpfung benutzt wird und sich nicht Fachwissen, Management und Ökonomie „gesund" mischen, dann wird es zum *Risiko*. Die *Chance* besteht darin, dass ein Disease-Management auch zu einer guten, patientenorientierten Gesamtversorgung führen könnte, wenn dieses zum erklärten Prinzip erhoben wird.

Konsequenzen:

- Einbruch des Krankenhauses in die *ambulante Versorgung*, wie bereits schon erkennbar. Dabei empfiehlt es sich, besonders die Entwicklung des ambulanten Operierens als Beispiel der Auswirkungen zu beobachten.
- *Gesundheitszentren* entwickeln sich, man wird zu beobachten haben, inwieweit sich die Kombination von Wellness und Altenpflege unter einem Dach bewährt.
- Die *integrierte Versorgung* entwickelt sich auf der Basis rechtlicher Vorgaben modellhaft in bunter Vielfalt. *Praxisnetze* ausschließlich niedergelassener Ärzte entstehen mit völlig neuem Vertrags- und Versorgungsverhalten.
- *Einweisungskooperationen* werden gegründet zum Zwecke der Senkung von Verweildauern und Steigerung der Fallzahlen.
- *Versorgungsketten* entstehen, die die Voraussetzung für erfolgreiche Umsetzung des neuen Fallpauschalensystems im Krankenhaus sein sollen. In diesem Zusammenhang ist eine beachtenswerte Entwicklung das *Gesundheitsverbundsystem* der Knappschaft (Modell: Prosper).
- Die Diskussion wird heftig geführt um *Rehabilitation im oder am Krankenhaus*.
- *Frühmobilisation* wird versus *Frührehabilitation* betrachtet
- *Systemveränderung:* Es muss klar sein, dass die in der Bundesrepublik sich gründenden *integrativen Netze, Versorgungsketten und Gesundheitsverbundsysteme* etc. unter unserer sozialen Rechtssystematik *nicht vergleichbar* sind mit dem, was beispielsweise in der Schweiz unter *Health Maintenance Organisations (HMOs)* verstanden wird.

Mit den Folgen werden sich alte und auch neu gegründete Ausschüsse auseinander zu setzen haben. Es wird sich zeigen, welche Kompetenz und Einwirkungsmöglichkeit nun wieder der Bundesausschuss der Krankenkassen und Ärzte mit seinen 10 Arbeitsgruppen bekommt. Er könnte sich zum Ziel setzen, Leitlinienkompetenz mit Augenmaß zu erreichen. Neu etabliert werden der Ausschuss Krankenhaus und der Koordinierungsausschuss.

Gleichviel, die DRGs kommen. Was ist also notwendig?

- Intensive Vorbereitungen auf die DRGs unter rehabilitativen Gesichtspunkten
- Durchschauung des Systems unter den Gesichtspunkten
  - Kalkulation
  - Controlling
  - Codierung
- Beachtung folgender Entwicklungen:
  - Krankenhausinformationssysteme
  - elektronische Krankenakte
  - Telemetrie in der Medizin
  - Informationssysteme für Patienten im Internet
  - Patientenrechte, Aktivitäten des Verbraucherschutzes

Diese mit den DRGs verbundenen Entwicklungen sollten in der Rehabilitation beherrscht werden. Man kann nämlich vom Qualitätsmanagement im Krankenhaus und im ambulanten System lernen. Man kann aus den Vorbereitungen für ein qualitätsgesteuertes Disease-Management lernen und sich überlegen, wie die Entwicklung einer elektronischen Krankenakte, die von Experten für unerlässlich für Versorgungsketten bzw. integrierte Versorgung angesehen wird, Entwicklungen in der Rehabilitation beeinflusst. (Dazu gehört übrigens auch der uralte und neu aufgegriffene Vorschlag zur Kontrolle des Medikamentenverbrauchs über ein Chip-System oder grundsätzlich der Patientenchip, den unter anderen Gesichtspunkten die IG Metall schon vor 15 Jahren vorgeschlagen hat.)

Dies ist eindeutig die Stunde der Gesundheitsökonomen, der Manager und der Qualitätsfanatiker. Wenn all dieses zum Selbstzweck wird, birgt es große Risiken. Wenn es zum Versorgungszweck für die Betroffenen wird, birgt es Chancen. Wir sollten uns aber dem Ruf nach Qualität und Gerechtigkeit für Patienten, Rehabilitanden, chronisch Kranke, Menschen mit Behinderungen und Leistungsgewandelten anschließen!

Fazit: Wir können von den DRGs lernen; die Frage ist, ob wir sie in der Rehabilitation benutzen müssen? Brauchen wir nicht vielmehr Klassifikationen (wie z. B. ICF) und Assessments statt ICD-10 und DRGs? Sind vielleicht Rehabilitationsbehandlungsgruppierungen die Lösung? Hier darf kein künstlicher Gegensatz erzeugt werden. Wir brauchen in der Rehabilitation beides! Das eine müssen wir kennen und können, das andere müssen wir anwenden!

Diagnostik zu kurativen Zwecken ist eben nicht gleich Assessments zur Feststellung von

- Rehabilitationsbedürftigkeit,
- Rehabilitationspotential,
- Rehabilitationsziel und
- Rehabilitationsprognose.

Dies ist bekannt. Und wir sind uns einig: das liefern eben die DRGs nicht! – Umso mehr ist auf die unterschiedlichen Auffassungen zu achten, wo Frühmobilisation aufhört und Frührehabilitation beginnt. Hier überschneiden sich m. E. die Entgeltsysteme, wenn es gelingt, und das ist das erste Ziel des DRG-Ausschusses der DVfR, Kosten für Rehabilitationsleistungen einzubringen Dem Ausschuss ist aber auch bewusst: Die Rehabilitation muss als eigenes System verstanden werden. Ist dies so, dann braucht dieses eigene System auch eigene Entgeltsysteme, eigene Dokumentation, eigene Klassifikation und ein eigenes Qualitätsmanagement-System!

Diese Feststellung und der damit verbundene Appell entlastet uns nicht von unserer Verantwortung. Die *Gemeinsamkeiten von Kuration und Rehabilitation* dürfen nicht aus dem Auge verloren werden. Wir haben uns also im positiven Sinne auseinander zu setzen mit:

- evidenzbasierter Medizin (Betonung auf Evidenz, weniger auf Medizin)
- Leitlinien
- Empfehlungen
- Erfahrungsgrundsätzen
- Richtlinien

Wir müssen nicht nur beobachten, sondern mitarbeiten, wo *Therapieleitpfade und Diagnoseleitpfade im Krankenhaus* entstehen, um einerseits daraus zu lernen und andererseits festzuhalten, dass diese Leitpfade *nicht gleichzusetzen* sind mit Therapie- und Diagnoseleitpfaden *in der Rehabilitation,* so – einmal mehr plakativ festgestellt – wie sich ICD-10 und DRGs von der ICF und Assessments unterscheiden.

Wenn integrierte Versorgung und Gesundheitsverbundsysteme den Anschluss suchen an vernetzte Rehabilitation, dann werden wir mit Hilfe von Klassifikationen und Assessments andocken müssen an die DRGs. Da liegt der Unterschied:

- Rehabilitation hat einen ganzheitlichen Ansatz
- Rehabilitation hat interdisziplinären Charakter

Dementsprechend müssen Assessments den ganzheitlichen und den interdisziplinären Ansatz wiedergeben und das können sie, denn wir betrachten *Assessments als eine multidisziplinäre Situationsanalyse.* Hier gibt es noch viel zu tun, denn bei der Suche nach Assessmentsystemen und bei ihrer Anwendung haben wir offenbar nur Anleihen zu machen, vornehmlich aus dem angloamerikanischen Raum.

Dies gilt für die hier in Rede stehende Pflege ganz besonders, denn wo findet sich eine brauchbare Pflegedokumentation, die Leistungsabrechnung und Qualitätssicherung miteinander verbindet. Auch hier liegt eine amerikanische Entwicklung vor, die *International Classification for Nursing Practice* (ICNP). Sie liegt bereits als deutsche Betaversion vor, denn 1997 gründete sich eine *deutschsprachige ICNP-Nutzergruppe* zwischen Deutschland, Schweiz und Österreich.

Wir sollten uns also im wohlverstanden rehabilitativen Sinn der *evidenzbasierten Medizin* widmen, für uns definieren, was *Health Technology Assessment* (HTA) bedeutet (eben nicht nur Technologie der Medizin, sondern auch Hilfsmitteltechnologie). Wir haben *Expertenwissen* einzusammeln, zu prüfen, was *kontrollierte Studien* aufzeigen (wenn vorhanden: zu fördern). Wenn wir *brauchbare Leitlinien* entwickeln wollen, sollten wir nicht gleich an Richtlinien denken und einen *gesunden Mittelweg* zwischen Messung, Schätzung, Einschätzung, Klassifizierung einerseits und dem Ermessensspielraum der Erfahrenen finden. Lernen wir das Rüstzeug doch von den Gesundheitsökonomen, den Managern und Kalkulatoren!

Dringen wir im Rahmen der *Qualitätssicherung* in den Bereich der Stellungnahmen, des Berichtswesens und der Gutachten vor, ist besonders der *rechtliche Rahmen* zu beachten, und dies können wir am besten von *Sozialrechtlern* lernen. Wollen wir in der Rehabilitation Bezug zum Erwerbsleben haben, ist es erforderlich, sektorenverlassend von den *Unternehmen* zu lernen, was Arbeit ist, wie sie definiert, was Anforderungen sind. Also ist im wissenschaftlichen Bereich der Kontakt mit den *Arbeitswissenschaftlern* aufzunehmen. Management, Qualität und Begutachtung ist bei weitem nicht alles. Das wissen die, die in der Praxis tätig sind.

Aber ich denke, dass alle daran interessiert sind, dass den *Betroffenen durch gerechte Beurteilung eine bedarfsgerechte Rehabilitation* zusteht, die so auch durchzuführen ist! Wo deren Schwerpunkt liegt, hängt vom Betroffenen ab, vom erreichbaren *Reha-Ziel* genauso wie von seinem gewünschten Reha-Ziel, was nicht immer deckungsgleich ist.

Wie es erreicht wird, hängt vom Betroffenen, aber auch vom Leistungsanbieter ab. Zur Bestimmung des Ziels muss man ein Bündnis schließen. Grundsätze dazu finden sich im SGB IX und seinen Begründungen. Hier sind die Facetten der Teilhabe am gesellschaftlichen Leben als Schwerpunkte für den Betroffenen innerhalb seines Lebensumfeldes aufgeblättert. Auch ein Rückgriff auf das Grundgesetz kann gelegentlich nützlich sein, was es z. B. zur Benachteiligung aussagt, genauso wie die Verfolgung der Bemühungen um das Gleichstellungsgesetz, aber auch der europäischen Bestrebungen sinnvoll ist. Wir alle haben den Ausführungen der EU-Kommissarin für Beschäftigung und Soziales Anna Diamantopoulou aufmerksam zugehört – hier entstehen neue Grundsätze der Beschäftigungspolitik und die Schlagworte EMPLOYABILITY und ACCESSIBILITY könnten auch bei uns mit Hilfe insbesondere des SGB IX ausgefüllt werden.

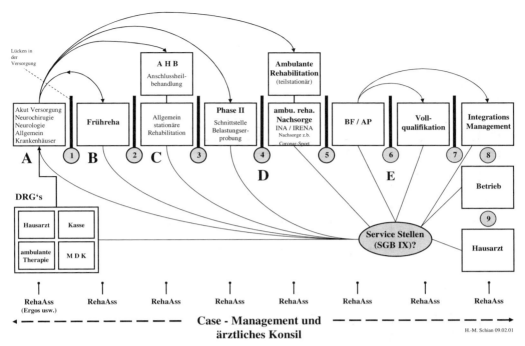

Abb. 1 System der medizinisch-beruflichen Rehabilitation – mögliche Lücken in der Versorgung (H.-M. Schian 9.2.2001)

Sie sehen, das Wort „Ganzheitlichkeit" in der Rehabilitation nehme ich sehr ernst. Kästchendenkern könnte der Verdacht kommen, dass meine Ausführungen nichts mit dem Tagungsthema zu tun haben. Daher eine plakative Antwort: Pflege hat sehr viel mit Erreichung von Beschäftigungsfähigkeit (Employability) und Erreichbarkeit (Accessibility) zu tun, sie kann sogar parallel laufen. Das zeigt uns täglich ein prominenter Politiker.

Betrachten wir Abb. 1 „System der medizinisch-beruflichen Rehabilitation", sehen wir viele *Schnittstellen,* die der *aktiven Überbrückung* bedürfen. Ich behaupte, dieses System wird vom „mündigen Bürger" mangels Information so nicht verstanden. Es ist eines der besten, wird aber nicht am besten genutzt. Viele setzen ihre Hoffnung daher auf *übergreifende Beratung und vernetzte Information.* Das reicht nicht. Persönliches Engagement von Betroffenen und Professionellen ist gleichermaßen erforderlich. Die Abbildung beinhaltet auch einen optischen Irrtum. *Das Leben spielt sich nicht in institutionalisierten Ketten der Rehabilitation* ab. Der Betroffene lebt und arbeitet zu Hause. Hausarzt und ambulante Versorgung wie auch Wohnort, Familie und Unternehmen spielen am so genannten Lernort, also „zu Hause", die ungleich bedeutendere Rolle. Rehabilitation ist höchstens ein Bereich des „Lebensnetzes" des Betroffenen.

Unabhängig davon verbleibt die Notwendigkeit der Vernetzung von „Reha-Angeboten" – sogar für die Unfallversicherung, trotz ihres Grundsatzes „alles aus einer Hand". Abb. **2** weist ihre *rehabilitativen Bausteine* aus. Dem gesetzlichen Unfallversicherungsträger liegt ein Antrag zur Wirtschaftlichkeitsberechnung für ein regionales Netz vor, welches die Arbeit schon aufgenommen hat (ohne Förderung!).

Was wollen wir aber mit dieser Aussage verdeutlichen? Doch nichts anderes als den *ganzheitlichen Ansatz* nicht nur der Rehabilitation, sondern eigentlich der *Prävention und Rehabilitation.* Das sei in Abb. **3** und **4** verdeutlicht.

Abb. **3** zeigt den *rehabilitativen Ansatz.* Die Kurve läuft durch akute oder chronische

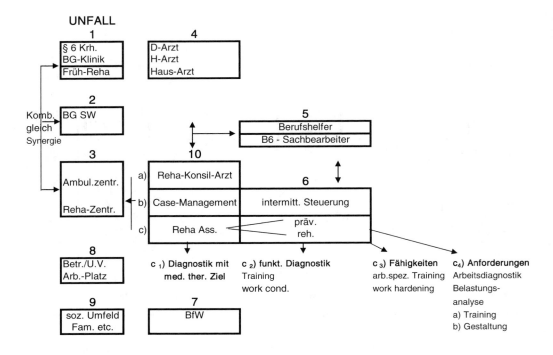

Abb. 2 Möglichkeiten der gesetzlichen Unfallversicherungen

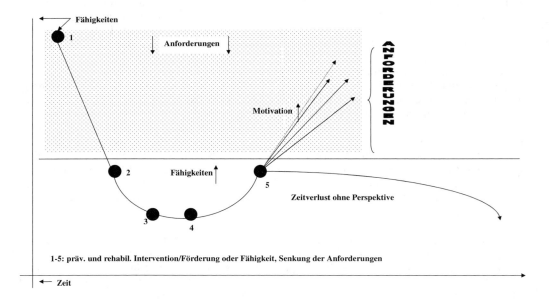

Abb. 3 Der rehabilitative Ansatz

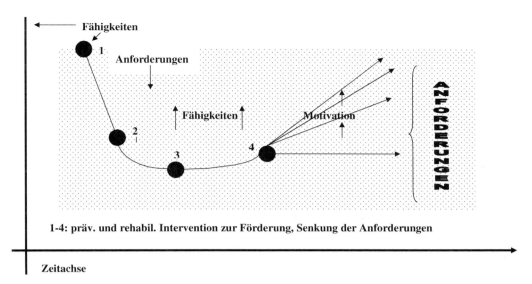

Abb. 4 Der präventive Ansatz

Erkrankung – unterschiedlich ausgeprägt – letztendlich für den Betroffenen darauf hinaus, dass er seine *Fähigkeiten* so weit verliert, dass er aus dem „Anforderungsbereich" (seinem Leben) schnell oder langsam herausgedrängt wird. Er ist den *Anforderungen* seines täglichen Lebens und seiner Arbeit nicht mehr gewachsen. Das *Rehabilitationssystem*, verbunden mit dem kurativen System, sollte ihn *schnell und effektiv* auffangen und alle *Anstrengungen per Intervention* unternehmen, um seine Fähigkeiten in allen Facetten so zu fördern, dass er in seinem Umfeld wieder seinen Platz einnehmen kann, wenn auch manchmal unter anderen Bedingungen. Geht dies zügig, ist einer der wichtigsten Faktoren mit gewährleistet: *Motivation und Engagement* steigen mit Sichtbarwerden einer *Perspektive* und Rückgewinnung von Fähigkeiten. Und vergessen wir nicht, ein ewiges Anrennen gegen Wände von Antragsfluten, Verwaltungsstrecken, Wartezeiten und Pendeln zwischen Systemteilen führt zum Verlust der Motivation, und zwar nicht nur der Betroffenen. Auch die Professionellen werden frustriert und *der gemeinsame Verlust von Motivation* addiert oder potenziert sich sogar.

Heute wird das Augenmerk, und dies beinhaltet das Schlagwort „Employability", immer mehr auf die Prävention im Erwerbslebensalter gerichtet. Diesen *präventiven Ansatz* zeigt Abb. **4**. Hier versucht man unter Kenntnis der Anforderungen *die Fähigkeiten entsprechend den Anforderungen adäquat zu entwickeln bzw. zu erhalten*. Dies erarbeitet das Institut für Qualitätssicherung in Prävention und Rehabilitation an der Deutschen Sporthochschule Köln (IQPR) zurzeit mit dem großen Unternehmen Ford.

Man muss die Veränderung der Fähigkeiten rechtzeitig erkennen, um mit allen Möglichkeiten des Betriebes und unter Nutzung arbeitswissenschaftlicher wie medizinischer Kenntnisse die *Fähigkeiten zu erhalten und zu fördern,* so dass jeder seinen Platz im Unternehmen seinen Fähigkeiten gemäß einnehmen kann. – Zugegebenermaßen ein optimiertes Ziel mit großen Schwankungen. Erkennen die Betroffenen aber dieses Engagement im Unternehmen an, bleibt die Motivation erhalten. Und was man als Betroffener will, wird häufig auch erreichbar.

Aus den Ausführungen wird klar: Steuerung oder Disability Management im Sinne der ILO und Assessment gehören unlösbar zusammen. Mit Assessment erforscht man Anforderungen und Fähigkeiten im gegebenen Umfeld, Management heißt Umsetzung der

Kenntnisse für den Betroffenen. Wer das SGB IX umsetzen will, muss folgende Fragen stellen:

- Wie wird Teilhabe gestaltet?
- Wie sieht vernetzte Rehabilitation aus?
- Wie sehen vernetzte Beratungs- und Servicestellen aus?

Die Hauptfrage ist aber:
- Wie wird die beste Chance zur besten Integration ergriffen, und dies mit welchen Ansätzen, welchem Gesamtverständnis, welchen Instrumenten, Methoden und Personen – ohne vernünftige Aspekte der Effizienz, Evidenz und Wirtschaftlichkeit zu missachten?

Wo also erhebt die Rehabilitation in welchen Gremien dafür nachhaltig ihre Stimme? Diese Frage sollten wir beantworten.

Im Rahmen meines Themas folgendes <u>Fazit</u>:

- *Ein* Ansatz zur Lösung ist: Assessmentbasiertes Case-Management kann, konsequent durchgeführt, die Erreichung der Ziele EMPLOYABILITY und ACCESSIBILITY wirksam unterstützen

- Was bedeutet das?
  - Interdisziplinäre Zusammenarbeit mit dem Betroffenen
  - Interdisziplinäre Arbeit könnte für gerechtere Ressourcen-Verteilung sorgen
  - Die wirtschaftliche Betrachtungsweise fordert ein Spiegelbild in der Rehabilitation mit eigener Berechnungsgrundlage

- Da dies derzeit die DRGs nicht leisten, sind u. a. die Fragen zu beantworten:
  - Implementierung in die DRGs, ist das möglich?
  - Eigene Systematik, ist das möglich?

Unsere Vorarbeiten zeigen, dass Letzteres möglich ist. Sinnvoll ist es allerdings nur dann, wenn Ersteres nicht möglich ist.

Dr. Hans-Martin Schian, Institut für Qualitätssicherung in Prävention und Rehabilitation GmbH an der Deutschen Sporthochschule Köln (IQPR), Sürther Straße 171, 50999 Köln

Welchen Stellenwert haben Behinderungen, chronische Erkrankungen und Pflegebedürftigkeit in den Reformzielen der Bundesregierung?

Edwin Smigielski

1. Problemstellung

Der Stellenwert von Behinderungen, chronischen Erkrankungen und Pflegebedürftigkeit in den gesundheitspolitischen Reformvorstellungen der Bundesregierung ist sehr hoch. Direkt bei der Regierungsübernahme hat die Bundesregierung beispielsweise die Zuzahlungen für chronisch Kranke deutlich reduziert. In den laufenden Gesetzesvorhaben finden die Probleme chronisch Kranker und Pflegebedürftiger vor allem in folgenden Gesetzesvorhaben entscheidende Beachtung:

- Pflegeleistungsergänzungsgesetz
- Pflegequalitätssicherungsgesetz
- Neuordnung des Risikostrukturausgleichs
- Fallpauschalengesetz

2. Pflegeleistungsergänzungsgesetz

Alle die in der Pflege Verantwortung tragen, sind sich darin einig, dass die Versorgungssituation insbesondere von Menschen, die an Demenz leiden, dringend verbessert werden muss.

Einen ersten Schritt gehen wir mit dem vorliegenden Gesetzentwurf. Er sieht vor, die verfügbaren Mittel der Pflegeversicherung konzentriert dort einzusetzen, wo der Handlungsbedarf am größten ist: im häuslichen Bereich.

Im Bereich der stationären Pflege ist eine umfassende Leistungspflicht des Heimträgers bereits gesetzlich festgelegt. Der Heimträger hat einen gesetzlich verbrieften Anspruch auf eine leistungsgerechte Vergütung, über den er die entstehenden Aufwendungen für den besonderen Hilfe- und Betreuungsbedarf demenziell erkrankter pflegebedürftiger Heimbewohner refinanziert bekommen kann.

Deshalb gilt der Gesetzentwurf der Bundesregierung zur Weiterentwicklung der Pflegeversicherung der Stärkung der häuslichen Pflege dieser Pflegebedürftigen. Wer den Grundsatz „ambulant vor stationär" ernst nimmt, muss dafür Sorge tragen, dass ausreichend Hilfen zur Verfügung stehen, um pflegenden Angehörigen den Pflegealltag zu erleichtern und physische und psychische Überlastungen zu verhindern. Hier setzt der von der Bundesregierung vorgelegte Gesetzentwurf an.

Er sieht Leistungsverbesserungen vor, die flexible Hilfen für die Betroffenen ermöglichen und die gleichzeitig infrastrukturfördernde Effekte haben. Neben einem zusätzlichen Betreuungsbetrag für Pflegebedürftige mit erheblichem allgemeinem Betreuungsbedarf in Höhe von 900 DM jährlich werden Beratungsangebote für die Betroffenen und ihre Angehörigen erweitert und verbessert.

Innovativ und zukunftsweisend ist die vorgesehene Förderung des Auf- und Ausbaus von sog. niedrigschwelligen Betreuungsangeboten sowie die Förderung von Modellprojekten zur Weiterentwicklung der Versorgungsstrukturen und -konzepte insbesondere für demenzkranke Menschen. Hier werden im Interesse der Pflegebedürftigen und ihrer pflegenden Angehörigen sinnvoll Weichen zur Schaffung eines Netzes von abgestuften bedürfnisorientierten und gemeindenahen Hilfen und Versorgungsangeboten gestellt.

Uns ist klar, dass dieser Gesetzentwurf nur ein erster Schritt sein kann, dem weitere folgen müssen. Dabei helfen uns jedoch populistische Vorschläge, für die eine seriöse Finanzierung fehlt, nicht weiter. Wir können und wollen nur das finanziell Verantwortbare in die Problemlösung einbeziehen.

Daher sieht das Konzept der Bundesregierung Leistungsverbesserungen in dem Umfang vor, die mit dem in der Pflegeversicherung gegebenen Finanzspielraum von rund 550 Mio. DM jährlich zu finanzieren sind.

Außerdem enthält der Gesetzentwurf eine Verlängerung der zum 31. Dezember 2001 auslaufenden Übergangsregelung über die Finanzierung der medizinischen Behandlungspflege in stationären Pflegeeinrichtungen um drei Jahre. Die Entscheidung über die endgültige Ausgestaltung der Regelung über die Finanzierung der medizinischen Behandlungspflege soll sachgerecht eingebettet werden in eine grundsätzliche Gesamtdiskussion über die in den letzten Jahren aufgetretenen Schnittstellenprobleme zwischen der Leistungspflicht der gesetzlichen Krankenversicherung einerseits und der sozialen Pflegeversicherung andererseits.

Ab 1.1.2005 soll die GKV die Finanzierung der Behandlungspflege in stationären Pflegeeinrichtungen übernehmen; Näheres dazu ist in einem besonderen Gesetz zu regeln.

Die derzeitigen stationären Leistungspauschalen sollen ebenfalls noch drei Jahre weiter gelten. Da die Behandlungspflege einen nicht unwesentlichen Teil des Leistungsgeschehens bei vollstationärer Pflege darstellt, ist es sachgerecht, die Entscheidung über eine neue Dauerregelung für die stationären Pflegeleistungen mit der Entscheidung über die Finanzierungsregelung für die Behandlungspflege in Pflegeheimen zu verbinden.

3. Pflegequalitätssicherungsgesetz

Neben der Problematik der Verbesserung der Pflege für Demenzkranke war es zwingend notwendig, auch Regelungen für eine flächendeckende qualitativ hochwertige Pflege sowohl im ambulanten als auch im stationären Sektor zu treffen. Alle müssen die Gewissheit haben, egal für welches Pflegeheim sie sich entscheiden, es muss gut sein.

Qualitätssicherung umfasst sowohl die Qualität in der Pflege als auch die Rahmenbedingungen für die Menschen, die sich dieser wichtigen Aufgabe annehmen. Beide Bereiche werden deshalb im Pflege-Qualitätssicherungsgesetz berücksichtigt. Um künftig eine gute Qualität in der Pflege gewährleisten zu können, müssen:

- die Pflegeheime und Pflegedienste ein umfassendes, einrichtungsinternes Qualitätsmanagement einführen.
- Die Träger werden darüber hinaus verpflichtet, in regelmäßigen Abständen die Qualität ihrer Leistungen durch unabhängige Sachverständige oder Prüfstellen nachzuweisen.
- Parallel dazu bleibt es bei der externen Qualitätssicherung durch die Landesverbände der Pflegekassen und den staatlichen Kontrollen durch die Heimaufsichtsbehörden. Dabei sind auch unangemeldete Prüfungen nicht ausgeschlossen.

Eine gut geführte Pflegeeinrichtung zeichnet sich auch durch ausreichendes Pflegepersonal aus. Deshalb soll der personelle Aufwand zukünftig besser berücksichtigt werden.

Hierzu werden Instrumente angeboten, mit denen die wesentlichen Leistungs- und Qualitätsmerkmale der einzelnen Pflegeeinrichtung beschrieben werden. Der maßgerechte Zuschnitt der Leistungs- und Qualitätsvereinbarung auf die Bewohnerinnen und Bewohner eines Pflegeheims kommt insbesondere auch dementen Heimbewohnern zugute. Ihr Bedarf an besonderer sozialer Betreuung wird künftig in den Vereinbarungen gebührend berücksichtigt. Im stationären Bereich wollen wir die Zusammenarbeit zwischen den Medizinischen Diensten der Krankenversicherung und der staatlichen Heimaufsicht der Länder verbessern.

Es geht aber auch um Verbraucherschutz. Wir wollen die Pflegebedürftigen und ihre

Angehörigen vor allem durch verstärkte Beratung und Information in die Lage versetzen, ihre Rechte wirksamer wahrzunehmen. Hierzu einige Beispiele:

- Es muss in Zukunft ein schriftlicher Pflegevertrag bei häuslicher Pflege abgeschlossen werden.
- Die Pflegekassen sollen sich an kommunalen Beratungsangeboten beteiligen.
- Erbringen die Pflegeeinrichtungen die Leistungen nicht in der vereinbarten Qualität, sind sie zur Rückzahlung verpflichtet.

Ich meine, mit unserer Gesetzesinitiative ist uns ein gerechter Ausgleich zwischen den Interessen der Einrichtungsträger, der Kostenträger und insbesondere der Pflegebedürftigen gelungen.

Gute Pflegequalität setzt aber auch qualifizierte Mitarbeiterinnen und Mitarbeiter voraus. Dabei dürfen wir nicht die wachsenden Anforderungen übersehen, die an die Pflege- und Betreuungsberufe zunehmend gestellt werden.

4. Neuordnung des Risikostrukturausgleichs (RSA)

Abgesehen von den Neuregelungen in der Pflegeversicherung ist die Bundesregierung auch dazu angetreten, die Solidarität in der GKV und die Solidarität zwischen Gesunden und Kranken, d. h. insbesondere auch die Solidarität mit chronisch Kranken, zu verbessern.

Die Solidarität zwischen den Krankenkassen und den Gesunden und Kranken war und ist beim geltenden Risikostrukturausgleich als ordnungspolitisches Steuerungsinstrument gestört. Mit dem vorliegenden Gesetzentwurf legen wir die Grundlagen für einen Wettbewerb um die besten Versorgungskonzepte und nicht ausschließlich um die gesunden Versicherten.

Die bestehenden Ausgleichselemente im RSA – Alter, Geschlecht, Zahl der Mitversicherten und beitragspflichtige Einnahmen – müssen um weitere ergänzt werden, die kurz- und mittelfristig wirken. Es darf nicht sein, dass Marketing-Programme für Gesunde für die Krankenkassen finanziell attraktiver sind, als ein qualitativ hochwertiges Versorgungsmanagement für chronisch Kranke.

Dass dies aber derzeit so ist, wird deutlich, wenn man die Wechselbewegungen analysiert. Von der Möglichkeit des Kassenwechsels machen vor allem gesunde und gutverdienende Versicherte Gebrauch, sei es, weil sie von den Kassen umworben wurden, sei es weil sie mobiler sind als kranke oder alte Versicherte. So hat sich der Mitgliederbestand der Betriebskrankenkassen von Januar 2000 bis Januar 2001 um 1,233 Mio. Personen erhöht. Nur ein minimaler Anteil dieses Mitgliederzuwachses, nämlich 30.000 Personen waren Rentner. Dies belegt; die Solidarität zwischen Gesunden und Kranken geriet ins Wanken.

<u>Solidarität lebt vom Ausgleich</u>. Sie kann nicht mehr funktionieren, wenn in den einen Kassen immer mehr Alte und Kranke und in den anderen immer mehr Junge und Gesunde sind.

Ab dem kommenden Jahr wird der Wettbewerb deshalb stärker auf eine Verbesserung der Versorgungsqualität ausgerichtet. Kassen, die sich um die Versorgung chronisch Kranker bemühen, werden im Risikostrukturausgleich deutlich besser gestellt. Sie erhalten mehr Geld für Patientinnen und Patienten, die sich in sog. Disease-Management-Programme einschreiben. Dies ist eine im Sinne der Versorgungsverbesserung gewünschte Umverteilung der Mittel in nicht unerheblicher Höhe.

An diese Programme werden hohe Anforderungen gestellt. Sie müssen qualitätsgesichert sein. Der Koordinierungsausschuss wird festlegen, für welche Krankheiten Programme angeboten werden sollen. Wir gehen davon aus, dass sich rund 2,5 % aller Versicherten in solche Programme einschreiben. Damit erhalten in Zukunft 1,8 Mio. chronisch Kranke eine Versorgung, die ihren besonderen Bedürfnissen gerecht wird.

Ab 2003 wird für überdurchschnittlich teure Risiken ein Risikopool eingeführt. Ausgaben, die über einem Schwellenwert von rund

20.000 Euro liegen, werden dann zu 60 % von der Solidargemeinschaft ausgeglichen. Dies wird besonders die Krankenkassen entlasten, bei denen viele teure Patientinnen und Patienten versichert sind.

Spätestens ab 2007 gilt ein direkt morbiditätsorientierter Risikostrukturausgleich. Dann werden Gesunde und Kranke im RSA unterschiedlich berücksichtigt werden. Über den Risikopool müssen dann nur noch extrem teure Fälle ausgeglichen werden.

Wir legen damit ein Paket mit kurz- und mittelfristigen Maßnahmen vor, um die Schieflage in der Solidarität zu überwinden. Wir haben uns mit diesem Gesetz auf die Dinge konzentriert, die wirklich wichtig sind für die chronisch Kranken und für die Krankenkassen. Wir haben ein Konzept vorgelegt, das alle notwendigen Elemente zur Umsteuerung im RSA enthält. Wir sind aber natürlich offen für weitere Vorschläge, die im Laufe des Verfahrens eingebracht werden.

Sie müssen jedoch eines gewährleisten: Sie müssen die Wettbewerbsbedingungen gezielt in Richtung auf eine bessere Versorgung verändern. Am Ende müssen diejenigen profitieren, die es am Nötigsten haben und deren Zahl in Zukunft steigen wird: die chronisch kranken Patientinnen und Patienten.

5. Fallpauschalengesetz

Abschließend möchte ich noch kurz auf das Fallpauschalengesetz eingehen. Das Fallpauschalengesetz, mit dem das DRG-Fallpauschalensystem in den deutschen Krankenhäusern eingeführt werden soll, ist zurzeit in den parlamentarischen Beratungen. In diesem Zusammenhang wird häufig die Frage nach der Abgrenzung zum Rehabilitationsbereich sowie nach der Finanzierung der Frührehabilitation gestellt.

Abgrenzung zum Rehabilitationsbereich

Mit dem neuen Fallpauschalengesetz und auch mit den Fallpauschalen selbst wird die gesetzliche Grenze für die Finanzierungszuständigkeit nicht verändert. Die Fallpauschalen gelten ausschließlich für den Bereich der Krankenhausbehandlung nach § 108 SGB V.

Es ist zwar davon auszugehen, dass Patienten früher als bisher von den Krankenhäusern entlassen werden. Dies ist bei der heute im europäischen Vergleich noch relativ hohen Verweildauer auch erwünscht und Ziel der gesetzlichen Änderungen. Gleichwohl ist unveränderte Voraussetzung für die Aufnahme in Rehabilitationskliniken, dass der Patient „rehabilitationsfähig" ist.

Im Krankenhausbereich wird der Medizinische Dienst der Krankenkassen mit Hilfe von verdachtsunabhängigen Stichprobenprüfungen sicherstellen, dass Krankenhäuser die Patienten nicht zu früh entlassen. Es bleibt zu wünschen, dass auch die Kostenträger der Rehabilitationsmaßnahmen darauf achten, dass Reha-Kliniken keine Patienten aufnehmen, die noch nicht rehabilitationsfähig sind.

Von dieser generellen Regelung für das neue DRG-Fallpauschalensystem ist die Möglichkeit zu unterscheiden, nach § 140a SGB V freiwillige Vereinbarungen zur integrierten Versorgung zu treffen. Krankenhäuser und Rehabilitationskliniken können mit den Krankenkassen eine gemeinsame, bereichsübergreifende Fallpauschale für die integrierte Versorgung vereinbaren. Voraussetzung dafür wird sein, dass sie der Krankenkasse einen überzeugenden Behandlungsvorschlag vorlegen, der die Versorgung des Patienten verbessert, die insgesamt erforderliche Verweildauer verkürzt und/oder zu niedrigeren Behandlungskosten bzw. Ausgaben der Krankenkassen führt. Ich halte dies für einen sehr Erfolg versprechenden Weg, um neue Leitlinien und Behandlungspfade für die Versorgung der Patienten zu entwickeln und gleichzeitig die Finanzierbarkeit unseres Versorgungssystems zu sichern.

Frührehabilitation

Mit einer Änderung des § 39 Abs. 1 Satz 3 SGB V wurde im Juni dieses Jahres klargestellt, dass die akutstationäre Behandlung auch die im Einzelfall erforderlichen und zum frühestmöglichen Zeitpunkt einsetzenden Leistungen der Frührehabilitation umfasst. Deshalb werden auch die für die Einführung des neuen DRG-Fallpauschalensystems zuständigen Selbstverwaltungspartner entsprechende Leistungen in der Kalkulation der neuen Fallpauschalen berücksichtigen, auch wenn dies aufgrund einer in Teilbereichen noch verbesserungsfähigen Frührehabilitation nicht leicht sein wird.

Zusammenfassend lässt sich festhalten, dass die Einführung von Fallpauschalen in der akuten Krankenhausversorgung die notwendige Rehabilitation der Patienten nicht beeinträchtigen wird. Die mit den Fallpauschalen entstehende Transparenz von Leistungsstrukturen und Kosten wird zur Beseitigung bestehender Defizite und zu einer Qualitätsdiskussion führen, die die Versorgung der Patienten verbessern wird.

Dr. Edwin Smigielski, Leiter der Abt. 2 Gesundheitsversorgung, Krankenversicherung, Bundesministerium für Gesundheit (BMG), Probsthof 78 a, 53121 Bonn

Ausblick auf den Fortgang des DVfR-Projektes „Rehabilitation vor Pflege" und Schlusswort zur Europäischen Fachtagung

Paul W. Schönle

Sehr geehrte Damen und Herren,
liebe Mitglieder der Deutschen Vereinigung,

die Diskussionen sind ja nochmals heftig aufgeflammt! Das finde ich gut, weil sich darin etwas davon zeigt, was die DVfR ist: ein Verbund ganz unterschiedlicher Bereiche, die in der täglichen Arbeit nicht immer in so engen Kontakt kommen und deshalb regelmäßig – zugespitzt auf ein brisantes Thema – Gelegenheit bei Tagungen brauchen, einmal gründlich und offen miteinander zu sprechen, wie das sonst nur, allerdings in engerem Zeitrahmen und in oft sehr breiten Tagesordnungen, in unserem Hauptvorstand geschieht.

Spürbar in der Diskussion war auch unser gemeinsames Motto „Was dient dem Klienten?", mit dem wir es immer wieder schaffen, Teilinteressen zu überwinden und uns auf das Wesentliche zu einigen. Wir tun das ja nicht, weil wir ein „Club von Gutmenschen" sind, sondern weil wir genau wissen, dass unsere Zukunft im Arbeitsfeld Rehabilitation nur gesichert ist, so lange Rehabilitationsbedürftige den von ihnen gesuchten Zugang zu unseren Leistungen finden, so lange Rehabilitanden überzeugt sind, dass unser Bemühen ihnen nutzt oder genutzt hat, und so lange die Gemeinschaft insgesamt aus Wertschätzung unserer fachlichen und politischen Arbeit oder wenigstens aus sozialer Einsicht den erheblichen Aufwand, der in der Rehabilitation betrieben werden muss, willig mitträgt. In diesem Sinn ist die oder der Betroffene mit Behinderung oder chronischer Krankheit für uns „das Maß aller Dinge"; unabhängig davon, ob es bei ihr bzw. ihm schwerpunktmäßig um Arbeitsbefähigung, das Recht auf Bildung, um andere Bereiche gesellschaftlicher Teilhabe oder um das geht, was uns diese drei Tage beschäftigt hat: Bekämpfung von Pflegeabhängigkeit, Verteidigung der Fähigkeit selbständigen Lebens.

Kein Wunder, dass wir hier hauptsächlich über Schnittstellenprobleme diskutiert haben. Das ist eine typisch deutsche Notwendigkeit, die anderswo eine bedeutend geringere Rolle spielt, wie wir während dieser Tagung mehrfach bestätigt bekamen. Warum ist das so? Weil in keinem anderen Land Zuständigkeiten bei Leistungsträgern und -erbringern so zerteilt sind wie hier. Auch das neue Rehabilitationsrecht hat sich an die echte Aufhebung dieser Spartentrennung nicht herangewagt. Gut, alles ist historisch so gewachsen. Aber wir haben allmählich dadurch ein Gerechtigkeitsproblem – oder modern ausgedrückt: ein Gleichstellungsproblem – auf Betroffenenseite, und wo wir das mit Mühe verhindern oder auflösen, bindet die Aufgabe, Dinge wieder zusammenzuführen, leider viel Kraft, Zeit und Geld.

Wir haben da aber auch – das lief wie ein roter Faden durch dieses Schlussplenum, von Dr. *Oldiges'* Moderation über nahezu alle Arbeitsgruppenberichte bis zum Referat von Dr. *Schian* – mehr denn je ein Umsetzungsproblem, d. h., inzwischen ist die Gesetzgebung um Schritte weiter als die Praxis. Trägerhandeln und – in diesem Rahmen – auch die Aktivitäten beteiligter Leistungserbringer hinken oft den Möglichkeiten hinterher, die

die Gesetze bereits eröffnet haben. Das muss sich ändern. Die klientenzentrierte Sicht des SGB IX, die Grundgedanken bisheriger Entwürfe unserer Behindertenpolitik zum kommenden Gleichstellungsgesetz, die leitenden Ideen für die jüngst vorgenommenen, pragmatischen Korrekturen am Schwerbehindertenrecht usw. sind insgesamt weiter führend und gut, aber noch zu wenig populär, vielen gar noch unbekannt.

Der Vertreter der Gesundheitsministerin *Ulla Schmidt,* Herr Dr. *Smigielski,* dem ich für sein Referat danke, hat es ebenso deutlich gemacht: Die gesellschaftlichen Herausforderungen, die aus chronischer Krankheit und Pflegebedürftigkeit erwachsen, werden von der Politik durchaus erkannt! Noch liegen aber einige verfügbare Instrumentarien brach. Wir leben nicht in einem Obrigkeitsstaat, der seinen behinderten Bürgern Gnaden erweist; es handelt sich um Bürgerrechte, die sie sich nehmen müssen. Den Experten fällt dabei eine unterstützende, unserem Verband besonders eine aufklärende Rolle zu.

Auch das Bundesministerium für Arbeit und Sozialordnung, ohne dessen Unterstützung diese Tagung so nicht hätte stattfinden können, und das unseren Verband mit einem – fachlich dort von Herrn Dr. *Haines* mit getragenen – Projekt beauftragt hat, auf das ich gleich noch etwas näher eingehen werde, ist als eine Fachverwaltung anzuerkennen, die behindertenpolitisch durchaus auf dem richtigen Wege ist.

In der Öffentlichkeit, leider zum Teil sogar in der Fachöffentlichkeit, sind die Fragen der Verringerung von Pflegeabhängigkeit in unserer Bevölkerung und das Problem der durchaus noch nicht gesicherten „Zukunft menschenwürdiger Pflege" – die endlich auch in Deutschland Hilfen zur Teilhabe systematisch einschließt – nicht so im Bewusstsein verankert, wie wir uns das wünschen. Wir müssen also noch viel tun – gerade anhand der recht kompakten Ergebnisse und Erkenntnisse dieser Europäischen Tagung. Denn was uns droht – jeden Einzelnen von uns ganz persönlich kann das treffen! –, was uns also bevorsteht, wenn wir angesichts der begrenzten Ressourcen an gutem Pflegepersonal und an menschlich engagierten Pflegediensten nicht das zu erwartende Ausmaß von Pflegeabhängigkeit mit Hilfe gezielter Rehabilitation zurückdrängen können, darf man ohne Übertreibung als ein Massenelend bezeichnen. Ein Elend, das nicht abstrakt, sondern sehr konkret in vielen Familien sichtbar werden könnte und von welchem aufmerksame Mitmenschen schon heute die erschreckenden Vorboten deutlich erkennen. Denken Sie an die Häufung der Pflegeskandale in den Medienberichten!

Nach dieser Tagung kann sich niemand mehr auf Nichtwissen berufen. Dafür wollen wir mit sorgen. Wir haben in Deutschland gutwillige und qualifizierte Pflegekräfte. Das ist keine Frage. Die, die Pflege ausführen, dürfen nicht dem Missverständnis aufsitzen „erst kommt Rehabilitation, dann kommt Pflege". Wie erwartet, sprach sich auch diese Tagung wieder dafür aus, dieses „sequenzielle Modell" aufzulösen. Und wenn die Kostenträger der Rehabilitation in ihrer angestammten „Arbeitsteilung" diese ausschließende Reihenfolge noch so sehr verteidigen: Wir müssen das aufbrechen! Pflege des chronisch kranken oder behinderten Betroffenen ist Kern der eigentlichen Rehabilitation oder muss es zumindest sein. Es gibt kein Auseinanderklaffen von Rehabilitation und Pflege. In ganzheitlicher Betrachtung sind medizinische, pflegerische, (aus-)bildungszentrierte und andere therapeutische Beiträge eine Einheit. Die Ausstellung, mit der diese Tagung zusammengelegt worden ist, sagt es in ihrem Namen richtig: RehaCare. Pflegefachkräfte dürfen sich nicht hintangesetzt empfinden, ihre Arbeit nicht als eine Restaufgabe betrachten für die, bei denen Medizin, Rehabilitation und Therapie nichts ausrichten können oder ergebnislos blieben. Nein: Pflege hat eigene Rehabilitationsziele und -mittel, sie sind für die Schwerstbetroffenen, die uns allen eigentlich am wichtigsten sein sollten, lebensentscheidend, lebensqualitätsentscheidend. Und es gibt Fälle – das wird auch zunehmen – in denen gute, rehaorientierte Pflege die Tür wieder öffnet zum Kernbereich der „weiterführenden Rehabilitation". Die Rehaphase von neurologischen Patienten nach dem Wachkoma ist ein gutes Beispiel, dass Rehabilitation in anderer Form Pflege sein kann und sein muss. Wir brauchen eine neue Aufrichtigkeit, wenn wir unter Gesichtspunkten der Verteilung einzusetzender Mittel im Sozial- und Gesundheitswesen über Pflege bzw. über „RehaCare" sprechen. Viele haben das noch nicht begriffen.

Ganz und gar nicht zu den Ahnungslosen oder gar Gleichgültigen gehören natürlich alle diejenigen, die hierher nach Düsseldorf gekommen sind. Großer Dank gebührt vor allem den über 100 Mitwirkwenden, an ihrer Spitze das Tagungspräsidium unter Herrn Dr. *Oldiges* und Herrn Dr. *Schian*. Auf Seite 3 Ihres Programmheftes finden Sie den hochkarätigen Kreis des *Programmkomitees* für diese Tagung, dem ich zum guten wissenschaftlichen Aufbau nur gratulieren kann. Alle *Referentinnen und Referenten, die AG-Moderatoren, Berichterstatter und Plenarsprecher* haben hervorragend dazu beigetragen, die Zustände im Schnittbereich von Rehabilitation und Pflege treffend zu analysieren und vor allem die Aufgaben auf vielfach sehr konkrete Weise zu beschreiben, denen wir nachkommen müssen. Besonders danke ich nochmals dem runden Dutzend von *Kolleginnen und Kollegen aus mehr als 10 europäischen Nachbarländern*. Sie halfen uns, den Blick zu weiten auf andere Vorgehensweisen, auf neue Lösungsansätze, Erfolge und Probleme in anderen Staaten. Das war äußerst wertvoll, weil deutlich geworden ist, dass wir es mit einer Aufgabe zu tun haben von europäischer Dimension. Das machte heute auch die Anwesenheit der Kommissarin der EU für Beschäftigung und Soziales, Frau *Anna Diamantopoulou*, klar, für deren Besuch wir sehr dankbar sind.

Um den Dank für die Unterstützung dieses Veranstaltungsvorhabens abzurunden, soll auch die Hilfe der Düsseldorfer Messegesellschaft erwähnt sein, symbolisiert im hier anwesenden RehaCare-Präsidenten *Friedel Rinn* und durch das örtliche RehaCare-Team unter *Helmut Winkler*.

Eingeschlossen in meinen Dank sind alle, die geholfen haben, die Tagung durchzuführen und die finanzielle Last tragbar zu machen, die mit solchen „feinen, aber kleinen" Fachveranstaltungen für unseren Verband nun mal verbunden sind. Nicht unerwähnt bleiben darf das Entgegenkommen unserer Förderer und Programm-Anzeigenkunden, die die finanzielle Trägerschaft des BMA ergänzt haben: Vielen Dank!

Dank auch den Heidelberger *DVfR-Mitarbeiterinnen und Mitarbeitern*.

Ich habe den Eindruck, dass der politische Kern aller Botschaften dieser Tagung relativ einfach ist: Zwischen den drei großen Sektoren unseres Sozial- und Gesundheitswesens, nämlich 1. der gesundheitlichen Prävention, 2. der Kuration, also dem eigentlichen Heilwesen, und 3. dem Sektor der palliativen Aufgaben, wo es um die Garantiefunktion für ein Mindestmaß an Lebensqualität für alle geht – trotz Krankheit, Behinderung oder Pflegebedarf –, muss die Ressourcenverteilung neu überdacht und – sozusagen quer dazu – die menschlich wie auch sozialökonomisch immer zentraler werdende Schlüsselstellung der Rehabilitation mehr beachtet werden. Dass in der Tendenz manche neue Gesetzgebung des Deutschen Bundestages und der Bundesregierung in diese Richtung zielt, habe ich bereits anerkannt. Es darf uns aber noch nicht genügen. Gesetze setzen nur Rahmenbedingungen, bieten Ansätze und Möglichkeiten. Sie müssen von vielen Beteiligten praktisch umgesetzt werden, und das schafft ein Sozial- und Gesundheitswesen nur dann, wenn sich in ihm die „richtigen Prioritäten" durchgesetzt haben. Daran müssen wir arbeiten, so, wie es die DVfR seit über 90 Jahren unermüdlich – und ganz und gar nicht ohne Erfolg – tut.

Damit komme ich zum Ausblick auf den Fortgang des Fachprojektes „*Rehabilitation vor Pflege – Lösungshilfen für ein Praxisproblem in der Bundesrepublik Deutschland*". Diese Tagung war ein Kernstück des Projektes, mit dem das BMA unseren Verband beauftragt hat. Dem *Projektbeirat* möchte ich an dieser Stelle auch noch einmal ausdrücklich für sein Engagement danken. In dem von Prof. Dr. *Andreas Kruse*, Heidelberg, beratenen Expertenkreis finden sich natürlich einige Persönlichkeiten wieder, die wir schon aus dem Programmkomitee für diese Tagung kennen.

Das Ziel des Projektes ist kein theoretisches: Im Sinne des Projektauftraggebers Bundesminister *Walter Riester,* der auch Schirmherr der RehaCare 2001 und dieser Tagung war – worüber wir uns sehr gefreut haben –, sollen an seinem Ende zielgruppenspezifische Empfehlungen stehen, so dass jede an der Weichenstellung „Reha vor Pflege" beteiligte Institution ein Bündel prioritärer Handlungsvorschläge oder wenigstens Handlungsalternativen erhält, die sie vorrangig angehen sollen. Wer sind nun diese Stellen, die angesprochen werden sollen? Es sind:

- Politik, Verordnungs- und Gesetzgebung
- planende Administrationen auf Länder- und Kommunalebene
- Krankenkassen
- Pflegekassen
- andere soziale Leistungsträger
- Medizinischer Dienst
- Allgemeinkrankenhäuser
- Vertragsärzteschaft
- Ausbildungsträger und Berufsverbände aller „helfenden Berufe"
- Träger von Einrichtungen oder von Diensten der Rehabilitation und der Pflege, und vor allem – dies ist typisch für die Denkweise, der die DVfR seit 1909 verpflichtet ist –
- die Organisationen von Menschen mit chronischen Erkrankungen und Behinderungen, einschließlich ihrer Angehörigen

Keine bedarfsgerechte Reform kann gelingen – weder auf der alltäglichen Praxisebene noch im legislativen Rahmenwerk –, wenn die Betroffenen nicht an dieser Reform durchgängig beteiligt sind.

Ebenfalls erforderlich ist es aber, das Ohr und die Aufmerksamkeit der Öffentlichkeit für neue Handlungsnotwendigkeiten und Lösungsansätze zu erreichen. Und dazu können auch Sie alle erheblich beitragen. Ich bitte Sie, lassen Sie in ihrem Wirkungskreis die Erkenntnisse dieser drei Tage nicht „ruhen", sondern machen Sie davon Gebrauch! Helfen Sie mit, die wachzurütteln, die ihr Denken und Handeln ändern müssen, damit die von Pflegeabhängigkeit bedrohten und betroffenen Menschen in unserem Land nicht in eine düstere Zukunft gehen, sondern ihre Chance auf ein qualitätsvolles Leben in solidarischer Gemeinschaft bekommen, eine Chance, deren Namen in vielen, vielen Fällen „Rehabilitation" lautet.

Sie, die Mitwirkenden dieser Europäischen Fachtagung, haben mit dem Ende dieser Tagung nicht „ausgedient", darauf möchte ich jetzt schon ausdrücklich hinweisen. Denn auf dem Weg hin zu einem Leitfaden sinnvoller Empfehlungen, gerichtet an die für richtige(re) „Steuerung" im Sozial- und Gesundheitswesen Zuständigen, liegt noch eine Strecke vor uns, bei der wir auf Ihren Sachverstand nicht verzichten können und wollen. Eine Reihe von Ihnen wird in den kommenden Monaten unter der Überschrift „Expertenbefragung" noch gebeten werden, sachdienliche Erkenntnisse zu vertiefen, die in den letzten drei Tagen zwar „aufgeblitzt" sind oder angerissen wurden, aber noch der sorgfältigen Nacharbeit bedürfen. Insoweit finde ich, ist jetzt erst ein Teil der Ernte eingebracht, die wir uns gemeinsam vorgenommen haben.

Wir müssen uns nun auch immer stärker „europäisieren" bei Informationen, bei der rehabilitationspolitischen Zielfindung, beim Dazulernen in der Arbeitsweise. Und können dabei vielleicht entdecken, dass getriebener Aufwand nicht immer dem Betroffenen in vollem Umfange hilft, dass manches auch einfacher geregelt und in vielem auch stärker auf die Initiative behinderter Menschen und ihres Umfeldes vertraut werden darf. Die „europäische" Orientierung ist freilich kein einseitiger Auftrag, der sich an uns Deutsche richtet. Wir können auf der Europaplattform auch in vieler Hinsicht Positives beitragen, weil es auch in Europa Länder gibt, die in der Rehabilitation noch weit hinter uns zurück sind, qualitativ und quantitativ; in denen die Sicherung der Lebensqualität für Menschen mit chronischer Krankheit oder Behinderung noch eine weit längere Stecke vor sich hat. Voneinander Lernen ist aber immer gut und das Voranbringen der Behindertenbelange ist hier eine gegenseitige Aufgabe. Eines darf auf keinen Fall passieren: Die Harmonisierung in der Europäischen Union „nach unten" im Bereich der Leistungen, die Betroffene wirklich brauchen. Gerade die Osterweiterung ist eine Herausforderung, die für uns nicht ein „Zurückfahren" bedeuten kann, sondern – so das europäische Lernziel – zu einen intelligenteren Einsatz verfügbarer Mittel und zu mehr „Kundenorientierung" in der Rehabilitation führen muss.

Wir konnten mit Kommissarin *Diamantopoulou* auch über bevorstehende Vorhaben sprechen. Das leitet über zu einem Hinweis auf den von der Deutschen Vereinigung für die Rehabilitation Behinderter mit veranstalteten, großen Jahreskongress mit Förderung der EU-Kommission, die 8. Europäische Regionalkonferenz von REHABILITATION INTERNATIONAL vom 11. bis 15. November 2002 in Aachen.

Ich komme zum Ende meiner Rede. Hiermit ist die Düsseldorfer Fachtagung „Pflegebedürftigkeit – Herausforderung für die Rehabilitation" offiziell geschlossen. Ich wünsche Ihnen allen einen guten Heimweg. Auf Wiedersehen 2002 in Aachen zu dem Thema „Vernetzt arbeiten – Partner verbinden in der Rehabilitation!".

Vielen Dank!

Prof. Dr. Dr. med. Paul W. Schönle

Vorsitzender der Deutschen Vereinigung für die Rehabilitation Behinderter e. V. – DVfR

Ärztlicher Direktor, Chefarzt NRZ Magdeburg, c/o Neurologisches Rehabilitationszentrum Magdeburg, Gustav-Ricker-Straße 4, 39120 Magdeburg Universität Konstanz, 78457 Konstanz

Abkürzungen

AOK	Allgemeine Ortskrankenkasse
AG BFW	Arbeitsgemeinschaft Deutscher Berufsförderungswerke
AHB	Anschlussheilbehandlung
ADL/ATL	Aktivitäten des täglichen Lebens
BAG BBW	Bundesarbeitsgemeinschaft der Berufsbildungswerke
BAG WfB	Bundesarbeitsgemeinschaft Werkstätten für Behinderte
BBW	Berufsbildungswerk
BFW	Berufsförderungswerk
BGB	Bürgerliches Gesetzbuch
BMA	Bundesministerium für Arbeit und Sozialordnung
BMG	Bundesministerium für Gesundheit
BSHG	Bundessozialhilfegesetz
DMP	Disease-Management-Program
DRG	Diagnosis Related Groups (Diagnoseabhängige Gruppen)
EU	Europäische Union
FIM	Functional Independence Measure
FRG	Function Related Groups
GG	Grundgesetz
GKV	gesetzliche Krankenversicherung
GPZ	Gerontopsychiatrisches Zentrum
HNO	Hals-Nasen-Ohren
ICD	International Classification of Diseases / Internationale Klassifikation der Krankheiten
ICIDH	International Classification of Impairments, Disabilities, and Handicaps / Internationale Klassifikation der Schädigungen, Fähigkeitsstörungen und Beeinträchtigungen
ICIDH-2	International Classification of Impairments, Activities and Participation / Internationale Klassifikation der Schäden, Aktivitäten und Partizipation – Entwurfsfassung
ICF	International Classification of Functioning, Disability and Health / Internationale Klassifikation der Funktionsfähigkeit, Behinderung und Gesundheit
IKK	Innungskrankenkasse
ILO	International Labour Organization
HCFA	Centers for Medicare and Medicaid Services
HTA	Health Technology Assessment
KHG	Krankenhausgesetz
KTL	Klassifikation Therapeutischer Leistungen
KV	Krankenversicherung Kassenärztliche Vereinigung

MDK	Medizinischer Dienst der Krankenkassen
MDS	Minimum Data Set
PflegeVG	Pflegeversicherungsgesetz
PNS	Peripheres Nervensystem
PQsG	Pflege-Qualitätssicherungsgesetz
PV	Pflegeversicherung
RAI	Resident Assessment Instruments
RAP	Reha Aktivitäten Profil
RehaAnglG	Rehabilitations-Angleichungsgesetz
RI-ECA	Rehabilitation International European Communities Association
RPK	Rehabilitationszentrum für psychisch Kranke und Behinderte
RSA	Risikostrukturausgleich
RUG III	Ressource Utilization Groups
RV	Rentenversicherung
SchwbG	Schwerbehindertengesetz
SGB	Sozialgesetzbuch
SGB I	1. Buch Sozialgesetzbuch (Allgemeiner Teil)
SGB III	3. Buch Sozialgesetzbuch (Arbeitsförderung)
SGB IV	4. Buch Sozialgesetzbuch (Gemeinsame Vorschriften für die Sozialversicherung)
SGB V	5. Buch Sozialgesetzbuch (Gesetzliche Krankenversicherung)
SGB VI	6. Buch Sozialgesetzbuch (Gesetzliche Rentenversicherung)
SGB VII	7. Buch Sozialgesetzbuch (Gesetzliche Unfallversicherung)
SGB IX	9. Buch Sozialgesetzbuch (Rehabilitation)
SGB X	10. Buch Sozialgesetzbuch (Verwaltungsverfahren, Schutz der Sozialdaten, Zusammenarbeit der Leistungsträger und ihre Beziehungen zu Dritten)
SGB XI	11. Buch Sozialgesetzbuch (Soziale Pflegeversicherung)
StGB	Strafgesetzbuch
UMTS	Universal Mobile Telecommunications System
VdAK	Verband der Angestellten-Krankenkassen
VDR	Verband Deutscher Rentenversicherungsträger
WfbM/WfB	Werkstatt für behinderte Menschen
WHO	World Health Organization / Weltgesundheitsorganisation
ZNS	Zentrales Nervernsystem

Namensregister

Anastasios, Viglas   7
Bartelt, Heiner   *309*
Bartz, Elke   *258*
Behrens, Johann   *69*
Bianchietti, Angelo   7
Biesalski, Konrad   *5*
Bochnik, Hans Joachim   *400*
Bolley, Josefa   *395*
Bolm, Wolfgang   *416*
Brucker, Uwe   *141, 173*
Bublitz, Thomas   *294*
Bühler, Christian   *425*
Diamantopoulou, Anna   7, *428,* 446, 448
Dickneite, Klaus   *325*
Doemen, Katja   *373*
Dunkel, Armin   *369*
Ehrhardt, Winfried   *353*
Elkeles, Barbara   *162*
Ernst, Regina   *263*
Exner, Gerhard   *365*
Feckler, Klaus   *283*
Fuchs, Harry   47, *53, 113*
Füsgen, Ingo   *93*
Gerecke, Holger   *288*
Gödecker-Geenen, Norbert   *181*
Grosse, Wiltrud   6, *38*
Grunwald, Gisela   *210*

Gutzmann, Hans   *410*
Haas, Gerhard   *233*
Habermann, Carola   *360*
Hahn, Kristian   *49*
Haines, Hartmut   6, *9,* 47, *98,* 445
Hegeler, Hildegard   *214*
Heipertz, Wolfgang   7
Heller, Helmut   *299*
Herbst, Ute   *158*
Heusinger von Waldegg, Gernot   *280*
Höft, Barbara   *389, 391, 419*
Hollmann, Helmut   *229*
Huffmann, Gert   *384*
Igl, Gerhard   6
Jäger, Werner   7, *169*
Jelitte, Matthias   *119*
Jochheim, Kurt-Alphons   *286*
John, Burkhard   *66*
Joosten, Marly   *198*
Karassaeva, Lioudmila   7, *377*
Koesling, Connie   *277*
Konrad, Rudolf   *143*
Kröl, Claudia   *95*
Kroner, Jens   *196,* 214, *217*
Kruse, Andreas   *446*
Küffner, Matthias   *124*
Kuhle, Dagmar   *249*

Laade, Horst   *407*

Lapschies, Ina   *151*

Leistner, Klaus   263, *297*

Lindberg, Heidi   5, 7, *11,*

Lipinski, Christian G.   223, *260*

Lürken, Lothar   181, *206, 220*

Lutz, Luise   *126*

Marosi, Miclos   7

Martin, Ute   *151*

Müller, Hans   *151*

Müller, Reinhard   *342*

Nau, Hans   *193*

Neubart, Rainer   *265*

Nitzschke, Ines   *253*

Oldiges, Franz Josef   2, 6, *13,* 444, *446*

Pape, Friedrich-Wilhelm   *5,* 10

Paulus, Hermann J.   389, *391, 419*

Pfeffer, Juliane   *290*

Pilzecker, Ute   6, *19,* 31

Post, Marcel   7

Profazi, Thomas   *329*

Rabenstein, Ernst   *89*

Rieger, Erich   6, *32,*

Riester, Walter   9, *447*

Rinn, Friedel   6, *446*

Rose, Thomas   7, *346*

Schian, Hans-Martin   2, 6, *431,* 444, *446*

Schmidt, Ulla   6, *445*

Schmidt-Ohlemann, Matthias   223, *225*

Schmitt, Erwin W.   7, *379*

Schmitz, Christian   *191*

Schmutz-Macholz, Ralf   *355*

Schnabel, Eckart   141, *178*

Schönle, Paul Walter   *1,* 5, *444*

Schüle, Klaus   *373*

Schulz, Michael   *84*

Seibt, Gabriela   *290*

Seidel, Michael   299, *301, 350*

Siebert, Helmut   *321*

Smigielski, Edwin   6, *439,* 445

Staiger-Sälzer, Pit   *371*

Stamm, Thomas   *280*

Stein, Ina   117

Streit, Gudrun   *246*

Strohkendl, Horst   *373*

Svendsen, Frode   7, *237*

Trampe, Jette Pio   *242*

Troester, Anne   *207*

Trömel, Stefan   7, *218*

Ulrich, Heike   *154*

Volkenborn, Friedrich und Hannelore   *134*

Vor, Rainer   *128*

Wacker, Elisabeth   *333*

Weis, Ilse   IX

Welti, Felix   6, *22,* 98, 104, 115

Wendt, Wolf Rainer   *183*

Willkomm, Martin   353, *387*

Winkler, John   7, *305,* 446

Winter, Bettina   *315*

Witte, Luc P. de   7, *41*

Wittmershaus, Caren   *397*

Zieger, Andreas   117, *137*